Reisedermatosen

Esther von Stebut
(Hrsg.)

Reisedermatosen

Mit 120 Abbildungen

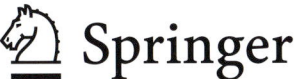

Herausgeberin
Esther von Stebut
Hautklinik der Universitätsmedizin
Johannes-Gutenberg-Universität
Mainz, Deutschland

ISBN 978-3-662-44704-8   ISBN 978-3-662-44705-5 (eBook)
DOI 10.1007/978-3-662-44705-5

Springer
Die Deutsche Nationalbibliothek verzeichnet diese Publikation in der Deutschen Nationalbibliografie; detaillierte bibliografische Daten sind im Internet über http://dnb.d-nb.de abrufbar.

© Springer-Verlag Berlin Heidelberg 2015
Das Werk einschließlich aller seiner Teile ist urheberrechtlich geschützt. Jede Verwertung, die nicht ausdrücklich vom Urheberrechtsgesetz zugelassen ist, bedarf der vorherigen Zustimmung des Verlags. Das gilt insbesondere für Vervielfältigungen, Bearbeitungen, Übersetzungen, Mikroverfilmungen und die Einspeicherung und Verarbeitung in elektronischen Systemen.

Die Wiedergabe von Gebrauchsnamen, Warenbezeichnungen usw. in diesem Werk berechtigt auch ohne besondere Kennzeichnung nicht zu der Annahme, dass solche Namen im Sinne der Warenzeichen- und Markenschutzgesetzgebung als frei zu betrachten wären und daher von jedermann benutzt werden dürfen.

Der Verlag, die Autoren und die Herausgeber gehen davon aus, dass die Angaben und Informationen in diesem Werk zum Zeitpunkt der Veröffentlichung vollständig und korrekt sind. Weder der Verlag noch die Autoren oder die Herausgeber übernehmen, ausdrücklich oder implizit, Gewähr für den Inhalt des Werkes, etwaige Fehler oder Äußerungen.

Planung: Dr. Klaus Richter, Heidelberg
Umschlaggestaltung: deblik Berlin
Fotonachweis Umschlag: © Bibigon / iStock / Thinkstock

Gedruckt auf säurefreiem und chlorfrei gebleichtem Papier.

Springer-Verlag GmbH Berlin Heidelberg ist Teil der Fachverlagsgruppe Springer Science+Business Media
(www.springer.com)

Geleitwort

Mit heiler Haut zurückzukommen wünscht man denen, die zu einer Reise aufbrechen. Tatsächlich ist die Haut bei Reisekrankheiten oft betroffen. Studien haben gezeigt, dass mehr als 10 % der Reiserückkehrer, die eine tropenmedizinische Ambulanz aufsuchen, Hautveränderungen aufweisen. Die vielfältigen möglichen Ursachen müssen bei der Diagnosestellung bedacht werden, zugleich mit einer gründlichen Anamnese, um Informationen über die Reiseziele und die Art der Reise mit einzubeziehen. Die Reisedermatologie ist daher ein wichtiges Gebiet der Tropen- und Reisemedizin geworden.

So ist es sehr zu begrüßen, dass dieses Buch nun eine Übersicht über dieses wichtige Thema gibt. Es hilft, die verschiedenen diagnostischen Möglichkeiten auszunutzen, die es für reiseassoziierte Dermatosen gibt, und liefert auch Hinweise zur Therapie und Prophylaxe. So wird es ein nützlicher Leitfaden für den Arzt sein, der Reiserückkehrer betreut oder Reisende berät, die Fernreisen planen.

Bernhard Fleischer
Schriftführer, Deutsche Gesellschaft für Tropenmedizin und Internationale Gesundheit
Hamburg, im April 2015

Geleitwort

„Können Sie nicht ein deutschsprachiges Buch zu Reisedermatosen nennen?" Diese zuletzt immer häufiger vernommene Frage kann man nun endlich bejahen – nicht nur das, man kann sie auch getrost mit einer Empfehlung für dieses Buch verbinden.

Der mehrfach geäußerte Bedarf an einem Nachschlagewerk zu Reisedermatosen erklärt sich aus der Zunahme an Fernreisenden und auch aus dem Zuzug von Menschen aus anderen Ländern, die wir nicht nur willkommen heißen, sondern auch medizinisch fachgerecht betreuen möchten. Wenn sich indes jemand, der vorher gerade aus einem fernen Land gekommen ist, mit Papeln, Knoten, Ulkus oder gar fiebrigem Exanthem in unserer Sprechstunde vorstellt, bedeutet das oft eine Herausforderung. Jählings erweitern sich dann die differenzialdiagnostischen Möglichkeiten, die in ihren Details nicht immer allen gewahr sind. Da ist es hilfreich, sie jetzt im ersten, differenzialdiagnostischen Teil dieses Buches aufgeführt zu wissen. Wichtige Kenntnisse zu den vielfältigen Infektionen oder Infestationen vermitteln die nachfolgenden Kapitel. Doch weiß dieses Buch, dass es sich mit dem Thema weitläufiger verhält: Reisedermatosen beinhalten nicht nur Infektionen, sondern zum Beispiel auch ungewöhnliche allergische oder toxische Kontaktekzeme; ebenso gehört zu dem Thema die Beratung über prophylaktische oder über akut vor Ort erforderliche Maßnahmen. Hier wurden im Buch die Gruppe jener Patienten nicht vergessen, die an einer chronischen Dermatose erkrankt sind und entsprechend Rat brauchen, bevor sie sich auf eine Fernreise begeben.

Im Namen der Arbeitsgemeinschaft für Dermatologische Infektiologie und Tropendermatologie (ADI-TD) begrüße ich hocherfreut dieses Buch und nenne es ein wichtiges Werk auf dem Gebiet der Dermatoinfektiologie. Esther von Stebut-Borschitz und allen, die daran mitgewirkt haben, gebührt Dank und Anerkennung. Sie haben damit eine thematische Bresche auf dem Fachbüchermarkt geschlossen. Das Buch wird nebenher ein gern gesehener Begleiter bei der Erlangung des Zertifikates für Tropen- und Reisedermatologie sein, vor allem aber wird es Neugier wecken und Neugier stillen.

Cord Sunderkötter
Münster, im April 2015

Vorwort

Seit einigen Jahren häufen sich im klinischen Alltag Fragen zu Krankheiten, die während einer Reise oder eines Auslandsaufenthalts erworben wurden. Das gilt ganz besonders auch für die Reisedermatosen. Solche "Reisemitbringsel" sind für den Patienten unangenehm, für den Arzt stellen sie oft eine besondere Herausforderung dar. Welche der Reisedermatosen sind häufig? Wie gehe ich bezüglich Diagnostik und Therapie vor? Wie berate ich meine Patienten hinsichtlich der Gefährdung in bestimmten Regionen dieser Welt und wie kann ein Reisender sich schützen?

Das Ziel dieses Buchs ist es, Sie auf diese Fragen vorzubereiten. Gerade angesichts der derzeitigen Epidemien, zum Beispiel mit den Ebola-Virus-Infektionen oder den zunehmenden Fällen an Leishmaniasis auch in Europa, ist es für jeden Arzt besonders wichtig, sich auch mit diesen, für uns "neuen" Erkrankungen auszukennen.

An dieser Stelle möchte ich den zahlreichen Autoren danken, die durch das Formulieren der 62 Kapitel zu den diversen Aspekten rund um Reisedermatosen dieses Buch erst ermöglicht haben. Der klinische Alltag gerade in der Akutmedizin lässt oft wenig Spielraum für ein Engagement in der Ausbildung von Kollegen. Daher freue ich mich umso mehr, dass sich so viele Dermatologen, Mikrobiologen, Tropenmediziner und Internisten zur Mitarbeit an diesem Buch bereit erklärt haben. Alle Autoren sind auf ihrem jeweiligen Gebiet anerkannte Experten, sehen täglich Patienten mit Reisedermatosen und sind vertraut mit den lokalen Besonderheiten. Dieses Engagement stellt sicher, dass die vorliegenden Informationen auf dem neuesten Stand sind und Ihnen eine wertvolle Hilfe für den klinischen Alltag sein werden.

Nicht zuletzt danke ich Herrn Dr. Richter und seinen Kolleginnen und Kollegen beim Springer Verlag, die mich engagiert und kompetent durch den Prozess der Konzepterstellung bis hin zum fertigen Buch begleitet haben.

Esther von Stebut-Borschitz
Mainz, im April 2015

Inhaltsverzeichnis

I Differenzialdiagnose von Reiseerkrankungen

1 DD Exanthem und Fieber nach Tropenaufenthalt 3
Marcellus Fischer

2 DD Ulkus nach Reise 9
Florian Butsch

3 DD Durch Zecken und Stechmücken übertragene Erkrankungen 13
Esther von Stebut

4 DD Papelentwicklung nach Auslandsaufenthalt 17
Esther von Stebut

5 DD „Creeping eruption" 21
Cord Sunderkötter, Esther von Stebut, Gerd Burchard

6 DD Durch physikalische Reize ausgelöste Dermatosen 23
Berenice M. Rudolph

7 DD Aquatisch erworbene Dermatosen 25
Christian Stanger

8 DD Auslöser von Kontaktekzemen im Ausland 27
Detlef Becker

II Bakterielle Infektionen

9 Impetigo und Ekthym 31
Cord Sunderkötter

10 Eitrige Weichgewebeinfektionen: begrenzte und schwere Phlegmone 37
Cord Sunderkötter

11 Tuberkulose 41
Mario Fabri

12 Atypische Mykobakteriosen 47
Mario Fabri

13 Lepra 53
Isaak Effendy

| 14 | **Rickettsiosen** .... 57 |

Christian A. Keller, Bernhard Fleischer

| 15 | **Anaplasmose und Ehrlichiose** .... 63 |

Friederike von Loewenich

| 16 | **Lyme-Borreliose** .... 67 |

Volker Fingerle, Andreas Sing, Heidelore Hofmann

| 17 | **Anthrax** .... 75 |

Gerd Burchard

| 18 | **Aktinomykose** .... 79 |

Gerd Burchard

| 19 | **Nokardiose** .... 81 |

Gerd Burchard

| 20 | **Typhus** .... 83 |

Marcellus Fischer

III Virale Infektionen

| 21 | **Virale hämorrhagische Fieber** .... 89 |

Hinrich Sudeck

| 22 | **Chikungunya** .... 101 |

Marcellus Fischer

| 23 | **Tierpocken** .... 105 |

Gerd Burchard

IV Außereuropäische Mykosen

| 24 | **Außergewöhnliche tiefe Trichophytie** .... 111 |

Isaak Effendy

| 25 | **Chromomykose** .... 115 |

Isaak Effendy

| 26 | **Parakokzidioidomykose** .... 119 |

Isaak Effendy

| 27 | **Histoplasmose** .... 121 |

Isaak Effendy

| 28 | **Myzetome** .... 123 |

Gerd Burchard

V Protozoonosen

29 Leishmaniasis 129
Esther von Stebut

30 Acanthamöbiasis 137
Angelika Jetter

31 Trichomoniasis 141
Angelika Jetter

32 Schlafkrankheit 145
Gerd Burchard

VI Ektoparasiten

33 Skabies 151
Henning Hamm

34 Myiasis 159
Sibylle Schliemann, Marcellus Fischer

35 Tungiasis 163
Sibylle Schliemann

VII Zestoden (Bandwürmer)

36 Taeniasis und Zystizerkose 169
Florian Butsch

VIII Trematoden (Saugwürmer)

37 Zerkariendermatitis 175
Christian Stanger

IX Nematoden (Fadenwürmer)

38 Larva migrans 181
Cord Sunderkötter

39 Larva currens 185
Cord Sunderkötter

40	**Oxyuriasis** 189
	Florian Butsch

41	**Drakunkulose** 193
	Florian Butsch

42	**Onchozerkose** 197
	Achim Hörauf

43	**Lymphatische Filariose** 207
	Achim Hörauf, unter Mitarbeit von Ute Klarmann-Schultz und Anna Albers

X Toxische Hautreaktionen auf Bisse, Gifte und Stachel

44	**Schlangen** 219
	Martin Metz

45	**Eichenprozessionsspinner** 225
	Christian Stanger

46	**Paederus** 229
	Chistian Stanger, Kay Erkens

47	**Rote Feuerameisen** 233
	Esther von Stebut

48	**Ölkäfer** 235
	Esther von Stebut

49	**Toxische Reaktionen nach Pflanzenkontakt** 237
	Detlef Becker

50	**Seeigel** 239
	Christian Stanger

51	**Seeanemonen** 243
	Christian Stanger

52	**Quallen** 247
	Christian Stanger

XI Physikalisch ausgelöste Reisedermatosen

53 Kälte und Wärme 255
Berenice M. Rudolph

54 Druck 261
Berenice M. Rudolph

55 UV-Strahlung 263
Berenice M. Rudolph

XII Kontaktekzeme

56 Allergische Kontaktekzeme 269
Detlef Becker

57 Photoallergische und phototoxische Reaktionen 273
Detlef Becker

XIII Venerologie

58 Reisevenerologie 277
Anja Potthoff, Norbert H. Brockmeyer, Wolfgang Fuchs

XIV Reiseempfehlungen und Prävention

59 Reiseimpfungen 285
Kay Erkens

60 Repellentien 293
Heidelore Hofmann

61 Sonnenschutz 299
Peter Wolf

62 Reisen mit chronischen Dermatosen 309
Michael Sticherling

Serviceteil 317
Stichwortverzeichnis 318

Autorenverzeichnis

PD Dr. med. Detlef Becker
Hautklinik
Universitätsmedizin der Johannes Gutenberg-Universität Mainz
Langenbeckstraße 1
55131 Mainz

Prof. Dr. med. Norbert H. Brockmeyer
St. Josef Hospital
Klinikum der Ruhr-Universität Bochum
Gudrunstraße 56
44791 Bochum

Prof. Dr. med. Gerd Burchard
Bernhard-Nocht-Institut für Tropenmedizin
Bernhard-Nocht-Straße 74
20359 Hamburg

Dr. med. Florian Butsch
Hautklinik
Universitätsmedizin der Johannes Gutenberg-Universität Mainz
Langenbeckstraße 1
55131 Mainz

Prof. Dr. med. Isaak Effendy
Hautklinik
Klinikum der Stadt Bielefeld
An der Rosenhöhe 27
33647 Bielefeld

Dr. med. Kay Erkens
Kommando Sanitätsdienst der Bundeswehr
Unterabteilung VI 2.2
Dachauer Straße 128
80637 München

Dr. med. Mario Fabri
Klinik und Poliklinik für Dermatologie und Venerologie
Uniklinik Köln
Kerpener Straße 62
50937 Köln

Dr. med. Volker Fingerle
Bayerisches Landesamt für Gesundheit und Lebensmittelsicherheit
Dienststelle Oberschleißheim
Veterinärstraße 2
85764 Oberschleißheim

Dr. med. Marcellus Fischer
Bundeswehrkrankenhaus
Abt. Dermatologie, Venerologie und Allergologie, Tropendermatologie
Lesserstraße 180
22049 Hamburg

Prof. Dr. med. Bernhard Fleischer
Bernhard-Nocht-Institut für Tropenmedizin
Bernhard-Nocht-Straße 74
20359 Hamburg

Dr. med. Wolfgang Fuchs
St. Josef Hospital
Klinikum der Ruhr-Universität Bochum
Gudrunstraße 56
44791 Bochum

Prof. Dr. med. Henning Hamm
Klinik und Poliklinik für Dermatologie, Venerologie und Allergologie
Universitätsklinikum Würzburg
Josef-Schneider-Straße 2
97080 Würzburg

Prof. Dr. med. Heidelore Hofmann
Klinik und Poliklinik für Dermatologie und Allergologie
Klinikum rechts der Isar
Biedersteiner Straße 29
80802 München

Prof. Dr. med. Achim Hörauf
Institut für Medizinische Mikrobiologie, Immunologie und Parasitologie
Universitätsklinikum Bonn
Sigmund-Freud-Straße 25
53127 Bonn

Dr. med. Angelika Jetter
Hautklinik
Universitätsmedizin der Johannes Gutenberg-Universität Mainz
Langenbeckstraße 1
55131 Mainz

Dr. med. Christian A. Keller
Bernhard-Nocht-Institut für Tropenmedizin
Bernhard-Nocht-Straße 74
20359 Hamburg

Prof. Dr. med. Martin Metz
Klinik für Dermatologie, Venerologie und Allergologie
Charité – Universitätsmedizin Berlin
Charitéplatz 1
10117 Berlin

Dr. med. Anja Potthoff
Fachklinikum Borkum
Jann-Berghaus-Straße 49
26757 Borkum

Dr. med. Berenice M. Rudolph
Hautklinik
Universitätsmedizin der Johannes Gutenberg-Universität Mainz
Langenbeckstraße 1
55131 Mainz

Dr. med. Sibylle Schliemann
Klinik für Hautkrankheiten
Klinikum der Friedrich-Schiller-Universität Jena
Erfurter Straße 35
07743 Jena

Prof. Dr. med. Dr. phil. Andreas Sing
Bayerisches Landesamt für Gesundheit
und Lebensmittelsicherheit
Dienststelle Oberschleißheim
Veterinärstraße 2
85764 Oberschleißheim

Dr. med. Christian Stanger
Hautklinik
Universitätsmedizin der Johannes Gutenberg-Universität Mainz
Langenbeckstraße 1
55131 Mainz

Prof. Dr. med. Michael Sticherling
Hautklinik
Universitätsklinikum Erlangen
Ulmenweg 18
91054 Erlangen

Dr. med. Hinrich Sudeck
Goernestraße 2
22049 Hamburg

Prof. Dr. med. Cord Sunderkötter
Klinik für Hautkrankheiten – Allgemeine Dermatologie und Venerologie
Universitätsklinikum Münster
Von-Esmarch-Straße 58
48149 Münster

Dr. med. Friederike von Loewenich
Institut für Medizinische Mikrobiologie und Hygiene
Universitätsmedizin der Johannes-Gutenberg-Universität Mainz
Obere Zahlbacherstraße 67
55131 Mainz

Prof. Dr. med. Esther von Stebut
Universitätsmedizin der Johannes-Gutenberg-Universität Mainz
Langenbeckstraße 1
55131 Mainz

Prof. Dr. med. Peter Wolf
Medizinische Universität Graz
Universitätsklinik für Dermatologie und Venerologie
Auenbruggerplatz 8
A-8036 Graz

Differenzialdiagnose von Reiseerkrankungen

Kapitel 1   **DD Exanthem und Fieber nach Tropenaufenthalt – 3**
Marcellus Fischer

Kapitel 2   **DD Ulkus nach Reise – 9**
Florian Butsch

Kapitel 3   **DD Durch Zecken und Stechmücken übertragene Erkrankungen – 13**
Esther von Stebut

Kapitel 4   **DD Papelentwicklung nach Auslandsaufenthalt – 17**
Esther von Stebut

Kapitel 5   **DD „Creeping eruption" – 21**
Cord Sunderkötter, Esther von Stebut, Gerd Burchard

Kapitel 6   **DD Durch physikalische Reize ausgelöste Dermatosen – 23**
Berenice M. Rudolph

Kapitel 7   **DD Aquatisch erworbene Dermatosen – 25**
Christian Stanger

Kapitel 8   **DD Auslöser von Kontaktekzemen im Ausland – 27**
Detlef Becker

DD Exanthem und Fieber nach Tropenaufenthalt

Marcellus Fischer

1.1 Importierte Zeckenbissfieber – 4

1.2 Hautbefunde beim Dengue-Fieber – 5

1.3 Chikungunya-Infektion – 6

1.4 Typhus – 7

1.5 Exanthem bei akuter HIV-Infektion – 7

1.6 Syphilis – 7

1.7 Masern – 7

Literatur – 8

E. von Stebut (Hrsg.), *Reisedermatosen*,
DOI 10.1007/978-3-662-44705-5_1, © Springer-Verlag Berlin Heidelberg 2015

Die ätiologische Zuordnung eines Exanthems nach vorausgegangenem Aufenthalt in den Tropen erfordert in der Regel auch beim geschulten Infektiologen und Tropenmediziner intensive differenzialdiagnostische Überlegungen. Nur selten lässt sich allein aufgrund des klinischen Bildes eine Blickdiagnose stellen (Tab. 1.1). Neben Morphe und Verteilung des Exanthems sind genaue anamnestische Angaben über den Reiseverlauf und mögliche Risikoexpositionen für die Einordnung hilfreich. Auch aktuelle epidemiologische Angaben über länderspezifische Reiserisiken und Ausbrüche führen nicht selten zur Eingrenzung möglicher Differenzialdiagnosen oder sogar gezielt zur Diagnose.

Tab. 1.1 Fieber und Exanthem. (Adaptiert nach Löscher und Burchard 2011)

Hautveränderung	Differenzialdiagnose(n)
Makulopapulös	Dengue-Fieber, Chikungunya, akute HIV-Infektion, Rickettsiosen, Rückfallfieber, Pappataci-Fieber, Mononukleose, Zytomegalie
Makulopapulös plus Eschar	Zeckenbissfieber, Tsutsugamushi-Fieber
Makulöses Exanthem	Syphilis-Stadium II
Roseolen	Typhus

1.1 Importierte Zeckenbissfieber

Besondere Bedeutung in den tropenmedizinischen und tropendermatologischen Sprechstunden an deutschen Tropeninstituten haben in den letzten Jahren Rickettsiosen erlangt, wobei hier überwiegend der Hautbefund zur frühzeitigen Diagnose einer tropischen Infektionskrankheit führt. Diese Anamnesen der an einer Rickettsiose erkrankten Reiserückkehrer weisen folgende Gemeinsamkeiten auf:

- Auftreten von Fieber, Abgeschlagenheit und Gliederschmerzen während oder unmittelbar nach Rückkehr von einem Aufenthalt unter anderem in Südafrika, Botswana, Sambia, Kenia und Tansania.
- Eine Malariaerkrankung wurde bereits ausgeschlossen, viele der Erkrankten hatten eine medikamentöse Malariaprophylaxe nach vorausgegangener reisemedizinischer Beratung im Reiseland eingenommen.
- Auftreten eines Hautauschlages im Anschluss an die oben geschilderte Prodromalsymptomatik, der klinisch einem oft nicht näher bezeichneten Virusexanthem zugeordnet wurde (Differenzialdiagnose: Dengue-Fieber) und nach etwa 6–7 Tage langsam abklang.
- Zusätzlich Auftreten eines „schlecht abheilenden Insektenstichs" mit zentralem, livide bläulichem oder schwarzem Zentrum. Langsame Abheilung unter Narbenbildung nach einigen Wochen. Nachweis einer Lymphadenitis im Abflussgebiet.
- Allmähliche Besserung des Allgemeinbefindens erst nach Wochen.

Mit hoher Wahrscheinlichkeit waren diese Patienten an einem „afrikanischen Zeckenbissfieber" („tick-bite fever") erkrankt, das nach Schätzungen in der Reisemedizin bis zu 5 % der Touristen nach einer vorausgegangenen Safari-Tour im südlichen Afrika befällt (Jensenius et al. 2009). Dieses afrikanische Zeckenbissfieber wird durch *Rickettsia africae* und weitere verwandte Rickettsienarten verursacht. Im gesamten Mittelmeerraum ist es als „fièvre boutonneuse" (*Rickettsia conorii*) bekannt. Alle diese in der Reisemedizin relevanten Rickettsiosen zeigen sich innerhalb der ersten Krankheitstage als akut fieberhafte Infektionen mit Kopf- und Gliederschmerzen und erlauben in der Regel keine sofortige ätiologische Zuordnung (Fischer 2013). Erst das spätere Auftreten eines oder mehrerer Eschars oder „tache noir" (Abb. 1.1) mit oder ohne Exanthem (Abb. 1.2) als Leitsymptom ermöglicht klinisch eine Blickdiagnose und somit die Zuordnung zu einer Rickettsiose aus der **Zeckenbissfiebergruppe**, die auch als „spotted fever group" bezeichnet wird. Dieser werden neben den mediterranen und afrikanischen Varianten unter anderem auch die durch Zecken oder Milbenbisse übertragenen regional vorkommenden Rickettsiosen in Australien (*R. australis*), Sibirien (*R. sibirica*), Europa (*R. slovaca, R. helvetica*) und Amerika (sog. „Rocky Mountain spotted fever", Erreger: *R. rickettsii*) zugeordnet.

Steckbrief: afrikanisches Zeckenbissfieber
- Exanthem: 15–46 %
- Eschar: 53–100 %
- multiple Eschare: 21–54 %
- Kopfschmerzen: 62–83 %
- Myalgien: 63–87 %
- regionale Lymphknotenschwellung: 43–100 %

Die zweite große Gruppe der Rickettsiosen umfasst die **Fleckfieber**, die angelsächsisch als „typhus group" bezeichnet werden (diese Gruppe steht – was immer wieder für Verwirrung sorgt – jedoch in keinem Zusammenhang mit dem durch *Salmonella typhi* hervorgerufenen Typhus). Den Fleckfiebern oder der „typhus group" werden das klassische Fleckfieber (*R. prowazekii*), seine Spätinfektion (Brill-Zinsser-Krankheit) und das murine Fleckfieber (*R. typhi*) zugeordnet. Q-Fieber (*Coxiella burnetii*) und Tsutsu-

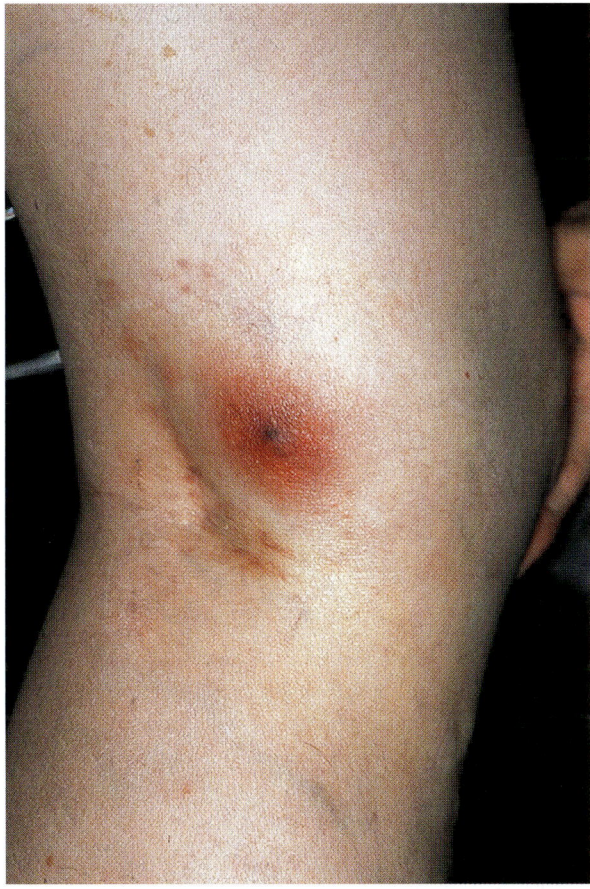

Abb. 1.1 Eschar nach Aufenthalt im Krüger Nationalpark, Südafrika (*Rickettsia africae*)

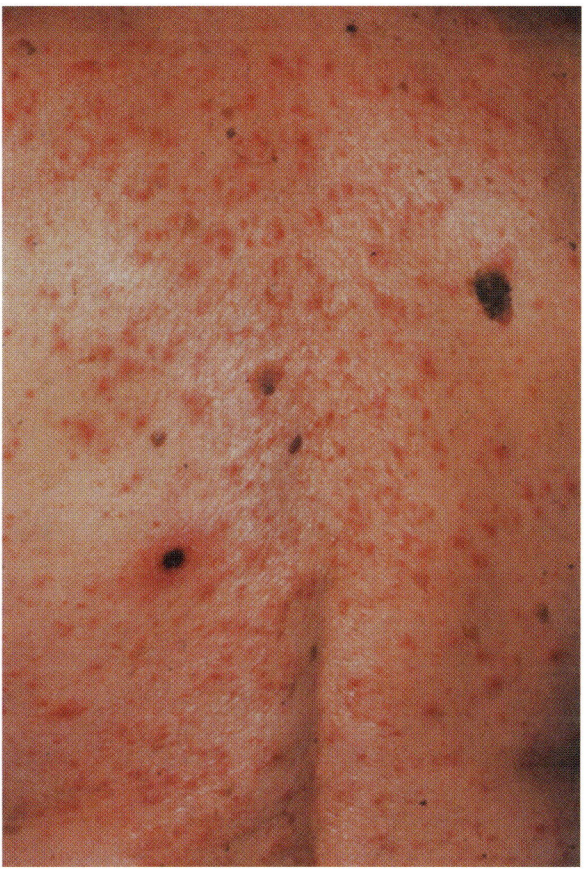

Abb. 1.2 Eschar und Exanthem nach Aufenthalt im Krüger Nationalpark, Südafrika (*Rickettsia africae*)

gamushi-Fieber *(Orientia tsutsugamushi)* wurden früher ebenfalls zu den Rickettsiosen gezählt, aufgrund ihrer phylogenetischen Unterschiede zu Rickettsien werden sie aber heute taxonomisch als eigene Entitäten geführt.

Gerade bei der Diagnose eines Zeckenbissfiebers kommt der richtigen klinischen Interpretation des Hautbefunds eine besondere Bedeutung zu, da der Nachweis spezifischer Serumantikörper (IgM, IgG mittels ELISA, Immunfluoreszenztestverfahren, Komplementbindungsreaktion) gegenüber Rickettsien üblicherweise frühestens am Ende der ersten Krankheitswoche gelingt. Laborbefunde sind in der Anfangsphase einer Rickettsiose oft unauffällig und können auch im fortgeschrittenen Stadium mit Leukopenie, Lymphozytose, Thrombozytopenie, erhöhten Transaminasen und nur gering gradig erhöhtem CRP nicht immer eindeutig diesem Krankheitsbild zugeordnet werden.

Daher kommt der klinischen Diagnose eine besondere Bedeutung zu. Fieber, Exanthem und Lymphadenopathie lassen bei entsprechender Reiseanamnese eine Rickettsiose vermuten. Im Idealfall kann bereits bei der Erstvorstellung des Patienten allein die richtige Interpretation des Hautbefundes „Eschar" mit oder ohne Exanthem zur Diagnose und damit zum frühzeitigen Beginn der Therapie, zum Beispiel mit Doxycyclin führen (Fischer und Reinel 2012; Fischer 2013). Eingeschränkt wird die Möglichkeit einer klinischen Blickdiagnose jedoch dadurch, dass nicht alle Rickettsiosen einen Eschar als Leitsymptom aufweisen. Sowohl das klassische als auch das murine Fleckfieber bilden ebenso wie auch das „Rocky Mountain spotted fever" kein Eschar aus.

Weitere durch Rickettsien verursachte Krankheitsbilder werden im Detail in ▶ Kap. 14 beschrieben.

1.2 Hautbefunde beim Dengue-Fieber

Ein plötzlich einschießendes Fieber während oder unmittelbar zeitlich im Anschluss an einen Aufenthalt in den Tropen oder Subtropen, massive Gelenkschmerzen und ein als hämmernd und stechend beschriebener retroorbital lokalisierter Kopfschmerz sind die Kardinalsymptome des Dengue-Fiebers.

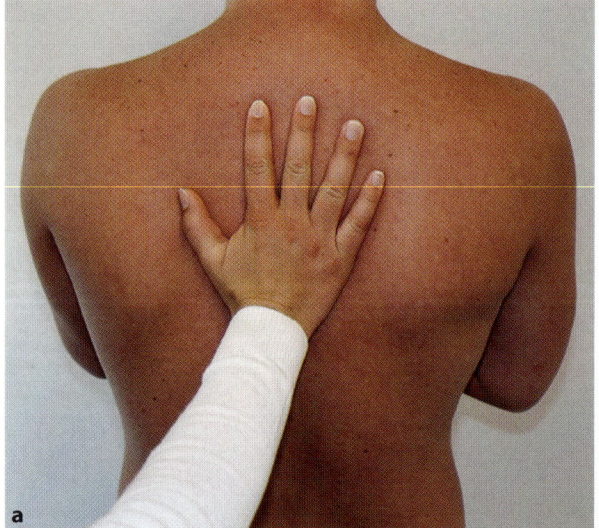 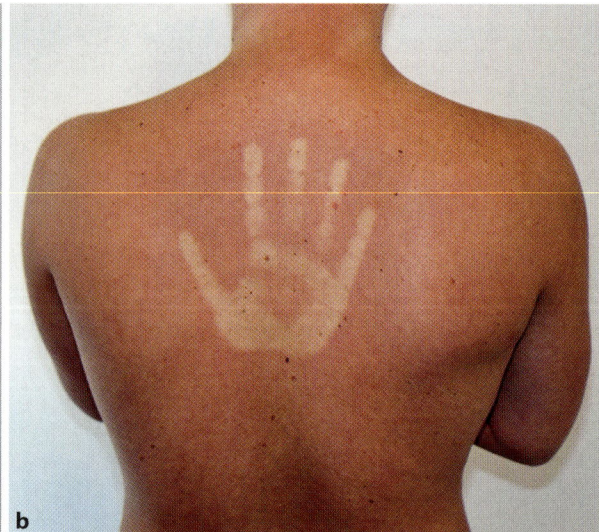

Abb. 1.3a,b Weißer Dermographismus bei Dengue-Fieber

> Das feinfleckige blasse Exanthem kann stammbetont, aber auch petechial an der unteren Extremität auftreten.

Die hiervon betroffenen Patienten nehmen es aufgrund der ausgeprägten Gelenk- und Kopfschmerzen anfänglich nur eher beiläufig war. Sie beschreiben aber nach durchgemachter Infektion bei späterer Vorstellung in einer tropenmedizinischen Einrichtung oft, dass von diesen Hautveränderungen ein starker Juckreiz ausging, der über Tage anhielt (Pinicus et al. 2008). Diese anamnestischen Angaben akut erkrankter oder bereits rekonvaleszenter Reiserückkehrer führen zur Arbeitsdiagnose eines Dengue-Fiebers. Während vor 15 Jahren in der Bundesrepublik Deutschland noch mehr als 1000 Malariaerkrankungen bei Reiserückkehren jährlich verzeichnet wurden, haben inzwischen die dem Robert-Koch-Institut (RKI) gemeldeten Dengue-Fieber-Erkrankungen die Anzahl der importierten Malariaerkrankungen klar überholt.

Dengue-Fieber ist die medizinisch bedeutendste durch Stechmücken übertragene Virusinfektion und kommt nach Angaben der WHO und des RKI in mehr als 100 tropischen und subtropischen Ländern außerhalb Europas endemisch vor. Klassische Endemiegebiete, die kontinuierlich wiederkehrend von Ausbrüchen heimgesucht werden, sind Südostasien, Mittel- und Südamerika, die Karibik, aber auch weite Regionen Afrikas. Vereinzelt wurden in den letzten Jahren auch aus Europa autochthone Infektionen aus Kroatien und Südfrankreich berichtet, auf der portugiesischen Insel Madeira kam es im Herbst 2012 zu einem Ausbruch mit mehr als 2000 Erkrankungsfällen.

Das klinische Spektrum reicht von milden atypischen Formen über das klassische Dengue-Fieber bis hin zu der schweren komplikationsreichen Verlaufsform des sog. hämorrhagischen Dengue-Fiebers. Nach einer Inkubationszeit von 4–7 (bis maximal 14) Tagen beginnt die Erkrankung nach einem fakultativen kurzen Prodromalstadium mit grippeartigen Beschwerden abrupt mit Fieber bis 40 °C, Schüttelfrost und häufig quälenden, retroorbital betonten Kopfschmerzen. Es folgen starke Muskel- und Gelenkbeschwerden („break-bone fever"). Konjunktividen können auftreten (Hochedez et al. 2008). Im Gesicht und am Körperstamm zeigt sich dabei ein Erythem. Ein weißer Dermographismus ist auslösbar (◘ Abb. 1.3).

Diese erste Fieberwelle kann bis zu 96 h anhalten. Der Fieberverlauf ist häufig, aber nicht zwingend biphasisch (Braveny und Maschmeyer 2002). Nach vorübergehender Entfieberung kann ein erneuter Fieberanstieg erfolgen. In dieser Phase tritt dann bei mehr als 50 % der Erkrankten ein makulopapulöses Exanthem auf, das zur klinisch zur Diagnose führen kann. Es kann zusätzlich auch von Petechien an den Unterschenkeln begleitet werden, die jedoch nicht zwingend auf einen hämorrhagischen Gesamtverlauf hinweisen müssen.

Weiterführende Aspekte zur Epidemiologie, Klinik, Diagnostik, Therapie und Prophylaxe des Dengue-Fiebers werden in ▶ Kap. 21 dargestellt.

1.3 Chikungunya-Infektion

Das Chikungunya-Fieber weist klinisch viele Gemeinsamkeiten mit dem Dengue-Fieber auf. Diese Erkrankung hat sich ausgehend von den Anrainerstaaten des indischen Ozeans innerhalb weniger Jahre inzwischen weltweit ausgebreitet und zeigt analog zum Dengue-Fieber charakteristische Hautveränderungen. Sie werden in ▶ Kap. 22 näher erläutert.

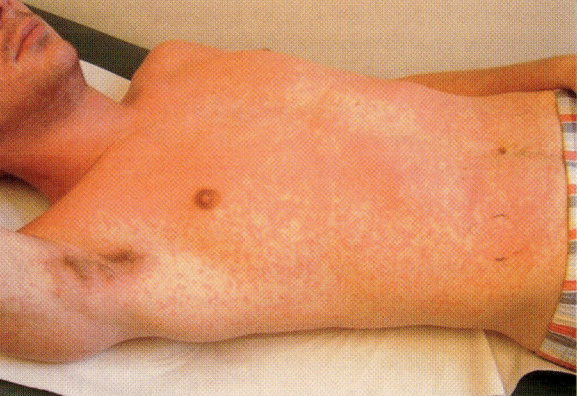

Abb. 1.5 Masern nach Safari in Botswana

50 % der Infizierten auch ein makulopapulöses Exanthem und eine Lymphadenopathie. Diese symptomatische Phase der akuten HIV-Infektion dauert 7–10 Tage, selten länger als 14 Tage (Hecht et al. 2002).

1.6 Syphilis

Bei Rückkehrern sollte differenzialdiagnostisch bei der Abklärung von erythematösen oder ekzematösen Hautveränderungen immer auch an eine Syphilis gedacht werden, die im Stadium II mit Fieber einhergehen kann (Abb. 1.4). Hautärzte sind in der Regel mit den klinischen Varianten der Syphilis in diesem Stadium vertraut. Aufgrund der langen Latenzzeiten werden die Symptome im Stadium II von den Erkrankten oft nicht mehr ursächlich mit der bereits dann schon monatelang zurückliegenden Auslandsreise und der dort stattgefundenen Exposition in Verbindung gebracht. Die inzwischen jährlich veröffentlichten Daten des Robert-Koch-Instituts zur Epidemiologie der Syphilis in Deutschland zeigen allerdings auf, dass die überwiegende Mehrzahl der Syphilisinfektionen in Deutschland selbst erworben wurden (Fischer et al. 2009).

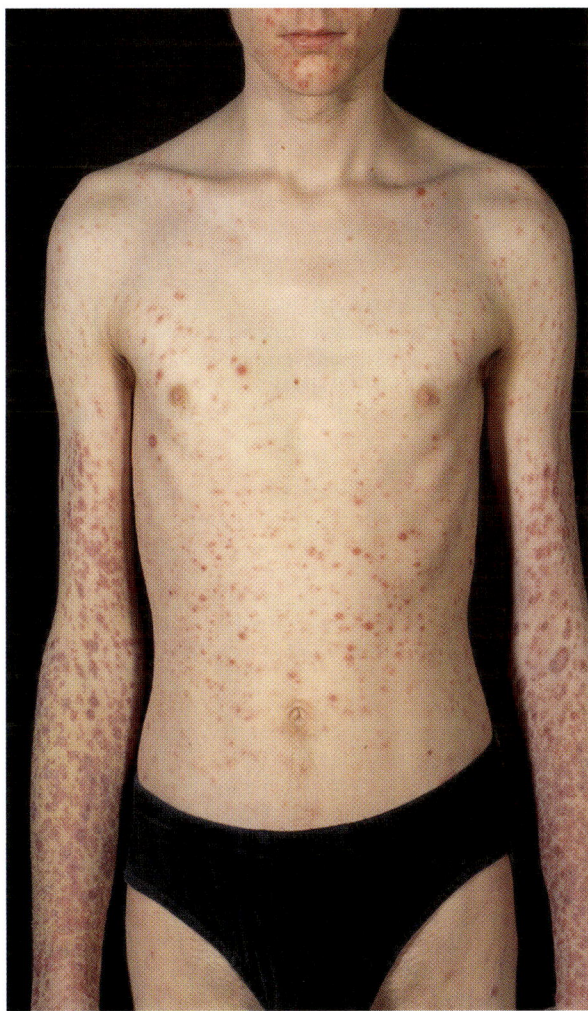

Abb. 1.4 Syphilis secundaria, ein Aufenthalt auf Kuba lag 4 Monate zurück

1.4 Typhus

Hautveränderungen können bei bis zu einem Drittel der betroffenen Patienten auch beim Typhus abdominalis auftreten und frühzeitig als Leitsymptom zur richtigen Verdachtsdiagnose führen. Dieses für die Typhusinfektion charakteristische Exanthem tritt bei bis zu einem Drittel der Erkrankten stammbetont mit hellroten Roseolen auf (Roseola typhilitica). Das Krankheitsbild wird näher in ▶ Kap. 20 beschrieben.

1.5 Exanthem bei akuter HIV-Infektion

Die akute HIV-Infektion entwickelt sich bei bis zu 70 % der Infizierten etwa 3–6 Wochen nach Infektion und zeigt sich mit uncharakteristischen grippalen Symptomen. Klinisch hinweisend für diese Frühphase sind neben Fieber bei etwa

1.7 Masern

Bei der Erstinterpretation von exanthematösen Hautveränderungen nach einem Tropenaufenthalt müssen auch mögliche Fallstricke bedacht werden. Dies wird deutlich anhand der folgenden 2 Kasuistiken. Die beiden jungen erwachsenen männlichen Patienten stellten sich unmittelbar nach ihrer Rückkehr aus Botswana mit Fieber und einem disseminierten feinfleckigen Exanthem vor (Abb. 1.5). Wenige Tage zuvor waren sie auf Safari gewesen. Die Krankheitssymptome waren auch ohne das Vorliegen eines Eschars gerade im Hinblick auf die zuvor stattgefundene Safari gut mit der Diagnose eines afrikanischen Zeckenbissfiebers vereinbar, sodass eine Behandlung mit Doxycyclin begonnen wurde. Parallel wurde eine mikrobiologisch-virale Diagnostik auf dermatrope Erreger eingeleitet, die mit einem klassischen IgM-Nachweis bei beiden Patienten eine frische Maserninfektion aufdeckte.

Das Beispiel zeigt, dass gerade Masern als hochkontagiöse Viruserkrankung auch im Erwachsenenalter bei Ungeimpften oder in der Jugend nur unzureichend Geimpften zunehmend mit in die differenzialdiagnostischen Überlegungen bei einem Exanthem nach Auslandsaufenthalt in den Tropen einbezogen werden müssen. Nahezu zeitgleich wurden große Masernausbrüche in Botswana, Lesotho, Malawi, Namibia und Südafrika, Swaziland und Simbabwe durch die jeweiligen Gesundheitsbehörden gemeldet (Kantele et al. 2012; Shibeshi et al. 2014). Diese Meldungen über regionale Ausbrüche haben in der Tropen- und Reisemedizin besondere Bedeutung und geben oft den entscheidenden Hinweis für die richtige diagnostische Einordnung von Krankheitssymptomen bei in den Tropen erkrankten Reiserückkehren (Fischer und Schliemann 2014).

> **Zusammenfassung**
> - **Dengue-Fieber** hat die Malaria hinsichtlich der Häufigkeit des Auftretens bei erkrankten Reiserückkehrern aus den Tropen klar abgelöst. Neben Fieber, Kopf- und Gelenkschmerzen kann ein Exanthem auf eine akute Infektion hinweisen.
> - Das **afrikanische Zeckenbissfieber** tritt bei bis zu 5% aller Safaritouristen auf. Klinisch führen hier Exanthem und Eschar zur Diagnose.
> - **Typhus** ist keine Blickdiagnose. Die Zuordnung der Roseolen, die bei bis zu 33% der an Typhus Erkrankten auftreten können, kann daher frühzeitig zur Verdachtsdiagnose führen.
> - Exantheme können ohne eine auf den ersten Blick richtungsweisende Klinik auf eine **Syphilis II** und eine **akute HIV-Infektion** nach in den Tropen erfolgter Exposition hinweisen.
> - Hochkontagiöse Kinderkrankheiten wie **Masern** und **Röteln** sollten gerade bei Erwachsenen mit unzureichendem Impfschutz in die differenzialdiagnostischen Überlegungen zu Fieber und Exanthem nach einem Tropenaufenthalt mit einbezogen werden.

Literatur

Verwendete Literatur

Braveny I, Maschmeyer G (2002) Infektionskrankheiten. medco, München

Fischer (2013) Rickettsiosen. Wehrmedizin und Wehrpharmazie 4(36):12–16

Fischer M, Reinel D (2012) Urlaubs- und Tropendermatosen. Hautarzt 63(5):396–405

Fischer M, Schliemann S (2014) Exanthem und Fieber nach Tropenaufenthalt. Hautarzt 65:862–872

Fischer M, Hagen R, Müller R, Reinel D (2009) Die Renaissance der Syphilis in deutschen Großstädten. Wehrmed Mschr 53:177–185

Hecht FM, Busch MP, Rawal B, Webb M, Rosenberg E, Swanson M, Chesney M, Anderson J, levy J, Kahn JO (2002) Use of laboratory tests and clinical symptoms for identification of primary HIV infection. AIDS 16(8):119–129

Hochedez P, Canestri A, Guihot A, Brichler S, Bricaire S, Caummes E (2008) Management of travelers with fever and exanthema, notably dengue and chickungunya infections. Am J Trop Med Hyg 78(5):710–713

Jensenius M, Davis X, von Sonnenburg F et al (2009) Geosentinel Surveillance Network. Multicenter GeoSentinal analysis of rickesttsial diseases in international travellers, 1996–2008. Ermerg Infect Dis 15(11):1791–1798

Kantele A, Valtonen K, Davidkin I, Martelius T et al (2012) Travellers returning with measles from Thailand to Finland, April 2012: infection control measure. Euro Surveill 17(22):2–5

Löscher T, Burchard GD (2011) Tropenmedizin in Klinik und Praxis. Fieberhafte Erkrankungen bei Tropenrückkehren, 4. Aufl. Thieme, Stuttgart

Pinicus LB, Grossmann ME, Fox LP (2008) The exanthem of Dengue Fever: Clinical features of two US tourists travelling abroad. J Am Acad Dermatol 58(2):308–316

Shibeshi ME, Masresha BG, Smit SB, Biellik RJ (2014) Measles resurgence in southern Africa: challenges to measles elimination. Vaccine 32:1798–1807

Weiterführende Literatur

Frühwein M (2011) Diagnostik und Klinik aus Afrika importierter Zeckenbissfieber-Rickettsiosen. Dissertation, Medizinische Fakultät, Ludwig Maximilians-Universität, München

DD Ulkus nach Reise

Florian Butsch

Als Ulkus bezeichnet man einen Substanzdefekt der Haut, der die Basalmembran überschreitet. Infektionen, immunologische Prozesse, physikalische Noxen und Störungen der Perfusion des Gewebes können zur Entstehung eines Ulkus beitragen. Zu den häufigsten Ursachen für Ulzerationen zählen in Industrieländern venöse Insuffizienz, arterielle Makroangiopathie und Neuropathie mit begleitender Mikroangiopathie. In Ländern Lateinamerikas, Afrikas und Asiens sind aber auch infektiöse Prozesse von großer Bedeutung für die Genese von Ulzerationen. Für die ätiologische Beurteilung von Ulzera bei Reiserückkehrern sollte bei Anamnese und klinischer Untersuchung auf einige Punkte besonderer Wert gelegt werden.

Eine trivial anmutende, deswegen jedoch nicht minder bedeutsame Frage ist, ob das Ulkus während der Reise auftrat, im Anschluss an die Reise bemerkt wurde oder gar schon vor Reisebeginn bestand und sich während der Reise nur verschlimmerte. Ein Ulcus cruris venosum kann sich unter den negativen Einflüssen einer Fernreise in tropische Gefilde – feucht-warmes Klima, langes Sitzen während Transfers, mangelnde Sauberkeit bei Verbandswechseln – rapide verschlechtern, ohne dass in diesem Fall von einer Tropendermatose zu sprechen wäre. Sollte das Ulkus erst nach Rückkehr von der Reise bemerkt worden sein, kann die exakte Latenz von Bedeutung für die Diagnose sein.

Auch die Frage nach potenziellen Einflussfaktoren ist von Interesse. Insektenstiche, Verletzungen, Aufenthalte in stehenden oder fließenden Gewässern, Exkursionen in Wüste, Steppe oder Dschungel, Strandbesuche, sexuelle Kontakte und Körperkontakt zu Personen mit Krankheitssymptomen sollten gezielt erfragt werden.

Die Lokalisation des Ulkus kann mitunter helfen, die richtige Diagnose zu stellen. Viele durch Infektionen bedingte Ulzera treten an Prädilektionsstellen auf. Sind beispielsweise Gesicht, Unterarme oder Unterschenkel betroffen, der Stamm und die proximalen Abschnitte der Extremitäten aber frei, könnten Insektenstiche eine Rolle spielen.

Letztlich muss natürlich auch eine genaue morphologische Beschreibung des Ulkus erfolgen. Neben Größe und Tiefe des Ulkus und Belägen am Ulkusgrund sollten auch der Randbereich der Ulzeration und Umgebungsreaktionen genau beurteilt werden, da diese mitunter charakteristische Zeichen aufweisen können. Unter Berücksichtigung dieser einleitenden Anmerkungen sollen nachfolgend einige Reisedermatosen, die sich klinisch als Ulkus präsentieren, vorgestellt werden (◘ Tab. 2.1).

Zu den häufigsten Ursachen von Ulzerationen, die in zeitlicher Assoziation zu einer Fernreise auftreten, zählen sicherlich Staphylokokken-bedingte Infektionen der Haut im Sinne einer **Staphylodermia ecthymatosa**. Klinisch zeigen sich multiple, wie ausgestanzt imponierende Ulzera unterschiedlicher Größe. Die Ulzerationen weisen anfangs schmierige gelbliche Beläge, später schmutzig gelbe Krusten auf. Die unmittelbare Umgebung des Ulkus ist gerötet. Prädilektionsstellen sind die Unterschenkel, es können jedoch auch alle anderen Körperstellen betroffen sein. Neben *Staphylococcus aureus* können auch Streptokokken der Gruppe A als Erreger nachgewiesen werden. Als Prädispositionsfaktoren gelten feucht-warmes Klima, Mangelernährung und schlechte hygienische Verhältnisse.

Das **Buruli-Ulkus** ist nach Tuberkulose und Lepra die dritthäufigste Mykobakteriose (▶ Kap. 12). Erreger ist *Mycobacterium ulcerans*. West- und Zentralafrika, Australien, Papua-Neuguinea, Malaysia, Sri Lanka und Südamerika zählen zu den Risikogebieten. Wochen bis Monate nach der Infektion entsteht ein subkutaner indolenter Nodus, der im weiteren Verlauf ulzeriert. Der Ulzeration kann eine Blase vorausgehen. Das Ulkus zeigt sich meist an den unteren Extremitäten oder am Stamm. Typisch sind die tief unterminierten Ulkusränder. Das Ulkus kann große Teile der Körperoberfläche ausmachen und führt, durch Beteiligung von Nerven, Muskeln, Gelenken und Knochen, nicht selten zu Mutilationen.

Anthrax ist eine in Industrieländern extrem selten gewordene Erkrankung (▶ Kap. 17). Die durch *Bacillus anthracis* verursachte Zoonose ist jedoch weltweit verbreitet. Bei Menschen manifestiert sie sich in den meisten Fällen als Hautmilzbrand. Innerhalb von Stunden bis wenigen Tagen zeigt sich an der Infektionsstelle die schmerzlose Pustula maligna. Im Verlauf entwickelt sich ein von schwarzem Schorf bedecktes Ulkus, das von einem erheblichen Ödem umgeben sein kann.

Die **Sporotrichose** ist in tropischen und subtropischen Gebieten weit verbreitet. Das Reservoir für *Sporothrix schenckii* ist fauliges Holz. Durch kleinste Verletzungen tritt der Erreger in die Haut ein. Nach Wochen bis Monaten bildet sich ein kutan-subkutaner Nodus. Dieser ulzeriert im Verlauf und wird als Sporotrichoseschanker bezeichnet.

◘ **Tab. 2.1** Übersicht über erregerbedingte Ulkusbildungen der Haut

Bakterielle Auslöser	Ekthym Buruli-Ulkus Anthraxinfektion Ulcus molle Ulcus durum
Protozoen	Leishmaniasis
Ektoparasiten	Myiasis Tungiasis
Fadenwürmer	Drakunkulose
Mykosen	Sporotrichose Maduramykose Chromomykose Parakokzidioidomykose

Charakteristisch sind die sporotrichoiden Knoten entlang des Lymphabstroms.

Auch die Erreger der **Chromomykose** können bei Kontakt zu fauligem Holz durch kleinste Verletzungen in die Haut gelangen (▶ Kap. 25). Neben verruciformen und papillomatösen Wucherungen können auch Ulzera an Händen, Füßen und Unterschenkeln beobachtet werden.

Die **Parakokzidioidomykose** ist eine Erkrankung, die vorwiegend die tiefen Atemwege betrifft (▶ Kap. 26). Neben der pulmonalen Manifestation können bei der mukokutan-lymphangitischen Verlaufsform auch granulomatös ulzerierende Veränderungen an Gingiva und drainierenden Lymphknoten auftreten. Die Erkrankung ist in Lateinamerika weit verbreitet.

Die **Maduramykose** wird ebenfalls in Ländern der Tropen und Subtropen erworben (▶ Kap. 28). An Füßen und Unterschenkeln, seltener an den Händen, treten Ulzera und Fistelgänge auf, aus denen sich eitriges Sekret entleert. Dieses beinhaltet die charakteristischen erregerhaltigen Drusen. Begleitend tritt eine ausgeprägte, meist jedoch nicht schmerzhafte, chronische Schwellung der betroffenen Extremität auf.

Eine an Bedeutung gewinnende Differenzialdiagnose reiseassoziierter Ulzerationen ist die **kutane Leishmaniasis** (▶ Kap. 29). Insbesondere bei Ulzera, die erst mit einer Latenz von vielen Tagen bis wenigen Wochen nach Rückkehr von einer Reise auftreten, sollte eine kutane Leishmaniasis stets erwogen werden.

> **Auch bei Reiserückkehrern von der iberischen Halbinsel, den Balearen, Süditalien und dem östlichen Mittelmeerraum ist es von entscheidender Bedeutung, an die Möglichkeit einer Leishmaniasis zu denken, da diese keineswegs nur in Südamerika, Afrika und Asien erworben werden kann.**

Das klinische Bild der Leishmaniasis ist vielgestalt. Häufig zeigt sich jedoch ein zentral ulzerierter Nodus oder ein flächiges Ulkus mit deutlich infiltriertem Rand. Der Grund des Ulkus ist häufig von einer trockenen Kruste bedeckt. Lymphangitis und -adenitis können als Begleiterscheinungen auftreten.

Die **Drakunkulose** zählt mittlerweile auch in Afrika zu den seltenen Ursachen für Ulzerationen (▶ Kap. 41). Bei Reiserückkehrern oder Migranten aus Mali, Tschad, Äthiopien oder dem Sudan sollte die Drakunkulose jedoch in die Differenzialdiagnose einbezogen werden. Klinisch zeigt sich ein münzgroßes Ulkus, das aus einer Blase mit entzündlichem Randsaum hervorgeht. Meist findet man 2 oder mehr Läsionen bei einem Patienten. In 90 % der Fälle liegen die Ulzera distal der Knie. Wenn der Wurm am Ulkusgrund identifiziert werden kann, ist die Diagnose unzweifelhaft.

Bei der **furunkuloiden Myiasis** kann der Parasit ebenfalls makroskopisch ausgemacht werden (▶ Kap. 34). Fliegenlarven bohren sich in die Haut und halten sich dort mittels zirkumferenter Hakenkränze fest. Lediglich die Atemöffnung der Larve erreicht die Oberfläche. Klinisch imponieren furunkuloide Knoten mit zentraler Ulzeration. Am Grund des kleinen Ulkus liegt die Atemöffnung. Eine lokoregionäre Lympadenopathie kann begleitend auftreten. Durch Behandlung mit luftdichten Externa kann die Larve zum Austritt aus der Haut gezwungen werden. Bei Rückkehrern aus Südamerika und Afrika sollte die Myiasis differenzialdiagnostisch bedacht werden.

Die **Tungiasis** ist eine weitere Differenzialdiagnose fernreiseassoziierter Ulzerationen (▶ Kap. 35). Das begattete Weibchen des Sandflohs (*Tunga penetrans*) bohrt sich in die Haut des Wirts und wächst dort innerhalb von Tagen bis auf Erbsgröße. Klinisch zeigen sich erythematöse Papeln oder Knötchen, die zentral einen schwarzen Porus aufweisen. Nachdem das Sandflohweibchen seine Eier ausgestoßen hat, stirbt es. Pusteln, Furunkel oder kleine schmierig belegte Ulzera können die Folge sein. Häufig finden sich zahlreiche Läsionen bei einem Patienten. Prädilektionsstellen bei Reiserückkehrern sind die Füße und der Rücken, da die Tungiasis häufig während des Strandbesuchs durch direkten Kontakt zwischen Haut und Sand erworben wird. In Lateinamerika, Afrika und Südostasien ist die Tungiasis auch bei Einheimischen weit verbreitet.

Schließlich sollten genitale, anale und orale Ulzera auch bei Reiserückkehrern an sexuell übertragbare Infektionen denken lassen (▶ Kap. 58). Ein weiches und schmerzhaftes Ulkus mit hellrotem Randsaum am Genitale ist typisch für das durch *Haemophilus ducreyi* verursachte **Ulcus molle**. Eine als Ulcus molle Bubo bezeichnete lokale Lympadenitis imponiert durch eine stark schmerzhafte inguinale Schwellung, die fistulieren kann. Am Fistelrand entsteht oft ein weiteres Ulkus. Das schmerzlose **Ulcus durum** bildet zusammen mit einer indolenten Lymphadenitis den syphilitischen Primäraffekt. In 90 % der Fälle ist das Ulkus genital lokalisiert, kann aber auch oral, anal und an anderen Körperstellen auftreten. Es heilt innerhalb von Wochen narbig ab. Im Sekundärstadium einer Infektion durch *Treponema pallidum* können bei Immunsupprimierten auch schüsselförmige, von einer austernschalenartigen Borke bedeckte Ulzerationen auftreten, die als **Rupia syphilitica** bezeichnet werden. Zusammen mit pseudomembranös bedeckten Geschwüren an Tonsillen und weichem Gaumen sind sie Zeichen einer Lues maligna.

DD Durch Zecken und Stechmücken übertragene Erkrankungen

Esther von Stebut

3.1 Zecken – 14
3.1.1 Krankheitsübertragung durch Zecken – 14

3.2 Blutsaugende Mücken und Fliegen – 14
3.2.1 Mücken – 14
3.2.2 Blutsaugende Fliegen – 15
3.2.3 Krankheitsübertragung durch Mücken und Fliegen – 15

3.3 Arbovirosen – 16

3.4 Weitere Krankheitsübertragung durch Insektenstiche – 16

Weiterführende Literatur – 16

3.1 Zecken

Zecken (Ixodida) gehören zur Ordnung der Milben. Es handelt sich um blutsaugende Ektopasasiten. Es sind mehr als 900 Zeckenarten bekannt. Zecken durchlaufen mehrere Entwicklungsstadien: von der Larve (6 Beine, ca. 0,5 mm groß) über die Nymphe (8 Beine, 1,2 mm groß) zur adulten Zecke (8 Beine, 3,8 mm groß, vollgesogen bis zu 1,3 cm). Um von einem Entwicklungsstadium in das nächste überzutreten, benötigt die Zecke jeweils mindestens eine Blutmahlzeit.

Es gibt insgesamt 3 Zeckenfamilien: Lederzecken, Schildzecken und Nuttalliellidae (Übergangsform, sehr selten). Schildzecken sind mit 80 % die häufigsten Zecken, sie kommen weltweit vor, so auch in Mitteleuropa. Wiesen mit hohem Grasbestand sind der bevorzugte Lebensraum. Bei vielen Schildzeckenarten (z. B. *Ixodes ricinus*, Gemeiner Holzbock) bedeckt ein Schild dorsal den gesamten Rumpf. Lederzecken haben dagegen kein Schild, sondern eine lederartige Rückenbedeckung, außerdem liegen die Mundwerkzeuge bei ihnen weiter bauchseitig und sind daher von oben nicht sichtbar. Lederzecken leben vor allem vom Blut von Wirbeltieren (Vögeln, Fledermäusen); man findet sie daher vornehmlich in der Nähe von deren Nistplätzen und Brutstätten.

Zecken sind „pool feeder", d. h. sie generieren mit ihren Mundwerkzeugen (Cheliceren) eine Wunde. Anschließend wird das im Zentrum des Kopfes befindliche Hypostom (Stechrüssel mit Widerhaken) in die Wunde gebohrt. Das sich in der Wunde ansammelnde Blut wird langsam aufgesogen. Mithilfe von Klebesubstanzen sichert die Zecke eine besonders stabile Anhaftung des Saugapparates an der Haut des Wirtes. Im Speichel der Zecken finden sich zudem neben anästhesierenden Substanzen auch Antikoagulanzien, die ein vorzeitiges Gerinnen des Blutes verhindern.

3.1.1 Krankheitsübertragung durch Zecken

Zecken können als Überträger von verschiedenen Erkrankungen auftreten (◘ Tab. 3.1). Hierbei ist vor allem das regionale Vorkommen der jeweiligen Pathogene zu beachten. Je nach Lokalisation des Erregers in der Zecke erfolgt die Übertragung auf den Menschen unterschiedlich schnell: aus dem Speichel innerhalb von Minuten (Beispiel: FSME), während Erreger, die vornehmlich im Darm der Zecke leben (Beispiel: Borrelien), erst nach Stunden des Wirtskontakts übertragen werden. Aus diesem Grund ist ein zügiges Entfernen der Zecke immer ratsam.

Die Entfernung einer Zecke erfolgt mit einer geeigneten Pinzette oder einem vergleichbaren Werkzeug. Die Zecke wird unterhalb des Kopfes gefasst und langsam nach oben herausgezogen; Drehbewegungen sind aufgrund der Widerhacken nicht sinnvoll. Anschließend empfiehlt sich die antiseptische Primärversorgung der Wunde.

◘ **Tab. 3.1** Differenzialdiagnose von Erkrankungen, die durch Zecken übertragen werden

Erkrankung/Erreger	Vektor (soweit bekannt)
Bunyaviridae (Krim-Kongo-Virus)	Hyalomma-Zecke
Humane granulozytäre Anaplasmose (*Anaplasma phagocytophilum*)	*Ixodes ricinus* in Europa, *I. scapularis* und *I. pacificus* in Nordamerika, *I. persulcatus* in Osteuropa und Ostasien
Humane monozytäre Ehrlichiose (*Ehrlichia chaffeensis*)	*Amblyomma americanum*
Zeckenbissfieber-Rickettsiosen	Verschiedene Zeckenarten (z. B. *Amblyoma, Rhipicephalus, Hyalomma, Dermacentor*)
Borreliose (*Borrelia* spp.)	*Ixodes-ricinus-/Ixodes-persulcatus*-Komplex
FMSE (FSME-Virus)	*Ixodes-ricinus-/Ixodes-persulcatus*-Komplex

3.2 Blutsaugende Mücken und Fliegen

Blutsaugende Mücken und Fliegen gehören zu den Insekten (◘ Tab. 3.2). Bei den Mücken unterscheidet man Stechmücken, Kriebelmücken, Schmetterlingsmücken und Gnitzen. Bei den Fliegen sind als Blutsauger vornehmlich Zungenfliegen (Tsetsefliegen), Bremsen und weniger auch die Echten Fliegen zu bedenken.

3.2.1 Mücken

Stechmücken

Stechmücken (Culicidae) sind eine Familie der Insekten und gehören zur Ordnung der Zweiflügler. Es sind mehr als 3500 Stechmückenarten bekannt. In Europa findet man über 100 Arten. Stechmücken leben von Pflanzennektar. Nur weibliche Stechmücken saugen für die Produktion der Eier Blut. Sie besitzen einen Rüssel, der zum Stechen mit anschließendem Saugen geeignet ist und mit dem sie die Haut des Wirts durchbohren. Stechmücken kommen weltweit vor, weniger jedoch in den Polargebieten oder den Wüsten. Vor allem Sumpfregionen sind mückenreich. Die Verbreitungsgebiete der verschiedenen Mückenarten unterscheiden sich jedoch stark.

Tab. 3.2 Ordnung der zweiflügligen Insekten

Klasse	Insekten						
Unterklasse	Fluginsekten (Pterygota)						
Überordnung	Neuflügler (Neoptera)						
Ordnung	Zweiflügler (Diptera)						
Unterordnung	Mücken (Nematocera)			Fliegen (Brachycera)			
Familie	Stechmücken	Kriebelmücken	Schmetterlingsmücken	Gnitzen	Zungenfliegen	Bremsen	Echte Fliegen

Kriebelmücken

Kriebelmücken (Simuliidae) gehören ebenso wie die Stechmücken zur Ordnung der Zweiflüger und zur Unterordnung der Mücken (Nematocera). Es sind etwa 1500 Arten weltweit bekannt, in Deutschland findet man ca. 50 Arten. Es handelt sich um kleine Tiere von 2–5 mm, die in ihrem Aussehen eher Fliegen ähneln. Sie sind im Gegensatz zu Stechmücken „Poolsauger".

Kriebelmücken spielen als Krankheitsüberträger keine wesentliche Rolle, jedoch kommt es häufiger durch Inokulation von nicht detailliert charakterisierten, toxischen Stoffen zu Lymphangitis, Schwellungen, erysipelartigen Beschwerden, Kopfschmerz etc.

> In Afrika sind Kriebelmückenarten als Überträger der Flussblindheit von großer Bedeutung.

Sandmücken

Sandmücken (Phlebotominae) sind Zweiflügler und eine Unterfamilie der Schmetterlingsmücken. Sie sind Poolsauger. Es existieren weltweit bis zu 700 Arten. Sie kommen vor allem in Regionen mit einer Durchschnittstemperatur von über 10 °C vor, somit vor allem in den Tropen und Subtropen Europas, Asiens und Amerikas. Sie sind beispielsweise als Überträger der Leishmaniasis bedeutsam.

Gnitzen

Gnitzen (Bartmücken, Ceratopogonidae) sind kleine Mücken mit einer maximalen Körperlänge von 2 mm. Weltweit existieren etwa 4000 Arten von Gnitzen, über 190 Arten sind auch in Deutschland bekannt. Als Krankheitsüberträger sind Gnitzen in Afrika und Südamerika bedeutsam, hier überträgt die Gattung *Culicoides* eine Filarienerkrankung (*Dipetalonema perstans*). Bei Wiederkäuern und Pferden übertragen Gnitzen Viruserkrankungen.

3.2.2 Blutsaugende Fliegen

Zungenfliegen/Tsetsefliege

Als Tsetsefliegen (*Glossina* spp.) bezeichnet man eine Gattung aus der Familie der Zungenfliegen (Glossinidae). Tsetsefliegen kommen in Afrika vor und ernähren sich von Blut. Es sind Stechfliegen. Sie sind als Überträger der afrikanischen Trypanosomiasis (Schlafkrankheit) bekannt.

Bremsen

Bremsen (Tabanidae) gehören ebenfalls zu den blutsaugenden (hämatophagen) Insekten. Sie beißen Menschen und andere wechsel- und gleichwarme Tiere (Warmblüter). Bremsen sind durch ihren Biss unter anderem für die mechanische Übertragung von Milzbrand, Tularämie und Lyme-Borreliose auf den Menschen verantwortlich. Die humanpathogene Filarie *Loa loa* nutzt in Westafrika Vertreter der Bremsenunterfamilie Chrysopinae als Zwischenwirt. Zudem stehen Bremsen unter dem Verdacht, weitere Erreger (Schlafkrankheit, Viruserkrankungen) übertragen zu können.

Echte Fliegen

Weltweit sind etwa 4000 Arten von Echten Fliegen (Muscidae) beschrieben. In (Mittel-)Europa kommen etwa 500–600 Arten vor. Es gibt eine Reihe von Arten, die aufgrund ihrer Lebensweise genauso wie andere Fliegen verschiedene Krankheiten übertragen könnten, konkrete Hinweise hierfür gibt es jedoch wenige. Diese Gefahr ist wohl überwiegend in den tropischen, warmen Regionen der Erde relevant.

3.2.3 Krankheitsübertragung durch Mücken und Fliegen

Vor allem Stechmücken und Sandmücken sind als Krankheitsüberträger bedeutsam (Tab. 3.3). Details zu deren

Tab. 3.3 Differenzialdiagnose von Erkrankungen, die durch Mücken übertragen werden

Erkrankung/Erreger	Vektor (soweit bekannt)
Dengue-Fieber (Dengue-Virus)	*Aedes*-Stechmücken (*Aedes aegypti, A. albapictus* [Synonym: *Stegomyia*])
Gelbfieber (Gelbfiebervirus)	*Aedes*-Stechmücken (*Stegomyia* und *Haemagogus*)
Chikungunya Virus	Stechmücken (u. a. *Anopheles, Stegomyia, Culex, Mansonia*)
Leishmaniasis (*Leishmania* spp.)	Sandmücken (*Phlebotomus* spp. oder *Lutzomyia* spp.)
Lymphatische Filariose (*Wuchereria bancrofti, Brugia malayi, Brugia timori*)	Verschiedene Stechmückenarten (*Anopheles, Mansonia, Aedes*)
Flussblindheit (*Onchocerca volvulus*)	Kriebelmücken (englisch „blackflies")
Myiasis (Dasselfliege, *Dermatobia hominis*)	Übertragung der Eier durch Stechmücken

der Nokardiose, Mykobakterien oder andere Keime nutzen in vergleichbarer Weise solche prädisponierenden Gegebenheiten. Erkrankungen, die mit Insektenstichen assoziiert sind, sind daher oft solchen „Superinfektionen" zuzuschreiben.

Weiterführende Literatur

Monsel G, Caumes E (2008) Recent developments in dermatological syndromes in returning travelers. Curr Opin Infect Dis 21(5):495–499
RKI (2015) Antworten auf häufig gestellte Fragen zu Zecken, Zeckenstich, Infektion. http://www.rki.de/DE/Content/InfAZ/Z/Zecken/Zecken.html. Zugegriffen: 27.2.2015

Lebensweise und den vorbeugenden Maßnahmen sind in den Kapiteln zur jeweiligen Erkrankung dargestellt.

3.3 Arbovirosen

Arboviren (Akronym für „arthropod-borne virus") sind Viren, die durch Arthropoden (Gliederfüßler) übertragen werden. Die durch sie ausgelösten Erkrankungen werden Arbovirosen genannt. Die Gruppenzugehörigkeit ergibt sich allein durch den Übertragungsweg.

Zu den hier aufgeführten Arbovirosen gehören unter anderem das Krim-Kongo-Virus, Dengue-Virus, Gelbfiebervirus und Chikungunya-Virus. Hierbei können sowohl blutsaugende Insekten (Stechmücken) als auch Zecken als Vektoren auftreten. Die Viren werden durch Biss bzw. Stich des Vektors übertragen und vermehren sich vorwiegend in den Wirbeltieren bzw. dem Menschen; der Vektor selbst erkrankt nicht. Es sind mehr als 350 verschiedene Arboviren bekannt.

3.4 Weitere Krankheitsübertragung durch Insektenstiche

Insektenstiche, insbesondere solche, die ausgedehnt und in großer Zahl auftreten, können potenziell zahlreichen Erregern als Eintrittspforte dienen. Hierzulande sind Minimal- oder Bagatelltraumata als relevante Eintrittspforte, etwa für Streptokokken oder Staphylokokken (z. B. als Auslöser eines Erysipels) nicht selten. Auch die Erreger

DD Papelentwicklung nach Auslandsaufenthalt

Esther von Stebut

4.1	**Parasitäre Erkrankungen** – 18	
4.1.1	Leishmaniasis – 18	
4.1.2	Skabies – 18	
4.1.3	Myiasis – 18	
4.1.4	Tungiasis – 18	
4.2	**Mykobakteriosen** – 18	
4.2.1	Primäre Hauttuberkulose (tuberkulöser Primärkomplex) – 18	
4.2.2	Tuberculosis verrucosa cutis – 19	
4.2.3	Atypische Mykobakteriosen – 19	
4.2.4	Buruli-Ulkus – 19	
4.2.5	Schwimmbadgranulom – 19	
4.2.6	Lepra – 19	
4.3	**Pilzerkrankungen** – 19	
4.3.1	Sporotrichose – 19	
4.3.2	Chromomkyose – 19	
4.3.3	Tiefe Trichophytie – 19	
4.3.4	Histoplasmose – 19	
4.3.5	Blastomykose – 19	
4.3.6	Parakokzidioidomykose – 20	
4.3.7	Kokzidioidomykose – 20	
4.4	**Sexually transmitted diseases (STD)** – 20	
4.5	**Differenzialdiagnose granulomatöser Hautveränderungen ohne Zusammenhang mit Reisen** – 20	

E. von Stebut (Hrsg.), *Reisedermatosen*,
DOI 10.1007/978-3-662-44705-5_4, © Springer-Verlag Berlin Heidelberg 2015

Als Papel (Knötchen) bezeichnet man eine Verdickung der Haut. Je nach Größe unterscheidet man Papeln von Noduli, zusammenfließende, konfluierende Papeln nennt man Plaques. Histologisch unterscheidet man epidermale Papeln, die aufgrund einer Gewebevermehrung innerhalb der Epidermis entstehen, von kutanen/dermalen Papeln. Mischformen kommen vor. Die Gewebevermehrung kann entweder von gewebeständigen Zellen, zum Beispiel Stromazellen (Fibroblasten, Histiozyten), Nävuszellen oder Keratinozyten ausgehen oder aufgrund eines entzündlichen Prozesses mit Einwanderung von Immunzellen entstehen. Naturgemäß dauert es einige Tage bis Wochen, bis eine Papel entsteht.

Von großer Bedeutung für die Genese von Papeln bei Reiserückkehrern ist eine detaillierte Anamnese und klinische Untersuchung. Aufgrund der langsamen Entstehung von Papeln bzw. Knötchen ist der zeitliche Zusammenhang zur vorherigen Reise nicht immer auf den ersten Blick erkennbar. Daher ist die Kenntnis der Differenzialdiagnose aus reise- bzw. tropendermatologischer Sicht für die alltägliche Praxis wichtig. Auf der anderen Seite vermuten Patienten oft einen Zusammenhang mit der Reise, insbesondere nach durchlebten Insektenstichen in der betroffenen Hautregion, und verlangen eine weiterführende Diagnostik.

> **Neben der zeitlichen Achse ist auch die Lokalisation der Papel bedeutsam, da vor allem für die Inokulation von Pathogenen, die bestimmte granulomatöse Hautreaktionen auslösen, besondere Prädilektionsstellen existieren.**

Tab. 4.1 gibt einen Überblick über die insbesondere während einer Reise erworbenen Hauterkrankungen, die im Verlauf mit einer Papelbildung einhergehen. Weitere Details zu diesen Erkrankungen sind in den jeweiligen Spezialkapiteln zu finden.

4.1 Parasitäre Erkrankungen

4.1.1 Leishmaniasis

Bei der primär unkompliziert verlaufenden kutanen Leishmaniasis, der häufigsten Form dieser Erkrankung, kommt es nach einer Inkubationszeit von Wochen bis 2–3 Monaten zur Ausbildung einer rötlichen Papel an der Inokulationsstelle der *Leishmania* spp., die subjektiv meist symptomlos bleibt. Im Verlauf entsteht daraus eine Plaque oder ein Knoten, der ulzeriert. Der Randwall ist leicht erhaben und manchmal hyperkeratotisch, bildet sich eine Kruste, das Ulkus ist insgesamt unregelmäßig konturiert. Oft ist es superinfiziert und kann in diesem Stadium schmerzen (▶ Kap. 29).

Tab. 4.1 Übersicht über Erkrankungen, die typischerweise mit Knötchenbildung einhergehen

Erreger	Erkrankung
Bakterien	Mykobakteriosen Lues
Protozoen	Leishmaniasis
Ektoparasiten	Skabies Myiasis Tungiasis
Pilze	Sporotrichose Chromomykose Tiefe Trichophytie Histoplasmose Blastomykose Parakokzidioidomykose Kokzidioidomykose Myzetom

4.1.2 Skabies

Die Infektion mit der Krätzmilbe *Sarcoptes scabiei* führt ebenfalls zu Papeln, dazu treten meist auch Bläschen und Pusteln auf. Typische Prädilektionsstellen sind die Finzerzwischenräume, perimamillär und andere Körperstellen mit lockerem Bindegwebe. Massiver Juckreiz kann hinweisgebend sein (▶ Kap. 33).

4.1.3 Myiasis

Bei der Myiasis finden sich gelegentlich entzündliche Knoten mit zentraler Ulzeration, in der sich die Fliegenlarven befinden (▶ Kap. 34).

4.1.4 Tungiasis

Nachdem sich der Sandfloh *Tunga penetrans* in die Haut gebohrt hat, wächst er dort bis zu Erbsgröße heran. Es zeigen sich erythematöse Papeln mit umgebender Schuppung. Später sieht man einen zentralen Porus. Prädilektionsstellen sind die Füße und der Rücken.

4.2 Mykobakteriosen

4.2.1 Primäre Hauttuberkulose (tuberkulöser Primärkomplex)

Der Primäraffekt bei Infektion mit *Mycobacterium tuberculosis* durch kleine Hautläsionen besteht aus einer Papel, die schnell in ein schmerzloses, schmierig-eitrig belegtes Ulkus mit überhängenden, unregelmäßigen Rändern übergeht (im Gegensatz zum krustig belegten Ulkus mit erhabenem Randwall bei der kutanen Leishmaniasis). Nach weiteren 2–4 Wochen kommt es zur regionalen Lymphknotenschwellung und später zur Einschmelzung (kalter Abszess) mit möglicher Perforation (▶ Kap. 11).

4.2.2 Tuberculosis verrucosa cutis

Bei dieser auch postprimäre Inokulationstuberkulose oder Leichentuberkel genannten Infektion handelt es sich um eine Reinfektion bei guter Abwehrlage gegen *Mycobacterium tuberculosis* und ohne aktive Tuberkulose anderer Organe. Meist tritt sie berufsbedingt an den Handrücken oder Fingern durch kontaminierte Gegenstände oder Gewebe (Leichen) auf. Sie beginnt mit einer hyperkeratotischen entzündlichen Papel, aus der plattenartige Herde mit verruciformen Hyperkeratosen und umgebendem entzündlichem Hof entstehen. Durch zentrale Rückbildung können ringförmige oder bogige Effloreszenzen entstehen.

4.2.3 Atypische Mykobakteriosen

Mycobacterium fortuitum verursacht verschiedenartige Symptome, unter anderem auch schmerzhafte rote Knoten.

4.2.4 Buruli-Ulkus

Nodulär ulzerierende Hautinfektion durch *Mycobacterium ulcerans*, bei der 3 Monate nach Infektion am Eintrittsort (Mikrotraumata durch Pflanzen) ein schmerzloser, subkutaner, beweglicher Knoten entsteht (gelegentlich auch eine Blase). Dieser ulzeriert sekundär und breitet sich dann schnell aus (▶ Abschn. 12.2).

4.2.5 Schwimmbadgranulom

Granulomatöse, papulonoduläre Hautläsion durch *Mycobacterium marinum*, meist im Bereich der Extremitäten, die sich innerhalb von 2–6 Wochen am Verletzungsort aus einer roten Papel und einem entzündlichen, lividroten Knötchen mit hyperkeratotisch, verruköser Oberfläche bildet. Die Läsion kann exulzerieren, es entleert sich dann blutig-seröses oder eitriges Exsudat. Die Läsionen entstehen wegen des Wachstumsoptimums bei 32 °C häufig über einem Knochenvorsprung (Ellbogen), an den Fingern (bei Rechtshändern an der rechten Hand) oder am Knie (▶ Abschn. 12.1).

4.2.6 Lepra

Manche Formen der Lepra (boderline-tuberkuloide Lepra) bereiten wegen der normalerweise fehlenden Ulzeration am ehesten differenzialdiagnostische Schwierigkeiten bei Vorliegen einer rezidivierenden oder diffusen kutanen Leishmaniasis. Lepra wird aber typischerweise nicht während einer Reise erworben, meist ist ein langjähriger Aufenthalt in Endemieregionen notwendig (▶ Kap. 13).

4.3 Pilzerkrankungen

4.3.1 Sporotrichose

Die durch *Sporothrix schenckii* versursachte Sporotrichose kommt vor allem in tropischen Regionen vor. Wochen nach der Inokulation des Erregers kommt es zur Bildung von Papeln und Knötchen, die später ulzerieren können. Typisch ist der sog. sporotrichoide Verlauf entlang der Lymphbahnen.

4.3.2 Chromomkyose

Es handelt sich hierbei um eine Infektion mit Schimmelpilzen, die meist durch Holzsplitter in die Haut eindringen.

4.3.3 Tiefe Trichophytie

Hier liegen Follikulitiden und hochentzündliche Noduli/Plaques vor, die zum Teil eitrig einschmelzen und schmerzhaft sind sowie Fieber und Abgeschlagenheit zur Folge haben. Prädilektionsstellen sind bei Kindern Unterarme und der behaarte Kopf, bei Männern Bart- und Halsregion. Meist liegt eine entsprechende Anamnese vor (Kontakt zu Tieren).

4.3.4 Histoplasmose

Der Pilz *Histoplasma capsulatum* befällt vorwiegend die Lunge, die Infektion kann aber auch an der (Schleim-)Haut auftreten. *Histoplasma* ist ein intrazellulär residierender Keim in Makrophagen/Histiozyten und anderen Phagozyten. Es können sich vor allem bei der afrikanischen Variante klinisch initial Knoten präsentieren, die später ulzerieren.

4.3.5 Blastomykose

Die Erkrankung ist charakterisiert durch granulomatöse Veränderungen der Haut und der Lunge. Es zeigen sich an der Haut, meist zunächst im Gesicht oder an Händen und Füßen, warzenähnliche Papeln, die später ulzerieren. Der Erreger ist *Blastomyces dermatitidis*. Hauptverbreitungsgebiet sind USA und Kanada.

4.3.6 Parakokzidioidomykose

Eine Pilzinfektion mit *Paracoccidioides brasiliensis*, die vor allem in Südamerika vorkommt. Es zeigen sich insbesondere im Gesichts-/Mundbereich Lymphknotenschwellungen und Papeln, die später ulzerieren.

4.3.7 Kokzidioidomykose

Die Infektion mit *Coccidioides immitis* oder *C. posadasii* kommt überwiegend in den südlichen USA vor und betrifft vorwiegend die Lunge. Bei dem selten beobachteten Hautbefall zeigen sich initial papulöse Hautveränderungen.

4.4 Sexually transmitted diseases (STD)

Papeln sollten bei Reiserückkehrern auch an sexuell übertragbare Infektionen denken lassen (▶ Kap. 58). Differenzialdiagnostisch kommt zum Beispiel eine Lues I oder ein ulzerierender Primäraffekt infrage. Die Prädilektion, die meist fehlenden Krusten und Hyperkeratosen sowie die entsprechende Anamnese erleichtern die Differenzialdiagnose, der Erregernachweis sichert sie.

4.5 Differenzialdiagnose granulomatöser Hautveränderungen ohne Zusammenhang mit Reisen

Neben den oben genannten Hauterkrankungen, die oft im Zusammenhang mit Reisen auftreten, kommen selbstverständlich auch Erkrankungen infrage, die unabhängig von der Reise zufällig im verdächtigen Zeitraum auftreten können. Insbesondere die Krankheiten aus dem granulomatösen Formenkreis (Granuloma anulare, Sarkoidose, Necrobiosis lipoidica, Granuloma faciale, Fremdkörpergranulome etc.) sind auszuschließen. Auch typische Hauttumoren mit schnellerem Wachstum (spinozelluläres Karzinom, Keratoakanthom) sind zu erwägen. Klinisch kann ein spinozelluläres Karzinom mit initial auftretender Papel, später Ulzeration und Hyperkeratosen an lichtexponierten Körperstellen aufgrund jahrelanger UV-Exposition infrage kommen.

DD „Creeping eruption"

Cord Sunderkötter, Esther von Stebut, Gerd Burchard

Verschiedene Erkrankungen werden oft unter dem Begriff „creeping eruption" subsummiert (◘ Tab. 5.1). Hierunter versteht man zum Beispiel die wandernden subkutanen Schwellungen mit Rötung und Urtikaria an der darüberliegenden Haut, zum Beispiel bei Gnathostomiasis, kutaner Paragonimiasis (Lungenegelinfektion) oder Fasziolose (Leberegelinfektion). Ähnliche wandernde Symptome sind auch möglich bei einer Myiasis („migratory myiasis"), also bei einem Befall mit Fliegenmaden. Nicht alle der derart bezeichneten Erkrankungen haben einen unmittelbaren Bezug zu Hauterscheinungen.

Bei Vorliegen der klinischen Differenzialdiagnose „creeping eruption" kann man bei entsprechender Reiseanamnese auch a) Antikörper gegen Schistosomiasis, *Toxoplasma*, *Toxocara*, Trichinen, Zystizerkose, *Fasciola* und Filarien bestimmen und b) im Sammelurin nach *Schistosoma-haematobium*-Eiern suchen lassen.

◘ **Tab. 5.1** Differenzialdiagnose „creeping eruption"

Erkrankung	Erreger	Befallenes Organ/Symptome
Larva migrans	Hackenwürmer (Nematoden)	Oberflächliche papulöse Effloreszenzen in der Epidermis
Ascariasis	*Ascaris lumbricoides* und *Toxocara canii*	„Viszerale Larva migrans" (Ausbreitung viszeral über die Lunge), Haut nicht betroffen
Toxocariasis	Eier aus mit Fäkalien kontaminiertem Wasser werden oral aufgenommen, Filiarien dringen über den Darm ein	
Gnathostomiasis	Fadenwürmer (*Gnathostoma* spp.) nach Verzehr von rohem Fisch, Fröschen oder Vögeln	Initial Schmerzen, Fieber, Erbrechen, urtikarielle Symptome, anschließend anhaltende, rezidivierende subkutane Schwellungen (v. a. Gesichts- und Kopfbereich; „subkutanes Larva-migrans-Syndrom")
Kutane Paragonimiasis	Lungenegel, Aufnahme aus infiziertem Fleisch	Primär Lungenbefall, in der Haut juckende, schlangenförmig wandernde, subkutane, ödematöse Schwellungen, diffuse Hautrötung, Urtikaria
Migratorische Myiasis	Fliegenmaden	Tiefere Dermis/Subkutis, wenig scharf begrenzt
Fasziolose	Leberegel (*Fasciola hepatica*) und Riesenleberegel (*Fasciola gigantica*)	Eosinophile Pannikulitis, Urtikaria
Skabies	*Sarcoptes scabiei*	Gangartige, milbenhaltige Papeln auf der Haut und immunologisch bedingtes Ekzem
Strongyloidiasis	Zwergfadenwurm (*Strongyloides stercoralis*)	Lungenentzündung, gastrointestinale Symptome, Larva currens (sich mehrere Zentimeter pro Stunde von perianal in die untere Extremität ausbreitende urtikarielle Plaques)
Loiasis („Kamerunbeule")	Wanderfilarie (Augenwurm, Loa loa)	Unterhautfettgewebe, Auge
Dracontiasis	Guineawurm, Medinawurm (*Dracunculus medinensis*)	Unterhautfettgewebe

Weiterführende Literatur

Monsel G, Caumes E (2008) Recent developments in dermatological syndromes in returning travelers. Curr Opin Infect Dis 21(5):495–499

DD Durch physikalische Reize ausgelöste Dermatosen

Berenice M. Rudolph

Kälte und Wärme sowie UV-Strahlung, aber auch Druck können als physikalische Reize für dermatologisch relevante Erkrankungen verantwortlich sein. Hierbei unterscheidet man Erkrankungen, die durch den physikalischen Reiz ausgelöst werden, von Dermatosen, die sich durch Reizeinflüsse verstärken (◘ Tab. 6.1). Auf die primären Erkrankungen nach Einwirken physikalischer Reize wird in den entsprechenden Kapiteln eingegangen.

◘ Tab. 6.1 Durch physikalische Reize getriggerte chronische Dermatosen. (Adaptiert nach Plewig et al. 2012)

Physikalischer Reiz	Erkrankung	Chronische Dermatose, die getriggert werden kann
Kälte	Perniones Congelatio Kältepurpura Kälteurtikaria Kältepannikulitis Akrozyanose	Raynaud-Phänomen Urtikaria Mastozytose
Wärme	Miliaria	Atopisches Ekzem Urtikaria Mastozytose Pityriasis rosea Ichthyosis vulgaris
UV-Licht	Dermatitis solaris polymorphe Lichtdermatose Hidroa vacciniformia	Lupus erythematodes (systemische und kutane Formen) Herpes simplex labialis recidivans Lichen ruber periorale Dermatitis Morbus Darier Rosacea seborrhoisches Ekzem atopisches Ekzem (selten) Porphyria cutanea tarda
Druck	Kallus, Klavus Blase	Psoriasis vulgaris Akne Morbus Darier Urtikaria

Literatur

Plewig G, Landthaler M, Burgdorf W, Hertl M, Ruzicka T (Hrsg) (2012) Braun-Falco's Dermatologie, Venerologie und Allergologie, 6. Aufl. Springer, Heidelberg

DD Aquatisch erworbene Dermatosen

Christian Stanger

Badeurlaube sind in der Hitliste der Reisen ganz oben zu finden. Dabei suchen Urlauber heimische Strände – ob an lokalen Badeseen oder Nord- und Ostsee – ebenso wie alle nur erdenklichen tropischen und subtropischen Gewässer auf. Dass man dabei neben dem Badevergnügen mitunter auch unerfreuliche Bekanntschaft mit den in diesen Gewässern lebenden Tieren macht, bleibt nicht aus (◘ Tab. 7.1). Um den in der Folge auftretenden Gesundheitsstörungen schnell und richtig zu begegnen, ist neben dem Wissen um das schädigende Agens auch das genaue Wissen über Pathophysiologie, Behandlungsoptionen sowie prophylaktische Maßnahmen wichtig.

◘ **Tab. 7.1** Häufige, im Wasser erworbene Dermatosen

Lebewesen	Klinik
Seeigel	Toxische Reaktion auf Stachel und Giftinjektion aus Stachelinnerem
Quallen	Toxische Reaktion auf Gift aus Nesselzellen; Klinik reicht von Erythem bis zu Kreislaufstillstand
Seeanemone	Toxische Reaktion auf Gift dieser Blumentiere, ähnlich wie bei Quallenverletzungen, aber meist geringer ausgeprägt
Zerkarien (Saugwürmer)	Zerkariendermatitis, verstärkt nach Sensibilisierung (Zweitkontakt)

Weiterführende Literatur

Brown TP (2005) Diagnosis and management of injuries from dangerous marine life. Med Gen Med 7(3):5

Daunderer M (1995) Seeigel. In: Daunderer M (Hrsg) Klinische Toxikologie. Giftinformation, Giftnachweis, Vergiftungstherapie. Loseblattsammlung, 97. Ergänzungslieferung. Ecomed, Landsberg/Lech

Hadda V Jr (2013) Environmental dermatology: skin manifestations of injuries caused by invertebrate aquatic animals. An Bras Dermatol 88(4):496–506

Haddad V Jr, Lupi O, Lonza JP, Tyring SK (2009) Tropical dermatology: Marine and aquatic dermatology. J Am Acad Dermatol 61:733–750

Hoeffler DF (1977) "Swimmers' itch" (Cercarial dermatitis). Cutis 19:461

Ottuso P (2013) Aquatic dermatology: encounters with the denizens of the deep (and not so deep) a review. Part I: the invertebrates. Int J Dermatol 52(2):136–152

Soldánová M, Selbach C, Kalbe M, Kostadinova A, Sures B (2013) Swimmer's itch: etiology, impact, and risk factors in Europe. Trends Parasitol 29(2):65–74

Ulrich H, Landthaler M, Vogt T (2008) Aquatische Dermatosen. J Dtsch Dermatol Ges 6(2):133–146

DD Auslöser von Kontaktekzemen im Ausland

Detlef Becker

Die Reaktionsmöglichkeiten der Haut und des Immunsystems sind nicht ortgebunden, sodass im Zusammenhang mit Fernreisen das ganze Spektrum allergischer und irritativer Reaktionen vorkommen kann. Im Folgenden wird speziell auf solche Situationen eingegangen, bei denen die Reise selbst oder länderspezifische Einwirkungen von zentraler Bedeutung für die Krankheitsentwicklung sind.

Grundsätzlich werden Kontaktreaktionen der Haut durch Kontaktallergene bei meist schon bestehender Sensibilisierung oder durch irritative Belastungen ausgelöst. Die Zunahme einer bekannten entzündlichen Dermatose wie dem atopischen Ekzem kann hierbei den irritativen Reaktionen zugerechnet werden, die allerdings nur bei Berücksichtigung der Anlagekomponente verständlich sind.

Ein Ekzem ist klinisch an verschiedenen Phasen zu erkennen (Tab. 8.1). Das Besondere an chronischen Ekzemen ist oft das gleichzeitige nebeneinander aller Stadien, sodass hyperkeratotische Areale neben frisch mazerierten zu finden sind. Ekzeme, die auf Reisen akquiriert wurden und nicht auf dem Boden einer bestehenden Ekzemerkrankung durch die Reise als Trigger aufgetreten sind (z. B. Klimafaktoren), sind hingegen eher akut und liegen in den in Tab. 8.1 dargestellten Stadien vor.

Differenzialdiagnostisch muss bei akuten, während einer Reise aufgetretenen, jedoch ansonsten nicht regelmäßig vorhandenen Ekzemen an verschiedene Auslöser bzw. Ursachen gedacht werden. Tab. 8.2 gibt eine Übersicht über diese möglichen Trigger und soll bei der Orientierung in den folgenden Kapiteln helfen.

Tab. 8.1 Ekzemstadien

Stadium	Klinik
Stadium erythematosum	Erythem, Juckreiz
Stadium vesiculosum	Bläschen, Seropapeln
Stadium madidans	Flächige Erosion
Stadium crustosum	Auflagerung einer Serumkruste
Stadium squamosum	Schuppung

Tab. 8.2 Mögliche Ursachen von Ekzemen

Ekzemtyp	Auslöser	Substanzen (Beispiele)
Allergische Kontaktekzeme	Pflanzen	Kompositen (Korbblütler)
		Toxikodendron (Urushiole)
		Ginkgo biloba (Urushiole)
		Cashewkerne/-öl (Urushiole)
		Mango (Urushiole)
		Markfruchtbaum (Urushiole)
		Silbereiche (Urushiole)
		Tropische Hölzer
	Chemische Substanzen	p-Phenylendiamin
		Azofarbstoffe
		Chromsalze
		Fumarate
		Methyldibromoglutaronitril
		Bufexamac
Kontakturtikaria	Chemische Substanz	Diethyltoluamid (DEET)
Irritativ-toxische Kontaktreaktionen	Pflanzen mit Oxalsäurekristallen	Wolfsmilch
	Tiere	Rote Feuerameisen
		Ölkäfer
		Eichenprozessionsspinner
		Praederus-Käfer
		Zerkarien (Zerkariendermatitis)
Phototoxische Reaktionen	Duftstoffe	Bergamottöl
		Limonen-/Zitronenöl
		Sandelholzöl
		Lavendelöl
	Medikamente	Doxycyclin
		Johanniskraut
	Pflanzen	Riesenbärenklau
Photoallergische Reaktionen	Pflanzen	Sehr selten

Bakterielle Infektionen

Kapitel 9   Impetigo und Ekthym – 31
Cord Sunderkötter

Kapitel 10   Eitrige Weichgewebeinfektionen: begrenzte und schwere Phlegmone – 37
Cord Sunderkötter

Kapitel 11   Tuberkulose – 41
Mario Fabri

Kapitel 12   Atypische Mykobakteriosen – 47
Mario Fabri

Kapitel 13   Lepra – 53
Isaak Effendy

Kapitel 14   Rickettsiosen – 57
Christian A. Keller, Bernhard Fleischer

Kapitel 15   Anaplasmose und Ehrlichiose – 63
Friederike von Loewenich

Kapitel 16   Lyme-Borreliose – 67
Volker Fingerle, Andreas Sing, Heidelore Hofmann

Kapitel 17   Anthrax – 75
Gerd Burchard

Kapitel 18   Aktinomykose – 79
Gerd Burchard

Kapitel 19   Nokardiose – 81
Gerd Burchard

Kapitel 20   Typhus – 83
Marcellus Fischer

Impetigo und Ekthym

Cord Sunderkötter

Pathogenese

Die Impetigo contagiosa ist eine oberflächliche Infektion der Haut durch β-hämolysierende Streptokokken oder durch *Staphylococcus aureus*, welche zu einer subkornealen Akantholyse oder gar zu Blasenbildung und zu krustig belegten Erosionen führt. Das Ekthym ist gleichsam eine tiefere, ulzerierende Form der Impetigo, die vor allem unter feuchtwarmen klimatischen Bedingungen auch bei Erwachsenen vorkommt, während die Impetigo bei Kindern häufiger ist.

> Die Impetigo kann zwar von Ekzemen oder Exkoriationen ausgehen, ist aber nicht gleichzusetzen mit der sekundären Infizierung (Impetiginisierung) vorbestehender Dermatosen, wie zum Beispiel Impetiginisierung bei Neurodermitis oder anderen Ekzemen.

Erreger der Impetigo sind *S. aureus* oder, seltener, β-hämolysierende Streptokokken (*Streptococcus pyogenes*), vor allem der Serogruppe A. Bakterielle Enzyme bedingen eine lokale Akantholyse, ggf. mit subkornealer Blasenbildung, sowie eine entzündliche Reaktion. Erreger des Ekthyms sind meist β-hämolysierende Streptokokken. Der Impetigo und meist auch dem Ekthym geht eine Besiedlung der unversehrten Haut mit *S. aureus* oder β-hämolysierenden Streptokokken voraus.

Diese Erreger werden dann bei sog. Bagatellverletzungen der Hautoberfläche in die Haut inokuliert. Abschürfungen, mechanische Blasen an den Füßen, Erosionen nach Bläschen durch Herpes simplex, oder Kratzexkoriationen wegen der – im Urlaub oft zahlreichen – Insektenstiche oder infolge atopischer Diathese sind solche Ausgangsläsionen für Ekthyma. Wie häufig die Bakterien direkt durch Insektenstiche übertragen werden, ist nicht bekannt. In gemäßigten Zonen reichen aber bei Erwachsenen die Abwehrmechanismen der angeborenen Immunantwort meist aus, um eine Infektion durch die mäßige Anzahl an Bakterien zu verhindern. Anders verhält es sich bei Kindern, bei denen die dünnere Epidermis und der noch gering ausgeprägte interzelluläre Zusammenhalt der Keratinozyten ein Eindringen von Bakterien erleichtert. Bei Erwachsenen hingegen vermehren sich die Bakterien im feuchtwarmen Klima so rasch unter der proliferationsfördernden Wärme und Feuchtigkeit, dass dann auch bei ihnen auf der durchfeuchteten, besser durchdringbaren Haut eine Infektion angehen kann (Abb. 9.1).

Begünstigend wirkt bei Reisenden die oft zu okklusive Kleidung. Unter diesen Umständen führen auch Ekzeme oder Erosionen anderer Ursache schneller zu Ekthyma als zur pustulösen Impetiginisierung, welche eher in gemäßigten Breiten entsteht. Wie in Mitteleuropa sind Immunsuppression, schlechte hygienische Verhältnisse oder Ödeme weitere begünstigende Faktoren (Abb. 9.2).

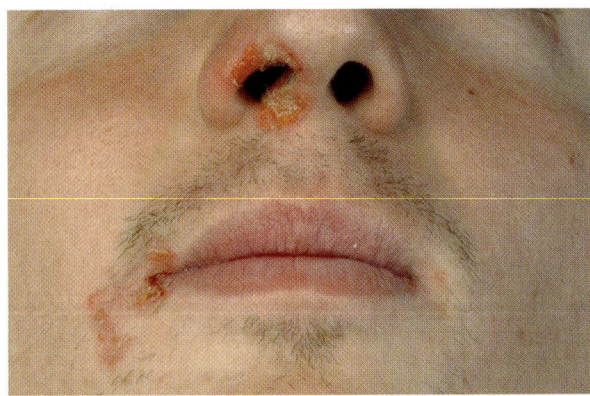

Abb. 9.1 Impetigo beim Erwachsenen

Eine mitunter angeschuldigte höhere Virulenz von *S. aureus* in Reiseländern ist unwahrscheinlich, sieht man einmal von PVL (Panton-Valentine-Leukozidin) exprimierenden *S. aureus* in dem dafür bekannten Endemieland USA ab. Dort sind daher Kontaktsportarten eine weitere nicht seltene Ansteckungsquelle. Eine ausgeprägte bullöse Variante der Impetigo durch *S.-aureus*-Stämme, welche die Gene für Exfoliativtoxine tragen, ist indes in den Tropen und Subtropen möglich. Die sog. akute Poststreptokokken-Glomerulonephritis tritt vor allem bei Streptokokkeninfektionen der Serotypen 1, 4, 12 und 25 auf.

Häufigkeit und Vorkommen

Die Impetigo ist weltweit vor allem bei Kindern zwischen dem zweiten und fünften Lebensjahr verbreitet. In tropischen und subtropischen Regionen tritt sie aber auch in anderen Altersstufen und bei Erwachsenen auf. In diesen Gebieten ist die streptokokkenbedingte Impetigo häufiger als in gemäßigten Klimazonen, in denen die staphylokokkenbedingte Impetigo contagiosa überwiegt.

> Das Ekthym stellt bei feuchtwarmem Klima eine häufige Hautinfektion dar.

Es tritt bei Erwachsenen häufiger auf als eine Impetigo. Seine Inzidenz unter Reisenden ist nicht zu unterschätzen, ebenso wenig das Risiko, dass von einer Impetigo und vor allem von einem Ekthym ein Erysipel (Abb. 9.2) oder eine Phlegmone ihren Ausgang nehmen.

Klinik

Prädilektionsstellen für die Impetigo sind weltweit das Gesicht, in feuchtwarmen Gebieten treten Impetigo und Ekthyma aber auch öfter an den unteren Extremitäten auf (Abb. 9.3 u. Abb. 9.4). Die Impetigo (v. a. die staphylogene Impetigo) beginnt meist mit einem dünnwandigen Bläschen auf erythematösem Grund, das aber nur bei dickerer Epidermis (Akanthose) erkennbar bleibt

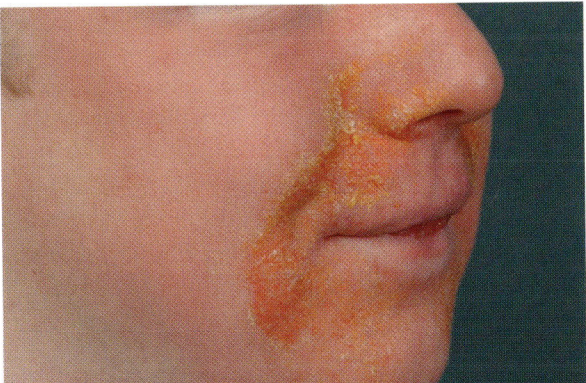

Abb. 9.2 Impetigo und daraus hervorgegangenes Erysipel im Gesicht

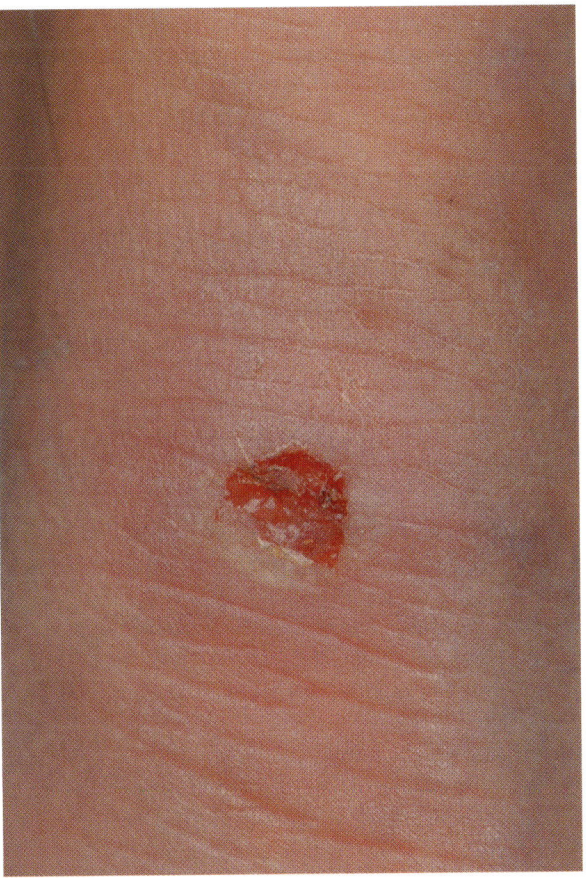

Abb. 9.4 Kleines Ekthym auf dem Knie beim Erwachsenen

Beim Ekthym bildet sich ein in die Dermis reichendes flaches Ulkus mit typischerweise scharf begrenzten, gleichsam ausgestanzten Rändern (Abb. 9.3), mit umgebendem Erythem und mitunter mit leicht nekrotisch-eitrigem Grund oder mit hämorrhagischen Krusten. Es kann primär mit einer Pustel beginnen. Meist sammelt sich zunächst Eiter unter einer gräulich-gelblichen Kruste, bevor der Herd aufbricht und das typische Ulkus bildet.

Das Ekthym kann aber auch aus einer Impetigo, einer Follikulitis, einer Erosion (z. B. Kratzerosion) oder einem Insektenstich hervorgehen. Es dehnt sich dann binnen weniger Tage bis zu 1–3 cm aus. Je nach Ursache können mehrere Ekthyma vorkommen, meist sind es weniger als 10. Die Heilung verläuft langsam, oft bleibt eine Narbe zurück.

Diagnostik

Die Diagnose wird klinisch gestellt. Der Erregernachweis aus dem Bläscheninhalt oder von Erosionen erfolgt kulturell. Isolierung und Empfindlichkeitsprüfung empfehlen sich aber bei Ausbreitung von „community-acquired MRSA" (CA-MRSA) oder bei Verdacht auf MRSA (Methicillin-resistente *Staphylococcus aureus*). Bei entsprechenden Hinweisen (Furunkel oder rapider Beginn

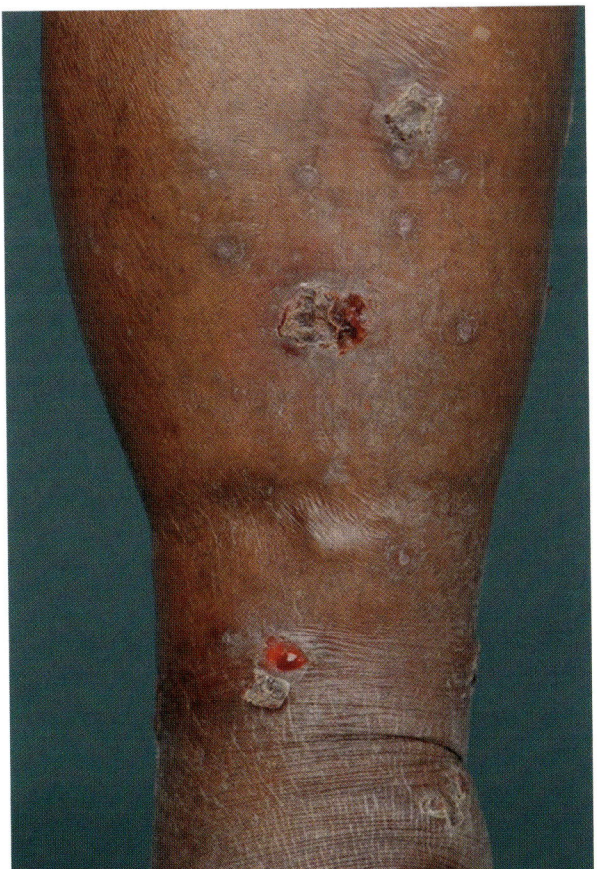

Abb. 9.3 Impetigo und Ekthym auf einem Bein mit chronischem Lymphödem

und sonst schnell aufbricht. Das Blasendach und das austretende Serum bilden eine honigfarbene, braun-gelbe Kruste und sind diagnostisch wegweisend (Abb. 9.1). Der Herd breitet sich langsam peripher aus und erhält dadurch oft eine bogige Kontur. Die Effloreszenzen treten einzeln oder multipel auf und haben eine langsame Heilungstendenz.

und schnelle Ausbreitung auf sonst unauffälliger Haut bei gesundem Jugendlichen oder Erwachsenen, manchmal zusätzlich Nekrosen oder beginnende Phlegmone; Auftreten nach Aufenthalt in den USA) sollte eine Bestimmung des Panton-Valentine-Leukozidins erfolgen (Becker et al. 2013a, b, 2014; Becker und Sunderkotter 2012).

Der Nachweis von Antikörpern gegen *Streptococcus pyogenes* ist für die Diagnostik und Therapie nicht hilfreich, kann aber bei Patienten mit Verdacht auf die gleichwohl seltene Poststreptokokken-Glomerulonephritis einen Hinweis auf eine durchgemachte Streptokokkeninfektion geben. Dabei finden sich vor allem erhöhte Anti-Streptodornase-(DNAse-)B-Antikörper, während Anti-Streptolysin-O-Antikörper nach einer Streptokokkenimpetigo oft kaum erhöht sind.

Differenzialdiagnose

Die klinischen Differenzialdiagnosen der Impetigo umfassen:
- Herpes-simplex-Infektion: Sie ist unterscheidbar, weil statt mehrerer Herde ein Areal mit den bekannten gruppierten Bläschen auf rotem Grund vorliegt, welches nicht die typische polyzyklische Begrenzung und honiggelbe Krusten aufweist.
- Pemphigus foliaceus: Er ist generell chronischer im Verlauf, die impetigotypischen honiggelben Krusten fehlen.
- IgA-Pemphigus
- Bullöse Insektenstichreaktion: Sie geht nach zumeist anfänglicher urtikarieller Reaktion mit Bildung einer Blase in loco einher, aber primär ohne Eiteransammlung.
- Entzündlich-pustulöse Tinea durch zoophile und geophile Fungi: Hier liegen Follikulitiden und hochentzündliche, zum Teil eitrig einschmelzende Plaques vor sowie meist auch eine entsprechende Anamnese; Sicherheit gibt auch hier der mikrobiologische Erregernachweis.

Bei Verdacht auf ein Ekthym kommen differenzialdiagnostisch infrage:
- Pyoderma gangraenosum: unterminierte Ränder und matschige Nekrosen im Ulkusgrund, rotlivider Rand und je nach Aktivität breiteres Erythem und stärkere Schmerzen
- Ekthyma gangraenosum: einzelne disseminierte Ulzera bei Bakteriämie mit *Pseudomonas aeruginosa*
- venöses Ulkus: typische Prädilektion am Innenknöchel und stets vergesellschaftet mit den Zeichen einer chronisch venösen Insuffizienz (CVI)
- andere infektionsbedingte Ulzera, zum Beispiel durch Mykobakterien (dann meist mit Hyperkeratosen oder entsprechender Anamnese, oder aber das schmerzlose Burulli-Ulkus mit tiefen Nekrosen bei Morbus ulcerans)
- Ulzera anderer nicht infektiöser Genese (am Bein Ulkus bei peripher arterieller Verschlusskrankheit, Livedovaskulopathie)
- Die bei Touristen mit Ulzera oft vermutete kutane Leishmaniasis ist bei genauer Anamnese oft keine schwierige Differenzialdiagnose, weil sie sich erst über Wochen langsam ausbildet.

Bei gleichzeitig vorliegenden Follikulitiden sollte nach deren Ursache gefahndet werden (bei entsprechenden Reiseländern, z. B. nach Myiasis)

Therapie

Einzelne Impetigoherde sollten lokal behandelt werden. Für die topische Therapie eignen sich Retapamulin, außerdem sind lokal applizierbare Antiseptika (Polyvidon, Ocentidin, Polyhexanid) wirksam (Sunderkötter et al. 2015), bei der mit Krusten belegten Impetigo möglichst in Gelform. Die älteren Antiseptika (Hexachlorophen, Wasserstoffperoxid) waren nicht genügend wirksam.

Eine Cochrane-Metaanalyse von 2012 (Koning et al. 2012) empfiehlt zwar die lokale Anwendung von Fusidinsäure oder Mupirocin, doch vor allem deswegen, weil nur zu diesen topischen Substanzen Studien vorlagen, in denen sie sich gegenüber der oralen Therapie als gleichwertig oder gar wirksamer erwiesen hatten (Stevens et al. 2005). Der Gebrauch dieser beiden lokalen Antibiotika muss aber eingegrenzt werden, da die topische Anwendung von Antibiotika beim Patienten das Risiko einer Sensibilisierung und damit einer Arzneimittelreaktion erhöht. Zudem besteht bei den Bakterien nachweislich die Gefahr einer Resistenzentwicklung (Howden und Grayson 2006). Mupirocin sollte der Eradikationstherapie von MRSA-Trägern vorbehalten bleiben. Für Retapamulin ist keine systemische Anwendung vorgesehen, weshalb es ohne größere Vorbehalte lokal gegeben werden kann.

Indikationen für die zusätzliche systemische Gabe von Antibiotika sind (Sunderkötter et al. 2015):
- Bestehen eines Ekthyms
- Nachweis hämolysierender Streptokokken: Auch wenn bislang ein Beweis fehlt, dass durch Antibiotika das Risiko einer möglichen Poststreptokokkenerkrankung vermindert wird, sollte die Indikation hier großzügiger gestellt, insbesondere wenn im Umfeld nephritogene *S. pyogenes* bzw. solche der Serotypen 1, 4, 12 und 25 isoliert wurden. Empfehlung: Phenoxymethylpenicillin/Penicillin V.
- Multiple Herde oder ein fehlendes Ansprechen auf die Lokaltherapie: Empfohlen werden Cefalexin oder Cefadroxil (wegen der längeren Halbwertszeit hat Cefadroxil leichte Vorteile), Roxithromycin oder

Clarithromycin (Schofer et al. 2011; Koning et al. 2012; Sunderkötter et al. 2015); wenn *S. aureus* der wahrscheinliche Erreger ist, dann auch nur Flucloxacillin (Schofer et al. 2011; Koning et al. 2012; Sunderkötter et al. 2015); wenn die genannte Therapie nicht möglich oder unwirksam ist, dann Clindamycin. Cefuroxim sollte wegen unsicherer Resorption nicht oral gegeben werden.

- Bei dringendem Verdacht auf MRSA oder bei deren Nachweis bieten sich an: Trimethoprim/Sulfamethoxazol (= Cotrimoxazol) (v. a. bei Verdacht auf CA-MRSA [„community-aquired MRSA"]) und ein entsprechend weiteres Vorgehen nach Antibiogramm (Tong et al. 2010; Sunderkötter et al. 2015).

Neben der Therapie werden eine gründliche Körperhygiene und das Waschen der Kleidung und Bettwäsche möglichst bei mindestens 60 °C empfohlen.

Die Indikation für eine systemische Antibiotikagabe (versus antiseptische oder antibiotische Lokaltherapie) sollte streng gestellt und die Auswahl möglichst mittels Antibiogramm überprüft werden. Unter den oralen Antibiotika war Penicillin weniger effektiv als andere Antibiotika (Cephalosporine der ersten und zweiten Generation, Flucloxacillin oder Makrolide). Vergleichende Studien innerhalb oder zwischen diesen Gruppen ergaben keine eindeutigen Unterschiede. Bei Flucloxacillin muss die gegenüber den anderen genannten Antibiotika schlechtere Bioverfügbarkeit abgewogen werden gegen das auf *S. aureus* zugeschnittene Wirkspektrum und den damit einhergehenden geringen Selektionsdruck. Bei den Empfehlungen der Paul-Ehrlich-Gesellschaft wurde eine Rangfolge innerhalb der Gruppen nach Bioverfügbarkeit vorgenommen (Sunderkötter et al. 2015).

- **Prophylaxe**

> Bei Reisen im feuchtwarmen Klima und gleichzeitiger erhöhter Exposition gegenüber Insektenstichen empfehlen sich prophylaktische Maßnahmen: Insektenschutz mit Repellents, luftige, aber abdeckende Kleidung und bei Verlassen der Hotels und auf Ausflügen festes Schuhwerk und möglichst Socken.

Dazu gibt es überall gültige Empfehlungen über Eliminierung oder Vermeidung der auslösenden Faktoren, regelmäßige Körperhygiene, vor allem bei starkem Schwitzen (konstitutionell oder beruflich), Ausschaltung prädisponierender Faktoren (Einstellung eines Diabetes, Sanierung des Erregerreservoirs). Bei Rezidiven sind Körperduschen mit Antiseptikum (z. B. Polyvidon-Jod) ratsam sowie eine Untersuchung und Behandlung der Umgebung bei Endemien mit Impetigo.

Literatur

Becker K, Sunderkotter C (2012) Skin infections with MRSA. Epidemiology and clinical features. Hautarzt 63(5):371–380. doi:10.1007/s00105-011-2255-1

Becker K, Podbielski A, Sunderkötter C, Berner R, Eckmann C, von Eiff C, Hartinger A, Kempf VAJ, Kühn J, Vogel U (2013aa) Infektionen der Haut und der subkutanen Weichteile Teil I. In: Podbielski A, Herrmann A, Kniehl E, Mauch H, Rüssmann H (Hrsg) Mikrobiologisch-infektiologische Qualitätsstandards (MiQ 6a), Bd a, 2. Aufl. Elsevier, München, S 179

Becker K, Podbielski A, Sunderkötter C, Berner R, Eckmann C, von Eiff C, Hartinger A, Kempf VAJ, Kühn J, Vogel U (2013b) Infektionen der Haut und der subkutanen Weichteile Teil II. In: Podbielski A, Herrmann A, Kniehl E, Mauch H, Rüssmann H (Hrsg) Mikrobiologisch-infektiologische Qualitätsstandards (MiQ 6b), Bd b. Elsevier, München, S 179

Becker K, Kriegeskorte A, Sunderkotter C, Loffler B, von Eiff C (2014) Persistent and recurrent skin and soft tissue infections by Staphylococcus aureus. Impact of the small colony-variant (SCV) phenotype and of Panton-Valentine leukocidin (PVL)-positive S. aureus isolates. Hautarzt 65(1):15–25. doi:10.1007/s00105-013-2636-8

Howden BP, Grayson ML (2006) Dumb and dumber – the potential waste of a useful antistaphylococcal agent: emerging fusidic acid resistance in Staphylococcus aureus. Clinical infectious diseases an official publication of the Infectious Diseases Society of America 42(3):394–400. doi:10.1086/499365

Koning S, van der Sande R, Verhagen AP, van Suijlekom-Smit LW, Morris AD, Butler CC, Berger M, van der Wouden JC (2012) Interventions for impetigo. Cochrane Database Syst Rev 1:CD003261 doi:10.1002/14651858.CD003261.pub3

Schofer H, Bruns R, Effendy I, Hartmann M, Jappe U, Plettenberg A, Reimann H, Seifert H, Shah P, Sunderkotter C, Weberschock T, Wichelhaus TA, Nast A (2011) Diagnostik und Therapie Staphylococcus aureus bedingter Infektionen der Haut und Schleimhäute. S2k + IDA Leitlinie. J Dtsch Dermatol Ges 9(11):953–967. doi:10.1111/j.1610-0387.2011.07786.x

Stevens DL, Bisno AL, Chambers HF, Everett ED, Dellinger P, Goldstein EJ, Gorbach SL, Hirschmann JV, Kaplan EL, Montoya JG, Wade JC (2005) Practice guidelines for the diagnosis and management of skin and soft-tissue infections. Clin Infect Dis 41(10):1373–1406. doi:CID37519 [pii]

Sunderkötter C, Altiner A, Berner R, Eckmann C, Fritsche G, Graninger W, Gross G, Kern W, Shah P (2015) Haut-und Weichgewebeinfektionen, Mastitis. In: Bodmann K, Grabein B (Hrsg.) Expertenkommission der Paul-Ehrlich-Gesellschaft für Chemotherapie e. V. Empfehlungen zur kalkulierten oralen Initialtherapie bakterieller Erkrankungen bei Erwachsenen – Update 2015. GMS-Infectious Diseaes [in press]

Tong SY, Andrews RM, Kearns T, Gundjirryirr R, McDonald MI, Currie BJ, Carapetis JR (2010) Trimethopim-sulfamethoxazole compared with benzathine penicillin for treatment of impetigo in Aboriginal children: a pilot randomised controlled trial. J Paediatr Child Health 46(3):131–133. doi:JPC1697 [pii]

Eitrige Weichgewebeinfektionen: begrenzte und schwere Phlegmone

Cord Sunderkötter

10.1 Phlegmone – 38

10.2 Abszesse – 39

Literatur – 40

10.1 Phlegmone

■ **Pathogenese**

Der Terminus „Weichgewebeinfektionen" ist ein Oberbegriff, der ein breites Spektrum von eher oberflächlichen dermalen über tief in die Subkutis reichende bis hin zu toxinvermittelten, lebensbedrohlichen Infektionen umfasst. Man unterscheidet sogenannte begrenzte von schweren Phlegmonen (Sunderkötter et al. 2015; Sunderkötter und Becker 2015).

Eine begrenzte Phlegmone ist nach unserem Verständnis (Sunderkötter et al. 2015) eine Infektion der Dermis und Subkutis, die weder ein streptokokkenbedingtes Erysipel, noch eine eitrig-nekrotische, bis an die Faszie reichende, eitrige Infektion (schwere Phlegmone) darstellt und daher in der Regel keiner chirurgischen Versorgung bedarf. Sie tritt meist um eine größere Wunde auf, zum Beispiel venöse oder arterielle Ulzera, Traumata, Stichverletzungen oder postoperative Wunden. Im feuchtwarmen Klima der Tropen und Subtropen sind häufig Ekthyma der Ausgangspunkt oder die dort leichter impetiginisierenden Ekzeme. Sie ist meist nicht hellrot, sondern dunkler rot oder auch livider, matter und weniger scharf begrenzt als das klassische Erysipel.

> **Die Unterscheidung einer Phlegmone von einem Erysipel ist klinisch bedeutsam, weil beim Erysipel immer Penicillin wirkt und das wirksamste und verträglichste Mittel ist, während bei begrenzten Phlegmonen Antibiotika empfohlen werden, die gegen *S. aureus* wirksam sind.**

Eine schwere Phlegmone ist eine eitrige Infektion mit diffuser Ausbreitung in die tiefer gelegenen Weichgewebe und kann bereits die Faszie miteinbeziehen. Sie wird von deutlicher Eiter- und oft auch von Nekrosenbildung begleitet und macht eine chirurgische Sanierung oder zumindest ein Débridement notwendig. Sie kann in folgenden Fällen aus einer begrenzten Phlegmone hervorgehen:

- Wenn keine zügige Behandlung, zum Beispiel gegen *S. aureus*, erfolgt.
- Wenn komplizierende Faktoren vorliegen, zum Beispiel eine Immunsuppression, ein schlecht eingestellter Diabetes mellitus, eine periphere arterielle Verschlusskrankheit (pAVK), Ödeme, eine größere Verletzung oder eine Neutropenie. Es handelt sich dann meist um eine komplizierte Weichgewebeinfektion im Sinne der ursprünglichen Definition der FDA, welche die lokale Immunabwehr schwächen und/oder eine Infektion auch mit anderen Bakterien (z. B. *Pseudomonas aeruginosa* unter Neutropenie), ermöglichen.
- Wenn Erreger direkt eine schwere Weichgewebeinfektion verursachen, wie zum Beispiel Infektion mit *Aeromonas hydrophila* nach Aufenthalt in kontaminiertem Süßwasser oder mit *Vibrio* spp. (*V. vulnificus, V. alginolyticus, V. parahaemolyticus*) nach entsprechender Salzwasserexposition oder Tauchverletzung.

Die nekrotisierende Weichgewebeinfektion mit unmittelbar vitaler Bedrohung (z. B. nekrotisierende Fasziitis) zeigt hingegen einen foudroyanten Verlauf mit schwerer Allgemein- und letztendlich mit Schocksymptomatik sowie ausgedehnter, bis unter die Faszie reichenden Nekrose. Sie tritt aber nur dann auf, wenn Bakterien (z. B. Streptokokken) bestimmte Toxine bilden und geht somit nicht einfach aus schweren Phlegmonen hervor.

■ **Häufigkeit und Vorkommen**

Weichgewebeinfektionen kommen im feuchtwarmen Klima der Tropen und Subtropen häufiger vor, sowohl bei Einheimischen als auch bei Reisenden. Nicht zu unterschätzen sind in diesem Zusammenhang die optimalen Wachstumsbedingungen für auf der Haut siedelnde Bakterien, die schnell das immunologische Gleichgewicht aus dem Tritt bringen und die Infektion manifest machen. Zusätzlich begünstigend wirkt bei Touristen die oft zu okklusive Kleidung.

■ **Klinik**

Klinisch manifestiert sich eine „begrenzte Weichgewebeinfektion" als überwärmte, ödematöse, schmerzhafte, dunkle Rötung bzw. teigige Schwellung um eine Eintrittspforte (Ulkus, Wunde) herum. Die Läsion ist dunkler rot oder livider, matter und weniger scharf begrenzt als beim klassischen nicht eitrigen Erysipel, da sie stärker als das Erysipel tiefere Gewebeschichten miteinbezieht. Es finden sich keine klinischen Hinweise auf eine Ausbreitung bis zur Faszie und keine Zeichen für eine Toxinämie (keine deutliche Schwächung des Allgemeinzustands, keine starken Schmerzen wie bei einer ischämiebedingten, toxinvermittelten Nekrose im Rahmen der nekrotisierenden Weichgewebeinfektion). Nicht obligat sind zunächst systemische Infektionszeichen wie Leukozytose mit Neutrophilie, Fieber, Anstieg der Blutsenkungsgeschwindigkeit bzw. des C-reaktiven Proteins.

Eine schwere Phlegmone (im Deutschen Phlegmone im engeren Sinn) manifestiert sich klinisch – wie die „begrenzte Phlegmone" – als überwärmte, ödematöse, schmerzhafte, dunkle Rötung bzw. teigige Schwellung um eine Eintrittspforte (Ulkus, Wunde) herum, jedoch weist diese zusätzlich apparente Eiteransammlungen sowie unter Umständen bereits Nekrosen auf. Zudem wird tiefergelegenes Weichgewebe (Faszie, ggf. auch die Muskelschicht) miteinbezogen. Es treten Fieber und eine regionale Lymphadenitis auf. Ein pragmatisches Kriterium zur Abgrenzung von der begrenzten Phlegmone ist die Notwendigkeit einer chirurgischen Sanierung oder zumindest eines Débridements zusätzlich zur Antibiotikagabe.

- **Diagnose**

Die Diagnose wird jeweils anhand der oben genannten klinischen Kriterien gestellt. Bei Zeichen einer Ausbreitung von Erregern in das umgebende Weichgewebe oder entsprechendem Risiko ist eine mikrobiologische Untersuchung angezeigt. Die mikrobiologische Untersuchung von Hautaspiraten oder -biopsien ist von besonderer Bedeutung, wenn aufgrund der Anamnese oder der speziellen Symptomatik ungewöhnliche Erreger als Infektionsursache vermutet werden, außerdem in allen Fällen, bei denen eine Empfindlichkeitsprüfung von besonderer Therapierelevanz ist (z. B. bei hoher Prävalenz von MRSA, besonderer Expositionen, z. B. Brackwasser, Tauchgänge). Darüber hinaus sollte, insbesondere bei Verdacht auf schwere Weichgewebeinfektionen, auch ein Gram-Präparat angefertigt werden, um schnell einen Überblick über die Art der Besiedlung zu bekommen. Wenn bei Weichgewebeinfektionen Fieber oder andere Zeichen einer Sepsis auftreten (deutlichstes Symptom: Schüttelfrost im engeren Sinne), werden Blutkulturen angesetzt.

- **Therapie**

Da bei begrenzten Phlegmonen meist *S. aureus* der Erreger ist, wird zur oralen Therapie Cefalexin (Giordano et al. 2006; Stevens et al. 2005; Kilburn et al. 2010) oder Cefadroxil (Sunderkötter et al. 2015) empfohlen, mit leichten Vorteilen für Cefadroxil wegen der längeren Halbwertszeit und der dadurch nur 2-mal täglich erforderlichen Gabe. Wenn eine Beteiligung von gramnegativen Bakterien ausgeschlossen werden kann oder unwahrscheinlich ist oder wenn *S. aureus* nachgewiesen wird oder sehr wahrscheinlich ist, empfiehlt sich auch Flucloxacillin (Leman und Mukherjee 2005). Flucloxacillin übt aufgrund des auf *S. aureus* zugeschnittenen Wirkspektrums den geringsten Selektionsdruck aus, hat aber eine etwas schlechtere Pharmakokinetik als die genannten Cephalosporine. Wenn Anaerobier wegen einer tiefen Wunde und einer besonderen Exposition nicht ausgeschlossen sind, sollten Clindamycin (Schofer et al. 2011; Stevens et al. 2005; Chen et al. 2011; Paganini et al. 2008) oder Aminopenicillin in Kombination mit einem β-Laktamase-Inhibitor (breiteres Spektrum im gramnegativen Bereich) oder Moxifloxacin verwendet werden, ggf. plus Clindamycin (in Studien war die sequenzielle Therapie, d. h. erst intravenös und nach 2–3 fieberfreien Tagen oral, wirksam) (Vick-Fragoso et al. 2009; Aminzadeh et al. 2007). Bei ausbleibendem Therapieerfolg geht man nach Antibiogramm vor. Für die schnelle kalkulierte Therapie schwerer, möglicherweise nosokomialer Weichgewebeinfektionen bei Patienten mit mehreren Komorbiditäten stehen sogenannte Reserveantibiotika zur Verfügung (z. B. Linezolid, Tazobaktam, Ceftarolin, Tigecyclin, Carbapeneme), die aber nur nach Rücksprache mit Infektiologen oder Mikrobiologen gegeben werden sollten.

Bei Penicillinallergie stellen Clindamycin, Roxithromycin oder Clarithromycin gute Alternativen dar (Sunderkötter und Becker 2014).

Indikationen für parenterale Therapien sind alle schweren Phlegmone, bei begrenzten Phlegmonen eine kritische Lokalisation (z. B. Hand- oder Gesichtsbereich), entsprechende Komorbiditäten (Durchblutungsstörungen, Resorptionsstörungen) bzw. eine komplizierte Weichgewebeinfektionen.

10.2 Abszesse

- **Pathogenese**

Kutane Abszesse sind abgekapselte, infolge von Gewebezerstörung durch Granulozyten und bakterielle Enzyme entstandene, mit Eiter gefüllte Hohlräume in der Dermis und Subkutis. Die Infektion erfolgt meist durch Inokulation nach Verletzung, manchmal unterstützt oder begünstigt durch Kratzen, Manipulationen oder Okklusion.

- **Klinik**

Klinisch treten prall fluktuierende, düsterrote, schmerzhafte, überwärmte Schwellungen unter meist intakter Epidermis auf.

- **Diagnose**

Bei Abszessen sollte vor Eröffnung oder Drainage genügend Probenmaterial mittels Punktion gewonnen werden.

- **Therapie**

Die fachgerechte Inzision oder Spaltung mit Drainage und die regelmäßige chirurgische Versorgung sind die wichtigste und primär wirksamste Therapie, auch um einer Streuung vorzubeugen. Die Indikationen für die zusätzliche Gabe von Antibiotika ergeben sich bei Lokalisation im Gesicht, an der Hand oder im Genitoanalbereich, bei Schwierigkeiten der ausreichenden Drainage (z. B. gekammerte Abszesse), bei Immundefizienz, bei rezidivierenden Abszessen oder diffuser Ausbreitung in die Weichgewebe (Phlegmone).

Abszesse sind für Antibiotika schwer erreichbar. Bei Verdacht auf ausschließlich grampositive Erreger bzw. bei deren Nachweis und bei guter Drainage ist die orale Gabe von Cefadroxil oder Cefalexin oft ausreichend, bei tiefen drainierten Abszessen Clindamycin. Wenn Anaerobier und gramnegative Erreger möglich sind, stellen Amoxicillin plus Clavulansäure oft die erste Wahl dar, gefolgt von Moxifloxacin. Bei Verdacht auf CA-MRSA oder PVL-Bildner, aber auch bei Verdacht auf auf HA-MRSA wird kalkuliert auch Trimethoprim-Sulfamethoxazol empfohlen; das weitere Vorgehen erfolgt entsprechend des Antibiogramms sowie nach den Empfehlungen für eine MRSA-Dekolonisierung.

Literatur

Aminzadeh A, Demircay Z, Ocak K, Soyletir G (2007) Prevention of chronic furunculosis with low-dose azithromycin. J Dermatolog Treat 18(2):105–108

Chen AE, Carroll KC, Diener-West M, Ross T, Ordun J, Goldstein MA, Kulkarni G, Cantey JB, Siberry GK (2011) Randomized controlled trial of cephalexin versus clindamycin for uncomplicated pediatric skin infections. Pediatrics 127(3):e573–580

Giordano PA, Elston D, Akinlade BK, Weber K, Notario GF, Busman TA, Cifaldi M, Nilius AM (2006) Cefdinir vs. cephalexin for mild to moderate uncomplicated skin and skin structure infections in adolescents and adults. Curr Med Res Opin 22(12):2419–2428.

Kilburn SA, Featherstone P, Higgins B, Brindle R (2010) Interventions for cellulitis and erysipelas. Cochrane Database Syst Rev 6:CD004299

Leman P, Mukherjee D (2005) Flucloxacillin alone or combined with benzylpenicillin to treat lower limb cellulitis: a randomised controlled trial. Emerg Med J 22(5):342–346

Paganini H, Della Latta MP, Muller Opet B, Ezcurra G, Uranga M, Aguirre C, Ensinck G, Kamiya de Macarrein M, Miranda MR, Ciriaci C, Hernandez C, Casimir L, Rial MJ, Schenonne N, Ronchi E, Rodriguez Mdel C, Aprile F, De Ricco C, Garcia Saito V, Vratnica C, Pons L, Ernst A, Morinigo S, Toffoli M, Bosque C, Monzani V, Monaco A, Pinheiro JL, Lopez Mdel P, Maninno L, Sarkis C (2008) Community-acquired methicillin-resistant Staphylococcus aureus infections in children: multicenter trial. Arch Argent Pediatr 106(5):397–403

Schofer H, Bruns R, Effendy I, Hartmann M, Jappe U, Plettenberg A, Reimann H, Seifert H, Shah P, Sunderkotter C, Weberschock T, Wichelhaus TA, Nast A (2011) Diagnostik und Therapie Staphylococcus aureus bedingter Infektionen der Haut und Schleimhäute. S2k + IDA Leitlinie. J Dtsch Dermatol Ges 9(11):953–967.

Stevens DL, Bisno AL, Chambers HF, Everett ED, Dellinger P, Goldstein EJ, Gorbach SL, Hirschmann JV, Kaplan EL, Montoya JG, Wade JC (2005) Practice guidelines for the diagnosis and management of skin and soft-tissue infections. Clin Infect Dis 41(10):1373–1406

Sunderkotter C, Becker K (2014) Systemic therapy with antibiotics. Overview of important antibiotics in dermatology. Hautarzt 65(2):113–124.

Sunderkötter C, Becker K (2015) Bakterielle Haut- und Weichgewebeinfektionen: Klinik, Diagnostik und Therapie. J Dtsch Dermatol Ges 13(6):501–26. (im Druck)

Sunderkötter C, Altiner A, Berner R, Eckmann C, Fritsche G, Grainger W, Gross G, Kern W, Shah P (2015) Haut-und Weichgewebeinfektionen, Mastitis. In: Bodmann K, Grabein B (Hrsg.) Expertenkommission der Paul-Ehrlich-Gesellschaft für Chemotherapie e. V. Empfehlungen zur kalkulierten oralen Initialtherapie bakterieller Erkrankungen bei Erwachsenen – Update 2015. GMS-Infectious Diseaes [in press]

Vick-Fragoso R, Hernandez-Oliva G, Cruz-Alcazar J, Amabile-Cuevas CF, Arvis P, Reimnitz P, Bogner JR (2009) Efficacy and safety of sequential intravenous/oral moxifloxacin vs intravenous/oral amoxicillin/clavulanate for complicated skin and skin structure infections. Infection 37(5):407–417.

Tuberkulose

Mario Fabri

Pathogenese

Die Tuberkulose wird von Erregern des *Mycobacterium-tuberculosis*-Komplexes verursacht. Hierzu gehören *M. tuberculosis*, *M. bovis*, *M. africanum*, *M. microti*, *M. canetti* und *M pinnipedii*. Tuberkulosebakterien sind langsam wachsende, unbewegliche, säurefeste Stäbchen. In der Regel werden die Erreger über Aerosole eingeatmet. Infektionswege über die Haut oder den Darm sind aber ebenfalls möglich. Das Auftreten einer primär aktiven Tuberkulose im direkten Anschluss an eine erfolgte Infektion ist eher selten. Viel häufiger etabliert sich eine latente Infektion. Etwa 90 % der latent infizierten Patienten gelingt es dauerhaft, den Erreger unter Kontrolle zu halten, wenn in der Folge kein weiterer Risikofaktor, wie zum Beispiel AIDS, hinzukommt.

Kutane Formen der Tuberkulose machen nur ca. 1–2 % aller Tuberkulosemanifestationen aus. Prinzipiell kann eine kutane Tuberkulose exogen aus einer direkten Inokulation durch die Haut oder endogen entstehen. Bei der endogenen Ausbreitung kann ferner zwischen einer kontinuierlichen Ausbreitung aus einem anderen Organ, zum Beispiel aus einem Gelenk, einer Autoinokulation oder einer lymphogenen bzw. hämatogenen Streuung unterschieden werden. Das klinische Bild einer kutanen Tuberkulose wird wesentlich durch die Immunantwort des Wirts bestimmt.

Primär anerge Patienten, deren spezifisches Immunsystem noch nie in Kontakt mit Tuberkulosebakterien oder eventuell auch verwandten Bakterien hatte, entwickeln am Ort der Infektion einen tuberkulösen Primärkomplex. Dieser besteht aus der lokalen Infektion der Haut und einer regionalen Lymphknotenbeteiligung.

Bei Patienten, deren spezifisches Immunsystem in der Vergangenheit bereits auf Tuberkulosebakterien reagieren konnte, bestimmen zahlreiche Faktoren die Quantität und Qualität der Immunantwort. Hierzu gehören unter anderem genetische Faktoren, eine HIV-Koinfektion, Diabetes mellitus, immunsuppressive Medikamente und die Ernährung. In der Dermatologie sind als medikamentöse Faktoren insbesondere Therapien mit Glukokortikoiden und TNF-α-Blockern von größerer Bedeutung, da beide Therapien mit einem signifikant höheren relativen Risiko für eine aktive Tuberkulose verbunden sind.

In seltenen Fällen kann eine immunologische Gedächtnisantwort gänzlich verloren gehen, zum Beispiel im Zusammenhang mit einer massiven Organtuberkulose. Man spricht dann von sekundärer Anergie. Bei vorbestehender, guter Immunität bilden sich häufiger erregerarme Formen, wie zum Beispiel Tuberculosis verrucosa cutis und Lupus vulgaris (s. unten). Liegt hingegen eine reduzierte Immunantwort vor, finden sich hier eher erregerreiche klinische Bilder, wie zum Beispiel Tuberculosis cutis orificialis oder die Miliartuberkulose der Haut (s. unten).

Häufigkeit und Vorkommen

Nach Daten der WHO erkrankten 2012 weltweit 8,6 Millionen Menschen an einer Tuberkulose und 1,3 Millionen starben daran. Damit ist die Tuberkulose die zweithäufigste tödliche Infektionserkrankung weltweit. HIV findet sich an erster Stelle dieser Liste, sodass gerade die Koinfektion mit HIV und *M. tuberculosis* ein enormes globales gesundheitliches Problem darstellt.

> HIV und Tuberkulose sind weltweit die beiden häufigsten tödlichen Pathogene.

Zu beachten ist, dass es enorme regionale Unterschiede in der Tuberkuloseprävalenz gibt. So leben rund 85 % aller an Tuberkulose Neuerkrankten in Afrika, Südostasien und der westlichen Pazifikregion. Aktuelle Zahlen zu Inzidenzen und Prävalenzen werden über die WHO online unter ▶ http://gamapserver.who.int/gho/interactive_charts/tb/cases/atlas.html zur Verfügung gestellt. Ein enormes Problem stellt die Zunahme von Stämmen, die gegen verschiedene Substanzklassen Resistenzen aufweisen, dar (s. Übersicht, MDR = „multi-drug resistent").

Reiseassoziierte Tuberkuloseinfektionen sind vor allem für Personen relevant, die engen Kontakt mit Tuberkulosepatienten (z. B. in Krankenhäusern, Gefängnissen oder Obdachlosenherbergen) haben oder sich lange (über Jahre) in Endemiegebieten aufhalten. Auch wenn es immer wieder Berichte über in Flugzeugen erworbene Tuberkuloseinfektionen gibt, scheint das Risiko einer Ansteckung im Flugzeug nicht höher zu sein als in anderen geschlossenen Räumen. Die WHO empfiehlt, dass infektiöse Tuberkulosepatienten nicht in öffentlichen Flugzeugen oder anderen öffentlichen Transportmitteln reisen sollten. In Ländern, in den Infektionen von Rindern mit *M. bovis* häufig sind (z. B. in Mexiko), besteht die Gefahr einer Ansteckung mit *M. bovis* durch den Verzehr von nicht pasteurisierten Milchprodukten.

Tab. 11.1 Typische kutane Formen der Tuberkulose

Immunitätslage	Tuberkuloseform
Primär anerg	Tuberkulöser Primärkomplex
Sekundär anerg/reduziert	Tuberculosis miliaris ulcerosa mucosae et cutis Miliartuberkulose der Haut tuberkulöse Gumma (tuberkulöse Abszesse)
Normerg	Lupus vulgaris Skrofuloderm (Tuberculosis cutis colliquativa) Tuberculosis verrucosa cutis

Länder mit hoher Belastung durch MDR-Tuberkulosen

(Gemäß WHO, Stand Oktober 2013)
- Äthiopien
- Armenien
- Aserbaidschan
- Bangladesch
- Bulgarien
- China
- Demokratische Republik Kongo
- Estland
- Georgien
- Indien
- Indonesien
- Kasachstan
- Kirgisistan
- Lettland
- Litauen
- Moldawien
- Myanmar
- Nigeria
- Pakistan
- Philippinen
- Russland
- Südafrika
- Tadschikistan
- Ukraine
- Usbekistan
- Vietnam
- Weißrussland

> Patienten, die an einer aktiven, infektiösen Tuberkulose leiden, sollen nicht mit anderen Personen im Flugzeug oder in anderen geschlossenen Räumen reisen.

■ **Klinik**

Das klinische Bild der kutanen Tuberkulose ist äußerst variabel. ◘ Tab. 11.1 gibt einen Überblick über typische kutane Formen der Tuberkulose. Darüber hinaus gibt es hypererge Reaktionen an der Haut (Tuberkulide). Man geht davon aus, dass es sich hierbei um Exantheme handelt, die durch hämatogene Verteilung von Erregerbestandteilen entstehen. Hierzu gehört neben dem Lichen scrophulosum und dem papulonekrotischen Tuberkulid auch das Erythema induratum Bazin, eine vaskulitische Form. Die tatsächliche Genese der Tuberkulide ist allerdings umstritten.

■■ **Lupus vulgaris**

Lupus vulgaris ist die häufigste Form einer Hauttuberkulose und betrifft Frauen häufiger als Männer. Es handelt

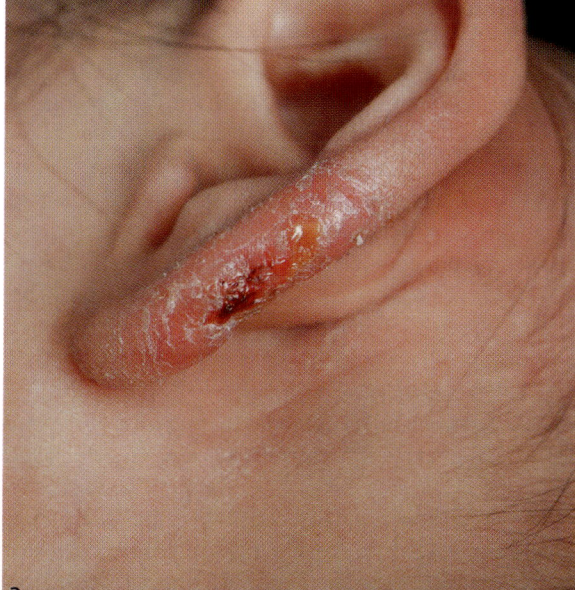

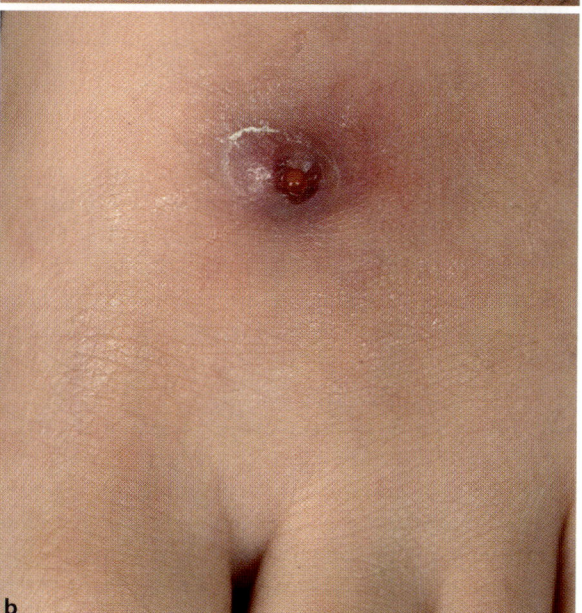

◘ **Abb. 11.1a,b** Lupus vulgaris

sich um eine postprimäre Tuberkulose bei Normergie, d. h. adäquater Immunantwort. Die Bakterien gelangen exogen, lymphogen oder hämatogen in die Haut. Klinisch zeigt sich zunächst eine braun-rötliche Papel oder Makula. Langsam (über Monate) entwickeln sich dann verschiedene klinische Varianten (◘ Abb. 11.1), meist hyperkeratotische, schuppende oder ulzerierte Plaques. Zentrale Aufhellungen und Atrophie sind charakteristisch. Die Nasenschleimhaut kann befallen sein. Komplikationen sind Mutilationen, Narben und Karzinome.

Skrofuloderm

Diese Form der Tuberkulose (auch Tuberculosis cutis colliquativa genannt) ist eine subkutane, postprimäre Variante bei normerger Immunantwort. Klinisch imponieren zunächst derbe Knoten über einem Infektionsherd, oft von den Halslymphknoten ausgehend. Die darüber liegende Haut ist livid-rot. Schließlich brechen die Knoten unter Entstehung einer Ulzeration nach außen durch. Das sich entleerende Sekret kann Ausgangspunkt für Infektionen an anderer Stelle sein. Typischerweise findet sich ein wechselndes klinisches Bild aus neuen Knoten und narbiger Abheilung.

Tuberculosis verrucosa cutis

Dies ist eine postprimäre Tuberkuloseform, die durch exogene Inokulation von Tuberkulosebakterien erfolgt. Sie manifestiert sich zum Beispiel bei Ärzten oder Metzgern, die Hautkontakt mit den Erregern haben. Die Erkrankung ist insgesamt selten. Klinisch sieht man schmerzlose, verruköse Papeln oder Knoten mit livid-rotem Erythem, bei Infektion mit *M. bovis* eher langsam, bei *M. tuberculosis* rasch progredient. Eine regionale Lymphknotenbeteiligung kann auftreten.

Primäre Inokulationstuberkulose

Wie der Name sagt, entsteht die Erkrankung bei Nicht-Immunisierten durch exogene Inokulation. Die Erkrankung ist sehr selten und betrifft meistens Kinder. Der kutane Primäraffekt ist eine entzündliche Papel, die ulzeriert. Zusammen mit einem deutlichen Lymphknotenbefall bildet die kutane Infektion in diesem Fall den tuberkulösen Primärkomplex.

Tuberculosis miliaris ulcerosa mucosae et cutis

Es handelt sich hierbei um eine seltene, erregerreiche und sehr kontagiöse Erkrankung, die bei schlechter Immunantwort die orifiziellen Schleimhäute und die angrenzende Kutis befällt. Ältere Männer sind häufiger betroffen. Klinisch sieht man typischerweise einen rot-gelben Knoten, der rasch ulzeriert. Es entsteht ein zirkuläres oder unregelmäßiges, schmerzhaftes, wie ausgestochen wirkendes und belegtes Ulkus.

Miliartuberkulose der Haut

Diese Form der Tuberkulose entsteht durch hämatogene Aussaat bei schlechter Immunkontrolle. Ursprung kann eine Primärtuberkulose, eine Organtuberkulose oder eine systemische Miliartuberkulose sein. Klinisch imponieren disseminierte, rötlich braune, zum Teil hämorrhagische Makulae und Papeln, die im Verlauf ulzerieren.

Tuberkulöse Gumma

Diese tuberkulösen Abszesse entstehen bei hämatogener Aussaat der Erreger und reduzierter Immunität. Einzelne oder mehrere nicht schmerzhafte Knoten liegen in der Subkutis und ulzerieren schließlich. Häufig sind die Extremitäten betroffen. Eine Lymphknotenbeteiligung ist nicht typisch.

Diagnostik

Kultur

Der kulturelle Nachweis einer kutanen Tuberkulose ist der diagnostische Goldstandard, da er eine Abgrenzung zu nicht tuberkulösen Mykobakterien und vor allem auch eine Resistenztestung ermöglicht. Zum Anlegen einer Kultur aus verdächtigen Hautläsionen bietet es sich an, einen Teil der Hautbiopsie ins mikrobiologische Labor zu senden. Allerdings gelingt der Nachweis von Mykobakterien, wie auch bei der histologischen Nachweismethode, in erregerarmen Läsionen häufig nicht. Zu beachten ist in jedem Fall, dass ein sicheres Ergebnis erst nach einer Bebrütung von 6–8 Wochen vorliegt.

> In erregerarmen Tuberkuloseherden muss mit falsch-negativen Testergebnissen gerechnet werden.

Histologie und Direktpräparat

Das typische tuberkuloide Granulom ist durch eine Ansammlung von Epitheloidzellen, Langhans-Riesenzellen und peripheren Lymphozyten charakterisiert. Zentral findet sich in variabler Ausprägung eine verkäsende Nekrose. Obwohl das verkäsende Granulom charakteristisch für eine Tuberkulose ist, beweist es keineswegs die Erkrankung. In erregerreichen Formen lassen sich häufiger, in erregerarmen Formen seltener säurefeste Stäbchen nachweisen. Dies gilt auch für Ausstriche von Hautmaterial. Zur histologischen Färbung von säurefesten Stäbchen kann die Ziehl-Neelsen-Färbung verwendet werden.

PCR

Durch PCR-basierte Testmethoden („polymerase chain reaction") lässt sich DNA von *M. tuberculosis* nachweisen. Obwohl in einzelnen Studien von positiven PCR-basierten Testergebnissen bei anderweitig negativen Befunden berichtet wurde, ist unklar, ob die PCR-basierte Diagnostik von kutanen Tuberkulosen in Bezug auf die Sensitivität anderen Verfahren überlegen ist. PCR-basierte Methoden sollten nur in Kombination mit anderen Methoden – insbesondere mit kulturellem Nachweis inklusive Resistogramm – verwendet werden.

Hauttests und Interferon-γ-Test

Insbesondere bei erregerarmen Tuberkuloseinfektionen lässt sich die Diagnostik durch Hauttests und Interferon-γ-Tests sinnvoll ergänzen. Diese Tests weisen eine spezifische T-Zell-Antwort gegen Mykobakterien nach. Eine

Unterscheidung zwischen aktiven und latenten Infektionen ist mit diesen Methoden jedoch nicht möglich. Zu beachten ist, dass eine erfolgte BCG-Impfung oder ein Kontakt mit nicht tuberkulösen Mykobakterien (NTM) zu falsch-positiven Hauttests führen können. Eine BCG-Impfung sowie die meisten NTM beeinflussen die Interferon-γ-Tests nicht. Dennoch sind falsch-positive Befunde, zum Beispiel durch *M.-marinum*-Infektionen, beschrieben. Umgekehrt können aber auch falsch-negative Ergebnisse auftreten. Gründe hierfür sind das Vorliegen einer frühen Infektion, angeborene oder erworbene Immunschwächen sowie immunsuppressive Therapien.

Das Center for Disease Control in den USA empfiehlt Reisenden, die einen engen Kontakt zu Tuberkulosepatienten haben werden oder in Endemiegebiet reisen, vor Antritt der Reise einen Haut- oder Interferon-γ-Test durchführen zu lassen. Bei negativem Testergebnis sollte der Test 8–10 Wochen nach der Rückkehr von der Reise wiederholt werden. Im Falle einer Serokonversion sollte der Patient von einem Spezialisten untersucht und weiterbetreut werden.

Therapie

Die Therapie einer Tuberkulose, auch der Hauttuberkulosen, muss immer mit einer Kombinationstherapie erfolgen. Bei sensiblen Erregern ist die Tuberkulose praktisch immer behandelbar. Das Standard-Kurzzeittherapieschema besteht aus einer 2-monatigen Behandlung mit einer Vierfachkombination, gefolgt von einer 4-monatigen Weiterbehandlung mit 2 Antibiotika.

> **Standard-Kurzzeittherapie der Tuberkulose**
> - 2 Monate: Isoniazid, Rifampicin, Ethambutol und Pyrazinamid
> - 4 Monate: Isoniazid, Rifampicin

Die Durchführung einer Standardtherapie setzt die Verträglichkeit, die Sensibilität des Erregers und eine gute Patienten-Compliance voraus. Ein besonderes Problem stellen die „multi-drug-resistent" (MDR) und die „extensively drug-resistent" (XDR) Tuberkulosen dar. MDR ist definiert als Resistenz gegen Isoniazid und Rifampicin. XDR ist definiert als Resistenz gegen Isoniazid und Rifampicin, Fluorchinolone und mindestens eines von 3 Reservemedikamenten. In diesem Fall muss das Schema durch mindestens 2 wirksame Medikamente erweitert werden. Die Behandlung einer MDR- bzw. XDR-Tuberkulose sollte in jedem Fall durch spezialisierte Ärzte erfolgen.

Weiterführende Literatur

Degitz K (2012) Mykobakterien. In: Plewig G, Landthaler M, Burgdorf W, Hertl M, Ruzicka T (Hrsg) Braun-Falco's Dermatologie, Venerologie und Allergologie, 6. Aufl. Springer, Heidelberg, S 216–229

Handog EB, Macarayo MJE (2013) Cutaneous manifestations of tuberculosis. http://www.uptodate.com/contents/cutaneous-manifestations-of-tuberculosis. Zugegriffen: 17.4.2014

LoBue P (2014) Tuberculosis (In: Centers for Disease Control and Prevention (Hrsg.) Travelers' Health, Chapter 3: Infectious diseases related to travel). http://wwwnc.cdc.gov/travel/yellowbook/2014/chapter-3-infectious-diseases-related-to-travel/tuberculosis. Zugegriffen: 22.4.2014

Robert-Koch-Institut (2013) Tuberkulose. RKI-Ratgeber für Ärzte. http://www.rki.de/DE/Content/Infekt/EpidBull/Merkblaetter/Ratgeber_Tuberkulose.html. Zugegriffen: 22.4.2014

World Health Organization (2014a) Multidrug-resistant tuberculosis. Udpate October 2013. http://www.who.int/tb/challenges/mdr/mdr_tb_factsheet.pdf. Zugegriffen: 8.5.2014

World Health Organization (2014b) Tuberculosis. WHO Fact sheet N°104. http://www.who.int/mediacentre/factsheets/fs104/en/. Zugegriffen: 17.4.2014

Atypische Mykobakteriosen

Mario Fabri

12.1 Schwimmbadgranulom – 48

12.2 Buruli-Ulkus – 48

12.3 Infektionen durch schnell wachsende Mykobakterien – 49

Literatur – 50

Die hier diskutierten atypischen Mykobakterien werden als nicht tuberkulöse Mykobakterien (NTM) bezeichnet und zusammen mit *M. leprae* von den tuberkulösen Mykobakterien des *M.-tuberculosis*-Komplexes abgegrenzt. Typischerweise sind NTM in der Umwelt weit verbreitete, fakultative Pathogene. NTM werden in langsam wachsende (*M. marinum, M. scrofulaceum, M.-avium-intracellulare-Komplex, M. haemophilum, M. ulcerans*) und schnell wachsende (*M. fortuitum, M. chelonae, M. abscessus*) unterteilt.

12.1 Schwimmbadgranulom

Pathogenese
Das Schwimmbadgranulom (in der englischen Literatur treffender als „aquarium granuloma" bezeichnet) wird durch *M. marinum* verursacht. *M. marinum*, ein langsam wachsendes, aerobes, säurefestes Stäbchen, dringt bei Kontakt mit kontaminiertem Wasser über die Haut ein, vermutlich häufiger bei Vorschädigung. Nach einer variablen Inkubationszeit von einigen Wochen kommt es zur klinischen Manifestation.

Häufigkeit und Vorkommen
M. marinum ist weltweit verbreitet und wird in Salz- und Süßwasser gefunden, insbesondere in stillen und stehenden Gewässern, wie zum Beispiel Fischaquarien und Swimmingpools. Durch Chlorierung von Wasser konnten Infektionen durch kontaminiertes Poolwasser deutlich reduziert werden. Berichte über ein spezifisch reiseassoziiertes Auftreten liegen nicht vor. Insgesamt ist die Infektion mit *M. marinum* selten und dann meistens mit Kontakt zu Fischaquarien assoziiert.

Klinik
Es zeigen sich rötliche bis rötlich braune Papeln, dann Knoten bzw. Plaques, häufig mit hyperkeratotisch-verruköser Oberfläche (Abb. 12.1). Ulzeration kommt gelegentlich vor. Oft ist die dominante Hand befallen. Sporotrichoide und lymphokutane Ausbreitungen sind möglich. Bei immunsupprimierten Patienten können ausgedehntere Weichteilinfektionen oder disseminierte Verläufe auftreten.

Diagnostik
In der Hautbiopsie zeigen sich histologisch tuberkuloide Granulome mit Epitheloidzellen und Langhans-Riesenzellen. In ca. 50 % der Fälle lassen sich säurefeste Stäbchen nachweisen. Der kulturelle Nachweis ist ebenfalls möglich. *M. marinum* wächst bei 32 °C. Kulturen werden nach 2–4 Wochen positiv. Tuberkulosehauttest und Interferon-γ-Tests können positiv ausfallen.

Therapie
Eine standardisierte Therapie existiert nicht. Solitäre Läsionen bei Immunkompetenten können exzidiert werden.

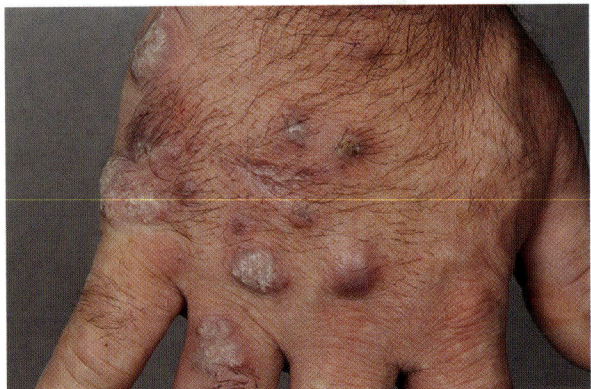

Abb. 12.1 Schwimmbadgranulom

Als antibiotische Kombinationsschemata werden unter anderem Rifampicin plus Ethambutol oder Clarithromycin plus Rifampicin empfohlen. Disseminierte und/oder ausgedehnte Infektionen sollten in jedem Fall mit einer Kombinationstherapie behandelt werden. Bei begrenzten Infektionen sind auch Clarithromycin-, Minocyclin- oder Cotrimoxazol-Monotherapien möglich.

12.2 Buruli-Ulkus

Pathogenese
Das Buruli-Ulkus wird durch *M. ulcerans* hervorgerufen. *M. ulcerans* ist ein langsam wachsendes, säurefestes Stäbchen, das durch Toxinbildung die humane Immunantwort unterdrücken kann. Der hauptsächliche Risikofaktor für ein Buruli-Ulkus ist Kontakt zu langsam fließenden Gewässern. Die Übertragung von *M. ulcerans* ist nicht eindeutig geklärt, scheint aber durch Kontakt zu kontaminiertem Wasser bzw. durch Insekten als Vektoren zu erfolgen.

Häufigkeit und Vorkommen
Die Erkrankung ist weltweit nach der Tuberkulose und der Lepra die dritthäufigste durch Mykobakterien hervorgerufene Erkrankung. Die Inzidenz ist zunehmend. Die Erkrankung wurde bisher in mindestens 33 Ländern beschrieben. Frauen und Kinder zwischen 5 und 15 Jahren sind häufiger betroffen. Obwohl *M. ulcerans* weltweit verbreitet ist, findet man die Erkrankung vor allem in Australien und Westafrika, der Erreger ist demnach wesentlich weiter verbreitet als die Erkrankung beim Menschen. Dies könnte im Zusammenhang mit der Verteilung potenzieller Vektoren (Insekten) stehen.

Klinik
Die Erkrankung beginnt nach einer Inkubationszeit von ca. 3 Monaten mit einer schmerzlosen Papel, Plaque oder

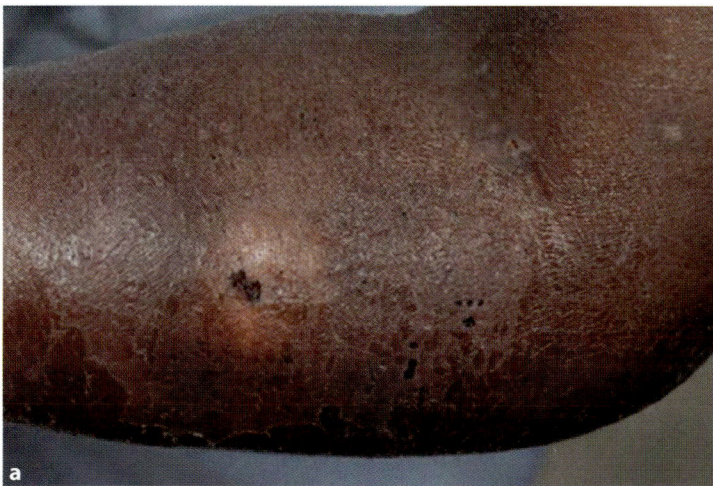 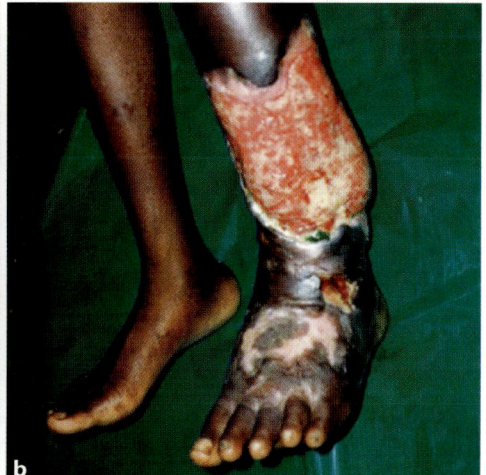

Abb. 12.2a,b Buruli-Ulkus. **a** Anfangsstadium, **b** späteren Verlauf. (Aus: Regenass-Klotz und Regenass 2009)

Schwellung, die unbehandelt in einer ausgedehnten Ulzeration endet (Abb. 12.2). Eine Ausdehnung auf bis zu 15 % der gesamten Körperoberfläche ist möglich. Die Ulzeration reicht bis in das subkutane Fettgewebe, aber auch Weichgewebe- und Knochenbeteiligung sind möglich. In der Regel haben die Patienten keine systemischen Infektionszeichen. Das Hauptproblem liegt in der narbigen Abheilung der großen Defekte und den damit verbundenen Funktionsverlusten, zum Beispiel der Extremitäten.

Diagnostik

Die Diagnose erfolgt bei typischer Klinik durch kulturellen Nachweis des Erregers, dessen Wachstumstemperatur bei 29–33 °C liegt. Ein Nachweis mittels PCR ist möglich. Histologisch zeigt sich eine septale Nekrose des subkutanen Fettgewebes. Der histologische Nachweis von säurefesten Stäbchen gelingt fast immer, hingegen ist eine Entzündungsreaktion spärlich ausgeprägt. Um die Ulzeration findet sich Granulationsgewebe ohne Verkäsung, aber mit Riesenzellen.

Therapie

Prophylaktisch werden Insektenschutz, Schutz vor Wunden und Wundreinigung empfohlen. Berichte über positive Erfolge mit einer Wärmebehandlung liegen vor. Die WHO empfiehlt eine Behandlung mit Rifampicin plus Streptomycin in Kombination mit einer chirurgischen Sanierung. Auch eine Behandlung mit Rifampicin in Kombination mit Clarithromycin scheint möglich und wird auch in der Schwangerschaft empfohlen. Bei ausbleibender Therapie ist eine spontane Heilung nach Monaten bis Jahren nicht selten. Allerdings sind Narben, Bewegungseinschränkungen von Extremitäten und Lymphödeme mögliche Komplikationen.

12.3 Infektionen durch schnell wachsende Mykobakterien

Pathogenese

Die Erreger, beispielsweise *M. abscessus*, *M. fortuitum* und *M. chelonae,* werden traumatisch, chirurgisch oder durch Injektionen/Punktionen in die Haut eingebracht. Bei Immunkompetenten resultiert nach ca. einem Monat eine lokalisierte Infektion. Bei immunsupprimierten Patienten sind disseminierte Infektionen möglich.

Häufigkeit und Vorkommen

M. abscessus, *M. fortuitum* und *M. chelonae* sind weit verbreitet und in Wasser, Staub und Erde zu finden. Sie lassen sich auch im Leitungswasser nachweisen. 2009/2010 kam es plötzlich zu einem gehäuften Auftreten von kutanen Infektionen mit schnell wachsenden Mykobakterien in den USA, die im Zusammenhang mit Tätowierungen standen. Untersuchungen konnten zeigen, dass diese Infektionen durch kontaminierte Tattoo-Tinte, sowohl im Tattoo-Studio als auch beim Hersteller, bzw. durch kontaminiertes Wasser zum Verdünnen der Tinte hervorgerufen wurden.

> Ausbrüche von Infektionen mit schnell wachsenden Mykobakterien sind im Zusammenhang mit Tätowierungen beschrieben worden (Abb. 12.3).

Klinik

An Stellen von Injektionen, chirurgischen Eingriffen, kleinen Verletzungen etc. zeigen sich tiefrote, meist purulente Knoten (Abb. 12.4). Linear angeordnete Knoten entlang einer chirurgischen Inzision sind nicht selten. Bei immungeschwächten Personen ist eine disseminierte kutane Verteilung möglich. Auch Lungen-, Knochen-, Lymphknoten- oder Endokardinfektionen sind möglich.

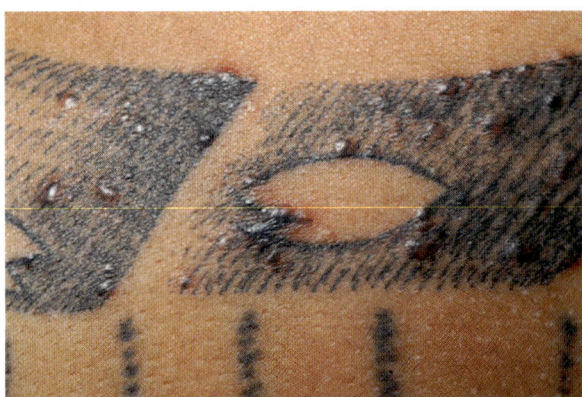

Abb. 12.3 *M fortuitum*-Infektion in einem Tattoo. (Aus Wongpraparut und Lim 2013)

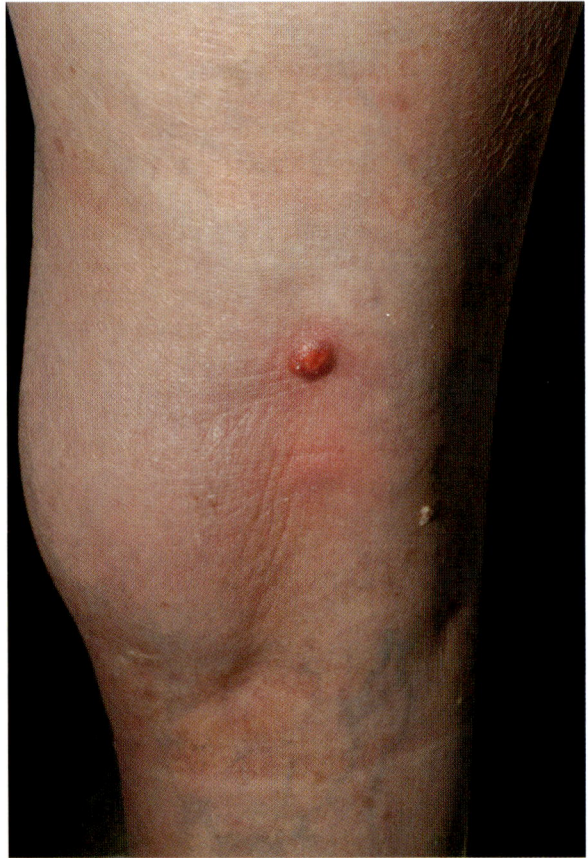

Abb. 12.4 *M.-abscessus*-Infektion

Tab. 12.1 Eingesetzte Therapieschemata bei Infektionen mit schnell wachsenden Mykobakterien. (Adaptiert nach Kothavade et al. 2012)

Erreger	Indikation	Medikamente
M.-abscessus-Gruppe	Schwere disseminierte Erkrankung (2–8 Wochen und länger)	Clarithromycin plus Amikacin, Cefoxitin (oder Imipenem) oder Tigecyclin
	Rückläufige Erkrankung oder nach i. v.-Therapie (insgesamt 6 Monate)	Clarithromycin Linezolid
M. chelonae	Schwere disseminierte Erkrankung (2–8 Wochen und länger)	Clarithromycin plus Linezolid (Tobramycin, Imipenem, Tigecyclin oder orales Medikament)
	Rückläufige Erkrankung oder nach i. v.-Therapie (insgesamt 3–6 Monate)	Clarithromycin Linezolid Doxycyclin Gatifloxacin
M. fortuitum	Schwere Erkrankung (2–8 Wochen und länger)	Amikacin + Chinolone oder Tobramycin (Imipenem)
	Rückläufige Erkrankung oder nach i. v.-Therapie (insgesamt 6 Monate)	Trimethoprim plus Sulfamethoxazol Clarithromycin Linezolid Doxycyclin

Therapie

Die antibiotische Therapie ist schwierig, nicht standardisiert und sollte je nach Erreger, Resistogramm sowie Schwere der Erkrankung (kutan/extra-kutan etc.) durch Spezialisten erfolgen. Eingesetzt werden unter anderem Clarithromycin, Imipenem, Doxycyclin oder Fluorchinolone. Initial sollte zur Verringerung von Resistenzentwicklungen immer mit Kombinationstherapien behandelt werden. Tab. 12.1 fasst verschiedene eingesetzte Antibiotika zusammen. Kombinierte antibiotisch-chirurgische Strategien sollten erwogen werden.

Diagnostik

In der Regel können die Erreger innerhalb weniger Tage bis Wochen in der Kultur nachgewiesen werden. Ein Nachweis mittels PCR ist möglich. Histologisch zeigen sich zum Teil tiefliegende, suppurative und nekrotisierende Granulome mit perifollikulären Entzündungen bzw. follikulären Abszessen.

Literatur

Literatur zu Abschn. 12.2

Regenass-Klotz M, Regenass U (2009) Tropenkrankheiten und Molekularbiologie. Birkhäuser, Heidelberg

Literatur zu Abschn. 12.3

Kothavade RJ, Dhurat RS, Mishra SN, Kothavade UR (2012) Clinical and laboratory aspects of the diagnosis and management of cutaneous and subcutaneous infections caused by rapidly growing mycobacteria. Eur J Clin Microbiol Infect Dis 32:161–188

Wongpraparut C, Lim HW (2013) Cultural considerations in Asian patients. In: Alexis A, Barbosa VH (Hrsg) Skin of color: A practical guide to dermatologic diagnosis and treatment.. Springer, Heidelberg, S 314

Weiterführende Literatur

Conaglen PD, Laurenson IF, Sergeant A, Thorn SN, Rayner A, Stevenson J (2013) Systematic review of tattoo-associated skin infection with rapidly growing mycobacteria an public health investigation of a cluster in Scotland, 2010. Euro Surveill 18(32):pii=20553

Lewis FMT, Marsh BJ, Fordham von Reyn C (2003) Fish tank exposure and cutaneous infections due to *Mycobacterium marinum*: Tuberculin skin testing, treatment, and prevention. CID 37:390–7

Williamson HR, Benbow ME, Nguyen KD, Beachboard DC, Kimbirauskas RK et al (2008) Distribution of *Mycobacterium ulcerans* in Buruli ulcer endemic and non-endemic aquatic sites in Ghana. PLoS Negl Trop Dis 2(3):e205

Wolff K, Johnson RA (2009) Fitzpatrick's color atlas and synopsis of clinical dermatology, 6. Aufl. McGraw-Hill, New York, S 678–680

World Health Organization (2013) Buruli ulcer (*Mycobacterium ulcerans* infection). WHO Fact sheet N°199. http://www.who.int/mediacentre/factsheets/fs199/en/. Zugegriffen: 25.4.2014

Lepra

Isaak Effendy

Pathogenese

Lepra (Synonym: Morbus Hansen) ist eine chronische granulomatöse Infektion mit dem Bakterium *Mycobacterium leprae*, welches unterschiedliche klinisch-immunologische Erkrankungsformen auslösen kann. Der Erreger *M. leprae* wurde 1874 vom norwegischen Arzt Gerhard Henrik Armauer Hansen entdeckt. *M. leprae* ist ein grampositives, stäbchenförmiges, obligat intrazelluläres Bakterium, das sich in-vitro nicht züchten lässt. Als einzige Infektionsquelle gilt bislang der an Lepra erkrankte Mensch, wobei die genetisch bedingte, individuelle Empfänglichkeit für *M. leprae* eine relevante Rolle spielt.

> Der Erreger kann die intakte Haut in keiner Richtung penetrieren: Ein bloßes Berühren eines Leprakranken gleicht daher nicht einem Übertragungsrisiko.

Für die Übertragung steht die Tröpfcheninfektion im Vordergrund; wichtige Austritts- und Eintrittspforten stellen die Nase-, Rachen- und Kehlkopfschleimhaut dar (Rodrigues und Lockwood 2011). Die Inkubationszeit beträgt zwischen einigen Monaten und Jahrzehnten. Im Durchschnitt beträgt sie etwa 4 Jahre bei tuberkuloider Lepra und 10 Jahre bei lepromatöser Lepra.

Häufigkeit und Vorkommen

Historisch wurde Lepra bereits 600 v. Chr. in Indien beschrieben, im Mittelalter war Lepra in vielen Gebieten Europas endemisch. Heute kommt die Krankheit fast ausschließlich bei der armen Bevölkerung in Südamerika, Afrika und Asien vor. Das Klima hat keinen direkten Einfluss auf die Verbreitung der Krankheit, wohl aber klimaabhängige Sozialfaktoren. So verschwand die Lepraendemie in Europa lange vor der Existenz einer spezifischen Chemotherapie, vermutlich im Zusammenhang mit einer günstigen sozioökonomischen Entwicklung.

Der aktuellen WHO-Mitteilung ist zu entnehmen, dass 180.618 Leprapatienten aus 102 Nationen im ersten Quartal 2014 registriert wurden – daraus ergibt sich eine Prävalenzrate von 0,32 pro 10.000 Personen. Die neuen Leprafälle hingegen betrugen 215.656 im Jahr 2013 – das entspricht einer Rate von 3,81 pro 100.000 Personen. Die meisten neuen Fälle wurden in Südostasien (> 70 %) registriert (Rodrigues und Lockwood 2011; WHO 2014).

Die WHO-Bezeichnung „Elimination" für die bloße Reduktion der Prävalenz auf unter 1:10.000 kann irreführend sein: Erreichbar ist bislang nur die Kontrolle der Lepra, denn eine Entdeckung und Behandlung aller Infizierten ist kaum möglich. Mehr Hoffnung gilt der Entwicklung von Impfungen. Hundeiker und Bassukas (2014) können sich aber auch vorstellen, dass sich möglicherweise spontane genetische Anpassungen durchsetzen, die zum Beispiel in Mitteleuropa schon zu Beginn der Neuzeit die Lepra erlöschen ließen (Hundeiker und Bassukas 2014).

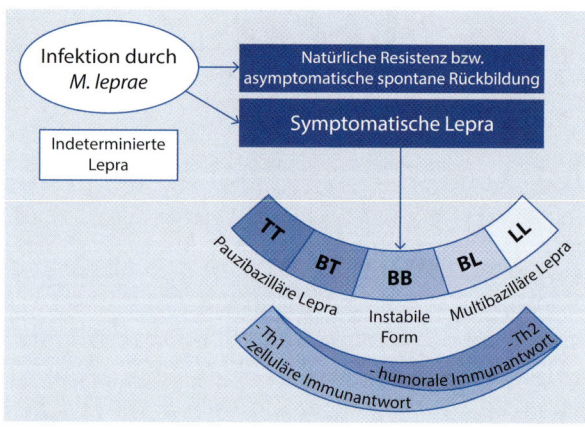

Abb. 13.1 Klinische Klassifikation der Lepra (nach Ridley und Jopling 1966) und immunabwehrbedingter Verlauf der Infektion

Klinik

Die erste Reaktion auf *M. leprae* beim Menschen kann sich klinisch unspezifisch als **indeterminierte Lepra** zeigen. Sie heilt entweder spontan oder entwickelt sich in eine der klassischen Lepraformen. Das Krankheitsspektrum weist 2 polare Typen auf (Ridley und Jopling 1966):

- **Tuberkuloide Lepra (TT):** Die Krankheit ist eher auf wenige, diskrete Haut- und Nervenläsionen begrenzt. In der Regel ist der Erreger nicht nachweisbar. Dies ist auf die hohe Resistenzlage des Wirtes durch eine intakte zelluläre Immunantwort (Th1-T-Zell-Immunreaktion) zurückzuführen.
- **Lepromatöse Lepra (LL):** Durch eine abwesende zelluläre Immunantwort breiten sich die Leprabakterien in den multiplen Haut- und Nervenläsionen aus. Die Leprabakterien sind zahlreich in den Läsionen nachzuweisen. Hier spielt die humorale Immunantwort eine besondere Rolle: Es findet sich ein hoher Antikörpertiter gegen *M.-leprae*-Proteine und Phenolglykolipid-I-Antigene. Unbehandelt verläuft die LL-Lepra progredient mit Befall der inneren Organe.

Zwischen den beiden Polen der TT- und LL-Lepra existieren die interpolaren Typen: die borderline-tuberkuloide (BT), die borderline-borderline (BB) und die borderline-lepromatöse (BL) Lepra (Abb. 13.1).

> Die tuberkuloide und die borderline-tuberkuloide Form sind bakterienarm (pauzibazillär) und die borderline-borderline, borderline-lepromatöse und lepromatöse Form bakterienreich (multibazillär). Pauzibazilläre Lepra ohne Nachweis von *M. leprae* ist nicht kontagiös, die multibazillären Formen hingegen schon.

Die meisten Leprapatienten weisen eine der interpolaren Lepraformen auf. Die interpolare Lepra kann nach aktuel-

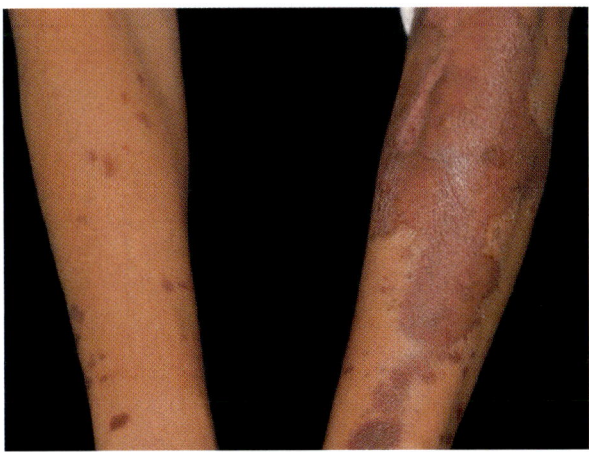

Abb. 13.2 Plaqueförmige Typ-2-Leprareaktion (Erythema nodosum leprosum) bei Borderline-Borderline-Lepra nach Einleitung einer Chemotherapie

lem Stand der Immunabwehr bzw. nach einer durchgeführten Lepratherapie ihre Form jeweils verändern („shifting").

Die peripheren Nervenstränge werden bei Lepra in der Regel in Mitleidenschaft gezogen: Schmerzhafte Nervenschwellungen treten auf und die davon abgeleiteten sensorischen, motorischen und autonomen Ausfälle. Der Befall der kleinen Hautnerven ergibt sich ferner Hypästhesie und Anhidrosis im Bereich der Hautläsionen. Die Lepra kann in den betroffenen Nerven auch nach Abschluss einer adäquaten Therapie noch langfristig bestehen.

Durch unterschiedliche Immunantwort des Infizierten auf M. leprae ist das klinische Bild der Lepra vielfältig (◘ Abb. 13.2 u. ◘ Abb. 13.3).

Tuberkuloide Lepra Sie ist nur auf die Haut und periphere Nerven begrenzt. Es finden sich dabei einzelne, gut abgegrenzte, asymmetrische, trockene, leicht schuppige Hautläsionen. Die peripheren Nerven sind meist an den Prädilektionsstellen verdickt: Nn. ulnaris, medianus, radialis, poplitea and tibialis posterior.

Lepromatöse Lepra Aus einstigen Hautläsionen entwickeln sich Knoten sowie flächenhafte Infiltrationen, meistens an Gesicht, Ohrmuscheln, Brust und Unterarmen. Häufig kommen auch schmerzlose Ulzera an den druckbeanspruchten Stellen der Fußsohlen vor. Unbehandelt werden zum späteren Zeitpunkt auch Knochen, Augen, Hoden und Schleimhäute befallen.

Leprareaktionen

Sie sind die Hauptkomplikation bei der Leprainfektion und stellen eine klinische Manifestation einer Immunstatusänderung des Infizierten dar. Meist kommen sie bei lepromatöser und Borderline-Lepra vor. Es gibt 2 unterschiedliche Reaktionstypen:

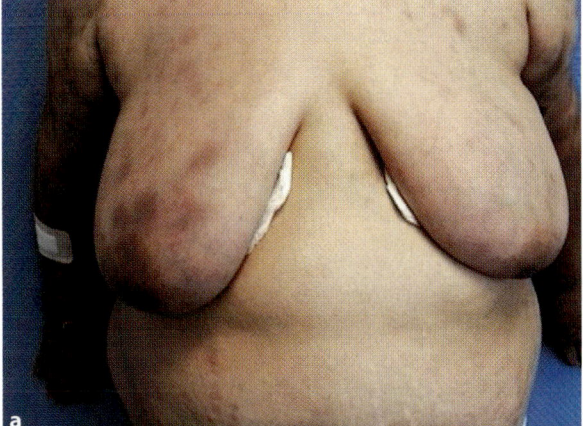
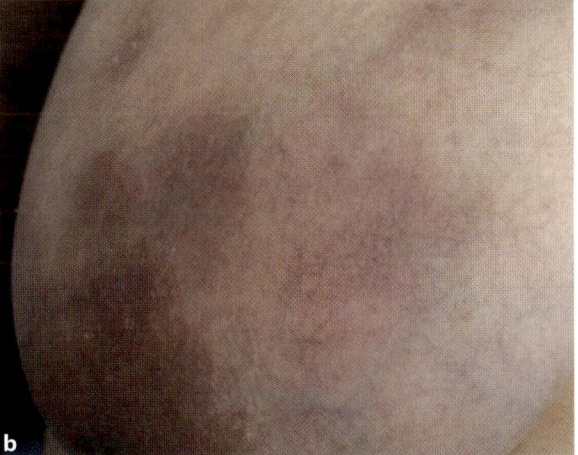

Abb. 13.3a,b Erythema nodosum leprosum bei borderline-lepromatöser Lepra vor einer Therapie

- Typ-1-Reaktion, akute Änderung der zellulären Immunität: plötzliche Vermehrung (durch den Einsatz der Lepratherapie) bzw. Reduzierung (in der Schwangerschaft und Stillzeit sowie bei unbehandelter Borderline-Lepra) der zellulären Immunabwehr.
- Typ-2-Reaktion, Antigen-Antikörper-Reaktion: systemische Antwort auf Auflagerungen extravaskulärer Immunkomplexe in Form eines Erythema nodosum leprosum durch die Chemotherapie der Lepra. Auch schwere Infekte, Operationen, Stresssituationen, Schwangerschaft und Stillzeit können die Reaktion induzieren.

Diagnostik

Lepra wird in der Regel anhand der typischen klinischen Befunde diagnostiziert. Die 3 klinischen Kardinalsymptome der Lepra gemäß WHO sind:
- hypopigmentierte, leicht schuppende, sensibilitätsgestörte Hautläsionen
- verdickte periphere Nerven
- Erregernachweis in Haut, Schleimhaut oder peripheren Nerven

Tab. 13.1 Kombinationstherapie der Lepra (WHO „multidrug therapy")

Lepraform	Monatlich (unter Aufsicht)	Täglich	Dauer
Pauzibazilläre Lepra (TT, BT)	Rifampicin 600 mg	Dapson 100 mg	6 Monate
Multibazilläre Lepra (BB, BL, TT)	Rifampicin 600 mg Clofazimin 300 mg	Dapson 100 mg Clofazimin 100 mg	12 Monate
Einzelläsionen (pauzibazilläre Lepra)	Rifampicin 600 mg Ofloxacin 400 mg Minocyclin 100 mg	–	Einmalig

Der direkte Erregernachweis kann durch eine bakteriologische Untersuchung erfolgen: Gewinnung von Ausstrichen durch Skarifikation der suspekten Hautveränderungen und zusätzlich der – auch klinisch unauffälligen – Ohrläppchen (Lymphe). Danach Färbung mit Ziehl-Neelsen-Lösung und Fixierung durch Hitze, anschließend lichtmikroskopische Untersuchung der Ausstriche. Dabei kann die Bakterienintensität mittels Bakterienindex (Erregerzahl pro Gesichtsfeld) bestimmt werden.

Histologische Untersuchungen des Probebiopsats aus der Hautläsion bzw. dem peripheren Nerv („split nerve biopsy") erfolgen mit Spezialfärbung (z. B. nach Fite Faraco).

> **Tip**
>
> Bei tuberkuloider und Borderline-Lepra ist die Hautbiopsie vom Läsionsrand zu entnehmen, bei lepromatöser Lepra hingegen vom Zentrum der suspekten Hautveränderung.

Mittels PCR kann *M. leprae* heutzutage hochspezifisch nachgewiesen werden; die Sensitivitätsrate beträgt bei pauzibazillären Formen 40–80 %, bei multibazillären Lepraformen über 90 %. Ferner können durch Reverse-Transkriptase-(RT-)PCR resistente Stämme (z. B. gegen Rifampicin bzw. Dapson) anhand typischer Genmutationen identifiziert werden.

- **Therapie**

Die Therapie der Wahl bei Lepra stellt gemäß der WHO-Empfehlung die orale Kombinationstherapie mit Rifampicin, Clofazimin und Dapson dar („multidrug therapy"). Seit 1995 stellt die WHO die Medikamente in endemischen Gebieten kostenlos zur Verfügung. Je nach Lepraform erhält der Patient unterschiedliche Kombinationen und Dosierungen für unterschiedlich lange Behandlungszeiträume (Tab. 13.1). Dabei ist Rifampicin das wirksamste Medikament, weshalb es bei jedem Leprapatienten initial indiziert ist. Allerdings ist von einer etwaigen Monotherapie mit nur einem der Substanzen aufgrund der Gefahr einer Resistenzentwicklung stets abzusehen.

Die Behandlung einer Typ-1-Leprareaktion erfolgt durch orale Gabe von Kortikosteroiden über 4–6 Wochen. Bei Typ-2-Reaktionen ist auch eine Kortikosteroidgabe über 12 Wochen indiziert, falls es hierunter zu einer Rückbildung kommt, wird Clofazimin für maximal 3 Monate empfohlen. In allen Fällen ist eine bereits begonnene Lepratherapie dabei fortzusetzen.

Moderne molekulare Genomuntersuchungen haben wichtige Informationen über genetische Risikofaktoren für spezifische Infektionskrankheiten ergeben, wie z. B. HIV, Malaria, Hepatitis B, und jetzt auch für Lepra (Misch et al. 2010). Durch Vergleich des menschlichen Erbguts mit dem anderer Lebewesen erhoffen sich Wissenschaftler weitere Erkenntnisse über den Ursprung bestimmter Krankheiten und neue Therapiemöglichkeiten (Misch et al. 2010; Singh und Cole 2011; Salipante und Hall 2011; Schünemann et al. 2013; Han und Silva 2014). Durch Intensivierung solcher Grundlagenforschung kann in Zukunft durchaus eine „individualisierte", suffizientere Therapie der Lepra gefunden bzw. entwickelt werden – falls pharmazeutische Unternehmen auch daran interessiert sind.

Literatur

Han XY, Silva FJ (2014) On the age of leprosy. PLoS Negl Trop Dis 8(2):e2544

Hundeiker M, Bassukas ID (2014) Die zukünftige Geschichte der Lepra. Pneumologie 68(9):613–618

Misch EA, Berrington WR, Vary JC Jr et al (2010) Leprosy and the human genome. Microbiol Mol Biol Rev 74(4):589–620

Ridley DS, Jopling WH (1966) Classification of leprosy according to immunity. A five-group system. Int J Lepr Other Mycobact Dis 34(3):255–273

Rodrigues LC, Lockwood DN (2011) Leprosy now: epidemiology, progress, challenges, and research gaps. Lancet Infect Dis 11(6):464–470

Salipante SJ, Hall BG (2011) Towards the molecular epidemiology of Mycobacterium leprae: strategies, successes, and shortcomings. Infect Genet Evol 11(7):1505–1513

Schünemann VJ, Singh P, Mendum TA et al (2013) Genome-wide comparison of medieval and modern Mycobacterium leprae. Science 341(6142):179–183

Singh P, Cole ST (2011) Mycobacterium leprae: genes, pseudogenes and genetic diversity. Future Microbiol 6(1):57–71

WHO (2014) Global leprosy update 2013; reducing disease burden (Wkly Epidemiol Rec 89: 389-400). www.who.int/entity/lep

Rickettsiosen

Christian A. Keller, Bernhard Fleischer

Pathogenese

Rickettsien sind gramnegative obligat intrazelluläre Bakterien, deren Lebenszyklus Arthropoden als Vektoren involviert. Sie verursachen fieberhafte Erkrankungen, die sehr unterschiedliche Verläufe – von mild bis lebensbedrohlich – zeigen. Die meisten Rickettsien werden nach antigener und genetischer Verwandtschaft derzeit in 3 Gruppen eingeteilt, die sich in Erscheinungsbild, Pathogenese und Vorkommen unterscheiden (Tab. 14.1). Durch verbesserte Diagnostik wird die Bedeutung der Rickettsiosen in den letzten Jahren immer deutlicher.

Zeckenbissfieberrickettsiosen

Rickettsien der Zeckenbissfiebergruppe („spotted fever group" [SFG]) werden fast ausschließlich von mehreren Zeckenarten übertragen. Mehr als 20 unterschiedliche Spezies sind als humanpathogen bekannt (Parola et al. 2013), neue Arten werden immer wieder isoliert. Reservoire sind unter anderem kleine Nager. An der Bissstelle bildet sich, besonders bei Infektionen mit Rickettsienspezies geringerer Pathogenität, ein Eschar, hier findet die erste immunologische Auseinandersetzung statt. Vermehrungsort ist dann das vaskuläre Endothelium, eine Vaskulitis ist für die Symptome verantwortlich. Man geht davon aus, dass eine ausgeprägte Escharbildung für eine starke lokale Immunabwehr spricht, die die Disseminierung der Erreger in Lymphknoten und innere Organe begrenzt. So treten bei Infektionen mit *R. africae* häufiger und zudem größere Eschars auf, im Vergleich zu Infektion mit den pathogeneren Spezies *R. conorii* oder *R. rickettsii* (Abb. 14.1). Die zelluläre Infiltration im Eschar bei *R.-conorii*-Infektion spricht zudem für eine stärkere Beteiligung des adaptiven Immunsystems im Vergleich zu *R. africae*-Infektion, wo meist Neutrophile vorherrschend sind.

R. akari und *R. felis* sind zwar genetisch mit den Rickettsien der SFG verwandt, werden inzwischen aber zu einer eigenen Gruppe der Rickettsien gezählt. Sie werden unter anderem von Milben bzw. Flöhen übertragen.

Fleckfieberrickettsiosen

Das epidemische Fleckfieber durch *R. prowazekii* wird nicht direkt durch den Biss, sondern durch sekundäre Inokulation von infiziertem Kot oder Körperteilen der Körperlaus in die Bisswunden oder Schleimhäute oder auch durch Inhalation rickettsienhaltiger Stäube übertragen. *R. prowazekii* disseminiert lymphogen und hämatogen in die inneren Organe und führt nach intrazellulärer Replikation zur mechanischen Lyse infizierter Zellen. Umliegende Endothelzellen werden befallen, wodurch es zur Vaskulitis kommt. Im Verlauf der Erkrankung sind endotheliale

Tab. 14.1 Klinische und epidemiologische Charakteristika verschiedener Rickettsiosen

	Zeckenübertragene Rickettsiosen (SFG)	Fleckfieber	Tsutsugamushi-Fieber
Eschar	Ja (erregerabhängig, bis 100 %)	Nein	Ja (50–80 %)
Exanthem	Makulopapulös, meist palmar	Makulär, kleinfleckig, flüchtig, stammbetont	Makulopapulös, meist stammbetont
Vektor	Zecken (z. B. *Amblyomma, Rhipicephalus, Hyalomma, Dermacentor*)	Körperlaus (*R. prowazekii*), Ratten-/Katzenfloh (*R. typhi*)	Laufmilben (*Leptotrombidium* u. a.)
Erreger (Erkrankung)	*R. conorii* (MSF) *R. africae* (ATBF) *R. rickettsii* (RMSF) *R. slovaca* (SENLAT) *R. honei* (FISF) u. a.	*R. prowazekii* (epidemisches Fleckfieber) *R. typhi* (endemisches Fleckfieber/muriner Typhus)	*Orientia tsutsugamushi* („scrub typhus"; Tsutsugamushi-Fieber)
Vorkommen	Weltweit, Spezies unterschiedlich verteilt	*R. prowazekii*: fokal (Ruanda, Burundi, Russland, Südamerika, USA) *R. typhi*: weltweit, v. a. urbane Gebiete	Südostasien, Nordaustralien, Japan, Indien, China
Persistenz	Unbekannt	Brill-Zinsser-Krankheit (*R. prowazekii*); unbekannt für *R. typhi*	Reaktivierung möglich
Meldepflicht	Nein	Ja (nur epidemisches Fleckfieber)	Nein

ATBF „african tick bite fever", afrikanisches Zeckenbissfieber, *FISF* „Flinders Island spotted fever", *MSF* „mediterranean spotted fever", mediterranes Zeckenbissfieber, „fièvre boutonneuse", *SENLAT* „scalp eschars and neck lymph adenopathy following tick bites", *SFG* „spotted fever group" (Zeckenbissfiebergruppe), *RMSF* „Rocky Mountain spotted fever", Rocky-Mountain-Fieber

Funktionsstörungen mit erhöhter vaskulärer Permeabilität, Hypovolämie und Gerinnungsaktivierung typisch. In betroffenen Geweben finden sich Hämorrhagien sowie intravaskulären Thromben mit Gefäßokklusionen oder Gefäßnekrosen.

Nach überstandener Infektion kann der Erreger subklinisch persistieren. Die seltene Rekrudeszenz Jahrzehnte nach der primären Infektion wird **Brill-Zinsser-Erkrankung** genannt. Es handelt sich hierbei um eine mildere Verlaufsform des Fleckfiebers. Häufig ist neben Fieber und Kopfschmerzen ein generalisiertes, makulopapulöses Exanthem das einzige auffällige klinische Zeichen. Gelegentlich treten neurologische Symptome auf.

Das endemische Fleckfieber durch *R. typhi* wird durch den Rattenfloh übertragen, das Reservoir sind Ratten. Auch Katzen können als Reservoir dienen und der Katzenfloh als Vektor. Obwohl beiden Fleckfiebererkrankungen eine Vaskulitis durch Befall der Endothelien zugrunde liegt, kommt es bei *R.-typhi*-Infektionen nur selten zu schweren Organschäden.

▪▪ Tsutsugamushi-Fieber

Vektoren sind infizierte, anthropophile Laufmilbenlarven verschiedener Gattungen mit einer Größe zwischen 0,1 und 1 mm (v. a. *Leptotrombidium* spp.). Primäre Wirtszellen der obligat intrazellulären Bakterien in der Haut sind Langerhans-Zellen, dermale dendritische Zellen, inflammatorische Monozyten und Makrophagen. Der Erreger erreicht zunächst den regionalen Lymphknoten und disseminiert später in eine Vielzahl von Organen, darunter Lunge, Gehirn, Leptomeningen, Herz und Leber. Verschiedene Zellen können befallen werden, unter anderem Hepatozyten, Kardiomyozyten und Nervenzellen. Auf noch ungeklärte Weise kann es bei bestimmten Verläufen zu einer endothelialen Infektion mit der Folge einer Vaskulitis kommen. Vektorunabhängige, endogene Reaktivierungen der Infektion sind beschrieben, die Einflussfaktoren sind aber bislang noch unzureichend bekannt.

▪ Häufigkeit und Vorkommen
▪▪ Zeckenbissfieber

Rickettsien dieser Gruppe gibt es weltweit, wobei die verschiedenen Spezies jeweils bevorzugt in bestimmten Regionen der Welt vorkommen, zum Beispiel *R. conorii* in Südeuropa und Afrika oder *R. rickettsii* besonders in Nordamerika. *R. africae*, das in Afrika und in der Karibik vorkommt, ist eine häufige Ursache für Fieber bei Reisenden aus Afrika, besonders aus der Subsahara. *R. africae* ist in vielen Regionen in 100 % der Zecken zu finden, während die Vektoren von *R. conorii* zum Teil nur eine Prävalenz von 1 % aufweisen. *R. felis* kommt weltweit vor.

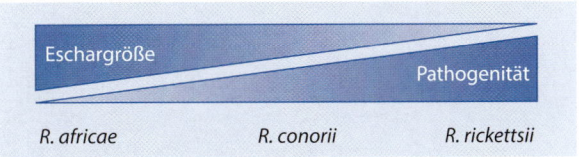

Abb. 14.1 Modell der Beziehung zwischen Escharbildung und Pathogenität bei SFG-Rickettsien

▪▪ Fleckfieberrickettsiosen

Epidemisches Fleckfieber (*R. prowazekii*) kommt selten vor, es ist eine Armutskrankheit in Asien, Afrika und Südamerika. Das Reservoir ist vornehmlich der Mensch. Es ist jedoch auch ein silvatischer Zyklus in Flughörnchen beschrieben worden, der in den USA sporadisch zu Infektionen führt. *R. typhi* kommt weltweit vor, besonders in tropischen und subtropischen Regionen, gehäuft in Häfen mit hoher Rattendichte, aber auch urbane Infektionen über infizierte Katzen kommen vor. Häufungen wurden in Kreta, Zypern, Ostafrika und Südostasien beschrieben. So waren zum Beispiel in Laos 10 % aller Fiebererkrankungen mit negativer Blutkultur auf *R. typhi* zurückzuführen.

▪▪ Tsutsugamushi-Fieber

Orientia ist endemisch im sog. Tsutsugamushi-Dreieck zwischen Japan/China im Osten, Indien im Westen und Nordaustralien im Süden. Südostasien ist reisemedizinisch die wichtigste Endemieregion. Periodisch werden Ausbrüche berichtet, vor allem auf Inseln. Die Milben halten sich in der Regel im Buschland an niedrig wachsendem Gras auf, bevor sie nach Hautkontakt am Menschen festheften; in der Regel kommen sie fokal gehäuft vor („hot spots" oder „mite islands"). Je nach bevorzugtem Habitat des Vektors können die Milben zu verschiedenen Jahreszeiten gehäuft auftreten, bisweilen gibt es auch 2 Inzidenzgipfel im Jahr. Oft sind Flussbetten von Relevanz. Je nach Region sind bis zu 30 % der fieberhaften Erkrankungen durch ein akutes Tsutsugamushi-Fieber bedingt.

▪ Klinik

In der Praxis ist es schwer, die Rickettsiosen klinisch voneinander zu differenzieren, da sie sich meist als undifferenziertes Fieber präsentieren. Alle Rickettsiosen können mit einem Exanthem einhergehen, außerdem sind viele Zeckenbissfieber und das Tsutsugamushi-Fieber mit einem kutanen Eschar assoziiert. Die Identifikation dieser Effloreszenzen ist für die Stellung der Verdachtsdiagnose einer Rickettsiose von Bedeutung.

▪▪ Zeckenbissfieberrickettsiosen

Afrikanisches Zeckenbissfieber Der klinische Verlauf bei Zeckenbissfiebern hängt von der Pathogenität der ursäch-

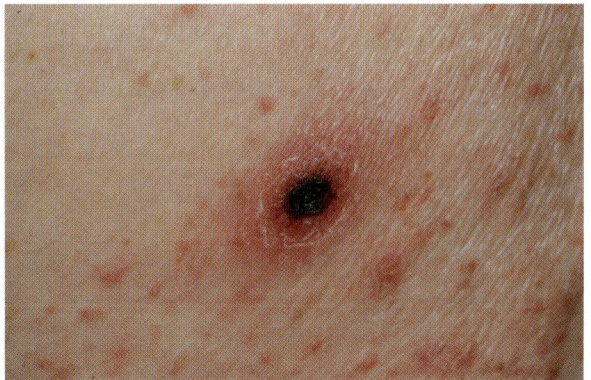

◘ Abb. 14.2 Eschar bei MSF durch *R. africae*. (© Bernhard-Nocht-Institut, Hamburg)

lichen Spezies ab. Unter den Zeckenbissfiebern ist das afrikanische Zeckenbissfieber („african tick bite fever", ATBF) die häufigste Reisedermatose mit einem meist milden Verlauf. Es tritt besonders oft nach Reisen nach Südafrika (hier v. a. Krüger-Nationalpark) auf. Es kommt zu plötzlichem Fieber, Müdigkeit, Kopfschmerzen und Myalgien. In bis zu 100 % der Fälle tritt an der Bissstelle der Zecken ein Eschar („tâche noire") auf. Regionale Lymphadenopathie, generalisierte, makulopapulöse oder papulovesikuläre Exantheme sowie gelegentlich eine aphthöse Stomatitis gehören ebenfalls zum Krankheitsbild. Risikofaktoren für ein ATBF sind männliches Geschlecht, höheres Alter und Reisezeit zwischen März und Mai. Die Infektion betrifft bei einer Erkrankungsrate von 30–100 % nicht selten die gesamte Reisegruppe. Die Rekonvaleszenz kann verzögert sein, in einigen Fällen kann es – auch bei korrekter Therapie – nach Monaten zu einer subakuten Neuropathie unterschiedlicher Ausprägung (Parästhesien, Paresen, Hörverlust) kommen.

Rocky-Mountain-Fieber Die schwerste zeckenübertragene Rickettsiose ist das von *R. rickettsii* hervorgerufene RMSF („Rocky Mountain spotted fever", Synonym: brasilianisches Zeckenbissfieber), das allerdings selten und keine typische Reiseerkrankung ist. Die Symptomatik umfasst plötzlich einsetzendes Fieber, Kopfschmerzen, Erbrechen, Übelkeit und generalisierte Myalgien. Ein Exanthem tritt 2–4 Tage nach Einsetzen des Fiebers auf: zunächst hellrote Makulae, später Makulopapeln und Petechien, vor allem an Hand- und Sprunggelenken und den Unterarmen. Im Verlauf der Erkrankung kommt es zu Lungenödem und -blutung, Hirnödem, Myokarditis, Nierenversagen, disseminierter intravasaler Gerinnung und Gangrän.

Mediterranes Zeckenbissfieber Das MSF setzt ebenfalls mit abruptem Fieber ein, danach kommt es zu grippeähnlichen Symptomen. Neben einem Eschar (◘ Abb. 14.2) an der Inokulationsstelle (53–77 %) tritt ein meist makulopapulöses, bisweilen petechiales Exanthem auf (auch auf Hand- und

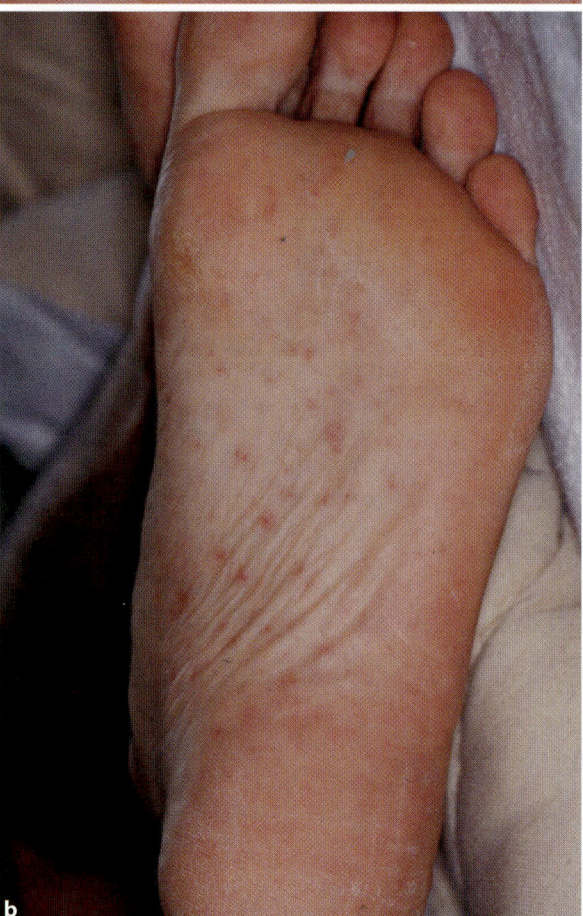

◘ Abb. 14.3 Typisches Exanthem bei MSF. (© Bernhard-Nocht-Institut, Hamburg)

Fußinnenflächen; ◘ Abb. 14.3). In seltenen Fällen kommt es zu kardialen (Myokarditis) oder neurologischen Komplikationen (Schlaganfall, Meningoenzephalitis, plötzlicher Hörverlust, Polyneuropathien). Alkoholismus ist ein wichtiger Risikofaktor für schwere Verläufe, zudem auch Glukose-6-Phosphat-Dehydrogenase-Mangel, höheres Alter und Anwendung inadäquater Antibiotika. Die Mortalität kann bis zu 13 % betragen.

Andere Rickettsiosen Andere zeckenübertragene Rickettsien können in seltenen Fällen klinische Relevanz haben. Mittlerweile sind 20 humanpathogene Spezies beschrieben. Ein Beispiele für neue, dermatologisch relevante Rickettsiosen ist das nach Zeckenbissen auftretende, mit Eschars an der Kopfhaut und meist zervikaler Lymphadenopathie assoziierte SENLAT-Syndrom („scalp eschars and neck lymph adenopathy following tick bites" durch *R. slovaca*, *R. raoultii*, früher als TIBOLA-/DEBONEL bezeichnet). Andere neue Rickettsiosen, wie zum Beispiel die Infektion mit *R. aeschlimannii*, verlaufen ähnlich wie das MSF, und man findet kutane Eschars und makulopapulöse Exantheme. Zu den Rickettsiosen, deren epidemiologische und klinische Bedeutung erst in jüngerer Zeit erkannt wurde, gehört die Infektion mit *R. felis*. Eine Vielzahl von Vektoren (u. a. Flöhe, Zecken und Milben) könnte an der Verbreitung beteiligt sein. Die Infektion wurde in afrikanischen Studien bei 3–5 % der fieberhaften Erkrankten gefunden. Sie kann bei Kindern mit fieberhafter, eruptiver kutaner Bläschenbildung einhergehen.

Fleckfieberrickettsiosen

Das epidemische Fleckfieber ist eine schwere fieberhafte Erkrankung, begleitet von starken Kopfschmerzen, Myalgien und einem zentrifugalen, makulären, später makulopapulösen und ggf. petechialen Exanthem mit palmarer Aussparung (Baxter 1996). Zerebrale Beteiligung mit Stupor oder Koma, Husten und Konjunktivitis sind häufig. Der Beginn ist abrupt nach einer Inkubationszeit von 8–16 Tagen. Die Brill-Zinsser-Erkrankung verläuft schwächer mit ähnlichen Symptomen. Die Symptome des endemischen Fleckfiebers sind ebenfalls ähnlich, meist mit abruptem Beginn mit Fieber, Kopfschmerzen und Schüttelfrost. Ein Exanthem, meist makulär, aber auch makulopapulär, morbilliform oder petechial, entwickelt sich in 60 % der Fälle.

Tsutsugamushi-Fieber

Das Tsutsugamushi-Fieber beginnt nach einer Inkubationszeit von 6–21 Tagen mit Fieber, Kopfschmerzen und unspezifischen Symptomen wie Übelkeit, Erbrechen und Myalgien. Typisch ist ein Begleithusten. Die entzündlich veränderte kutane Inokulationsstelle, der Eschar, ist neben der Anamnese (Exposition) der wichtigste klinische Hinweis auf ein Tsutsugamushi-Fieber. Je nach Endemiegebiet, also je nach Population und vorherrschendem *Orientia*-Stamm, werden in 40–90 % der Fälle Eschars gefunden; in Einzelfällen kann die Inzidenz auch niedriger liegen. Meist entsteht nach dem Milbenbiss eine Papel, später eine Vesikel und schließlich ein Ulkus, das vom schwarzkrustigen Eschar bedeckt und von einem Erythem begrenzt wird.

> Typischerweise findet man den meist 5–20 mm messenden Eschar bis zu 5 Tage vor Einsetzen des Fiebers, obwohl er oft unbemerkt bleibt.

Die Milben bevorzugen dunkle, feucht-warme Körperstellen. Meist findet der Erstkontakt an der unteren Extremität statt; aufgrund der negativen Geotaxis der Vektoren befinden sich die Bissstellen aber oft auf der oberen Körperhälfte. An Axilla oder Perineum findet man oft purulente Ulzera anstelle der sonst typischen nekrotischen Eschars, was zu Fehldiagnosen führen kann. Der Eschar wird oft von einer regionalen Lymphadenopathie begleitet und tritt in ca. 80 % der Fälle an der Vorderseite des Körpers auf. Durch anliegende Haut oder Kleidung bedingte Druckstellen sind Prädilektionsstellen für die Escharentstehung, was die häufigere Inzidenz auf dem Rücken weiblicher Patienten erklären könnte. Besonders untersucht werden sollten daher Haufalten, die Brust, die Region 30 cm unterhalb des Bauchnabels sowie die untere Extremität.

> Etwa 3–8 Tage nach Beginn der Fieberperiode kann ein makulopapulöses, stammbetontes, zentrifugales Exanthem auftreten, das Fuß- und Handinnenflächen ausspart. Es hält meist nur 4–5 Tage an. Die Inzidenz bei Kaukasiern ist höher als bei Asiaten.

Bei selbstlimitierendem Verlauf dauert das Fieber 2–3 Wochen. Wenn es zu Komplikationen kommt, treten diese meist in der zweiten Krankheitswoche auf; hierzu gehören vor allem pulmonale Manifestationen (Pneumonitis, Pneumonie, „acute respiratory distress syndrome" [ARDS]), weiterhin Meningoenzephalitis, akutes Nierenversagen, Hepatitis und Myokarditis. Unbehandelt verläuft die Infektion in bis zu 35 % der Fälle tödlich, je nach beteiligtem Erregerstamm.

Diagnostik

Der direkte Nachweis von Rickettsien ist mit bakteriologischen Standardmethoden nicht möglich. Molekularbiologische Methoden erlauben den Erregernachweis bei Rickettsiosen mit Eschar aus Randbiopsie oder sorgfältig gewonnenem Abstrich. ◻ Tab. 14.2 beschreibt die typischen dermatohistologischen Befunde des Eschars.

Bei Rickettsien der Zeckenbissfiebergruppe ist in der Regel eine Sequenzierung zum Nachweis auf Speziesebene erforderlich. Die PCR bleibt auch nach Therapiebeginn weitere 1–2 Wochen positiv (80–90 %). Im Gegensatz zu vielen Zeckenbissfieberrickettsien ist *Orientia* mittels qPCR auch gut im EDTA-Blut nachweisbar.

Goldstandard ist die serologische Diagnostik mittels indirektem Immunfluoreszenztest (IFT) für IgG und IgM. Eine definitive Diagnose erfordert den Nachweis von IgM oder einen IgG-Titeranstieg in 2 im Abstand von mindestens 14 Tagen abgenommenen Seren. Bei Reiserück-

Tab. 14.2 Dermatohistologie des Eschars bei verschiedenen Rickettsiosen

	ATBF	MSF	Tsutsugamushi-Fieber
Epidermis	Scharf begrenztes Ulkus/epidermale Nekrose	Scharf begrenztes Ulkus/epidermale Nekrose	Scharf begrenztes Ulkus/epidermale Nekrose
Dermis	Leukozytoklastische Vaskulitis/Perivaskulitis; endotheliale Schwellung, fibrinoide Nekrosen, Thrombosen	Leukozytoklastische Vaskulitis	Perivaskulitis, leukozytoklastische Vaskulitis
Vorherrschender Zelltyp im Entzündungsinfiltrat (immunhistologischer Marker)	Neutrophile (CD15)	Makrophagen (CD68) T-Zellen (CD3) B-Zellen (CD20)	Dendritische Zellen/Langerhans-Zellen (CD209, MHCII, CD1a) Makrophagen (CD68/CD14) T-Zellen (CD3) CD30-positive Zellen
Lokale Replikation der Bakterien	R. africae: (+)	R. conorii (+++)	O. tsutsugamushi (+++)

kehrern, die nicht aus Endemiegebieten stammen, ist in der Regel der einmalige Nachweis von Antikörpern ausreichend. Schnelltests sind in Endemiegebieten verfügbar für *R. typhi* und *Orientia tsutsugamushi*.

Aufgrund der starken Kreuzreaktivität innerhalb der SFG kann mit dem IFT nicht zwischen den mehr als 20 Spezies in dieser Gruppe unterschieden werden. Die Kreuzreaktivität zwischen SFG und Fleckfieberrickettsien ist gering. Bei *Orientia* sind viele Serotypen bekannt, sodass der IFT nicht immer eine heterologe Infektion anzeigt. Es gibt keine Kreuzreaktivität mit anderen Rickettsien.

- **Therapie**

In der Praxis wird bei passender Anamnese und Klinik eine kalkulierte Therapie begonnen, bevor die definitive Diagnose labordiagnostisch gesichert werden kann. Die Therapie der Wahl (Phimda et al. 2007) ist Doxycyclin (200 mg Erstdosis, dann 2-mal täglich 100 mg für 7 Tage bzw. bis 3 Tage nach Sistieren der Symptome). Makrolide können alternativ eingesetzt werden (z. B. bei Schwangeren), zum Beispiel Azithromycin (1 g Erstdosis, dann 2-mal täglich 500 mg für weitere 2 Tage).

> **Tip**
>
> Vorsicht ist geboten beim Einsatz von Chinolonen (v. a. Ciprofloxacin) in der kalkulierten Therapie undifferenzierter Fieber nach Auslandsaufenthalt: Sie wirken aufgrund einer genetischen Resistenz nicht gegen *Orientia tsutsugamushi*. Zudem wurde ein erhöhtes Risiko für schwerere Verläufe bei MSF beobachtet.

Alle Substanzen sind lediglich bakteriostatisch. Für *O. tsutsugamushi* sind subklinische Persistenzen nach antibiotischer Therapie beschrieben worden; ob eine antibiotische Therapie die Brill-Zinsser-Rekrudeszenzen bei *R. prowazekii* verhindern kann, ist nicht geklärt.

Literatur

Verwendete Literatur

Baxter JD (1996) The typhus group. Clin Dermatol 14(3):271–278
Parola P, Paddock CD, Socolovschi C, Labruna MB, Mediannikov O, Kernif T et al (2013) Update on tick-borne rickettsioses around the world: a geographic approach. Clin Microbiol Rev 26(4):657–702
Phimda K, Hoontrakul S, Suttinont C, Chareonwat S, Losuwanaluk K, Chueasuwanchai S, Chierakul W, Suwancharoen D, Silpasakorn S, Saisongkorh W, Peacock SJ, Day NP, Suputtamongkol Y (2007) Doxycycline versus azithromycin for treatment of leptospirosis and scrub typhus. Antimicrob Agents Chemother 51(9):3259–3263

Weiterführende Literatur

Bechah Y, Capo C, Mege JL, Raoult D (2008) Epidemic typhus. Lancet Inf Dis 8(7):417–426
Kim DM, Won KJ, Park CY, Yu KD, Kim HS, Yang TY et al (2007) Distribution of eschars on the body of scrub typhus patients: a prospective study. Am J Trop Med Hyg 76(5):806–809

Anaplasmose und Ehrlichiose

Friederike von Loewenich

Die Mitglieder der Familie der Anaplasmataceae mit humanmedizinischer Relevanz gehören zu den Genera *Anaplasma*, *Ehrlichia*, *Neorickettsia* und *Neoehrlichia*. Es handelt sich um obligat intrazelluläre, gramnegative Bakterien, die sich in Vakuolen ihrer Wirtszellen vermehren (Dumler et al. 2001). Die beiden wichtigsten Vertreter sind *Anaplasma phagocytophilum*, der Erreger der humanen granulozytären Anaplasmose (HGA) und *Ehrlichia chaffeensis*, der Erreger der humanen monozytären Ehrlichiose (HME). Eine der HME vergleichbare Erkrankung durch *E. ewingii* wird selten bei immunsupprimierten Patienten beobachtet (Ismail et al. 2010). *Neorickettsia sennetsu* ruft ein der infektiösen Mononukleose ähnliches Krankheitsbild hervor, das bisher nur in Südostasien beobachtet wurde (Newton et al. 2009). *Candidatus* Neoehrlichia mikurensis wurde kürzlich bei immunsupprimierten Patienten als Erreger eines fieberhaften Krankheitsbildes mit thromboembolischen Komplikationen erkannt (Grankvist et al. 2014).

- **Pathogenese**
- - **Humane granulozytäre Anaplasmose**

Der Erreger der HGA, *A. phagocytophilum,* wird durch Zeckenstich auf den Menschen übertragen. Die wichtigsten Vektoren sind *Ixodes ricinus* in Europa, *I. scapularis* und *I. pacificus* in Nordamerika sowie *I. persulcatus* in Osteuropa und Ostasien (Ismail et al. 2010). Im menschlichen Wirt befällt *A. phagocytophilum* als Hauptwirtszellen neutrophile Granulozyten und ruft ein akut fieberhaftes Krankheitsbild hervor.

Alternative Übertragungswege für *A. phagocytophilum* sind jedoch ebenfalls beschrieben worden. Es existieren inzwischen mehrere Berichte über perinatale sowie transfusionsassoziierte Infektionen (Thomas et al. 2009). Die ursprünglich in China beobachtete Mensch-zu-Mensch-Übertragung von *A. phagocytophilum* (Zhang et al. 2008) hat sich nicht bestätigt. Tatsächlich handelte es sich um Infektionen mit einem neuartigen Bunya-Virus (Xu et al. 2011; Yu et al. 2011).

- - **Humane monozytäre Ehrlichiose**

Der Erreger der HME, *E. chaffeensis,* wird ebenfalls durch Zeckenstich auf den Menschen übertragen. Der wichtigste Vektor ist die Zeckenart *Amblyomma americanum* (Ismail et al. 2010). Im Menschen vermehrt sich *E. chaffeensis* in den Monozyten bzw. Makrophagen und ruft ein der HGA ähnliches Krankheitsbild hervor, das allerdings häufig schwerer verläuft.

- **Häufigkeit und Vorkommen**
- - **Humane granulozytäre Anaplasmose**

Die HGA wurde 1994 erstmalig in den USA beschrieben. Seitdem wurden in Nordamerika zunehmende Erkrankungszahlen beobachtet. Für 2011 wurden den Centers for Disease Control and Prevention 2575 Fälle gemeldet, was einer Inzidenz von 0,88 Fällen pro 100.000 Einwohnern entspricht (CDC 2013). Das Hauptverbreitungsgebiet in den USA umfasst die nordöstlichen Bundesstaaten sowie den nördlichen Mittleren Westen. Der erste HGA-Fall in Europa wurde 1997 berichtet. Im Gegensatz zu den USA wird die Erkrankung in Europa jedoch deutlich seltener diagnostiziert (Blanco und Oteo 2002; Strle 2004). Aufgrund der fehlenden Meldepflicht existieren keine Inzidenzdaten. Kürzlich wurden HGA-Erkrankungen auch aus Asien, hauptsächlich aus China, berichtet (Xu et al. 2011; Zhang et al. 2013). Verlässliche Angaben zur Häufigkeit sind noch nicht verfügbar.

> Verbreitungsgebiete der HGA sind Nordamerika, Europa und Asien.

- - **Humane monozytäre Ehrlichiose**

Die HME wurde 1986 erstmals in den USA beschrieben. Seit Einführung der Meldepflicht wurden auch für die HME steigende Erkrankungszahlen beobachtet. Im Jahr 2011 wurden 850 Fälle registriert, was einer Inzidenz von 0,29 Fällen pro 100.000 Einwohnern entspricht (CDC 2013). Das Hauptverbreitungsgebiet in den USA sind die südöstlichen und die zentralen südlichen Bundesstaaten. Gesicherte HME Erkrankungsfälle wurden außerhalb von Nordamerika bisher nicht beobachtet.

> Verbreitungsgebiet der HME ist Nordamerika.

- **Klinik**
- - **Humane granulozytäre Anaplasmose**

Die Inkubationszeit der HGA beträgt zwischen 7 und 11 Tagen nach Zeckenstich (Dumler und Walker 2001). Zu den typischen Symptomen gehören Fieber, Schüttelfrost, Kopf- und Muskelschmerzen. Weniger häufig treten gastrointestinale und respiratorische Symptome sowie Arthralgien auf (Dumler et al. 2007). Hautmanifestationen sind im Gegensatz zur HME selten.

Die Laborveränderungen sind unspezifisch. Am häufigsten werden eine Leukopenie, Thrombozytopenie und erhöhte Transaminasen gefunden (Ismail et al. 2010). Der klinische Verlauf ist in der Regel gutartig, es wurden aber auch schwere Verläufe mit Entwicklung eines „acute respiratory distress syndrome" (ARDS) beschrieben (Ismail et al. 2010). Die Letalität ist niedrig und wird mit 0,6 % angegeben (Dumler 2012). Persistierende Infektionen und chronische Folgeerkrankungen treten nicht auf.

- - **Humane monozytäre Ehrlichiose**

Die Inkubationszeit der HME beträgt zwischen 7 und 10 Tagen nach Zeckenstich (Dumler und Walker 2001). Die klinischen Symptome wie Fieber, Kopf-, Muskel- und

Gelenkschmerzen ähneln denen der HGA, der Verlauf ist jedoch häufig schwerer (Ismail et al. 2010).

> Hautmanifestationen in Form von makulopapulären Exanthemen und Petechien treten bei bis zu 60 % der pädiatrischen Patienten, jedoch bei weniger als 30 % der erwachsenen Patienten auf. Das Gesicht ist typischerweise ausgespart (Ismail et al. 2010).

Die Laborveränderungen (Leukopenie, Thrombozytopenie und erhöhte Transaminasen) entsprechen denen der HGA. Schwerwiegende Komplikationen der HME bestehen in der Entwicklung eines ARDS sowie einer Meningoenzephalitis. Die Letalität beträgt 2–3 % (Ismail et al. 2010). Persistierende Infektionen und chronische Folgeerkrankungen treten nicht auf.

Differenzialdiagnose
Die häufigsten Differenzialdiagnosen stellen verschiedenste virale Infektionen dar. Bei einem Zeckenstich in der Anamnese kommen andere durch Zecken übertragene Erkrankungen wie die Borreliose oder Babesiose in Betracht, bei entsprechender Auslandsreise in der Vorgeschichte auch verschiedene Rickettsiosen, insbesondere das „Rocky Mountain spotted fever" (Felsengebirgsfieber).

Diagnostik
Humane granulozytäre Anaplasmose
Es stehen im Prinzip 4 verschiedene Methoden zur Diagnose der HGA zur Verfügung.

> **Diagnostik der HGA**
> - Mikroskopischer Direktnachweis (EDTA-Blut)
> - DNA-Nachweis (EDTA-Blut)
> - Serologie (Serum)
> - Kultur (EDTA-Blut)

Der mikroskopische Direktnachweis im Giemsa-gefärbten Blutausstrich ist wenig sensitiv und erfordert einen geübten Untersucher. Es stellen sich basophile intrazytoplasmatische Einschlüsse, sog. Morulae, in den neutrophilen Granulozyten dar (◘ Abb. 15.1). In der Mehrzahl der Fälle sind weniger als 1 % der Neutrophilen infiziert (Aguero-Rosenfeld 2002).

Die Methode der Wahl zur Diagnose der HGA ist der Nachweis der Erreger-DNA im EDTA-Blut mittels PCR. Da die Nachweisbarkeit von *A. phagocytophilum* im Blut jenseits der ersten Krankheitswoche und nach Therapie sehr schnell abnimmt, muss das EDTA-Blut sobald wie möglich in der akuten Krankheitsphase abgenommen werden (Thomas et al. 2009).

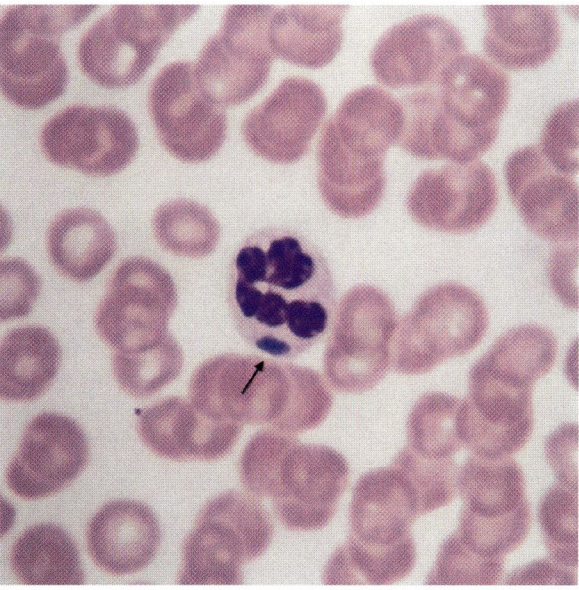

◘ **Abb. 15.1** Morulae (Pfeil) in einem neutrophilen Granulozyten in einem Giemsa-gefärbten Blutausstrich (Vergrößerung 10 × 100)

Der IgG-Antikörper-Nachweis mittels indirekter Immunfluoreszenz eignet sich nur zur retrospektiven Bestätigung der Diagnose. IgG-Antikörper gegen *A. phagocytophilum* sind etwa ab dem elften Tag nach Krankheitsbeginn nachweisbar (Aguero-Rosenfeld 2002). Untersucht werden müssen ein Ausgangsserum und ein etwa 4 Wochen später entnommenes Rekonvaleszenzserum. Ein mindestens 4-facher Titeranstieg bestätigt die Diagnose. Da Durchseuchungstiter sowohl in Nordamerika als auch in Europa bei gesunden Personen nachweisbar sind, hat ein einzelner Titernachweis keine Aussagekraft.

Für die kulturelle Anzucht, die nur in Speziallaboratorien möglich ist, werden am häufigsten HL60-Zellen eingesetzt.

Humane monozytäre Ehrlichiose
Im Prinzip stehen dieselben 4 Diagnosemethoden zur Verfügung wie für die HGA: Mikroskopischer Direktnachweis (EDTA-Blut), DNA-Nachweis (EDTA-Blut), Serologie (Serum) und Kultur (EDTA-Blut). Der mikroskopische Direktnachweis im Giemsa-gefärbten Blutausstrich ist wenig sensitiv und erfordert einen geübten Untersucher. Es stellen sich basophile intrazytoplasmatische Einschlüsse (Morulae), hauptsächlich in den Monozyten, dar (◘ Abb. 15.2). Nur bei etwa 3 % der Patienten sind Morulae mikroskopisch nachweisbar (Ismail et al. 2010).

Die Methode der Wahl zur Diagnose der HME ist der Nachweis der Erreger-DNA im EDTA-Blut mittels PCR. Das Blut muss vor Beginn einer antibiotischen Therapie abgenommen werden. Die Sensitivität des Erregernach-

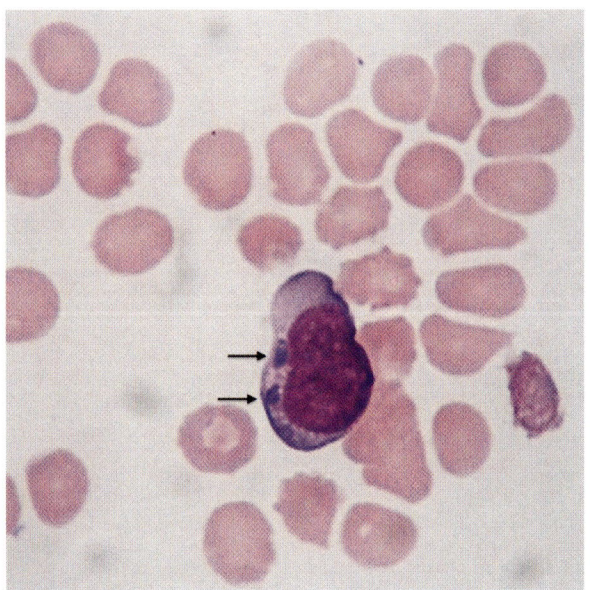

Abb. 15.2 Morulae (Pfeile) in einem Monozyten in einem Giemsa-gefärbten Blutausstrich (Vergrößerung 10×100)

weises ist in der ersten Krankheitswoche am höchsten (Thomas et al. 2009).

Der IgG-Antikörper-Nachweis mittels indirekter Immunfluoreszenz eignet sich nur zur retrospektiven Bestätigung der Diagnose. Untersucht werden müssen ein Ausgangsserum und ein etwa 4 Wochen später entnommenes Rekonvaleszenzserum. Ein mindestens 4-facher Titeranstieg bestätigt die Diagnose. In den USA kommen Seroprävalenzraten von bis zu 12 % der Bevölkerung vor (Thomas et al. 2009), sodass hier ein einzelner Titernachweis keine Aussagekraft hat. Antikörpernachweise bei Personen, die nicht aus dem Endemiegebiet stammen oder keine entsprechende Reiseanamnese aufweisen, sind sehr wahrscheinlich auf serologische Kreuzreaktionen zurückzuführen, die bei den Mitgliedern der Familie der Anaplasmataceae häufig sind (Ismail et al. 2010).

Die kulturelle Anzucht von *E. chaffeensis* in DH82-Zellen ist möglich, gelingt jedoch deutlich seltener als die von *A. phagocytophilum*.

- **Therapie**

Das Mittel der Wahl zur Therapie der HGA und HME stellt Doxycyclin (Erwachsene: 2-mal 100 mg/Tag) für 7–14 Tage dar. Mangels Alternativen wird auch bei Kindern unter 8 Jahren Doxycyclin empfohlen (Thomas et al. 2009). Bei Schwangeren kann Rifampicin eingesetzt werden. Die Erfahrungen sind hier allerdings begrenzt.

Literatur

Aguero-Rosenfeld ME (2002) Diagnosis of human granulocytic ehrlichiosis: state of the art. Vector Borne Zoonotic Dis 2:233–239

Blanco JR, Oteo JA (2002) Human granulocytic ehrlichiosis in Europe. Clin Microbiol Infect 8:763–772

CDC (2013) Summary of notifiable diseases – United States, 2011. MMWR 60:1–117

Dumler JS (2012) The biological basis of severe outcomes in *Anaplasma phagocytophilum* infection. FEMS Immunol Med Microbiol 64:13–20

Dumler JS, Walker DH (2001) Tick-borne ehrlichioses. Lancet Infect Dis 1(1):21–28

Dumler JS, Barbet AF, Bekker CPJ et al (2001) Reorganization of genera in the families Rickettsiaceae and Anaplasmataceae in the order Rickettsiales: unification of some species of *Ehrlichia* with *Anaplasma*, *Cowdria* with *Ehrlichia* and *Ehrlichia* with *Neorickettsia*, descriptions of six new species combinations and designation of *Ehrlichia equi* and 'HGE agent' as subjective synonyms of Ehrlichia phagocytophila. Int J Syst Evol Microbiol 51:2145–2165

Dumler JS, Madigan JE, Pusterla N et al (2007) Ehrlichioses in humans: epidemiology, clinical presentation, diagnosis, and treatment. Clin Infect Dis 45:45–51

Grankvist A, Andersson P-O, Mattsson M et al (2014) Infections with the tick-borne bacterium "*Candidatus* Neoehrlichia mikurensis" mimic noninfectious conditions in patients with B cell malignancies or autoimmune diseases. Clin Infect Dis 58(12):1716–1722

Ismail N, Bloch KC, McBride JW (2010) Human ehrlichiosis and anaplasmosis. Clin Lab Med 30:261–292

Newton PN, Rolain J-M, Rasachak B et al (2009) Sennetsu neorickettsiosis: a probable fish-borne cause of fever rediscovered in Laos. Am J Trop Med Hyg 81:190–194

Strle F (2004) Human granulocytic ehrlichiosis in Europe. Int J Med Microbiol 293(Suppl. 37):27–35

Thomas RJ, Dumler JS, Carlyon JA (2009) Current management of human granulocytic anaplasmosis, human monocytic ehrlichiosis and *Ehrlichia ewingii* ehrlichiosis. Expert Rev Anti Infect Ther 7:709–722

Xu B, Liu L, Hunang X et al (2011) Metagenomic analysis of fever, thrombocytopenia and leukopenia syndrome (FTLS) in Henan Province, China: discovery of a new bunyavirus. PLoS Pathog 7:e1002369

Yu X-J, Liang M-F, Zhang S-Y et al (2011) Fever with thrombocytopenia associated with a novel bunyavirus in China. N Engl J Med 364:1523–1532

Zhang L, Liu Y, Ni D et al (2008) Nosocomial transmission of human granulocytic anaplasmosis in China. JAMA 300:2263–2270

Zhang L, Wang G, Liu Q et al (2013) Molecular analysis of *Anaplasma phagocytophilum* isolated from patients with febrile diseases of unknown origin. PLoS One 8:e57155

Lyme-Borreliose

Volker Fingerle, Andreas Sing, Heidelore Hofmann

Pathogenese

Die Lyme-Borreliose wird durch wenigstens 5 dem Komplex *Borrelia burgdorferi* sensu lato zugehörigen Spezies verursacht: *B. burgdorferi* sensu stricto, *B. afzelii*, *B. garinii*, *B. bavariensis* und *B. spielmanii*. Dabei scheint ein Organotropismus zu bestehen: *B. afzelii* befällt bevorzugt die Haut, *B. burgdorferi* bevorzugt Gelenke und *B. bavariensis* bevorzugt das Nervensystem. Während der Blutmahlzeit erfahren sowohl die Zecken als auch die Borrelien komplexe Anpassungsvorgänge, von der Auswanderung der Erreger aus dem Mitteldarm der Zecken über die Invasion der Speicheldrüsen und bis zur Infektion des Wirtes über den unter anderem mit immunsuppressiven und gerinnungshemmenden Substanzen angereicherten Speichel. Deshalb dauert es zumindest mehrere Stunden, bis nach Beginn des Zeckenstichs eine Erregerübertragung stattfinden kann.

In der Haut angekommen sind die Borrelien durch Bestandteile des Zeckenspeichels geschützt und können sich mithilfe von Substanzen aus dem Zeckenspeichel bzw. des Wirts dem Immunsystem entziehen und sich ausbreiten. So können sie sich durch Bindung von Regulatoren des Komplementsystems der komplementvermittelten Lyse entziehen oder durch Bindung von Plasminogen Bindegewebebestandteile abbauen und sich lokal ausbreiten, sichtbar als typische zentrifugale Expansion eines Erythema migrans. Bereits in den ersten Tagen der Infektion kann es auch zur hämatogenen Dissemination der Erreger in verschiedene Organe kommen. Die klinischen Symptome der Lyme-Borreliose sind also zunächst Ausdruck einer direkten Infektion des betreffenden Organs und, da bislang keine Toxine bei *B. burgdorferi* nachgewiesen wurden, insbesondere der dadurch induzierten Immunreaktion.

Qualität und Quantität der Abwehrreaktion sind dabei wohl wesentlich von der genetischen Prädisposition des Wirtes, aber auch von der infizierenden Borrelia-Spezies abhängig. Durch die Interaktion des angeborenen Immunsystems mit Oberflächenproteinen („outer surface protein", Osp) der Borrelien wird unter anderem das Komplementsystem aktiviert, Entzündungsmediatoren und -regulatoren werden ausgeschüttet und Abwehrzellen wie Makrophagen aktiviert. Werden die Borrelien dadurch nicht abgetötet, wird das spezifische Abwehrsystem involviert, und es kommt über eine T-Helferzellen- und B-Zell-Aktivierung insbesondere zur Produktion borrelienspezifischer Antikörper.

Häufigkeit und Vorkommen

Die Lyme-Borreliose findet sich zwischen dem 40. und 60. Grad nördlicher Breite gürtelförmig um den Globus überall dort, wo es entsprechende Vektoren gibt: Schildzecken aus dem *Ixodes-ricinus/I.-persulcatus*-Komplex. Zu Infektionen kommt es überwiegend von Ende April bis Ende September, parallel zur Hauptaktivität der Zeckennymphen als wichtigster Überträger von *B. burgdorferi* sensu lato. Die Rate infizierter Zecken variiert stadienabhängig und auch gebietsbezogen erheblich, in Europa liegt sie zwischen 10 und mehr als 30 %. Dabei sind etwa 1 % der Larven, 10 % der Nymphen und 20 % der adulten Zecken mit Borrelien infiziert (Rauter und Hartung 2005).

Angaben zur Häufigkeit der Lyme-Borreliose sind bei unterschiedlichsten Erfassungssystemen nur grob orientierend: Zum Beispiel wird für Deutschland basierend auf Abrechnungsdaten einer Krankenkasse mit etwa 215.000 Neuerkrankungen pro Jahr gerechnet, ausgehend von einer prospektiven, populationsbasierten Studie den Raum Würzburg betreffend mit 60.000–100.000 Neuerkrankungen und mit 30.000–35.000 Neuerkrankungen, wenn man die länderspezifischen Meldedaten aus den neuen Bundesländern und Berlin zugrunde legt (Muller et al. 2012; Huppertz et al. 1999). Für Europa schwanken die Angaben zur Inzidenz zwischen nahe 0 (z. B. Südspanien) und mehr als 300 Fällen (Slowenien) pro 100.000 Einwohner und Jahr. Bei etwa 25.000 gemeldeten Fällen pro Jahr finden sich in den USA Jahresinzidenzen von 0 bis mehr als 100 Fällen pro 100.000 Einwohner, mit Schwerpunkten im Nordosten und mittleren Westen. Zuverlässige Daten aus Asien existieren nicht.

> **In Europa findet sich mit etwa 80–90 % als häufigste Erkrankungsform das Erythema migrans, gefolgt von früher Neuroborreliose und Lyme-Arthritis. In den USA fand sich bei den 2001 bis 2010 gemeldeten Fällen ein Erythema migrans in 70 %, eine Lyme-Arthritis in 30 % und eine frühe Neuroborreliose in 13 % der Fälle.**

Klinik

Die Multisystemerkrankung Lyme-Borreliose manifestiert sich am häufigsten an Haut, Nervensystem und Gelenken (Tab. 16.1). Sie kann in frühe Formen – lokalisierte und disseminierte – und in späte (chronische) Formen unterteilt werden (Stanek et al. 2011). Die Lyme-Borreliose kann mit jeder Manifestation beginnen.

Erythema migrans

Das Tage bis Wochen nach dem Zeckenstich auftretende Erythema migrans (Wanderröte) charakterisiert das frühe lokalisierte Stadium. Es kann an praktisch jeder Körperstelle auftreten, wobei sich nach einer Latenz von wenigstens 2 Tagen um die Einstichstelle der Zecke eine randbetonte, schmerzlose Rötung entwickelt, die im weiteren Verlauf zentrifugal im Hautniveau auf ≥ 5 cm expandiert und dabei zentral abblassen kann (Abb. 16.1). Ein sehr blasses oder auch bereits wieder abblassendes Erythema migrans kann durch physikalische Reize wie Sonnenbe-

Tab. 16.1 Klinische Manifestationen der Lyme-Borreliose und Empfehlungen zum diagnostischen Prozedere. (Adaptiert nach Krause und Fingerle 2009)

Organsystem	Manifestation	Kommentar	Antikörpernachweis	Punktat/Biopsie für PCR und Kultur
Frühe Phase				
Allgemeinsymptome	Krankheitsgefühl, Kopfschmerzen, subfebrile Temperaturen, Lymphadenitis	Keine respiratorischen oder gastrointestinalen Symptome	Unklar	Nicht möglich
Haut	Erythema migrans, Erythemata migrantia als Ausdruck der Dissemination	Zentrifugal um den Zeckenstich sich ausbreitendes Erythem, zentrale Abblassung typisch, fehlt oft; häufig noch seronegativ; bei hämatogener Disseminierung multiple Erythemata migrantia möglich	Erythema migrans: nur bei unklaren Fällen; ggf. sofort (Nullwert) und Kontrolle [a] Sensitivität: 20 bis > 50 %, innerhalb der ersten Wochen ansteigend! Obligat bei multiplen Erythemen Sensitivität: 95–100 %	Nur wenn atypisch: Biopsie aus verdächtigem Hautareal Sensitivität: 50–70 % mit Kultur und PCR
	Borrelienlymphozytom	Selten; bläulich rote Knoten oder Plaques, v. a. bei Kindern an Ohrläppchen oder Skrotum, bei Erwachsenen bevorzugt (Peri-) Mamillarregion	Obligat, ggf. Verlaufskontrolle [a] Sensitivität: 95–100 %	Ggf. Biopsie aus verdächtigem Hautareal; auch für Histologie (B-und T-lymphozytäre Infiltrate) Sensitivität: unklar
Nervensystem	Frühe Neuroborreliose: Meningopolyneuritis (Bannwarth-Syndrom), Meningitis, selten Myelitis, Enzephalitis	Radikuläre Schmerzen, v. a. nachts (fluktuierend, bohrend, brennend), Hirnnervenparesen (v. a. Fazialisparese), meningitische Symptomatik, v. a. bei Kindern	Obligat; Liquor-Serum-Paar vom selben Tag; Nachweis der Antikörperbildung im Liquor in Kombination mit Entzündungszeichen des Liquors; ggf. Verlaufskontrolle [a] Sensitivität: 70 bis nahezu 100 %	Liquor/Kultur und PCR Sensitivität: 10–30 % ggf. Nachweis des CXCL13 [b] aus Liquor Sensitivität und Spezifität nach aktueller Studienlage > 95 %
Herz	Myokarditis	Selten, typisch AV-Block wechselnden Grades, i. d. R. restitutio ad integrum	Obligat, ggf. Verlaufskontrolle [a] Sensitivität: unklar	Vereinzelt Erregernachweis Sensitivität: unklar
Bewegungsapparat	Passagere Arthralgien, Myalgien	Selten flüchtige Arthritis	Obligat, ggf. Verlaufskontrolle [a] Sensitivität: unklar	Unklar
Andere	Konjunktivitis, Uveitis anterior und posterior	Selten	Obligat, ggf. Verlaufskontrolle [a] Sensitivität: unklar	Vereinzelt Erregernachweis Sensitivität: unklar
	Hepatosplenomegalie, Hepatitis, Splenomegalie	Praktisch keine klinische Relevanz		Unklar
Späte Phase				
Allgemeinsymptome	Wie akute Phase	Meist weniger ausgeprägt		

[a] Mit der Fragestellung nach signifikanter Titeränderung bzw. Serokonversion
[b] B-Zellen anlockendes Chemokin, das bei früher Neuroborreliose hohe Konzentrationen im Liquor erreicht
ACA Acrodermatitis chronica atrophicans

Tab. 16.1 (Fortsetzung) Klinische Manifestationen der Lyme-Borreliose und Empfehlungen zum diagnostischen Prozedere. (Adaptiert nach Krause und Fingerle 2009)

Organsystem	Manifestation	Kommentar	Antikörpernachweis	Punktat/Biopsie für PCR und Kultur
Haut	Acrodermatitis chronica atrophicans	Initial ödematös-infiltrative Schwellung; allmähliche livide Verfärbung, später Hautatrophie mit perivaskulären plasmazellreichen Entzündungsinfiltraten; Ulnarstreifen, juxtaartikulär derbe fibroide Knoten, in ca. 50 % der Fälle Polyneuropathie im Bereich befallener Haut	Obligat; hohe IgG-Werte und breites Bandenspektrum im IgG-Blot Sensitivität: > 95–100 %	Ggf. Biopsie aus betroffenem Hautareal, PCR Sensitivität: 50–70 % Bei klinisch atypischer ACA Biopsie für Histologie
Nervensystem	Späte Neuroborreliose (Dauer ≥ 6 Monate): Meningitis, Myelitis, Enzephalitis, Enzephalomyelitis, periphere Neuropathie	Sehr selten, chronischer Verlauf; meist Myelitis mit Spastik und Ataxie; Zeichen der chronischen Enzephalomyelitis; Enzephalopathie mit kognitiven Störungen v. a. in den USA; periphere Polyneuropathie in Europa nur bei ACA, keine isolierte Polyneuropathie	Obligat; Liquor-Serum-Paar vom selben Tag; Nachweis der intrathekalen IgG-Bildung und Zeichen der chronischen Entzündung im Liquor, inkl. oligoklonalen Banden	PCR und Anzucht aus Liquor selten positiv
Herz	Dilatative Kardiomyopathie?	Fraglich, möglicherweise Einzelfälle	Unklar	Unklar
Bewegungsapparat	Arthritis, Bursitis, Enthesitis, Myositis	Zunächst intermittierende, später evtl. persistierende Arthritis, bevorzugt Kniegelenke, kein Achsenskelettbefall; Myositis selten	Obligat; hohe IgG-Werte und breites Bandenspektrum im IgG-Blot Sensitivität: > 95–100 %	PCR-Sensitivität: 50–70 %; Kultur typischerweise negativ klinische Chemie: granulozytäre Pleozytose

[a] Mit der Fragestellung nach signifikanter Titeränderung bzw. Serokonversion
[b] B-Zellen anlockendes Chemokin, das bei früher Neuroborreliose hohe Konzentrationen im Liquor erreicht
ACA Acrodermatitis chronica atrophicans

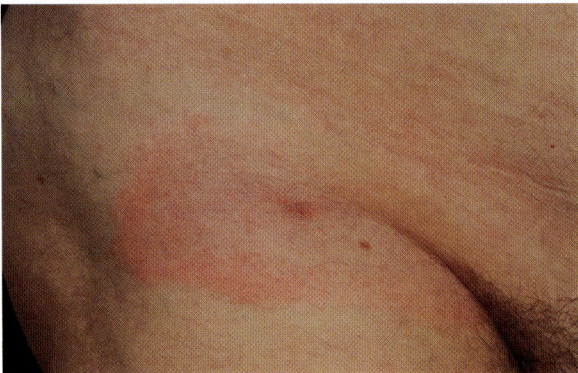

Abb. 16.1 Erythema migrans an der rechten Hüfte

strahlung oder heißes Duschen wieder gut sichtbar werden. Neben dieser klassischen Form wurden auch homogen gerötete, fleckige, nicht wandernde, infiltrierte, erysipelartige, zentral papulöse und selbst vesikulöse Formen beschrieben.

Begleitend können unspezifische Allgemeinsymptome wie Abgeschlagenheit, Kopfschmerzen oder leichtes Fieber auftreten (Stanek et al. 2011; Hofmann et al. 2009). Multiple Erythemata migrantia an der Haut können im frühen Stadium als scharf begrenzte, oväläre, symptomlose Erytheme auftreten. Bei Kindern können symmetrische Erytheme auf den Wangen beobachtet werden, ähnlich wie bei den differenzialdiagnostisch abzugrenzenden Ringelröteln.

Borrelienlymphozytom

Das häufiger bei Kindern auftretende Borrelienlymphozytom (Lymphadenosis cutis benigna) zeigt sich als meist solitärer, schmerzloser, rötlich blau verfärbter, prallelastischer Knoten oder Plaque (Abb. 16.2). Bevorzugt findet sich das Lymphozytom am Ohrläppchen oder an der Ohrhelix, den Mamillen oder dem Skrotum. Es kann auch im Ausbreitungsbereich eines Erythema migrans auftreten. Selten wurden auch multiple Lymphozytome beobachtet

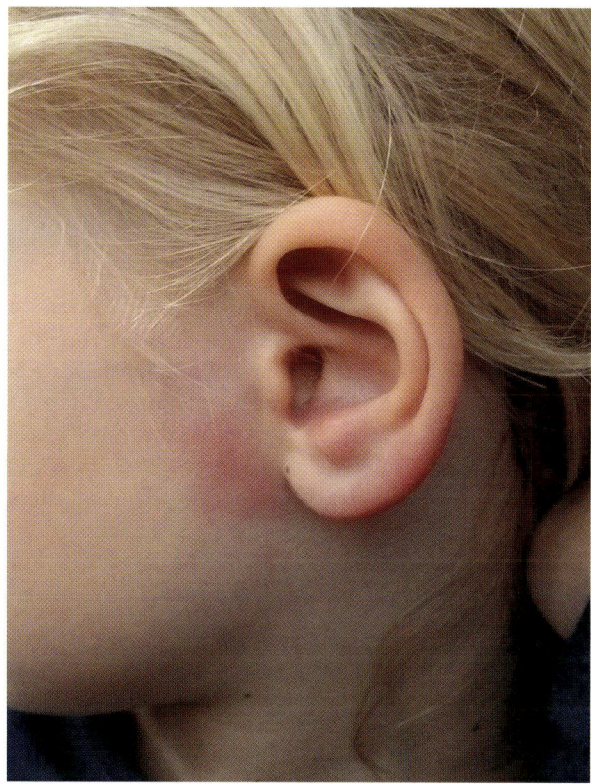

Abb. 16.2 Lymphozytom am linken Ohr

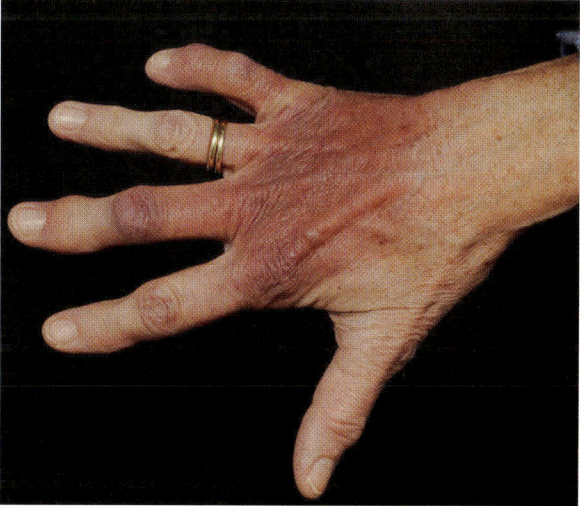

Abb. 16.3 Acrodermatitis chronica atrophicans der rechten Hand

Häufig finden sich Arthralgien und Myalgien und auch eine Koinzidenz von ACA und Lyme-Arthritis. Periphere Polyneuropathien können sich in Assoziation mit einer ACA bei ca. 50 % der Patienten ausbilden, isoliert treten diese bei europäischen Patienten, wenn überhaupt, sehr selten auf (Mygland et al. 2006). Weitere Krankheitsmanifestationen sind in ◘ Tab. 16.1 angeführt.

> **Tip**
>
> Differenzialdiagnostisch ist unter anderem an eine tiefe Beinvenenthrombose, an Lupus erythematodes, Hypodermitis, thermische Schädigungen (zum Beispiel Perniones oder Hitzemelanose), Morbus Sudeck, Altersatrophie der Haut, chronische venöse Insuffizienz oder Erythromelalgie zu denken.

(Huppertz et al. 1999; Stanek et al. 2011; Hofmann et al. 2009; Stanek et al. 2011; Wormser et al. 2006).

Acrodermatitis chronica atrophicans

Manifestationen des Monate bis Jahre nach dem Stich auftretenden **Spätstadiums** der Lyme-Borreliose umfassen die Lyme-Arthritis, die chronische Neuroborreliose (u. a. Borrelienenzephalomyelitis) und die Acrodermatitis chronica atrophicans (ACA).

Die ACA ist durch charakteristische Hautveränderungen überwiegend an den Streckseiten der Extremitäten gekennzeichnet (Hofmann et al. 2009; Hofmann 2005, 2012; Asbrink et al. 1986). Sie beginnt meist einseitig mit ödematös-infiltrativer Schwellung und zunächst nur diskreter, im Verlauf zunehmender livider Verfärbung der Haut (◘ Abb. 16.3). Typisch sind Verfärbungen entlang des Unterarms oder Unterschenkels („Ulnar- bzw. Tibiastreifen"), Verdickung der Achillessehne und Fersenverbreiterung. Gelegentlich manifestieren sich juxtaartikuläre fibroide Knoten, die mit Rheumaknoten verwechselt werden können, oder bandförmige Fibrosierungen. Im weiteren Verlauf kommt es unter Verlust der Körperbehaarung zu einer zunehmenden diffusen Hautatrophie, Unterhautbinde- und Fettgewebe nehmen ab, die Haut erscheint zigarettenpapierartig dünn und gefältelt; auffallend ist dann auch ein plastisches Hervortreten der Gefäße.

Differenzialdiagnose

Differenzialdiagnostisch sind bei Verdacht auf Erythema migrans insbesondere persistierende Insektenstichreaktion, mitigiertes Erysipel, Hypodermitis, Atrophodermie, initiale Morphea oder Granuloma anulare abzugrenzen. Bei Kindern sind auch Ringelröteln zu bedenken.

Diagnostik

Für die Diagnosefindung sind zunächst klinische Kriterien entscheidend: Ergeben Anamnese, Symptomatik und Untersuchungsbefund genügend Anhaltspunkte für eine Lyme-Borreliose? Nur wenn ja, sind mikrobiologische und labormedizinische Untersuchungen zur weiteren Substantiierung angezeigt, mit Ausnahme des typischen Erythema migrans, das als Blickdiagnose gilt. Für die mikrobiologische Diagnostik stehen Serologie und der direkte

Erregernachweis mittels Anzucht und PCR zur Verfügung (Stanek et al. 2011; Hofmann et al. 2009; Huppertz et al. 2012; Wilske et al. 2000; Mygland et al. 2010).

Antikörpernachweis

Im Vordergrund der mikrobiologischen Diagnostik steht der Nachweis *B.-burgdorferi*-spezifischer Antikörper als Stufendiagnostik: Als Suchtest sind IgM und IgG differenzierende Immunoassays (v. a. ELISA, CLIA) geeignet. Nur bei positivem oder grenzwertigem Ergebnis soll ein Immunoblot als Bestätigungstest angeschlossen werden, der anhand des Immunglobulin- und Bandenmusters auch gewisse Aussagen hinsichtlich des Infektionsstadiums erlaubt (Hauser et al. 1999). Die Sensitivität des Antikörpernachweises beträgt, abhängig von der Manifestationsform und der Dauer der Erkrankung, 20 bis über 50 % für das Erythema migrans, 70 bis über 90 % für frühe disseminierte Manifestationen und über 95 bis nahezu 100 % für späte Erkrankungen (Tab. 16.1). Bei Verdacht auf eine späte bzw. chronische Erkrankungen ist nur das borrelienspezifische IgG hinweisend, daher während isoliert positives IgM gegen diese Verdachtsdiagnose spricht.

> Im Normalfall ist die Serologie nicht für die Therapiekontrolle geeignet ist.

Direktnachweis des Erregers

Direktnachweise des Erregers haben entscheidend zur Entdeckung und Beschreibung der unterschiedlichen Manifestationen der Lyme-Borreliose beigetragen, sie sind für die Diagnostik aber von nachgeordneter Bedeutung. Gezielte Indikationsstellung vorausgesetzt sind die zeitaufwändige Anzucht und die PCR hilfreiche Zusatzverfahren, zum Beispiel zur Klärung atypische Hauterkrankungen. Als Suchtest sollen diese Methoden dagegen nicht eingesetzt werden. Geeignete Untersuchungsmaterialien sind Hautbiopsien, Liquor und Gelenkpunktate (Letzteres nur für PCR). Im Einzelfall können auch andere Biopsien, zum Beispiel aus Auge oder Herz, sinnvoll sein. Die Sensitivität beider Methoden liegt für Hautbiopsien bei etwa 50–70 %, für Liquor (frühe Neuroborreliose) bei 10–30 % und für Gelenkpunktat mittels PCR bei 50–70 % (Tab. 16.1). Die wichtigste Indikation für die PCR ist mittlerweile der Nachweis von Erreger-DNA aus Gelenkpunktat bei Verdacht auf Lyme-Arthritis (Mygland et al. 2010; Cerar et al. 2010; Huppertz et al. 2013).

Histologie

Das letztlich uncharakteristische histologische Bild beim Erythema migrans zeigt perivaskuläre mononukleäre Infiltrate. Die charakteristischen perivaskulären plasmazellulären Infiltrate finden sich erst im fortgeschrittenen Stadium. Aus den Hautläsionen sind die Erreger mittels PCR und Kultur nachweisbar. Beim Borrelienlymphozytom finden sich gemischt B- und T-lymphozytäre Infiltrate oder auch reine B-Zell-Infiltrate, Letztere sind oft schwer von einem niedrig malignen B-Zell-Lymphom abgrenzbar. Bei der ACA ist ein ausgeprägtes perivaskuläres, plasmazellreiches Entzündungsinfiltrat in allen Hautschichten darstellbar.

Ungeeignete Verfahren

Derzeit nicht für die Diagnostik der Lyme-Borreliose empfohlene Methoden umfassen unter anderem Borreliendirektnachweis aus Patientenmaterialien mittels Dunkelfeld- oder Phasenkontrastmikroskopie, Lymphozytentransformations- oder -aktivierungstests, Nachweis von Lymphozytensubpopulationen (v. a. CD57-positive, CD3-negative), Antigennachweis aus Körperflüssigkeiten, PCR aus Urin oder Borreliennachweis in entfernten Zecken, um daraus eine Therapieindikation abzuleiten. Für diese Verfahren liegen noch keine ausreichenden Validierungen vor.

Therapie

Bei leitliniengerechter Therapie ist die Lyme-Borreliose eine effizient zu therapierende Erkrankung mit guter Prognose. Selbst ohne antibiotische Therapie mündet die frühe Lyme-Borreliose nicht schicksalhaft in eine späte Manifestation, sondern heilt häufig aus (Hofmann et al. 2009; Wormser et al. 2006; Mygland et al. 2010; Pfister et al. 1989; Cerar et al. 2010; Huppertz et al. 2013). Ziel der antibiotischen Therapie ist es, den klinischen Verlauf zu verkürzen sowie Komplikationen und die Entwicklung später Erkrankungsformen zu verhindern.

Die Wahl des Antibiotikums, die Applikationsart und -dauer sind abhängig von der klinischen Manifestation und dem Alter des Patienten (Tab. 16.2). Der Therapieerfolg ist insbesondere bei schon länger dauernden Erkrankungen erst Wochen bis Monate nach der Therapie endgültig zu beurteilen.

Die frühen Manifestationen ohne neurologische Beteiligung werden mit Doxycyclin, Amoxicillin oder Cefuroximaxetil therapiert. Bei Unverträglichkeit kommt auch Azithromycin infrage. Die frühe Neuborrreliose kann i. v. mit Ceftriaxon, Cefotaxim oder Penicillin G, oral mit Doxycyclin behandelt werden. Späte Formen können oral mit Doxycyclin und Amoxicillin, i. v. mit Ceftriaxon, Cefotaxim oder Penicillin G therapiert werden. Die späte Neuroborreliose wird nur i. v. behandelt, da Erfahrungen zur Wirksamkeit des Doxycyclins bislang nicht vorliegen.

> Die empfohlene Behandlungsdauer liegt je nach Manifestation und eingesetztem Antibiotikum zwischen 10 und 30 Tagen. Eine wesentliche Verlängerung ist im Normalfall nicht angezeigt und birgt ein hohes

Tab. 16.2 Empfehlungen zur Therapie der Lyme-Borreliose

Antibiotikum	Dosis pro Tag		Dauer [Tage]
	Erwachsene	Kinder (pro kg KG)[a]	
Frühe Manifestationen			
Doxycyclin[b] p.o.	2-mal 100 mg oder 1-mal 200 mg	Ab 9. Lj.: 4 mg (max. 200 mg)	14–21[c]
Amoxicillin p.o.	3-mal 500–1000 mg	50 mg	14–21
Cefuroximaxetil p.o.	2-mal 500 mg	30 mg	14–21
Azithromycin[d] p.o.	2-mal 250 mg	5–10 mg	10
Neurologische Beteiligung, schwere Herzbeteiligung			
Ceftriaxon i.v.	1-mal 2 g	50–80 mg	14–21
Cefotaxim i.v.	3-mal 2 g	100 mg	14–21
Späte Manifestationen[e]			
Doxycyclin[b] p.o.	2-mal 100 mg oder 1-mal 200 mg	Ab 9. Lj. 4 mg (max. 200 mg)	21–30
Amoxicillin p.o.	3-mal 500–1000 mg	50 mg	21–30
Ceftriaxon i.v.	1-mal 2 g	50–80 mg	14–21
Cefotaxim i.v.	3-mal 2 g	100 mg	14–21
Penicillin G i.v.	4-mal 5 Mio. IE	200.000–500.000 IE	14–21

[a] Anzahl der Dosen wie bei Erwachsenen
[b] Bei Erwachsenen auch bei unkomplizierter Neuroborreliose, nach der Leitlinie der Deutschen Gesellschaft für Neurologie (DGN) dann möglicherweise 300 mg erforderlich; nicht an Jugendliche oder Erwachsene unter 50 kg Körpergewicht verabreichen
[c] Bei Erythema migrans auch 10 Tage ausreichend
[d] Bei Unverträglichkeit der anderen Substanzen
[e] Bei später Neuroborreliose i.v. Therapie für 14–28 Tage

Risiko für schwere Nebenwirkungen wie pseudomembranöse Kolitis.

Nicht zu empfehlende therapeutische Interventionen

Diese umfassen unter anderem Fluconazol, Vancomycin, Gyrasehemmer, Metronidazol, Hydroxychloroquin, gepulste antibiotische Therapie oder Kombinationstherapien, Photonentherapie, Elektrotherapie, Bismut i.v., kolloidales Silber oder Stammzellentransplantation.

Prophylaxe

Eine erste Maßnahme ist die Verminderung des Zeckenstichrisikos mittels körperbedeckender Kleidung, Vermeiden zeckendurchseuchter Gebiete und Aufbringen von Repellentien auf Haut und Kleidung. Nach dem Aufenthalt im Freien sollte der Körper abgesucht und die Zecke möglichst frühzeitig entfernt werden, da das Infektionsrisiko mit der Dauer des Saugaktes ansteigt. Dafür fasst man die Zecke am besten mit einer spitzen, stabilen Pinzette möglichst dicht über der Haut und zieht sie langsam heraus. Auch kommerziell erhältliche Werkzeuge, wie Zeckenkarte oder Zeckenschlinge, können nach Angabe des Herstellers angewendet werden. Sind bei der abschließenden Inspektion noch Zeckenreste in der Wunde sichtbar, handelt es sich um den Stechrüssel der Zecke im Sinne eines intrakutanen Fremdkörpers ohne spezifische Infektionsgefahr.

Literatur

Verwendete Literatur

Asbrink E, Hovmark A, Olsson I (1986) Clinical manifestations of acrodermatitis chronica atrophicans in 50 Swedish patients. Zentralbl Bakteriol Mikrobiol Hyg A 263:253–261

Cerar D, Cerar T, Ruzic-Sabljic E, Wormser GP, Strle F (2010) Subjective symptoms after treatment of early Lyme disease. Am J Med 123:79–86

Hauser U, Lehnert G, Wilske B (1999) Validity of interpretation criteria for standardized Western blots (immunoblots) for serodiagnosis of

Lyme borreliosis based on sera collected throughout Europe. J Clin Microbiol 37:2241–2247

Hofmann H (2005) Lyme borreliosis. Cutaneous manifestation. Hautarzt 56:783–795 (quiz 796)

Hofmann H (2012) The variable spectrum of cutaneous Lyme borreliosis. Diagnosis and therapy. Hautarzt 63:381–389

Hofmann H, Bruckbauer H, Fingerle V, Mempel M, Müllegger RR, Plettenberg A, Simon M, Wallich R (2009) Kutane Manifestationen der Lyme Borreliose. Leitlinien der Deutschen Dermatologischen Gesellschaft. AWMF Leitlinien. http://leitlinien.net/

Huppertz HI, Bohme M, Standaert SM, Karch H, Plotkin SA (1999) Incidence of Lyme borreliosis in the Wurzburg region of Germany. Eur J Clin Microbiol Infect Dis 18:697–703

Huppertz HI, Bartmann P, Heininger U, Fingerle V, Kinet M, Klein R, Korenke GC, Nentwich HJ (2012) Rational diagnostic strategies for Lyme borreliosis in children and adolescents: recommendations by the Committee for Infectious Diseases and Vaccinations of the German Academy for Pediatrics and Adolescent Health. Eur J Pediatr 171(11):1619–1624

Huppertz H-I, Christen H-J, Fingerle V, Heininger U (2013) Lyme-Borreliose. In: Deutsche Gesellschaft für Pädiatrische Infektiologie e. V. (DGPI) (Hrsg) Handbuch Infektionen bei Kindern und Jugendlichen, 6. Aufl. Thieme, Stuttgart

Krause A, Fingerle V (2009) Lyme borreliosis. Z Rheumatol 68(3):239–252

Muller I, Freitag MH, Poggensee G, Scharnetzky E, Straube E, Schoerner C, Hlobil H, Hagedorn HJ, Stanek G, Schubert-Unkmeir A et al (2012) Evaluating frequency, diagnostic quality, and cost of Lyme borreliosis testing in Germany: a retrospective model analysis. Clin Dev Immunol 2012:595427

Mygland A, Skarpaas T, Ljostad U (2006) Chronic polyneuropathy and Lyme disease. Eur J Neurol 13:1213–1215

Mygland A, Ljostad U, Fingerle V, Rupprecht T, Schmutzhard E, Steiner I (2010) EFNS guidelines on the diagnosis and management of European Lyme neuroborreliosis. Eur J Neurol 17:8–16 (e11-14)

Pfister HW, Preac-Mursic V, Einhäupl K (1989) Clinical and serological follow-up of patients with Bannwarth´s syndrome: comparison of patients with and without penicillin treatment. Zbl Bakt Lyme Borreliosis II:276–279

Rauter C, Hartung T (2005) Prevalence of Borrelia burgdorferi sensu lato genospecies in Ixodes ricinus ticks in Europe: a metaanalysis. Appl Environ Microbiol 71:7203–7216

Stanek G, Fingerle V, Hunfeld KP, Jaulhac B, Kaiser R, Krause A, Kristoferitsch W, O'Connell S, Ornstein K, Strle F et al (2011) Lyme borreliosis: clinical case definitions for diagnosis and management in Europe. Clin Microbiol Infect 17:69–79

Wilske BZ, Brade V, Eiffert M, Göbel UB, Stanek G (2000) MIQ 12 Lyme-Borreliose. In: Mauch H, Lütticken R, Gatermann S (Hrsg) Qualitätsstandards in der mikrobiologisch-infektiologischen Diagnostik. Elsevier, München

Wormser GP, Dattwyler RJ, Shapiro ED, Halperin JJ, Steere AC, Klempner MS, Krause PJ, Bakken JS, Strle F, Stanek G et al (2006) The clinical assessment, treatment, and prevention of lyme disease, human granulocytic anaplasmosis, and babesiosis: clinical practice guidelines by the Infectious Diseases Society of America. Clin Infect Dis 43:1089–1134

Weiterführende Literatur

Stanek G, Wormser GP, Gray J, Strle F (2012) Lyme borreliosis. Lancet 379(9814):461–473

Anthrax

Gerd Burchard

Pathogenese

Der Milzbrand (Anthrax) ist eine Erkrankung pflanzenfressender Säugetiere und befällt nur ausnahmsweise den Menschen. In Industrienationen ist mit Erkrankungen bei intravenös Drogenabhängigen zu rechnen, sehr selten mit Krankheitsfällen bei Touristen und Migranten. Außerdem können Milzbranderreger als biologische Waffe eingesetzt werden. Die Namensgebung „Anthrax" (schwarz, Kohle) bzw. Milzbrand kommt von der hämorrhagisch schwarzen oder brandigen Milz befallener Tiere.

Erreger ist *Bacillus anthracis*, ein grampositives, sporenbildendes Bakterium, das im Gewebe in langen Ketten angeordnet ist. Die Sporen sind extrem umweltresistent gegenüber Austrocknung, Hitze und Kälte und können bis zu 60 Jahre im Boden oberflächennah virulent bleiben. Sobald die Bakterien sich vermehren, wird Anthraxtoxin freigesetzt. Dieses besteht aus 3 Proteinen, dem „protective antigen" (PA), dem „lethal factor" (LF) und dem „edema factor" (EF), die auf einem Virulenzplasmid kodiert sind. PA ist ein 82-kD-Protein, das an Rezeptoren auf der Zelloberfläche bindet. Es sorgt dafür, dass LF und EF in die Zelle gelangen können. LF ist eine Zinkprotease, spaltet also andere Proteine und aktiviert so den oxidativen Burst, die Freisetzung reaktiver Sauerstoffmetaboliten und proinflammatorischer Zytokine wie TNF („tumor necrosis factor") oder Interleukin-1β. „Edema factor" ist eine Adenylatzyklase, die zyklisches Adenosinmonophosphat (cAMP) generiert. Erhöhte intrazelluläre Konzentrationen von cAMP beeinflussen die Wasserhömostase und führen zu massiven Ödemen.

> **Erkrankungsformen**
> - Die Inokulation von infektiösem Tiermaterial führt zum Hautmilzbrand und selten zur oropharyngealen Manifestation.
> - Das Verschlucken von sporenkontaminierter Nahrung führt zum Darmmilzbrand.
> - Die Inhalation von Sporenstaub führt zum Lungenmilzbrand (LD50: laut Studien an nicht humanen Primaten 8000–50.000 Sporen).

Wenn die Endosporen in den Körper gelangt sind, kommt es zunächst zu einer geringgradigen Auskeimung an der Eintrittspforte (Haut oder Darm). Folgen sind ein lokales Ödem und eine Nekrose. Sporen (v. a. bei Inhalation in die Lunge) werden von Makrophagen phagozytiert und in die regionalen Lymphknoten transportiert. In den Makrophagen entwickeln sich aus den Sporen innerhalb von 1–3 Tagen vegetative Bakterien; in der Lunge kann dies bedeutend länger dauern. Die Bakterien werden dann aus den Makrophagen freigesetzt, vermehren sich im Lymphsystem und gelangen ins Blut. Beim Lungenmilzbrand blockiert die peribronchiale hämorrhagische Lymphadenitis die pulmonale Lymphdrainage und führt so zum Lungenödem.

Häufigkeit und Vorkommen

Tiere infizieren sich fast stets über einen enteralen Infektionsweg. Große Ausbrüche bei Tieren kommen vor, so sind zum Beispiel 1945 ca. 1 Million Schafe im Iran an Milzbrand verstorben. Der Mensch infiziert sich durch Kontakt mit Produkten von erkrankten Tieren oder – seltener – durch direkten Kontakt mit erkrankten Tieren. Insbesondere Tierfelle, aber auch zum Beispiel Trommeln kommen als Infektionsquelle infrage. Am häufigsten ist mit etwa 95 % der Fälle der Hautmilzbrand. Man rechnet mit 2000 Erkrankungen weltweit pro Jahr, vorwiegend in den Tropen und Subtropen. Gelegentlich treten aber größere Epidemien auf, so 1978 bis 1980 im Simbabwe mit 6000–10.000 Fällen.

Klinik

Die Erkrankung manifestiert sich im Wesentlichen in 4 Formen: Hautmilzbrand, Darmmilzbrand, Lungenmilzbrand und Injektionsmilzbrand. Seltener entwickeln sich eine Sepsis oder eine Meningitis nach hämatogener Ausbreitung.

Die Inkubationszeiten sind unterschiedlich:
- Hautmilzbrand: Stunden bis 6 Tage nach kutaner Exposition
- Lungenmilzbrand: 4–6 Tage nach Inhalation, in Einzelfällen sind kürzere Inkubationszeiten nicht auszuschließen, aber auch wesentlich längere Zeiten wurden beobachtet
- Magen-Darm-Milzbrand: 1–3 Tage nach Nahrungsaufnahme
- Injektionsmilzbrand: ca. 1–3 Tage nach Injektion

Bei Inhalation kann es zu einer verzögerten Transformation der Sporen in vegetative Formen kommen, die Ursache hierfür ist nicht bekannt. So traten nach Freisetzung von Sporen bei einem Unfall in einer Biowaffenfabrik in Swerdlowsk 1979 noch Fälle bis 43 Tage nach Exposition auf. Bei nicht humanen Primaten wurden experimentell Erkrankungen bis 98 Tage nach Exposition gesehen.

Hautmilzbrand

In der vorantibiotischen Ära rechnete man damit, dass 10–40 % der Fälle tödlich verlaufen, mit Behandlung gehen weniger als 1 % der Fälle letal aus. Die Hautläsionen entwickeln sich meist an exponierten Stellen, besonders im Gesicht sowie an Hals und Händen (Doganay et al. 2010). Meist liegt eine singuläre Läsion vor. Zunächst entwickelt sich an der Stelle des Eindringens eine etwa pfennigstückgroße Rötung, aus der sich eine kleine Vesikel oder Papel bildet. Die Papel zeigt ein bläulich-schwärzliches Zentrum, das langsam an Größe zunimmt. Der Schorf wird dann tief schwarz, trocken und sehr derb („hart wie Sohlenleder"). Gleichzeitig kann sich in der Umgebung ein ausgedehntes Ödem entwickeln. Es kann auch bereits anfänglich zur Bildung von Bläschen mit gelblich-blutig tingierter Flüssigkeit kommen (◘ Abb. 17.1).

Verhältnismäßig früh treten Allgemeinerscheinungen auf: Zu Mattigkeit, Appetitlosigkeit und Kopfschmerzen tritt sehr bald Fieber hinzu, das schon am zweiten Tag septischen Charakter annehmen kann. Laborchemisch finden sich deutlich erhöhte Entzündungsparameter. Nierenversagen im Verlauf eines Hautmilzbrands wurde beschrieben. Nach 7–10 Tagen kommt es zur Rückbildung der Läsion, die einige Wochen dauern kann. In seltenen Fällen können Sekundärinfektionen auftreten.

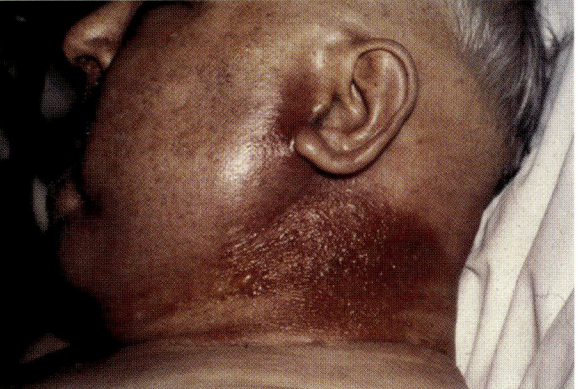

◘ **Abb. 17.1** Patient mit Milzbrand nach Kontakt mit Tierfellen im Hamburger Hafen

> **Mögliche Komplikationen bei Hautmilzbrand**
> — Ödematöse Halsschwellung mit Kompression der Trachea
> — Entzündung der A. temporalis
> — tiefe Gewebenekrose
> — Sekundärinfektionen
> — systemische Komplikation mit Sepsis, Schock und hämorrhagischer Meningitis (Ziadi et al. 2014)

infektionen bei Drogenabhängigen aufgetreten (Hanczaruk et al. 2014; Abbara et al. 2014), auch in Deutschland (Grunow et al. 2012). Die Fälle waren assoziiert mit intravenös, subkutan oder akzidentell paravasal injizierten, aber auch inhalierten bzw. nasal aufgenommenen Drogen, insbesondere Heroin. Das Krankheitsspektrum ist anders als beim Hautmilzbrand: Im Vordergrund stehen schwere Haut- und Weichteilinfektionen mit lokalem Ödem und Erythem mit oder ohne systemische Symptome. Zusätzlich kommt es zu einer ausgeprägten Beteiligung von Subkutan- und Muskelgewebe mit nekrotisierender Fasziitis. Die Letalität ist hoch, da Sepsis bzw. septischer Schock mit rascher Progredienz oder ZNS-Symptome auftreten können.

Darmmilzbrand
Zum Darmmilzbrand kommt es durch Genuss von milzbrandigem rohen Fleisch (wenn eine Magensaftsekretionsstörung vorliegt) oder durch orale Aufnahme von Sporen. Die Letalität liegt bei 25–60 %. Frühsymptome können eine diffuse Druckempfindlichkeit des Leibes und Meteorismus mit Durchfällen sein. Dann entwickelt sich rasch das Bild einer gangränösen Enterokolitis mit massivem Ödem und Schleimhautnekrosen.

Lungenmilzbrand
Die Sporen werden von den Alveolarmakrophagen aufgenommen und zu den mediastinalen und peribronchialen Lymphknoten transportiert, in der Folge kommt es zur hämorrhagischen Mediastinitis. Klinisch bestehen initial Fieber, nicht produktiver Husten, Myalgie und Abgeschlagenheit. Dann treten schlagartig Schüttelfrost, hohes Fieber und schwerstes Krankheitsgefühl auf. Sehr rasch entwickeln sich Dyspnoe, starke Rötung und Schwellung der Rachenschleimhaut und des Kehlkopfes, Hustenreiz und blutig-schleimiger Auswurf. Hämorrhagische Pleuraergüsse sind fast immer vorhanden.

Injektionsmilzbrand
Seit Dezember 2009 sind zuerst in Schottland, dann in anderen europäischen Ländern mehrere Fälle von Anthrax-

Diagnostik
Der Erreger kann aus dem Direktmaterial (Haut, Blut, Punktate) mittels Gramfärbung, Antigentest und Polymerasekettenreaktion (PCR) nachgewiesen werden.

> Für die Erregeranzucht aus den genannten Materialien ist zu beachten, dass *Bacillus anthracis* zur Risikogruppe 3 zählt und eine entsprechende Diagnostik nur in Biosicherheitslaboren der Stufe 3 zulässig ist.

Differenzialdiagnose
Der Milzbrandkarbunkel ist im Gegensatz zu einem durch Staphylokokken bedingten Furunkel meist schmerzlos. In den Tropen sind einige tropenspezifische Erkrankungen zu bedenken (Zeegelaar und Faber 2008):
— Kutane Leishmaniasis: Es treten Ulzerationen auf, allerdings typischerweise nicht mit einer schwärzlichen Nekrose wie bei Anthrax.
— Buruli-Ulkus: Es weist typischerweise unterminierte Ränder und keine Nekrose auf und ist insofern leicht vom Milzbrand abzugrenzen.
— Hautdiphtherie: Sie kommt in den Tropen noch häufiger vor.

- Loxoceles: Die Bisse von Spinnen der Gattung Loxoceles beginnen mit blassen Ekchymosen, die sich rasch violett verfärben. Die Läsionen sind schmerzhaft, können ulzerieren und eine zentrale Nekrose aufweisen; diese ist unregelmäßig begrenzt und ohne umgebendes Ödem.

Beim Injektionsmilzbrand kommen differenzialdiagnostisch auch Erysipel und Phlegmone sowie eine nekrotisierende Fasziitis (auch eine Fournier-Gangrän) infrage, seltener ein Ecthyma gangraenosum.

- **Therapie**
- **Antimikrobielle Therapie**

Orale Fluoroquinolone (Ciprofloxacin, Levofloxacin, Moxifloxacin) sowie Doxycyclin sind gleichwertige Mittel der ersten Wahl (Hendricks et al. 2014). Clindamycin ist eine Alternative, wenn diese kontraindiziert sind. Wenn bekannt ist, dass das Isolat Penicillin-empfindlich ist, kann auch Penicillin G gegeben werden. Die Antibiotikatherapie sollte schnellstmöglich begonnen werden, vor allem um eine systemische Ausbreitung aus einem lokalen Geschehen zu verhindern. Zur Therapiedauer liegen keine kontrollierten Studien vor, die WHO empfiehlt 7 Tage für unkomplizierte Fälle. Der Einsatz von Hydrokortison kann bei sich ausbreitendem Ödem hilfreich sein, besonders im Hals- und Orbitabereich.

- **Allgemeines Patientenmanagement**

Der erstbehandelnde Arzt sollte einen Verdachtsfall an das zuständige Gesundheitsamt melden. Hinsichtlich des Managements ist eine Rücksprache mit Fachinstituten zu empfehlen. Eine Mensch-zu-Mensch-Übertragung ist nur durch direkte Inokulation von Pustelmaterial oder durch Inhalation von Sputumpartikeln möglich – Hochisolationsmaßnahmen sind daher nicht erforderlich, eine Barrierepflege ist ausreichend.

- **Prophylaxe**

In keinem Land der Welt stellt Anthrax für Reisende eine besondere Gefahr dar, spezielle Vorbeugemaßnahmen sind daher nicht notwendig. Abenteuerreisende sollten jedoch wissen, dass sie verendete Tiere meiden und nicht an Mahlzeiten mit derartigem Fleisch teilnehmen sollten (Paulet et al. 1994; Van den Enden et al. 2006). Es existieren in den USA, in Großbritannien und Russland zugelassene Impfstoffe, die für exponierte Personen, vor allem im Militär, reserviert sind (Hendricks et al. 2014). Sie sind nicht frei von Nebenwirkungen und haben eine nicht genau bekannte Schutzdauer. Eine Postexpositionsprophylaxe kann ggf. mit Ciprofloxacin oder Doxycyclin für die Dauer von 60 Tagen durchgeführt werden.

Literatur

Abbara A, Brooks T, Taylor GP, Nolan M, Donaldson H, Manikon M, Holmes A (2014) Lessons for control of heroin-associated anthrax in Europe from 2009–2013 outbreak case studies, London, UK. Emerg Inf Dis 20:1115–1122

Doganay M, Metan G, Alp E (2010) A review of cutaneous anthrax and its outcome. J Infect Public Health 3(3):98–105

Grunow R, Verbeek L, Jacob D, Holzmann T, Birkenfeld G, Wiens D, von Eichel-Streiber L, Grass G, Reischl U (2012) Injektionsmilzbrand – neu aufgetretene Fälle bei Heroinabhängigen. Dtsch Arztebl Int 49:843–848

Hanczaruk M, Reischl U, Holzmann T, Frangoulidis D, Wagner DM, Keim PS, Antwerpen MH, Meyer H, Grass G (2014) Injectional anthrax in heroin users, Europe, 2000–2012. Emerg Infect Dis 20(2):322–323

Hendricks KA, Wright ME, Shadomy SV, Bradley JS, Morrow MG, Pavia AT, Rubinstein E, Holty JE, Messonnier NE, Smith TL, Pesik N, Treadwell TA, Bower WA, Workgroup on Anthrax Clinical Guidelines (2014) Centers for disease control and prevention expert panel meetings on prevention and treatment of anthrax in adults. Emerg Infect Dis 20(2):e130687

Paulet R, Caussin C, Coudray JM, Selcer D, de Rohan Chabot P (1994) Forme viscerale de charbon humain importée d'Afrique. Presse Méd 23:477–478

Van den Enden E, Van Gompel A, Van Esbroeck M (2006) Cutaneous anthrax, Belgian traveler. Emerg Infect Dis 12(3):523–525

Zeegelaar JE, Faber WR (2008) Imported tropical infectious ulcers in travelers. Am J Clin Dermatol 9(4):219–232

Ziadi A, Hachimi A, Soraa N, Tassi N, Nejmi H, Elkhayari M, Samkaoui MA (2014) Atteinte cérébroméningée de la maladie de charbon: à propos d'un cas à point de départ cutané au Maroc. Ann Fr Anesth Reanim 33:358–560

Aktinomykose

Gerd Burchard

Pathogenese

Unter dem (nicht systematischen) Begriff „Aktinomyzeten" fasst man grampositive verzweigte Stäbchenbakterien zusammen, die mehreren Gattungen angehören:
- Anaerobe Bakterien der Gattung *Actinomyces* sind (gemeinsam mit anderen Bakterien, s. unten) die Erreger der Aktinomykose.
- Zu den „aeroben Aktinomyzten" gehören die Arten der Gattung *Nocardia* sowie einige Arten, die als Erreger des Myzetoms wichtig sind (Letztere werden nicht hier behandelt, sondern gemeinsam mit den Pilzen, die ebenfalls Erreger eines Myzetoms sein können, in ► Kap. 28), außerdem Arten der Gattungen *Tsukamurella*, *Gordonia* und die Spezies *Rhodococcus equi* als Erreger von Pneumonien.

Die anaerobe bis mikroaerophile Art *Actinomyces israelii* findet sich als Kommensale im Oropharynx, im Gastrointestinaltrakt und im weiblichen Genitaltrakt. Zusammen mit anderen Anaerobiern (z. B. *Aggregatibacter actinomycetemcomitans*) ist diese Art ätiologisch an der Aktinomykose beteiligt. Seltenere Spezies sind *A. gerencseriae*, *A. naeslundii*, *A. odontolyticus*, *A. viscosus*, *A. meyeri*, *A. turicensis* und *A. radingae*. Die Aktinomykose manifestiert sich als subchronischer bis chronischer granulomatöser Entzündungsprozess, charakterisiert durch infiltratives Fortschreiten, multiple Abszessbildung und Fistelungen, aus denen sich Eiter mit derben Körnchen (Drusen) entleert (Wong et al. 2011).

Häufigkeit und Vorkommen

Die Aktinomykose ist weltweit verbreitet. Prävalenzdaten aus Entwicklungsländern liegen nicht vor, die Inzidenz in Industrienationen ist – wohl aufgrund besserer Mundhygiene – rückläufig. Immunsuppression begünstigt die Erkrankung.

Klinik

Über 50 % der Aktinomykosen betreffen die Zervikofaszialregion (◘ Abb. 18.1). Die Aktinomykose der Haut manifestiert sich mit indolenten, bretthartten subkutanen Schwellungen, wulstartigen Einziehungen und Fistelbildungen in der Haut oder mit schmerzhaften Abszessbildungen, vor allem im Halsbereich. Lymphknotenschwellungen treten meist später im Verlauf auf.

> **Klinische Hinweise auf eine Aktinomykose**
> - Indolenter Verlauf
> - Chronizität
> - tumorartige Veränderungen
> - Fistelgänge (die abheilen und neu auftreten können)
> - Progression durch Gewebeschichten
> - kein Effekt oder kurzfristige Rückfälle nach kurzzeitiger Antibiotikatherapie

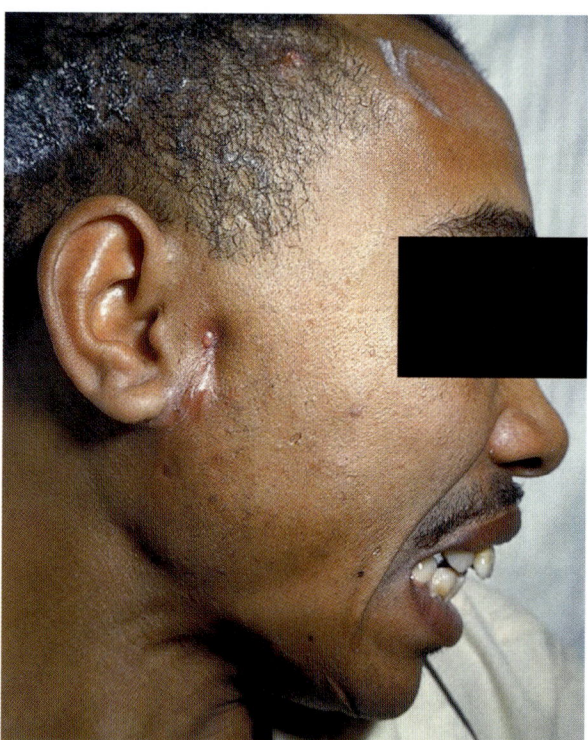

◘ **Abb. 18.1** Patient mit Aktinomykose präaurikulär rechts (© CDC/Dr. Thomas F. Sellers/Emory University)

Diagnose

Der klinische Verdacht auf eine Aktinomykose kann durch die mikroskopische Untersuchung der Drusen bestätigt werden. Ansonsten steht der kulturelle Nachweis mit nachfolgender molekularbiologischer Identifizierung der Erreger im Vordergrund. Die Befunde in der Bildgebung sind unspezifisch. Die Aktinomykose kann eine Vielzahl von Erkrankungen imitieren, insbesondere Tuberkulose (Skrofula) und Malignome (Acevedo et al. 2008).

Therapie

Es gibt kaum randomisierte kontrollierte Studien. Mittel der Wahl zur Behandlung der Aktinomykose ist Penicillin G, allerdings ist zu beachten, dass damit die Begleitkeime oft nicht erfasst werden. Daher kann zum Beispiel Metronidazol zusätzlich gegeben werden (Moghimi et al. 2013). Chirurgische Maßnahmen zur Abszessdrainage können erforderlich sein.

Literatur

Acevedo F, Baudrand R, Letelier LM, Gaete P (2008) Actinomycosis: A great pretender. Case reports of unusual presentations and a review of the literature. Int J Inf Dis 12:358–362

Moghimi M, Salentijn E, Debets-Ossenkop Y, Karagozoglu KH, Forouzanfar T (2013) Treatment of Cervicofacial Actinomycosis: a report of 19 cases and review of literature. Med Oral Patol Oral Cir Bucal 18(4):e627–e632

Wong VK, Turmezei TD, Weston VC (2011) Actinomycosis. BMJ 343:d6099

Nokardiose

Gerd Burchard

Pathogenese

Die aeroben Aktinomyzeten (v. a. Nokardien) finden sich in der Umwelt. Infektionen der Haut sind daher meist Folge von Verletzungen. Häufig sind die Arten des *Nocardia-asteroides*-Komplexes: *N. abscessus*, *N.-brevicatena-paucivorans*-Komplex, *N.-nova*-Komplex, *N.-transvalensis*-Komplex, *N. farcinia* und *N. asteroides*. Zunehmend häufig wird auch *N. cyriacigeorgica* isoliert. Es kommt zu einer meist heftigen eitrigen Entzündungsreaktion, die meist selbstlimitierend ist. Selten kann es auch im Rahmen einer disseminierten Nokardiose (meist mit pulmonaler Manifestation) zu einer Hautbeteiligung kommen (Wilson 2012).

Häufigkeit und Vorkommen

Nokardiosen kommen weltweit vor. Im Unterschied zu anderen Organmanifestationen (z. B. pulmonale Form) betrifft die Nokardiose der Haut vorwiegend nicht immunsupprimierte Patienten. Infektionen bei Reisenden sind sehr selten (Leitner et al. 2013).

Klinik

Die Nokardiose der Haut beginnt meist als nodulär-pustulöse Läsion, die zu einem Ulkus oder einem subkutanen Abszess fortschreitet (Dodiuk-Gad et al. 2010). Die Infektion kann auf mehrere regionale Lymphknoten übergreifen („sporotrichoide Nokardiose").

Diagnose

Die Diagnose der Nokardiose der Haut erfolgt durch Erregernachweis mittels Kultur. Die Differenzialdiagnose umfasst Pyodermien durch *Staphylococcus aureus*, aber auch mykobakterielle Erkrankungen, zum Beispiel durch *Mycobacterium marinum*, *M. fortuitum* oder *M. chelonae* (▶ Kap. 12), Sporotrichose und kutane Leishmaniasis (▶ Kap. 29).

Therapie

Es gibt kaum randomisierte kontrollierte Studien. Mittel der Wahl zur Behandlung der Nokardiose ist Trimethoprim/Sulfamethoxazol, Alternativen sind Amikacin, Minocyclin, Imipenem, Drittgenerationscephalosporine und Linezolid (Welsh et al. 2013).

Literatur

Dodiuk-Gad R, Cohen E, Ziv M, Goldstein LH, Chazan B, Shafer J, Sprecher H, Elias M, Keness Y, Rozenman D (2010) Cutaneous nocardiosis: report of two cases and review of the literature. Int J Dermatol 49(12):1380–1385

Leitner E, Valentin T, Hoenigl M, Lanz P, Flick H, Zollner-Schwetz I, Grisold AJ, Feierl G, Krause R (2013) First report of Nocardia asiatica olecranon bursitis in an immunocompetent traveler returning to Austria. J Clin Microbiol 51(7):2461–2462

Welsh O, Vera-Cabrera L, Salinas-Carmona MC (2013) Current treatment for nocardia infections. Expert Opin Pharmacother 14(17):2387–2398

Wilson JW (2012) Nocardiosis: updates and clinical overview. Mayo Clin Proc 87(4):403–407

Typhus

Marcellus Fischer

- **Pathogenese**

Typhus wird durch *Salmonella enterica* Serovar Typhi (Gattung *Salmonella*, Familie der Enterobakterien) verursacht. Infizierte Menschen (Kranke, Rekonvaleszente, Ausscheider) sind für dieses aktiv bewegliche, begeißelte, gramnegative Stäbchenbakterium das alleiniges Reservoir. Die Erreger werden mit dem Stuhl, oft auch mit dem Urin ausgeschieden. Die Übertragung erfolgt durch die Aufnahme von kontaminiertem Wasser und Lebensmitteln. Eine direkte fäkal-orale Übertragung von Mensch zu Mensch ist möglich, aber von untergeordneter Bedeutung. Bei der Verbreitung der Krankheit spielen Dauerausscheider eine besondere Rolle. Eine ganz geringe Infektionsdosis mit weniger als 10^5 Keimen reicht aus, um sich zu infizieren.

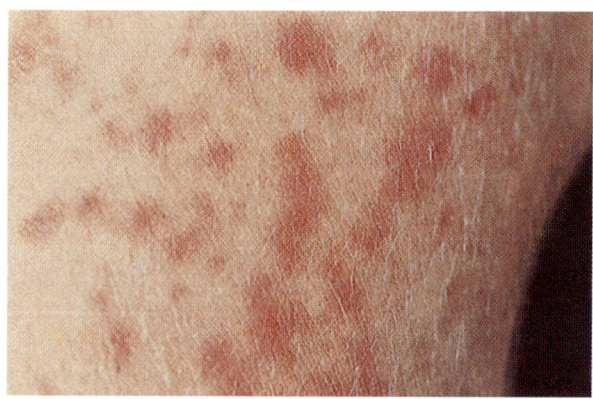

Abb. 20.1 Roseolen bei Typhus. (© Bernhard-Nocht-Institut, Hamburg)

- **Vorkommen**

Aufgrund der hohen Hygienestandards in West- und Zentraleuropa wird Typhus schon seit Jahrzehnten nicht mehr als schwere bakterielle Infektionskrankheit gefürchtet, und weiterführende Kenntnisse über dieses komplexe Krankheitsbild werden außerhalb der Infektiologie und Tropenmedizin in der ärztlichen Praxis im Alltag nicht mehr gefordert. Auch in der Tropen- und Reisemedizin wird dieses komplexe Krankheitsbild immer weniger gesehen, da die Anzahl von importierten Infektionen bei Reiserückkehrern innerhalb der letzten 20 Jahre stetig abgenommen hat. Laut der Meldestatistik des Robert-Koch-Instituts wurden in Deutschland 2011 nur noch 59 Infektionen registriert. Diese anhaltend niedrigen Fallzahlen zeigen, dass die Durchführung einer Typhusimpfung mit den relativ guten Schutzwirkungen inzwischen zu einer festen Größe der reisemedizinischen Vorbereitung der Patienten geworden ist (Fischer und Schliemann 2014).

Typhus kommt weltweit vor. Regional treten unterschiedliche Serovare und Lysotypen des Erregers in Erscheinung. In den Industrieländern kommen nur noch selten autochthone Erkrankungen vor. Auch in Deutschland gehen zwischen 80 und 90 % der gemeldeten Typhuserkrankungen auf im Ausland erworbene Infektionen zurück. Typische Infektionsländer sind Indien, Pakistan, Nepal, Sri Lanka und Bangladesch.

- **Klinik**

Nach einer Inkubationszeit von 8–14 Tagen beginnt die Typhusinfektion im Prodromalstadium mit relativ uncharakteristischen Beschwerden wie Kopf- und Gliederschmerzen, Obstipation und Blähungen, denen nach wenigen Tagen ein sehr hohes Fieber mit bis zu 41 °C folgt.

> Aufgrund der nahezu identischen Inkubationszeit einer durch *Plasmodium falciparum* hervorgerufenen Malaria tropica muss bei Rückkehr aus den Tropen eine Malaria zwingend ausgeschlossen werden.

Ohne Antibiotikagabe kann das hohe Fieber über 3 Wochen anhalten (Febris continua). In dieser Krankheitsphase können neben Somnolenz eine relative Bradykardie und ein Exanthem als Leitsymptome auftreten, die klinisch den Verdacht einer Typhusinfektion erhärten. Das für die Typhusinfektion charakteristische Exanthem tritt bei bis zu einem Drittel der Erkrankten stammbetont mit hellroten Roseolen auf (Roseola typhilitica). Die Hautveränderungen jucken nicht (Abb. 20.1).

Fiebertemperaturen um 40 °C gehen üblicherweise mit einer Tachykardie von 100–120 Schlägen pro Minute einher. Diese hohen Herzfrequenzen finden sich charakteristischerweise beim Typhus nicht, die Herzfrequenzen liegen bei Typhuskranken trotz 40 °C Fieber bei 80 und 95, was als relative Bradykardie bezeichnet wird (Tab. 20.1).

Das Krankheitsbild wandelt sich im Anschluss an diese Phase („Stadium incrementi") erneut. Der Obstipation folgen nun Diarrhöen, die als „erbsbreiartig" beschrieben werden. Neben den direkten Folgen der Exsikkation wie tief liegende Augen und Phlebothrombosen können in dieser Folgephase, die als „Stadium decrementi" bezeichnet wird, als Komplikationen unter anderem Darmblutungen, Darmperforationen und aufgrund der metastatischen Absiedlung der Erreger in andere Organe Osteomyelitiden, Endo- und Mykokarditiden, Meningitiden und eitrige Cholezystitiden sowie thromboembolische Ereignisse auftreten (Kollaritsch 2010). Typhusbakterien werden in dieser Phase über den Stuhl ausgeschieden, 1–4 % der Infizierten werden zu Dauerausscheidern.

Den Abschluss bildet eine in der Regel Wochen andauernde Rekonvaleszenzphase. Rezidive sind möglich, vor allem bei unwirksamer antibiotischer Therapie und/oder unzureichend entwickelter Immunität. Bei Kindern im ersten Lebensjahr verläuft die Erkrankung schwerer, häufig treten hier Komplikationen auf. Bei rechtzeitigem Therapiebeginn liegt die Letalität unter 1 % (Kollaritsch 2010).

Tab. 20.1 Symptome des Typhus

Symptom	Häufigkeit [%]
Fieber	75–100
Cephalgien	59–90
Husten	28–86
Obstipation	10–79
Erbrechen	24–54
Hepatomegalie	15–52
Schmerz, abdominell	19–49
Bradykardie	Bis 42
Roseolen	3–33

Diagnostik

Bei Fieber, das ohne erkennbare Ursache mehrere Tage anhält, sollte – vor allem bei Reiserückkehrern aus den Tropen – immer auch an Typhus abdominalis gedacht werden.

Direkter Erregernachweis

Die beweisende Diagnostik ist der Erregernachweis. Dieser erfolgt während des Stadiums der Generalisation über eine Blutkultur (Sensitivität 50–70 %) oder eine Knochenmarkkultur (Sensitivität 90 %). Mit dem Einsetzen der Durchfallsymptomatik gegen Ende der ersten Erkrankungswoche ist eine Anzucht auch aus Stuhl- und Urinproben möglich.

Serologie

Der serologische Nachweis allein gilt hinsichtlich Sensitivität und Spezifität als nicht ausreichend für den Beweis des Vorliegens eines typhoiden Fiebers. Die klassische serologische Agglutinationsreaktion nach Widal hat keine Bedeutung mehr und wird als obsolet angesehen, modifizierte PCR-Testverfahren („nested PCR") werden derzeit in der Routinediagnostik etabliert (Kahn et al. 2012).

Differenzialdiagnose

Differenzialdiagnostisch müssen unter anderem Paratyphus, Malaria tropica, Rickettsiosen, Dengue-Fieber, aber auch Miliartuberkulose und Brucellose in Erwägung gezogen werden.

Therapie

Chinolone gelten inzwischen aufgrund einer zunehmenden Resistenzentwicklung, die auf chromosomalen Muationen von *S. typhi* beruht, nicht mehr als Goldstandard. Inzwischen wird als Therapie der ersten Wahl eine parenterale Gabe von Cephalosporinen der dritten Generation angesehen, zum Beispiel Ceftriaxon in einer Dosierung von 50–80 mg/kgKG 2-mal täglich über 7–14 Tage. Auch Azithromycin ist zur Therapie geeignet, es hat den Vorteil der oralen Applikation. Bei sehr schweren Verlaufsformen ist es gelungen, die Letalität durch gleichzeitige Gabe von Antibiotikum und hochdosiertem Dexamethason deutlich zu senken.

> Nach Abschluss der spezifischen Therapie werden mindestens 3 bakteriologische Stuhluntersuchungen durchgeführt, um eine eventuelle weitere Ausscheidung von *S. typhi* zu erkennen (erste Probe nach 3 Tagen, die weiteren im Abstand von 2 Tagen; im Fall eines positiven Befundes mehrfache Nachuntersuchungen).

Die Sanierung von Dauerausscheidern ist vom Resistenzmuster des Erregers abhängig. Die Therapiedauer sollte 6 Wochen nicht unterschreiten, geeignete Therapeutika hierfür sind Amoxicillin, Trimethoprim-Sulfamethoxazol und Ciprofloxacin. Bei Dauerausscheidern mit Gallensteinen kann eine chirurgische Sanierung mittels Cholezystektomie unter gleichzeitiger Antibiotikatherapie erforderlich sein.

Prophylaxe
Expositionsprophylaxe

Typhus gilt als Hygienemangelkrankheit, bei Reisen in Endemiegebieten ist daher auf Sanitär-, Hände- und Lebensmittelhygiene besonders zu achten. Rohe und nicht ausreichend erhitzte Speisen (Salate, Säfte, Eis) sind erfahrungsgemäß riskant. Besondere Bedeutung kommt der Trinkwasserversorgung zu. Bei Zweifeln an der Unbedenklichkeit sollte Leitungswasser nicht unbehandelt als Getränk, zum Zähneputzen oder zur Herstellung von Eis zum Kühlen von Getränken verwendet werden. Es sollte dann zuvor abgekocht oder desinfiziert werden.

Bei einheimischen Erkrankungsfällen ist es wichtig, die Infektionsquelle zu ermitteln. Personen, die Kontakt zu Erkrankten hatten, müssen erfasst und untersucht werden. Gemäß den Empfehlungen des RKI ist bei diesen eine Schutzimpfung mit oralem Typhusimpfstoff in Erwägung zu ziehen. Die Behandlung Erkrankter oder Krankheitsverdächtiger in einem Krankenhaus ist in den meisten europäischen Ländern die Norm. Im Krankenhaus sind eine Isolierung und Hygienemaßnahmen, die eine fäkal-orale Übertragung des Erregers verhindern, erforderlich. Erkrankungsverdächtige, Kranke und Ausscheider dürfen nicht in Lebensmittelbetrieben, Küchen von Gaststätten oder sonstigen Einrichtungen mit Gemeinschaftsverpflegung sowie in Trinkwasserversorgungsanlagen tätig sein (§ 42, Abs. 1 IfSG). Erkrankte oder Ausscheider von *Salmonella typhi* oder Personen, die Kontakt zu Typhuskranken hatten, dürfen Gemeinschaftseinrichtungen nicht besuchen und nicht dort tätig sein (Robert-Koch-Institut 2011).

◼◼ Impfprophylaxe

Reiseimpfung gegen Typhus abdominalis ist mit oralen (Typhoral) und parenteralen Impfstoffen (Typhim Vi, Typherix) möglich. Ein Kombinationsimpfstoff mit Hepatitis A ist ebenfalls erhältlich (Hepatyrix) Die Impfung ist indiziert bei Reisen in Endemiegebiete, insbesondere für Rucksacktouristen und Reisende, die sich im Gastland länger unter einfachen hygienischen Verhältnissen aufhalten (Robert-Koch-Institut 2011). Der orale Lebendimpfstoff wird 3-mal in 2-tägigem Abstand eingenommen und verleiht einen Impfschutz für etwa ein Jahr. Die Gabe des Impfstoffs sollte 10 Tage vor Reiseantritt abgeschlossen sein. Der parenteral zu verabreichende Impfstoff bietet etwa 70–80 % der Geimpften einen Impfschutz von bis zu 3 Jahren.

> **Meldevorschriften**
> Meldepflicht besteht bei Krankheitsverdacht, Erkrankung und Tod gemäß § 6 Abs. 1 Nr. 1 IfSG und bei direktem Erregernachweis in Verbindung mit einer akuten Infektion gemäß § 7 Abs. 1 Nr. 40 IfSG.

Literatur

Fischer M, Schliemann S (2014) Exanthem und Fieber nach Tropenaufenthalt. Hautarzt 65:862–872

Kahn S, Harish BN, Menezes GA, Acharya NS, Parija SC (2012) Early diagnosis of typhoid fever by nested PCR for flagellin gene of *Salmonella enterica* serotype Typhi. Indian J Med res 136:850–854

Kollaritsch H (2010) Salmonellosen und Shigellosen. In: Löscher T, Burchard G (Hrsg) Tropenmedizin in Klinik und Praxis.. Thieme, Stuttgart

Robert-Koch-Institut (2011) Steckbriefe seltener und importierter Infektionskrankheiten. Pressestelle des Robert-Koch-Instituts, Berlin

Virale Infektionen

Kapitel 21 **Virale hämorrhagische Fieber – 89**
Hinrich Sudeck

Kapitel 22 **Chikungunya – 101**
Marcellus Fischer

Kapitel 23 **Tierpocken – 105**
Gerd Burchard

Virale hämorrhagische Fieber

Hinrich Sudeck

21.1 Einleitung – 90

21.2 Dengue-Fieber – 91

21.3 Krim-Kongo-Virus – 94

21.4 Ebola- und Marburg-Virus – 96

21.5 Andere Erreger von viralen hämorrhagischen Fiebern – 98
21.5.1 Gelbfieber – 98
21.5.2 Lassa-Fieber – 99
21.5.3 Südamerikanische hämorrhagische Fieber – 99

Literatur – 99

21.1 Einleitung

Diese Erkrankungen, obwohl bis zum Sommer 2014 nur höchst selten importiert, sind für die allgemeine Öffentlichkeit und den öffentlichen Gesundheitsschutz von großer Bedeutung. Ursache ist eine heterogene Gruppe von Viren, die teils ein tierisches Reservoir haben und teils von Arthropoden als Vektoren von Tier zu Mensch oder von Mensch zu Mensch übertragen werden können. Manche von ihnen kommen nur regional begrenzt oder in spezifischen Ausbruchsregionen, die manchmal auch überraschend neu entstehen, vor. Andere wie hämorrhagisches Krim-Kongo-Fieber, Dengue- und Chikungunya-Fieber breiten sich durch internationalen Reiseverkehr und Warenaustausch in den letzten Jahren rapide und kontinuierlich mit ihren Vektoren auch in gemäßigten Klimazonen aus.

Vier bedeutsame Virusfamilien stellen mit 7 Gattungen die wichtigsten Erreger (Tab. 21.1). Von diesen Erkrankungen sind Ebola-, Marburg-, Lassa-, Krim-Kongo- und Machupo-Fieber von Mensch zu Mensch übertragbar.

Impfpräventabel ist bei uns nur das Gelbfieber, regional sind Impfstoffe für Krim-Kongo-Virus in Bulgarien, Junin- und Machupo-Fieber in Argentinien und für Hantavirus in Ostasien verfügbar. Eine Dengue-Virus-Vakzine ist in klinischen Studien in Erprobung, bisher aber noch nicht sehr vielversprechend.

- **Pathogenese**

Die Pathogenese lässt sich – am Beispiel der Ebola-Infektion – vereinfacht und schematisch folgendermaßen beschreiben: Ein direkter Gewebeschaden entsteht nach der perkutanen Infektion durch Bindung des Virus an C-Typ-Lektine auf Leberzellen, Makrophagen und Lymphknotenoberflächen durch toxische Effekte viraler Glykoproteine und anderer Matrixproteine. Ein indirekter Schaden wird hervorgerufen durch:

— Unterdrückung von Abwehrmechanismen (= ausbleibende Produktion von Zytokinen) der Makrophagen und besonders der dendritischen Zellen
— Blockade der Aktivierung von T-Zellen durch dendritische Zellen
— Bystander-Apoptose
— Zytokin- und Chemokinfreisetzung durch infizierte Makrophagen mit Erhöhung des „tissue factor", dies führt zu einer DIC („disseminated intravascular coagulation", disseminierte intravasale Gerinnung)

Zusätzlich kommt es zu einem klinisch fatalen Capillary-leak-Syndrom durch Schädigung von Endothelzellen. Die Auslösung von Zytokinkaskaden und die Aktivierung des eigenen Immunsystems tragen zum schnellen Multiorganversagen bei, das in der Regel – eher als Verbluten – die Todesursache ist. Einzelne virale hämorrhagische

Tab. 21.1 Die wichtigsten viralen hämorrhagischen Fiebererkrankungen

Virusfamilie	Wichtigste Erkrankungen
Flaviviren	Gelbfieber
	Dengue-Fieber
Bunyaviren	Rift-Tal-Fieber
	Krim-Kongo-Fieber
	Hantavirusinfektion
Arenaviren	Lassa-Fieber
	Junin-Fieber (argentinisches hämorrhagisches Fieber)
	Machupo-Fieber (bolivianisches hämorrhagisches Fieber)
	Guanarito-Fieber (venezolanisches hämorrhagisches Fieber)
Filoviren	Hämorrhagisches Ebola-Fieber
	Hämorrhagisches Marburg-Fieber

Fieber haben einen eigenen charakteristischen Verlauf, allen gemeinsam ist aber der unspezifische, wenig dramatische Beginn der Symptomatik (selbst Fieber kann fehlen). Hautveränderungen, meist im Sinn eines flüchtigen feinen Exanthems, sind möglich.

> Eine Hautbeteiligung ist bei den viralen hämorrhagischen Fiebern nicht obligat. Die Symptome können Blutungsstigmata von Haut und Schleimhaut sein oder unspezifische Exantheme.

Es besteht Meldepflicht nach § 6 (virale hämorrhagische Fieber) und § 7 IfSG.

Arbovirosen und virale hämorrhagische Fieber
— Die maximale Inkubationszeit für diese Erkrankungen liegt bei 21 Tagen.
— Die Anamnese sollte die genaue Reiseroute und Expositionsrisiken erfassen.
— Thrombozytopenie und Leberbeteiligung sind mögliche Alarmzeichen.
— Ein prompter Malariaausschluss ist obligat. Dengue-Schnelltests stehen zur Verfügung.
— Im Zweifel sollten Isoliermaßnahmen und Techniken des „barrier-nursing" zum Einsatz kommen. Zudem sollte immer Rücksprache mit einem Kompetenzzentrum gehalten werden (Tropeninstitute unter
  ▶ www.dtg.org und Homepage des STAKOB über
  ▶ www.rki.de).

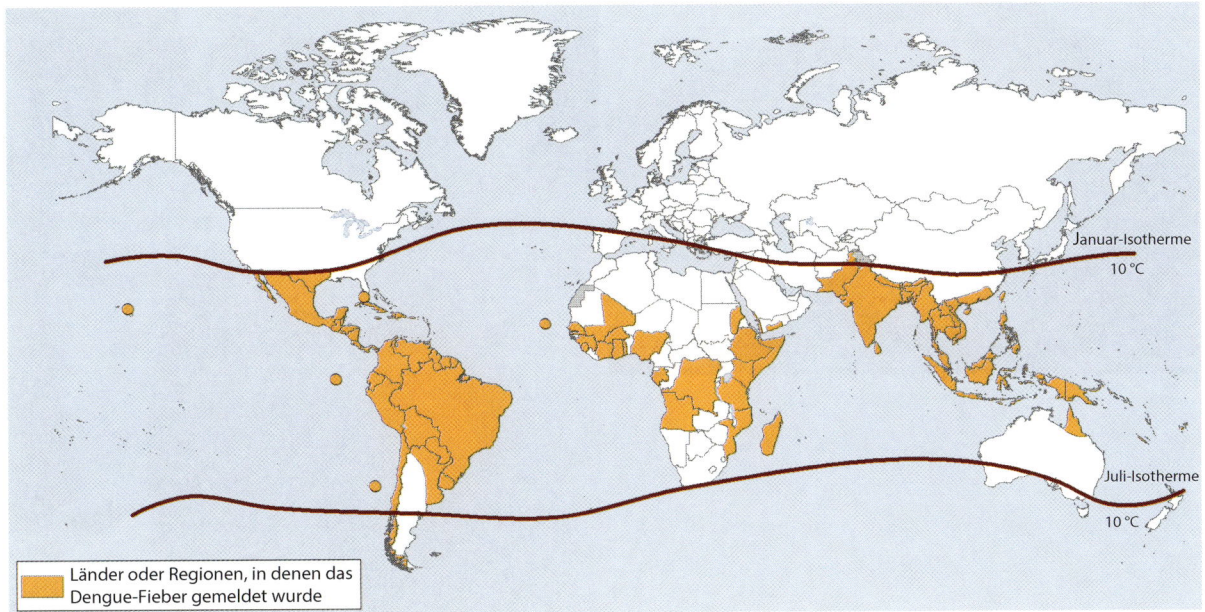

Abb. 21.1 Verbreitungsgebiet des Dengue-Fiebers im Jahr 2013. (Adaptiert nach WHO 2014)

21.2 Dengue-Fieber

Dies ist eine der klassischen Arbovirusinfektionen (Arbo = „arthropod born", Arthropoden sind Gliederfüßler, infrage kommen vor allem Stechmücken und Zecken). Sie wird von weiblichen Mücken der Spezies *Aedes aegypti* und *A. albopictus* übertragen, die an einem virämischen Patienten das Virus aufgenommen haben. Eine Umbenennung der Mücken führte auch zur Bezeichnung *Stegomyia*. Beide Arten sind sowohl in Gebäuden als auch in der Natur auf der Suche nach potenziellen Opfern und sind tagsüber als auch abends aktiv. Sie saugen das Blut jeweils nur kurz, dafür aber an vielen Menschen. Schon kleine wassergefüllte Behälter reichen als Brutplatz aus. Ein einmal infizierter Moskito bleibt lebenslang infektiös.

Eine Übertragung durch Bluttransfusion ist möglich, Infektionen im Rahmen von Transplantationen oder transplazentar, intrapartal oder mukokutan sind sehr selten.

Häufigkeit und Vorkommen

Mit 4 Subtypen (inzwischen gibt es Meldungen über einen fünften) ist Dengue weltweit in den Tropen und Subtropen verbreitet (Abb. 21.1). Ein Viertel der Weltbevölkerung hat ein Erkrankungsrisiko, und die WHO geht von knapp 100 Millionen Fällen pro Jahr aus. Wahrscheinlich liegt die Dunkelziffer bei weiteren 200 Millionen Fällen. Die Subtypen 2 und 3 gelten als die Erreger der schwerwiegendsten Verläufe.

Dengue-Antikörper sind auch in Primaten in Afrika und Asien gefunden worden, wobei die Tiere nicht erkranken. Mit dem Auftauchen von *Aedes* (*Stegomyia*) *albopictus* als Vektor ist die Ausbreitung auch in gemäßigtere Zonen möglich geworden, was durch Fälle in Südfrankreich und Kroatien belegt wird.

Insgesamt ist das Dengue-Fieber die sich am schnellsten ausbreitende Arbovirusinfektion in der Welt; die Fallzahl in Deutschland hat mit über 600 Fällen im Zeitraum 2013/14 die Zahl der Malariafälle überholt. Typische Infektionsgebiete sind Asien (Indien, Thailand, Indonesien) und Südamerika (Brasilien, Karibik) – auch Großstädte wie Bangkok und Singapur sind betroffen. 2013 kam es zu Fällen in China und Florida, 2014 zu einem Anstieg der Fallzahlen vor allem in Malaysia und auf den pazifischen Inseln Fiji, Vanuatu und Cook Islands. Für die sichere Abwicklung der Fußballweltmeisterschaft in Brasilien galt Dengue-Fieber als bedrohlicher Risikofaktor.

Klinik

Die klinischen Erscheinungen reichen von der asymptomatischen, aber virämischen Infektion bis zu schweren tödlichen Verläufen mit Hämorrhagien und Multiorganversagen, die Erkrankung wird dann als hämorrhagisches Dengue-Fieber (DHF) oder auch Dengue-Schocksyndrom (DSS) bezeichnet. Gemäß WHO werden die Schweregrade in 3 Stufen unterteilt:

- Vermutliches/laborbestätigtes Dengue-Fieber
- Dengue-Fieber mit Alarmzeichen
- Dengue-Fieber mit „plasma leakage, severe bleeding, severe organ involvement"

Nach einer Inkubationszeit von 2–7 Tagen (bis 2 Wochen) kommt es abrupt zu verschiedenen, anfangs unspezifi-

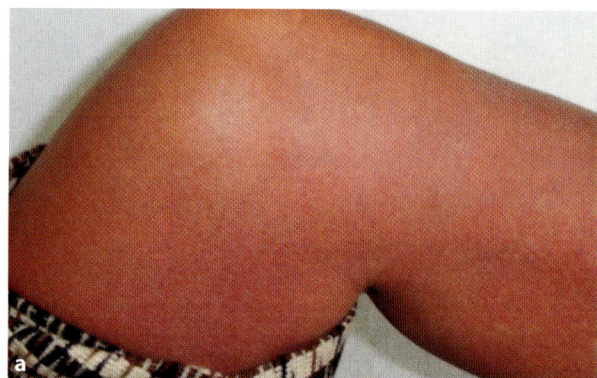
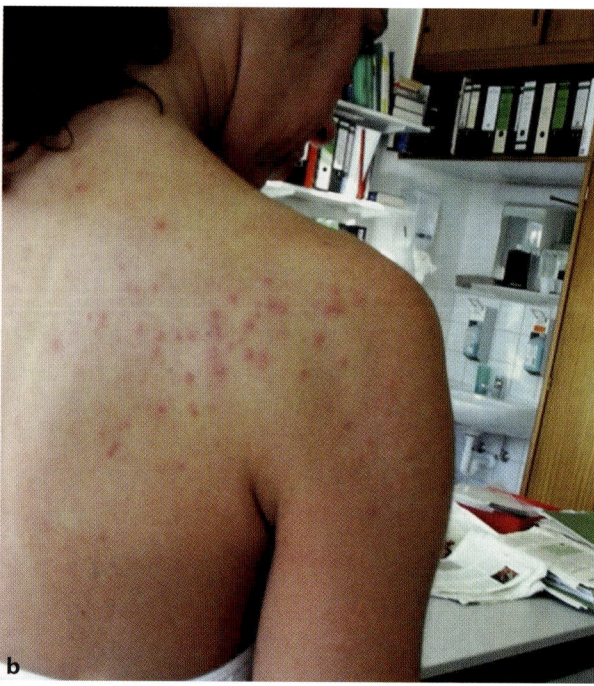

Abb. 21.2a,b Hautbefunde bei Dengue-Fieber. **a** Initial exanthematös, **b** später makulopapulös

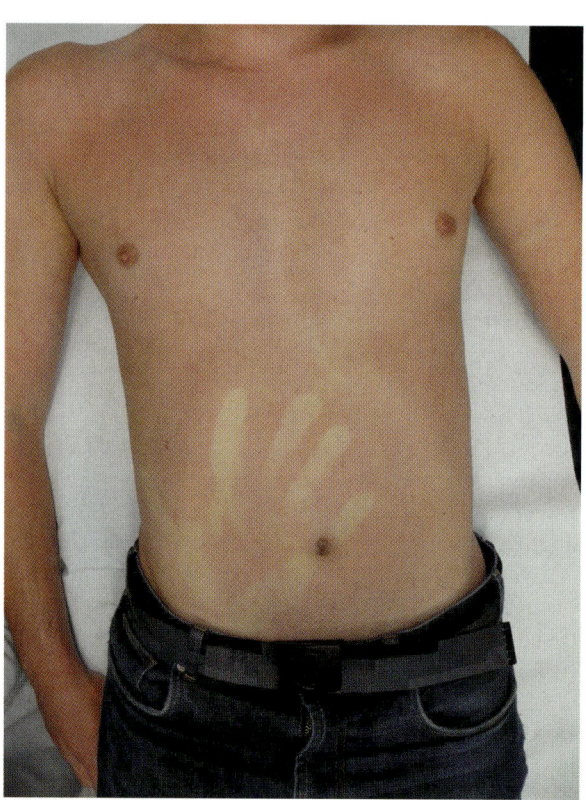

Abb. 21.3 Negativer Dermografismus

schen, fieberhaften Allgemeinsymptomen. Kinder haben initial meist nur ein unspezifisches Fieber, bei Erwachsenen ist die Erkrankung zusätzlich gekennzeichnet durch Auftreten von retroorbitalen Kopfschmerzen, Gliederschmerzen, (schwerem) allgemeinem Krankheitsgefühl und auch von Schüttelfrösten. Ein zweigipfliger Fieberverlauf („saddle back fever") mit kurzzeitiger Entfieberung nach dem zweiten Tag ist nicht selten, aber nicht obligat. Es besteht eher eine Bradykardie als eine fiebertypische Tachykardie.

Pathognomonisch kann bei entsprechender Expositionsanamnese die Hautsymptomatik wie folgt sein: Neben einer kutanen Hypersensitivität und flächigen Rötung, die von den Patienten gelegentlich auch als Symptom eines Sonnenbrands eingeschätzt wird, kommt es zum Auftreten eines anfänglich feinfleckigen, flächigen, oft nicht sehr eindrucksvollen Exanthems (Abb. 21.2a), das an Tag 5–6 morbilliform bis makulopapulös (Abb. 21.2b) werden kann und nicht juckt. Handflächen und Fußsohlen sind ausgespart. Typisch ist auch ein negativer Dermographismus (Abb. 21.3).

Bei den schweren Verlaufsformen DHF/DSS, die in der Regel bei der Zweitinfektion mit einem anderen Virustyp oder bei Vorhandensein maternaler Antikörper auftreten („antibody dependend enhancement of infection"), kommt es an Tag 2–5 zu einer akuten Verschlechterung mit Ödemen und Ergüssen durch Flüssigkeitsverschiebungen in den Extravasalraum, messbar anhand eines starken Anstiegs des Hämatokrits bei gleichzeitig dramatisch fallenden Thrombozyten. Ferner kommt es zu Petechien, Schleimhautblutungen (◘ Abb. 21.4), metabolischer Azidose und Multiorganversagen, in erster Linie mit Leberbeteiligung und ZNS-Komplikationen. Positive Prädiktoren für einen solchen Verlauf, der unbehandelt in 10 % und behandelt in 1–2 % der Fälle letal ist, waren bei thailändischen Kindern:

- positiver Tourniquet-Test (auch als Rumpel-Leede-Phänomen bezeichnet)
- druckschmerzhafte Hepatosplenomegalie
- konjunktivale Injektion/Flush

Die Laborwerte waren jedoch nicht prädiktiv. Eine ausführliche Metaanalyse zu diesem Thema veröffentlichten Huy et al. (2013). Anhaltspunkte für ein erhöhtes Infektionsrisiko und einen schwereren Verlauf in der Schwangerschaft lieferten Machado et al. (2013).

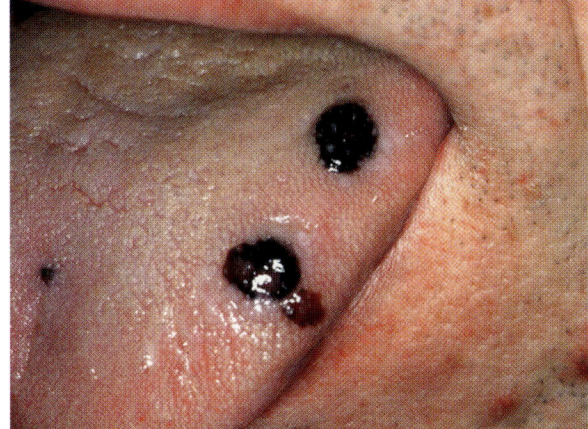

◘ Abb. 21.4 Typische Schleimhautblutungen auf der Zunge bei absoluter Thrombozytopenie

Diagnostik

Der molekulargenetische Nachweis von RNA oder dem Dengue-NS-1-Antigen ist schon vor dem Beginn der Symptome und bis etwa Tag 4 der Erkrankung möglich. IgG- und IgM-Antikörper sollten ab Ende der ersten Krankheitswoche bestimmt und im Verlauf wiederholt werden, wenn das erste Ergebnis nicht schon zur sicheren Diagnosestellung geführt hat. Kreuzreaktionen mit anderen Flaviviren sind zu beachten, niedrige Anfangstiter sind oft durch eine vorangegangene Gelbfieberimpfung bedingt.

Bei der Zweitinfektion kann die Ausbildung von IgM-Antikörpern fehlen oder nur gering sein. Kommerziell verfügbare Schnelltests stehen zur Verfügung. Sie weisen ausreichende Sensitivität und Spezifität auf und sind in der akuten Aufnahmesituation hilfreich, besonders bei positivem Ergebnis.

Im klinisch-chemischen Labor findet sich häufig eine Erhöhung der Transaminasen und der LDH. Im Blutbild ist eine Thrombozytopenie durch Infektion von Progenitorzellen und vermehrten Abbau der Thrombozyten sowie eine Lymphopenie zwar charakteristisch für einen viralen Infekt, aber nicht für einen spezifischen Erreger, sodass das differenzialdiagnostische Spektrum relativ weit sein kann.

Die sorgfältige Reise-und Expositionsanamnese kann wegweisend sein. Im Zweifelsfall sollten die Patienten bis zum Eingang der Befunde isoliert und Maßnahmen des „barrier-nursing" und Nutzung von „personal protective equipment" ergriffen werden.

Differenzialdiagnose

Wichtige Differenzialdiagnosen sind Malaria, Typhus, gramnegative Sepsis, Leptospirose, Infektion mit anderen Arboviren wie Zika-Virus und Sindbis-Virus und darüber hinaus auch hochinfektiöse, gefährliche virale hämorrhagische Fieber wie Ebola- (Afrika), Krim-Kongo- (Balkan, naher Osten, Asien, Afrika) oder Lassa-Virus-Infektionen (Afrika). Bei Rückkehrern aus Südamerika kommen regional vorkommende seltene Viruserkrankungen infrage. Bei Südostasienreisenden sind Infektionen mit *Orientia tsutsugamushi* eine wichtige Differenzialdiagnose, gerade auch wegen des Exanthems. Prompter Malariaausschluss ist immer wichtig; eine Thrombozytopenie kann auch Ausdruck einer Malaria sein. Koinfektionen mit Chikungunya-Virus oder Malaria kommen vor.

> Symptome, die erst 2 Wochen oder länger nach Verlassen des Endemiegebiets auftreten, sind in der Regel kein Dengue-Fieber.

Therapie

Die Therapie ist rein supportiv-symptomatisch, kann aber gerade bei den schweren Verlaufsformen lebensrettend sein. Als Infusionslösungen für den Flüssigkeitsersatz kommen kolloidale und kristalloide Lösungen infrage. Kommt es zu Blutungen, müssen Thrombozyten, Blut und Blutprodukte eingesetzt werden, was in nicht industrialisierten Ländern immer mit dem Risiko weiterer Infektionen einhergehen kann (◘ Abb. 21.5). Sehr detaillierte und stadienadaptierte Hinweise zur Therapie gibt das im Internet abrufbare WHO-Manual (► http://whqlibdoc.who.int/publications/2009/9789241547871_eng.pdf?ua=1).

Der Nutzen einer Steroidgabe konnte in einer Cochrane-Analyse aus dem Jahr 2014 nicht belegt werden (Zang und Kramer 2014). Reisende in die Endemiegebiete sollten daher immer besonders eindringlich auf die Bedeutung des Mückenschutzes aufmerksam gemacht werden, insbesondere wenn es schon in der Vergangenheit zu einer Erstinfektion gekommen ist. In diesen Fällen muss aber nicht von weiteren Reisen abgeraten werden.

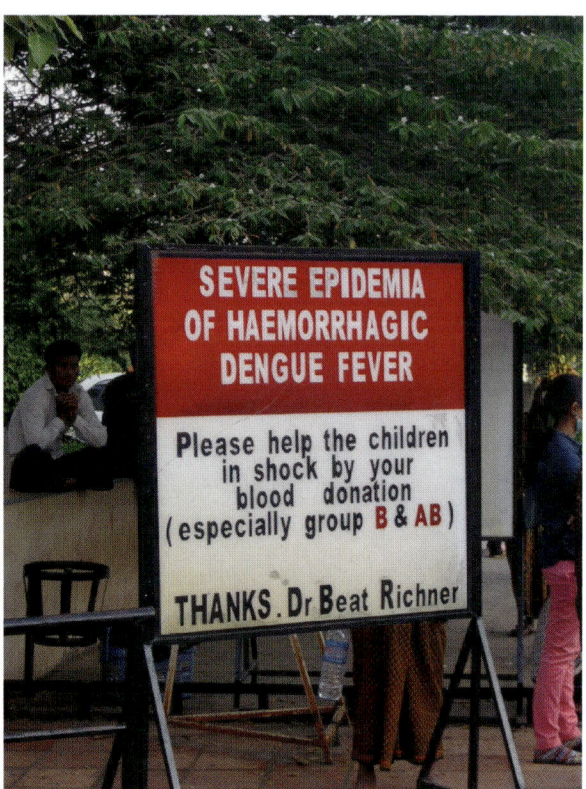

Abb. 21.5 Aufruf zur Blutspende vor dem Kinderkrankenhaus in Siem Reap/Kambodscha

21.3 Krim-Kongo-Virus

Das hämorrhagische Krim-Kongo-Fieber („Crim-Congo hemorrhagic fever", CCHF) ist eine der klassischen Arbovirosen („tick-born") und nach dem Dengue-Fieber die am weitesten verbreitete (◘ Abb. 21.6). Das Krim-Kongo-Virus (CCV) ist auch eines der historisch am frühesten beschriebenen hämorrhagischen Fieberviren (HFV). Es existieren mehrere Subtypen.

Pathogenese

Ein besonderes Charakteristikum dieser an sich zoonotischen Erkrankung ist ihr Übertragungsmodus: Einerseits kann das Virus bei Blutkontakten und Sekretkontaminationen von Mensch zu Mensch, insbesondere auch nosokomial, übertragen werden, aber auch durch Zeckenstiche, vorwiegend durch *Hyalomma*-Zecken (◘ Abb. 21.7). Das natürliche Reservoir des Krim-Kongo-Virus sind Paarhufer, Nagetiere, Hasenartige und Vögel. Es gehört wie das Hantavirus zur Gruppe der Bunyaviren.

Die Pathogenese des CCHF wird oft mit der von Ebola verglichen. Wie alle hämorrhagischen Fieberviren wirkt auch das Krim-Kongo-Virus auf 2 Ebenen: Direkte Zellschädigung in den Organen durch virusbedingte zytopathische Effekte mit Endothelschädigung geht einher mit einer Aktivierung des Immunsystems mit Freisetzung von Zytokinen, Chemokinen, NO und anderen Mediatoren und resultiert in einem programmierten Zelltod, einer Aktivierung der Gerinnungskaskade mit Entwicklung einer disseminierten intravasalen Gerinnung (DIC) und Multiorganversagen.

Häufigkeit und Vorkommen

Seit der Erstbeschreibung 1967 sind etwa 140 Ausbrüche mit mehr als 5000 betroffenen Patienten in 52 Ländern (Asien, Afrika, Mittlerer Osten, Südosteuropa) beschrieben worden. Dabei sind die Ausbrüche in der Türkei und die starke saisonale Zunahme der Fälle zwischen April und Juli besonders im Kosovo 2008, 2009 und 2010 bemerkenswert. Nosokomiale Übertragungen auf Ärzte und Pflegepersonal haben in den letzten Jahren besonders bei Ausbrüchen in der Türkei, in Mauretanien, Bulgarien, Indien und Pakistan stattgefunden, teils auch mit Todesfolge.

In der Region Pakistan, Afghanistan und Indien nimmt die Zahl der Erkrankungsmeldungen stark zu, aber auch in Spanien hat es im Jahr 2010 einen ersten Nachweis von CCV in *Hyalomma*-Zecken gegeben (Estrada-Peña et al. 2012). Im Südsudan wurde 2010 nach vielen Verdachtsfällen zum ersten Mal der Nachweis einer nosokomialen Übertragung nach Erkrankung eines Schlachters molekulargenetisch gesichert (Elata et al. 2011). Nach Zeckenstich im Rahmen eines Einsatzes im Süden Afghanistans verstarb 2009 ein amerikanischer Soldat.

Klinik

Das klinische Bild ähnelt dem anderer Infektionen mit hämorrhagischen Fieberviren wie Ebola-, Marburg- oder Lassa-Viren. Die Ausprägung hängt von der Infektionsdosis (minimal 1–10 Viren) und dem Infektionsweg ab, ganz sicher auch vom Virustyp. Nach einer Inkubationszeit von etwa 3–7 Tagen, maximal dokumentiert sind 13 Tage, kommt es in der prähämorrhagischen Phase zu Kopfschmerzen, Fieber ohne Rhythmik, Myalgie und Schwindel. Diarrhö, Übelkeit und Erbrechen können hinzukommen, eine Hyperämie der Haut, unspezifische Exantheme und Konjunktivitis sind beschrieben. Nach etwa 3 Tagen läuft die Erkrankung dann entweder unspektakulär aus oder geht in die hämorrhagische Phase über, die abrupt beginnt und mit Blutungen in allen Organen einhergeht (◘ Abb. 21.8); teils sind auch innere Blutungen ohne äußere Stigmata beschrieben.

Wird diese Phase überlebt, so kommt es etwa 10–20 Tage nach Erkrankungsbeginn zur Rekonvaleszenzphase, die mit Allgemeinsymptomen einhergeht. Von Fällen aus dem Kosovo aus dem Ausbruch 2009/2008 wurde im Nachhinein von einer erheblich prolongierten Virämie bis zum Tag 36 nach Erkrankungsbeginn berichtet. In dieser Hinsicht ähnelt das Krim-Kongo-Virus anderen hämorrhagischen Fieberviren wie Lassa- oder Marburg-Vi-

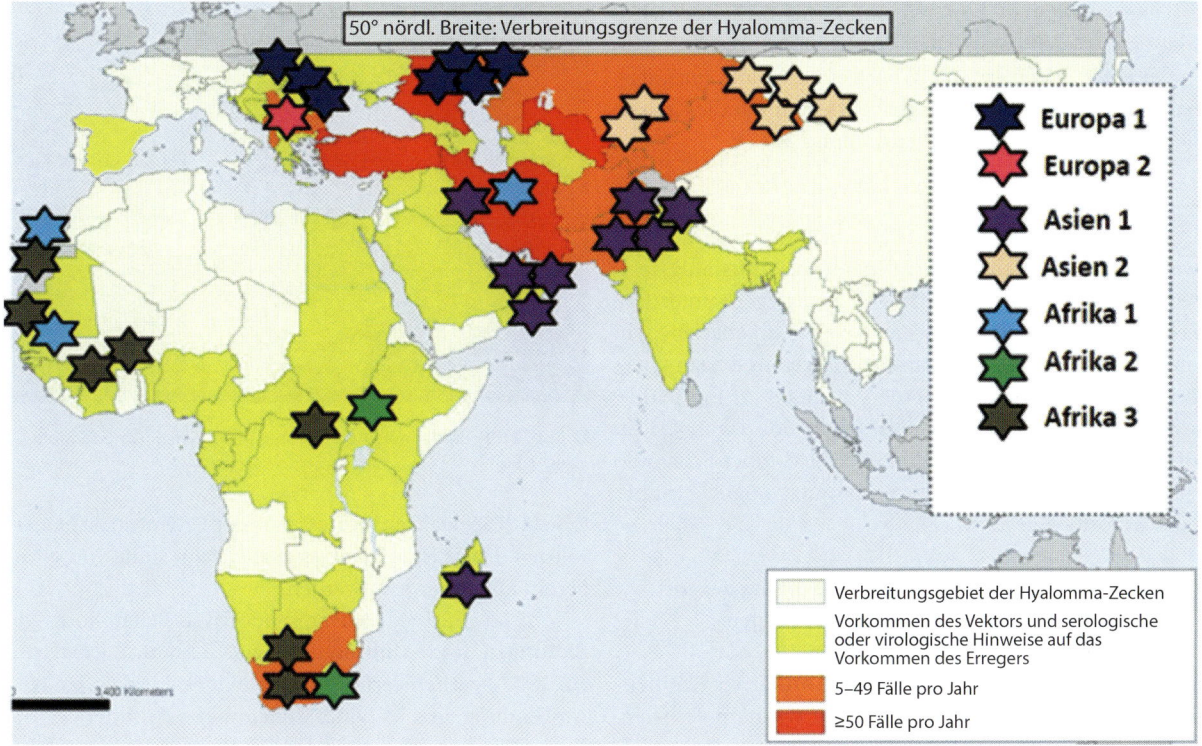

■ Abb. 21.6 Verbreitungsgebiet des Krim-Kongo-Virus und seiner Subtypen (*Sterne*). (Adaptiert nach WHO 2008)

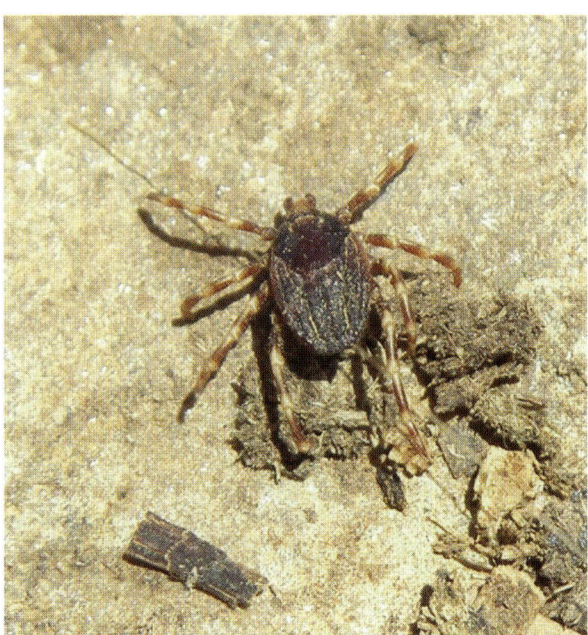

■ Abb. 21.7 *Hyalomma marginatum*, der wichtigste Vektor für das Krim-Kongo-Virus. (© PD Dr. A. Krüger, Hamburg)

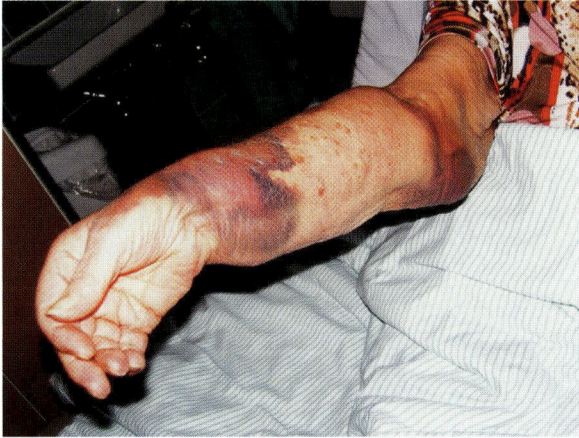

■ Abb. 21.8 Typische Blutungsstigmata bei einer Infektion mit dem Krim-Kongo-Virus. (© Hinrich Sudeck, Hamburg)

- Thrombozyten < 20.000/mm³
- Alaninaminotransferase (ALT) > 900 U/ml oder Aspartataminotransferase (AST) > 700 U/l
- aktivierte partielle Thromboplastinzeit (aPTT) > 60 s oder Fibrinogen < 110 mg/dl

rus. Türkische Kollegen haben versucht, eine Einschätzung der Prognose anhand einiger einfacher Laborparameter zu ermöglichen (Dokuzoguz et al. 2013). Als ungünstige Prognoseparameter gelten:

Von einigen Autoren wurden noch gastrointestinale Blutung, Somnolenz und Splenomegalie hinzugefügt und Patienten, die an CCHF starben, hatten signifikant höhere IL-6 und TNF-α-Spiegel als Überlebende.

Die Letalität ist regional unterschiedlich und wird meist mit 20–50 % angegeben (WHO: 30 %). Der Tod tritt in der Regel in den ersten 2 Woche ein. Im Falle eines afghanischen, in London versorgten Patienten war die Krankheitsdauer mit 5 Tagen sehr kurz (Bond 2012).

- **Diagnostik**

Die Anamnese des Patienten, der unter Umständen im weiteren Verlauf schnell nicht mehr auskunftsfähig sein wird, muss „ziseliert und mit Liebe" erfolgen, unter Erfassung aller Expositionsrisiken. Neben Zeckenkontakten muss nach Kontakt zu Erkrankten, Tieren und nach Outdoor-Aktivitäten gefragt werden. Kontakt zu Einheimischen und Tieren ist ein wichtiger Expositionsfaktor. Selbst in wüstenhaften Regionen gibt es Ziegen- oder Schafhaltung, damit sind auch Zeckenvorkommen möglich, womit eine Exposition gegeben ist.

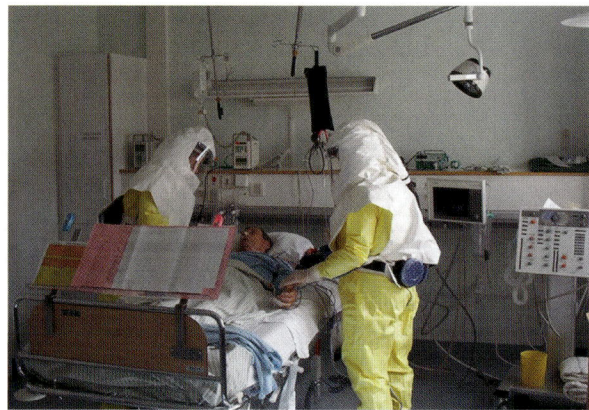

Abb. 21.9 „Barrier nursing": Arbeiten in der persönlichen Schutzausrüstung

> Die Labordiagnostik muss unter Beachtung der entsprechenden Biosafety-Regelungen erfolgen.

Ein Nachweis von IgM- und IgG-Antikörpern mittels ELISA ist routinemäßig etabliert und wird am sechsten bis siebten Tag positiv. Die IgM-Antikörper persistieren über 4 Monate, IgG ist bis zu 5 Jahre nach Infektion noch nachweisbar. Schnell verstorbene Patienten zeigen keine messbare Immunantwort.

Um eine nosokomiale Ausbreitung zu verhüten, ist eine möglichst schnelle Diagnosestellung essenziell. Sie erfolgt heute in allen Zentren innerhalb von 8 h mittels PCR, meist als Multiplex-PCR. Virusisolation und Anzucht sind möglich, müssen aber unter BSL-4-Bedingungen erfolgen und dauern 2–5 Tage (BSL 4 = Bio-Safety-Level 4, Hochsicherheitsstufe für Labore oder klinische Einrichtungen).

- **Differenzialdiagnose**

Wichtige Differenzialdiagnosen sind alle anderen viralen hämorrhagischen Fieber, soweit sie in der entsprechenden Region vorkommen. Wichtige bakterielle Erreger sind vor allem Rickettsien (muriner Typhus und Fleckfieber sowie Infektionen durch *Orientia tsutsugamushi* in Asien), Leptospiren, *Borrelia recurrentis*, Meningokokken sowie Blutparasitosen wie Malaria und akute Trypanosomiasis (Zentralafrika).

- **Therapie**

Bei der Versorgung dieser Patienten müssen soweit wie möglich die Richtlinien des „barrier nursing" zur Anwendung kommen – Eigenschutz hat Vorrang (◘ Abb. 21.9). Schon bei Verdacht (Meldepflicht!) ist daher zu einem tropenmedizinischen oder virologischen Zentrum mit Expertise für diese Erkrankungen Kontakt aufzunehmen (► www.stakob.de, ► www.rki.de). Bis zur Verlegung mittels eines Spezialtransportes muss der Patient strikt isoliert werden. Das zuständige Gesundheitsamt sollte von vornherein miteinbezogen werden.

Neben einer aggressiven supportiven Behandlung von Blutungen und Multiorganversagen kommt Ribavirin, ein 1972 synthetisiertes Purin-Nukleosid-Analogon, zur Anwendung. Als Polymerasehemmer verhindert es die Vermehrung von RNA- und DNA-Viren in vitro, seine Effizienz in vivo ist aber bis heute umstritten und mag auch vom möglichst frühen Zeitpunkt der Anwendung abhängen. Eine Fallvergleichsstudie aus der Türkei (Duygu et al. 2012) hat bei retrospektiver Analyse keinen Überlebensvorteil für orales Ribavirin erbracht. Ein international akzeptiertes Dosierungsschema wurde von der WHO sowohl für die orale als auch für die teure intravenöse Anwendung empfohlen.

Weitere angewandte Therapieoptionen wie die Gabe von Immunsera oder Subunit-spezifischen monoklonalen Antikörpern sind genauso wenig durch kontrollierte Studien belegt bzw. nicht belegbar, da ethische Grundsätze einer plazebokontrollierten Studie auf Dauer entgegenstehen.

- **Prophylaxe**

Prävention ist möglich durch strengen Zeckenexpositionsschutz, besonders in den bekannten Endemiegebieten. In Bulgarien steht eine Impfung zur Verfügung. Die postexpositionelle Einnahme von Ribavirin ist möglich.

21.4 Ebola- und Marburg-Virus

- **Häufigkeit und Vorkommen**

Beide Viren, Ebola- und Marburg-Virus, gehören zu den Filoviren und kommen nur in Afrika vor (eine nicht humanpathogene Spezies der 5 bekannten Ebola-Spezies allerdings auch bei Affen in Südostasien). Das **Marburg-Virus** trat zum ersten Mal 1967 in Marburg in Erscheinung,

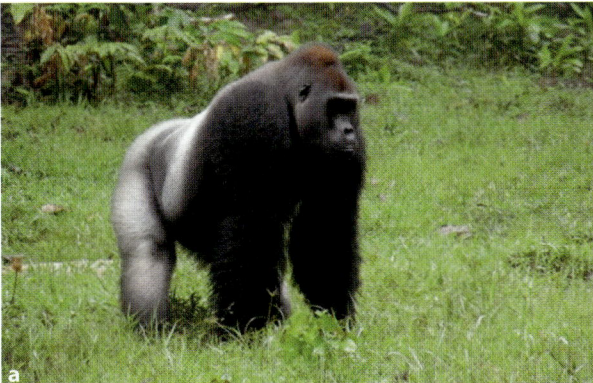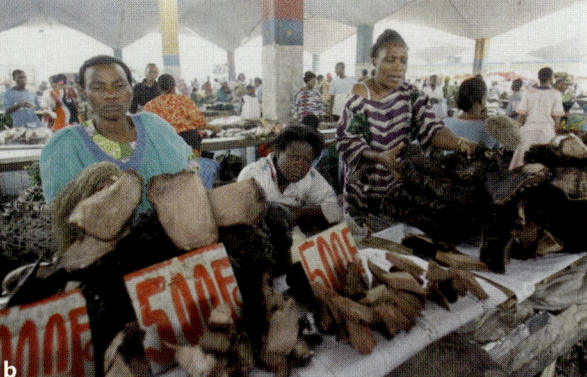

Abb. 21.10a,b Quellen für die Infektion mit Ebola-Viren. **a** Gorilla in Zentralafrika (© Flottillenarzt Dr. A. Fritsch), **b** Bushmeat-Stand im Kongo (© Fachbereich Tropenmedizin der Bundeswehr)

nachdem importierte infizierte Affen aus Uganda das Personal einer Forschungseinrichtung angesteckt hatten. Einzelne Fälle sind bei Reisenden vorgekommen, der letzte größere Ausbruch ereignete sich in Angola im Jahr 2004 und markierte die Ausbreitung des Virus aus Zentralafrika in den Westen. Fledermäuse gelten als Reservoir und können das Virus über größere Strecken transportieren.

Zum Zeitpunkt, da dies geschrieben wird, belastet einer der größten Ebola-Ausbrüche zum ersten Mal Westafrika, besonders die Länder Guinea, Sierra Leone und Liberia, also Regionen, die bisher schon mit Lassa-Virus-Erkrankungen zu kämpfen hatten. In einer der Erstbeschreibungen des **Ebola-Virus** wird es Maridi-Virus genannt, nach dem Ort des ersten wissenschaftlich bearbeiteten Ausbruchs im Sudan. Noch heute sind der Sudan, der Kongo und Uganda, also Zentralafrika, als das Kerngebiet für das Vorkommen anzusehen, zum Teil aufgrund der Assoziation der Infektion mit Menschenaffen, die ebenfalls erkranken und in einzelnen Ausbruchsregionen durch die Infektion stark reduziert wurden.

Als Hauptmechanismus der nicht nosokomialen Ausbrüche wird das Überspringen der Infektion von erlegten oder eingesammelten infizierten Menschenaffen („bushmeat") auf die Bevölkerung angesehen (Abb. 21.10). Auch die weite Strecken zurücklegenden Fledermäuse dürften wie bei Marburg-Virus als Reservoirtiere und Vehikel für die Verbreitung dienen. Auch sie sind eine wichtige Eiweißquelle in der Ernährung vieler Menschen im tropischen Afrika.

In Ausbruchssituationen breitet sich die Erkrankung schnell von Mensch zu Mensch aus durch direkten Kontakt mit der Haut oder mit Körpersekreten, zum Beispiel im Rahmen von Beisetzungsritualen.

- **Klinik**

Unspezifische fieberhafte Allgemeinsymptome und Diarrhö stehen auch bei diesen Erkrankungen im Vordergrund. Hinsichtlich einer möglichen Exposition ist wiederum die Anamnese wichtig. Temperaturen können subfebril sein. Unspezifische, flüchtige Exantheme sind beschrieben und können wie beim Dengue-Fieber auch makulopapulös sein (Nkoghe et al. 2012). Eine Pharyngitis kann quälend sein und die orale Flüssigkeitsaufnahme unmöglich machen.

Blutungen stehen nicht auffallend im Vordergrund. Sie können als Gingivablutungen, als wiederauftretende Blutung bei an sich schon abgeheilten Verletzungen oder post partum in Erscheinung treten (Abb. 21.11). Eine aktivierte Gerinnung und Thrombozytopenie sind obligat, Leberbeteiligung ist die Regel.

> Die Pathophysiologie der Erkrankung führt zu einem schnellen Multiorganversagen. Eine ZNS-Beteiligung äußert sich in Form von enzephalopathischen Störungen oder Somnolenz.

- **Differenzialdiagnose**

Differenzialdiagnostisch kommen die bei Dengue-Fieber genannten Erkrankungen infrage. Wiederum ist ein prompter Malariaausschluss erforderlich.

- **Diagnostik**

Die Reverse-Transkriptase-(RT-)PCR hat sich gerade im jüngsten Ausbruch als robuste, auch unter den Bedingungen im Busch anzuwendende Methodik erwiesen und kann mit einer Malaria-PCR kombiniert werden. Antigen- und Antikörpernachweis, Anzucht und Kultur sind möglich und in entsprechenden BSL-4-Laboratorien etabliert (in Deutschland in Marburg und Hamburg).

- **Therapie**

Sie findet bei beiden Infektionen außerhalb der Endemiegebiete ausschließlich in dafür vorgesehenen Behandlungszentren unter Unterdruckbedingungen statt. Strikte Iso-

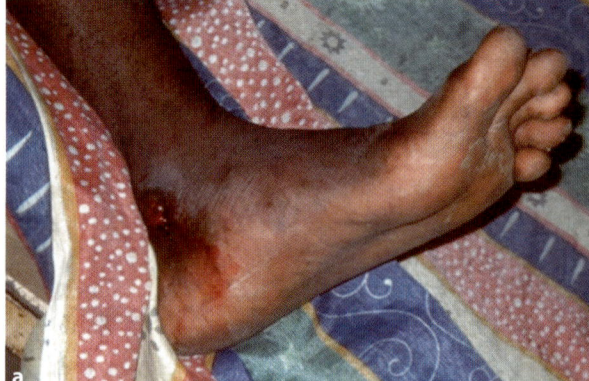
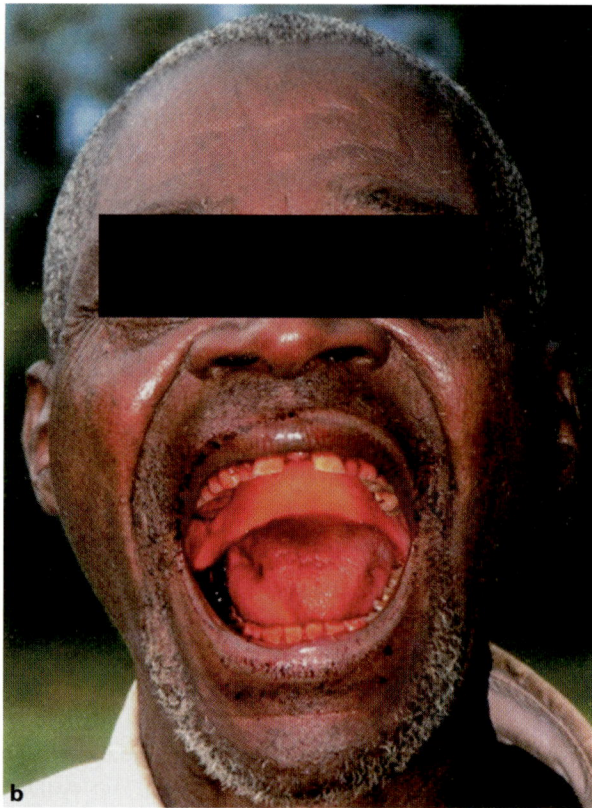

Abb. 21.11a,b Blutungen bei akuter Ebola-Infektion. **a** Rezidivblutung einer alten Verletzung, **b** Gingivablutung. (© Hinrich Sudeck, Hamburg)

lierungsmaßnahmen dienen nicht nur dem Selbstschutz, sondern auch der Unterbrechung der Infektionskette.

Bisher hat sich keine Therapie etabliert, allerdings sind eine Reihe von experimentellen Vakzinen für Ebola- und Marburg-Virus, teils vektorbasiert oder auf RNA-Basis, beschrieben. Im Tierversuch erwies sich die Gabe von monoklonalen Antikörpern als erfolgreich (Saphire 2013). Ein Nematodenprotein, das zur Gerinnungshemmung klinisch bei anderen Indikationen verwendet wird, und weitere antiviral wirksame Substanzen wurden bisher bei Menschen noch nicht eingesetzt. Der große Ausbruch in Westafrika hat zum Beginn unterschiedlicher Studien beigetragen, erste Ergebnisse sollten im Verlauf des Jahres 2015 vorliegen.

Die Letalität liegt je nach Virustyp und Qualität der supportiven Behandlung bei 25–90 %. Innere Blutungen kommen vor, sind aber nicht offensichtlich, und Verbluten ist nicht notwendigerweise die Todesursache. Der Tod tritt etwa 6–10 Tage nach Symptombeginn in Form eines Multiorganversagens ein, ähnlich wie bei einer septischen Erkrankung.

21.5 Andere Erreger von viralen hämorrhagischen Fiebern

21.5.1 Gelbfieber

Gelbfieber wird von einem Flavivirus hervorgerufen, es kommt zwischen dem 10. südlichen und dem 15. nördlichen Breitengrad ab Panama und in Südamerika sowie in der Subsahara vor. Es wird von Mücken der Gattungen *Aedes* (*Stegomyia* und *Haemagogus*) übertragen. Reservoire sind der Mensch und Affen, daher ist die Übertragung sowohl in ländlichen als auch in (groß-)städtischen Regionen möglich. Importe sind aufgrund der effektiven, weltweit zur Verfügung stehenden Lebendvakzine extrem selten. Typisch für das klinische Bild sind Ikterus, Nierenversagen und Blutungsneigung. Wichtige Differenzialdiagnosen sind alle in den vorherigen Abschnitten genannten Erkrankungen. Die Diagnostik muss unter BSL-3-Bedingungen erfolgen, die Therapie erfolgt rein symptomatisch in spezialisierten Zentren. Die Letalität der häufig zweiphasig verlaufenden Erkrankung liegt bei 10–50 %.

21.5.2 Lassa-Fieber

Es wird durch ein Arenavirus verursacht, das in Westafrika endemisch ist und ein Reservoir in Nagern hat. Die Infektion führt nach unspezifischem Beginn zu Pharyngitis, Konjunktivitis und Multiorganversagen mit ausgeprägter Leberbeteiligung und möglichen Blutungen. Importe kamen in den letzten Jahren vereinzelt auch in Deutschland vor. Die Diagnostik erfolgt analog wie bei den anderen Viren, zur Therapie und auch zur Postexpositionsprophylaxe wird Ribavirin eingesetzt.

21.5.3 Südamerikanische hämorrhagische Fieber

Das argentinische, das bolivianische und das venezolanische hämorrhagische Fieber werden von Arenaviren unterschiedlicher Spezies verursacht. Diese Erkrankungen kommen in umschriebenen ländlichen Regionen der jeweiligen Länder vor und sind daher überwiegend eine Gefahr für die bäuerliche Bevölkerung. Hautsymptome in Form von Rötung und Petechien sowie Schleimhautbeteiligung mit Vesikeln, Enanthem und Konjunktivitis sollen häufig sein. Bei Verdachtsfällen sollte eine prompte Kontaktaufnahme mit einem Tropeninstitut erfolgen. Die Letalität liegt bei 10–20 %.

Literatur

Literatur zu Abschn. 21.2

Huy NT, Van Giang T, Thuy DH, Kikuchi M, Hien TT, Zamora J, Hirayama K (2013) Factors associated with dengue shock syndrome: a systematic review and meta-analysis. PLosNegl Trop Dis 7(9):e2412

Machado CR, Machado ES, Rohloff RD, Azevedo M, Campos DP, de Oliveira RB, Brasil P (2013) Is pregnancy associated with severe dengue? A review of data from the Rio de Janeiro surveillance information system. PLosNegl Trop Dis 7(5):e2217

WHO (2014) Dengue, countries or areas at risk, 2013. http://gamapserver.who.int/mapLibrary/Files/Maps/Global_DengueTransmission_ITHRiskMap.png?ua=1

Zang F, Kramer CV (2014) Corticosteroids for dengue infection. Cochrane Database Syst Rev 7:CD 003488 (epub ahead of print)

Literatur zu Abschn. 21.3

Bond A (2012) Man, 38, dies from deadly tropical disease after returning to the UK from Afghanistan. Mail online 6 Oct. 2012. www.dailymail.co.uk/news/article-2213758/Crimean-Congo-haemorrhagic-fever-Man-dies-tropical-disease-returning-UK-Afghanistan.html

Dokuzoguz B, Celikbas AK, Gök ŞE, Baykam N, Eroglu MN, Ergönül Ö (2013) Severity scoring index for Crimean-Congo hemorrhagic fever and the impact of ribavirin and corticosteroids on fatality. Clin Infect Dis 57(9):1270–1274

Duygu F, Kaya T, Baysan P (2012) Re-evaluation of 400 Crimean-Congo hemorrhagic fever cases in an endemic area: Is Ribavirin treatment suitable? Vector-borne and zoonotic Diseases 12(9):812–816

Elata AT, Karsany MS, Elageb RM, Hussain MA, Eltom KH, Elbashir MI, Aradaib IE (2011) A nosocomial transmission of crimean-congo hemorrhagic fever to an attending physician in North Kordufan, Sudan. Virol J 8:303

Estrada-Peña A, Palomar AM, Santibáñez P, Sánchez N, Habela MA, Portillo A, Romero L, Oteo JA (2012) Crimean-Congo hemorrhagic fever virus in ticks, Southwestern Europe 2010. Emerg Infect Dis 18(1):179–180

WHO (2008) Geographic Distribution of Crimean-Congo Haemorrhagic Fever. http://www.who.int/csr/disease/crimean_congoHF/Global_CCHFRisk_20080918.png?ua=1

Literatur zu Abschn. 21.4

Nkoghe D, Leroy EM, Toung-Mve M, Gonzalez JP (2012) Cutaneous manifestations of filovirus infections. Int J Dermatol 51(9):1037–1043

Weiterführende Literatur

Burchard GD, Günther S, Schmidt-Chanasit J (2010) Virale hämorrhagische Fieber. In: Burchard GD, Löscher T (Hrsg) Tropenmedizin in Klinik und Praxis. Thieme, Stuttgart

Clark DV, Jahrling P, Lawler V (2012) Clinical Management of Filovirus-Infected Patients. Viruses 4:1668–1686

Hoenen T, Groseth A, Feldmann A (2012) Current Ebola vaccines. Expert Opin Biol Ther 12(7):859–872

Mehedi M, Groseth A, Feldmann H, Ebihara H (2011) Future clinical aspects of Marburg hemorrhagic fever. Virol 6(9):1091–1106

Paessler S, Walker DH (2013) Pathogenesis of the viral hemorrhagic fevers. Annu Rev Pathol 8:411–440

Saphire EO (2013) An update on the use of antibodies against the filoviruses. Immunotherapy 5(11):1221–1233

WHO (2009) Dengue Guidelines for Diagnosis, Treatment, Prevention and Control. WHO, Geneva

Chikungunya

Marcellus Fischer

Häufigkeit und Vorkommen

Es wird postuliert, dass das Chikungunya-Fieber als Arbovirose durch verschiedene Stechmücken der Gattungen *Anopheles*, *Stegomyia*, *Culex* und *Mansonia* übertragen werden kann. Eindeutig bewiesen ist die Übertragung durch die tagaktive asiatische Tigermücke *Stegomyia albopicta*, die auch unter anderem das Dengue-Virus und das Gelbfiebervirus überträgt. Reservoire für dieses RNA-Virus sind neben dem Menschen unterschiedliche Warmblüter (Nagetiere, Primaten u. a.; Robert-Koch-Institut 2011).

In der Tropen- und Reisemedizin spielte diese durch einen Alphavirus aus der Familie der Togaviridae hervorgerufene Erkrankung bis 2005 nur eine untergeordnete Bedeutung. Endemische Ausbrüche wurden seit den 1950er-Jahren aus Tansania, Uganda, aber auch aus der Demokratischen Republik Kongo, Thailand und Indonesien berichtet. Ein Ausbruch im Dezember 2005 auf der französischen Insel Réunion mit über 266.000 Erkrankten und die darauffolgende Epidemie in den Anrainerstaaten des Indischen Ozeans machten diese Viruserkrankung als „emerging disease" innerhalb weniger Wochen weltweit als mögliche globale Bedrohung bekannt. Ein autochthoner Ausbruch in der italienischen Provinz Ravenna im Sommer 2007 mit 197 Erkrankungsfällen zeigte auf, dass der Vektor des Chikungunya-Virus, die asiatische Tigermücke *Stegomyia albopicta,* inzwischen im südlichen Europa weit verbreitet ist (Robert-Koch-Institut 2014).

Auch die Bedeutung für Reisende hat zugenommen. In Deutschland werden regelmäßig importierte Infektionen beobachtet, in Einzelfällen sogar Doppelinfektionen zusätzlich mit dem Dengue-Virus. Im Jahr 2013 wurden 15 Chikungunya-Fälle im RKI registriert. Auch wurde 2013 das Chikungunya-Virus erstmals in der „Neuen Welt" auf mehreren Inseln in der Karibik nachgewiesen. Ein Ausbruch mit schätzungsweise 500.000 Erkrankten wurde 2014 in der Dominikanischen Republik verzeichnet, inzwischen auch Ausbrüche in Kolumbien und Venezuela (Abb. 22.1; WHO 2014).

Klinik

Chikungunya bedeutet in der Stammessprache der Makonde, einem Bantuvolk im Südosten Tansanias, der „gekrümmt Gehende". Die Infektion ist vom Verlauf her einem Dengue-Fieber sehr ähnlich. Nach einer Inkubationszeit von 7–9 (3–12) Tagen kommt es analog zum Dengue-Fieber zu einem plötzlichen Fieberanstieg, der mit Kopfschmerzen, Muskel- und Gelenkschmerzen einhergeht. Konjunktividen werden beobachtet. Während beim Dengue-Fieber die heftigen Kopfschmerzen das Krankheitsbild prägen, stehen beim Chikungunya-Fieber starke, meist bilateral auftretende Gelenkbeschwerden im Vordergrund. Diese Arthralgien sind beim Chikungunya-Fieber stärker als beim Dengue-Fieber ausgeprägt, auch ihrer Schmerzintensität ist im Vergleich zum Dengue-Fieber höher. Die Extremitäten sind besonders betroffen, es kommt zu Gelenkschwellungen.

Neben dieser Symptomatik wurde bei 56 % der Erkrankten ein makulopapulöses Exanthem beobachtet, das

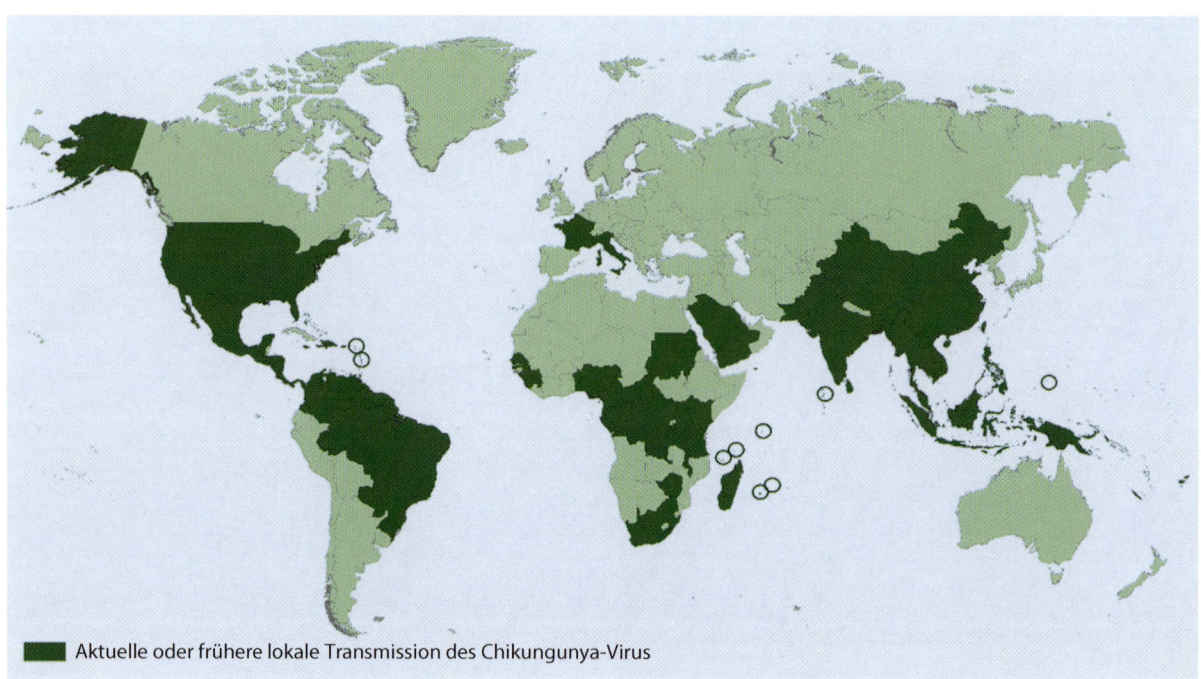

Abb. 22.1 Vorkommen des Chikungunya-Fiebers. (© CDC 2014)

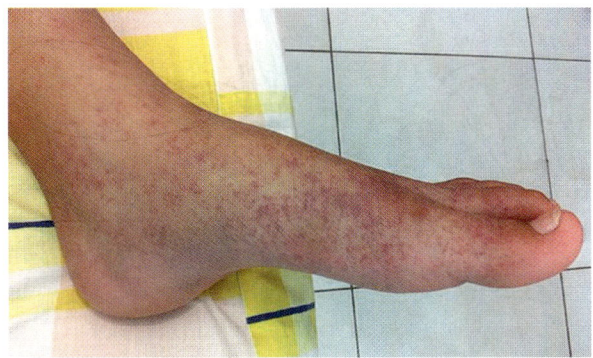

◘ Abb. 22.2 Exanthem bei Chikungunya-Fieber, Mindanao (Philippinen). (© Nsaa)

innerhalb von 2 Tagen auftrat (◘ Abb. 22.2) (Hochedez et al. 2008). Nicht selten kommt es zur Ausbildung von Petechien. Ausgeprägte hämorrhagische Verläufe sind dagegen die Ausnahme. Ein biphasischer Fieberverlauf ist möglich.

> Die Prognose des Chikungunja-Fiebers ist gut. Nur ein geringer Anteil (5–10 %) der Patienten leidet monatelang, in seltenen Fällen jahrelang unter persistierenden Gelenkbeschwerden (Hochedez et al. 2008).

Differenzialdiagnose

Differenzialdiagnostisch müssen andere virale Infektionen mit Gelenkbeteiligung wie das Dengue-Fieber in Betracht gezogen werden, darüber hinaus auch die rheumatoide Arthritis und reaktive Arthritiden.

Diagnostik

Die Reiseanamnese mit einem Aufenthalt in einem möglichen Endemiegebiet gibt für die richtige Diagnostik oft den entscheidenden Hinweis. Der direkte Virusnachweis aus dem Blut kann während der ersten 3–5 Krankheitstage mittels PCR oder Virusanzucht gelingen, sonst führt der Nachweis spezifischer Antikörper (IgM, IgG) ab dem achten bis zehnten Krankheitstag mittels Immunflouroszenzverfahren, ELISA, Neutralisierungstests und Hämagglutinationshemmtests zur Bestätigung der Verdachtsdiagnose (Robert-Koch-Institut 2011).

Therapie

Auch das Chikungunya-Fieber kann nur symptomatisch mit Schmerzmitteln und Antiphlogistika behandelt werden.

> Meldepflicht besteht analog zum Dengue-Fieber bei Krankheitsverdacht, Erkrankung und Tod bei hämorrhagischem Verlauf gemäß § 6 Abs. 1 Nr. 1 g IfSG (virusbedingtes hämorrhagisches Fieber) und bei direktem oder indirektem Erregernachweis in Verbindung mit einer akuten Infektion gemäß § 7 Abs. 1 Nr. 47 IfSG unabhängig vom klinischen Bild.

Prophylaxe

Außer einer Expositionsprophylaxe mit geeigneten Schutzmaßnahmen gegen die auch tagaktiven, das Virus übertragenden Mücken (Kleidung, Repellentien, Verhalten) gibt es keine andere Schutzmöglichkeit. Eine Impfung ist nicht verfügbar. In Endemiegebieten ist die Vektorkontrolle und damit die Beseitigung von Mückenbrutstätten im Umfeld von Wohnstätten besonders wichtig (Fischer und Schliemann 2014).

Literatur

CDC (Centers for Disease Control and Prevention) (2014) Countries and territories where chikungunya cases have been reported* (as of March 10, 2015). www.cdc.gov/chikungunya/geo/

Fischer M, Schliemann S (2014) Exanthem und Fieber nach Tropenaufenthalt. Der Hautarzt 65:862–872

Hochedez P, Canestri A, Guihot A, Brichler S, Bricaire S, Caummes E (2008) Management of travelers with fever and exanthema, notably dengue and chickungunya infections. Am J Trop Med Hyg 78(5):710–713

Robert-Koch-Institut (2011) Steckbriefe seltener und importierter Infektionskrankheiten. Pressestelle des Robert-Koch-Instituts, Berlin

Robert-Koch-Institut (2014) Infektionsgeschehen von besonderer Bedeutung. Epidemiologisches Bulletin 1:14

WHO (2014) Number of reported cases of Chikungunya fever in the Americas, by Country or Territory 2013–2014 Epidemiological Week, Bd. EW 46. WHO, Genf

Tierpocken

Gerd Burchard

Pockenviren sind große Doppelstrang-DNA-Viren, die Virionen sind ziegelsteinförmig oder ovoid. Die Pocken konnten 1980 ausgerottet werden – es gibt aber immer noch zoonotische Infektionen mit nicht humanspezifischen Pockenviren aus Tierreservoiren. Diese werden selten bei Reisenden bzw. Migranten beobachtet. Die Viren haben einen Tropismus für Epithel und führen zu mehr und minder ähnlichen Hautveränderungen.

■ **Pathogenese**

Unter den Pockenviren sind im Wesentlichen Vertreter aus den Gattungen Orthopoxvirus, Parapoxvirus, Yatapoxvirus und Molluscipoxvirus humanpathogen (Diven 2001; Lewis-Jones 2004; Shchelkunov 2013). Die Namen der Viren beziehen sich oft darauf, in welchen Tieren die Viren erstmals nachgewiesen wurden – dies entspricht aber nicht unbedingt dem Reservoir in der Natur (Haller et al. 2014). Auf Variola bzw. Molluscum contagiosum wird hier nicht eingegangen, da diese ausgerottet sind bzw. in der Reisemedizin keine Rolle spielen. Das Vacciniavirus wurde zur Impfung gegen Pocken eingesetzt, die Herkunft ist nicht eindeutig geklärt (◘ Tab. 23.1).

■ **Häufigkeit und Vorkommen**

Zoonotische Pockenvireninfektionen kommen zum Teil weltweit vor. Die Affenpocken sind endemisch in Zentral- und Westafrika und finden sich auch im Südsudan. Büffelpocken kommen in Indien vor. Tanapocken wurden erstmals in Kenia im Überschwemmungsbereich des Tana-Flusses beschrieben, sie kommen aber auch in der Republik Kongo und in Sierra Leone vor (Croitoru et al. 2002; Dhar et al. 2004). Die Übertragung erfolgt meist durch direkten Kontakt mit Tieren, z. B. bei beruflich exponierten Personen (Tack und Reynolds 2011). Bei Affenpocken ist eine Mensch-zu-Mensch-Übertragung möglich. Es liegen insgesamt nur wenige Einzelfallberichte über Infektionen bei Reisenden bzw. Migranten vor, einige Infektionen treten insbesondere bei Tierhändlern auf und spielen insofern keine Rolle in der Reisemedizin.

■ **Klinik**

Die zoonotischen Pockenvirusinfektionen führen meist zu leichten, lokalisierten Verläufen, schwere Infektionen können bei Immundefekt auftreten. Die Hautläsionen bestehen meist aus roten Flecken, die sich in Knötchen und dann eventuell in Bläschen umwandeln. Eine lokale Lymphknotenschwellung und Allgemeinsymptome können auftreten. Meist sind nur eine oder wenige Läsionen vorhanden.

◘ **Tab. 23.1** Übersicht über die verschiedenen Pockenviren

Gattung	Virus	Krankheit	Reservoir
Orthopoxvirus	Variolavirus	Pocken	Nur Mensch
	Vacciniavirus		Natürlicher Wirt unbekannt
	Affenpockenvirus	Affenpocken	Hörnchen, Gambische Riesenratten und andere Nagetiere
	Kuhpockenvirus	Kuhpocken	Nagetiere; Katzen und Ratten als Überträger
	Pseudokuhpockenvirus	Melkerknoten	Unbekannt
	Buffalopoxvirus	Büffelpocken	Wasserbüffel; möglicherweise Abkömmling des Vacciniavirus
	Kamelpockenvirus	Kamelpocken	Kamele, Nager?
	„Horse pox virus"		Pferde?
Parapoxvirus	Orf-Virus	Ecthyma contagiosum	Schaf, Ziege
	„Bovines papular stomatitis virus"	Melkerknoten	Rind
	„Sealpox virus"		Seehund, Seelöwe
	Andere Parapockenviren		
Yatapoxvirus	Tanapockenvirus	Tanapocken	Affen
	„Yaba-like disease virus"	Wie Tanapocken	Affen?
Mollucipoxvirus	Molluscipoxvirus	Molluscum contagiosum	Nur Mensch

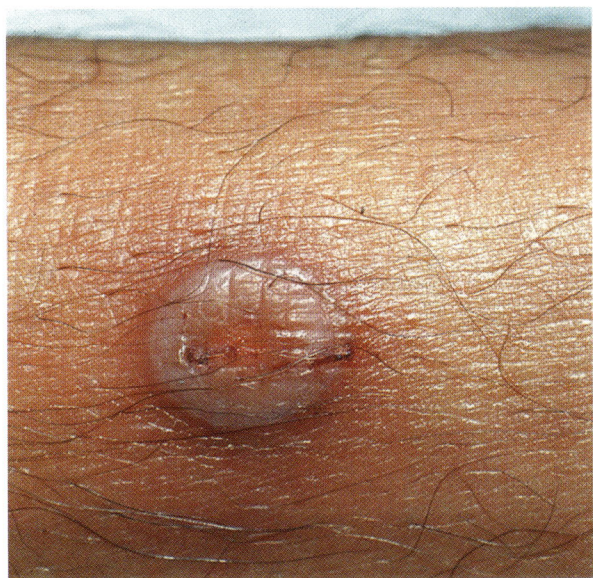

Abb. 23.1 Befall mit Tanapocken. (© August Stich)

Die durch Kuhpocken verursachten Hautläsionen ähneln denen nach einer Impfung mit Vacciniavirus, sind aber stärker ausgeprägt. Schwere Verläufe sind bei Atopikern beschrieben. Die Tanapockeninfektion beginnt mit Fieber und Kopfschmerzen. Dann bilden sich pockenähnliche Papeln, die einen Durchmesser von max. 15 mm erreichen können (Abb. 23.1). Die Wunde kann ulzerieren und dann unter Narbenbildung abheilen (Stich et al. 2002).

Das Krankheitsbild der Affenpocken kann dem der echten Pocken sehr ähnlich sein mit typischen Pockenpusteln im Gesicht, am Körperstamm und an den Extremitäten. Im Unterschied zu Pocken sind bei Affenpocken Schwellungen der maxillären, axillären und inguinalen Lymphknoten typisch. Die Letalität liegt bei 1–10 % (McCollum und Damon 2014).

Differenzialdiagnose

Differenzialdiagnosen sind Infektionen mit Herpes-simplex- oder Varizella-Zoster-Viren, Eschars bei Rickettsiosen, Tularämie, Ekthyma u. a. (Orbuch et al. 2014).

Diagnostik

Wichtig ist eine genaue Anamnese. Die Bestätigung der Diagnose erfolgt über molekularbiologische Verfahren aus Abstrich- oder Biopsiematerial.

Therapie

Die Läsionen sind meist selbstlimitierend. Cidofovir, ein zur Behandlung der Zytomegalievirusretinitis zugelassenes Nukleotidanalogon, wurde auch zur Therapie der Infektionen mit Orthopocken- und Parapocken eingesetzt. Eine kausale Therapie der Affenpocken steht nicht zur Verfügung.

Literatur

Croitoru AG, Birge MB, Rudikoff D, Tan MH, Phelps RG (2002) Tanapox virus infection. Skinmed 1(2):156–157

Dhar AD, Werchniak AE, Li Y, Brennick JB, Goldsmith CS, Kline R, Damon I, Klaus SN (2004) Tanapox infection in a college student. N Engl J Med 350(4):361–366

Diven DG (2001) An overview of poxviruses. J Am Acad Dermatol 44(1):1–16

Haller SL, Peng C, McFadden G, Rothenburg S (2014) Poxviruses and the evolution of host range and virulence. Infect Genet Evol 21:15–40

Lewis-Jones S (2004) Zoonotic poxvirus infections in humans. Curr Opin Infect Dis 17(2):81–89

McCollum AM, Damon IK (2014) Human monkeypox. Clin Infect Dis 58(2):260–267

Orbuch DE, Kim RH, Cohen DE (2014) Ecthyma: a potential mimicker of zoonotic infections in a returning traveler. Int J Infect Dis 29:178–180

Shchelkunov SN (2013) An increasing danger of zoonotic orthopoxvirus infections. PLoS Pathog 9(12):e1003756

Stich A, Meyer H, Köhler B, Fleischer K (2002) Tanapox: first report in a European traveller and identification by PCR. Trans R Soc Trop Med Hyg 96(2):178–179

Tack DM, Reynolds MG (2011) Zoonotic poxviruses associated with companion animals. Animals 1:377–395

Außereuropäische Mykosen

Kapitel 24   **Außergewöhnliche tiefe Trichophytie – 111**
Isaak Effendy

Kapitel 25   **Chromomykose – 115**
Isaak Effendy

Kapitel 26   **Parakokzidioidomykose – 119**
Isaak Effendy

Kapitel 27   **Histoplasmose – 121**
Isaak Effendy

Kapitel 28   **Myzetome – 123**
Gerd Burchard

Außergewöhnliche tiefe Trichophytie

Isaak Effendy

Pathogenese

Dermatophyten sind imperfekte Pilze mit septierten Hyphen (Hyphomyzeten). Dazu gehören die Pilzgattungen *Trichophyton*, *Microsporum* und *Epidermophyton* (Tab. 24.1). Einige Autoren rechnen die geophile Gattung *Keratinomyces* hinzu. Dermatophyten sind die sog. „Hautpilze" im engeren Sinne, denn sie befallen bei immungesunden Personen nur die Haut und deren Anhangsgebilde (Haare und Nägel), jedoch nicht die Schleimhäute und inneren Organe (Seebacher et al. 2008). Allerdings sind nicht alle Hautpilze Dermatophyten, da auch Hefen und Schimmelpilze die Haut befallen können.

Die Gattungen der Dermatophyten unterscheiden sich voneinander durch das mikroskopische Aussehen ihrer Makrokonidien: Bei *Trichophyton* und *Epidermophyton* sind sie glattwandig, bei *Microsporum* rauwandig. *Trichophyton* bildet zudem walzenförmige Makrokonidien, *Epidermophyton* keulenförmige.

Häufigkeit und Vorkommen

Auch in den Tropen gilt *Trichophyton rubrum* (Abb. 24.1) als einer der häufigsten Erreger von Dermatomykosen (Rivitti und Aoki 1999; Vyas et al. 2013; Adefemi et al. 2010), *Microsporum furfur* ist der Verursacher der häufigsten oberflächlichen Hefepilzinfektion der Haut (Pityriasis versicolor; Krisanty et al. 2009; Handog und Dayrit 2005).

Die weitverbreiteten geophilen Dermatophten (z. B. *T. terrestre, T. ajelloi, M. gypseum*) spielen in den Tropen eine besondere Rolle. Durch dort häufig vorkommende Hautverletzungen an den meist unbekleideten Füßen können diese sonst saprophytär lebenden Pilze leicht die Haut befallen. Bei Immunabwehrschwäche und mangelnder medizinischer Versorgung vor Ort kann eine solche Pilzinfektion chronisch und progredient verlaufen (Abb. 24.2).

> Eine Hautmykose kann sich – mit bereits profundem Neigungsbefall durch einen anthropophilen Pilz (z. B. *T. violaceum*) – unbehandelt sehr invasiv ausbreiten.

Klinik

Hautmykosen in den Tropen zeigen meist eine subkutane Beteiligung, welche am ehesten durch das späte Erkennen begründet sind bzw. durch den verzögerten Beginn einer adäquaten Behandlung. Die sonst klassische Trias (randbetonte Rötung, Schuppung sowie zentrales Abblassen) ist zum Zeitpunkt der Diagnose kaum mehr zu beobachten. Scharf begrenzte, chronische Hautläsionen mit anfangs langsamer, zentrifugaler Ausbreitung und später mit steigender Progredienz sind suspekt für tropische Mykosen. Die Prädilektionsstellen sind vor allem Hände und Füße.

Tab. 24.1 Häufig isolierte Dermatophyten als Erreger von Dermatomykosen

Arten	Eigenschaft	Erkrankung
Trichophyton rubrum	Anthropophil	Tinea unguium, Tinea pedis, Tinea corporis
T. mentagrophytes	Zoophil, anthropophil	Tinea manus, Tinea pedis interdigitalis
T. tonsurans	Anthropophil	Tinea gladiatorium
T. verrucosum	Zoophil	Tinea capitis, Tinea profunda
T. violaceum	Anthropophil	Tinea capitis
T. soudanense	Anthropophil	Tinea capitis
T. quinckeanum	Zoophil	Tinea corporis
T. ajelloi	Geophil	Tinea manus, Tinea pedis
T. terrestre	Geophil	Tinea pedis
Epidermophyton floccosum	Anthropophil	Tinea inguinalis
Microsporum canis	Zoophil	Mikrosporie, Tinea capitis
M. audouinii	Anthropophil, zoophil	Mikrosporie
M. gypseum	Geophil	Tinea manus („Gärtnermikrosporie")

Sonderform: Tinea imbricata

Eine nur in den Tropen vorkommende Hautmykose stellt die Tinea imbricata (Tokelau) dar (Hay 1988). Der Erreger *T. concentricum* scheint das tropische Klima kaum entbehren zu können, weshalb er nicht in gemäßigten Zonen zu finden ist. Über eine genetische Empfänglichkeit für diese Pilzinfektion wird seit Langem immer wieder berichtet (Ravine et al. 1980). Das klinische Bild der Tinea imbricata ist so typisch, dass man die Diagnose klinisch stellen kann: Es zeigen sich einzelne und multiple, lammellär schuppende, sich vermehrende, dünne Hautringe mit einem Durchmesser von 3–10 cm, die ornamentartig akkurat nebeneinanderliegen (Abb. 24.3 u. Abb. 24.4).

Diagnostik

Zum Erregernachweis eignet sich vor Ort häufig eine Probebiopsie (histologisch), denn angelegte Pilzkulturen sind durch eine starke Kontamination mit Bakterien bzw. Schimmelpilzen meist schwer beurteilbar. Dennoch sollte stets versucht werden, annähernd reine Pilzkulturen durch wiederholte Reimpfungen des in der Regel langsam wachsenden Erregers anzulegen, denn histopathologisch

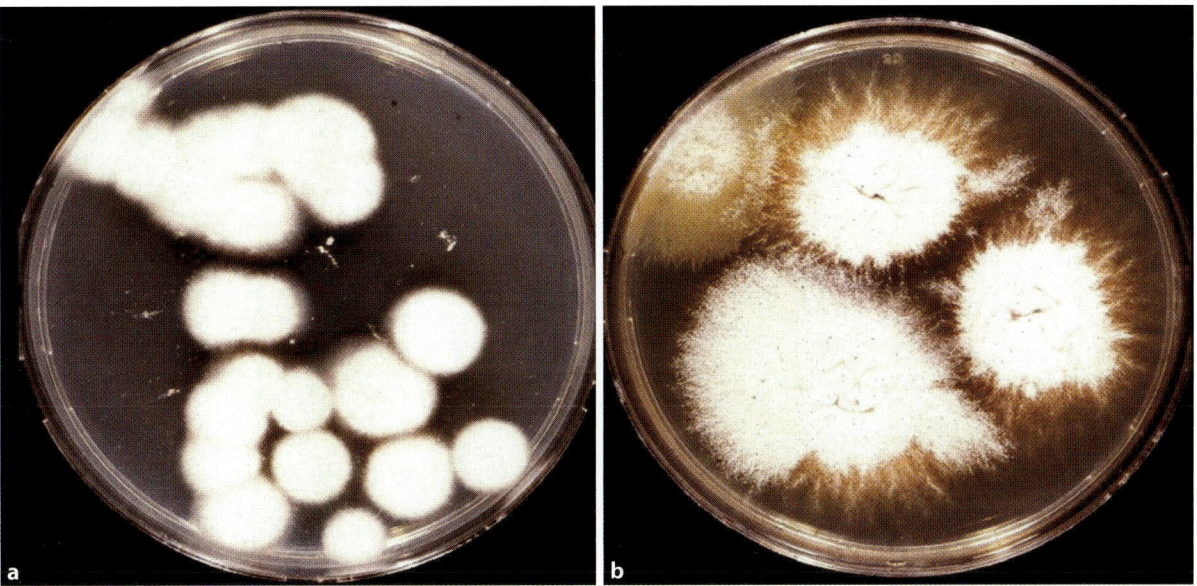

Abb. 24.1a,b *Trichophyton rubrum* (a) ist der ubiquitär häufigste Erreger der Hautmykosen, gefolgt von *Trichophyton mentagrophytes* (b)

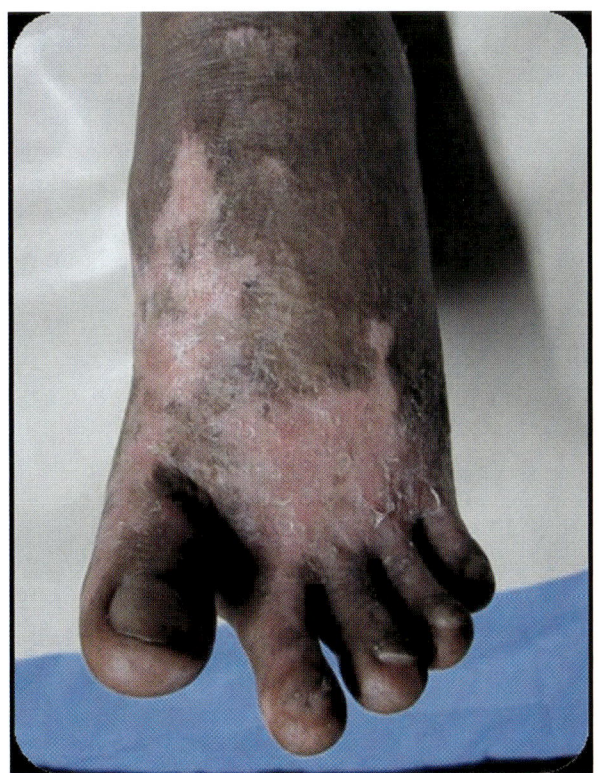

Abb. 24.2 Chronische, sklerotische Trichophytie bei einem immunsupprimierten Patienten

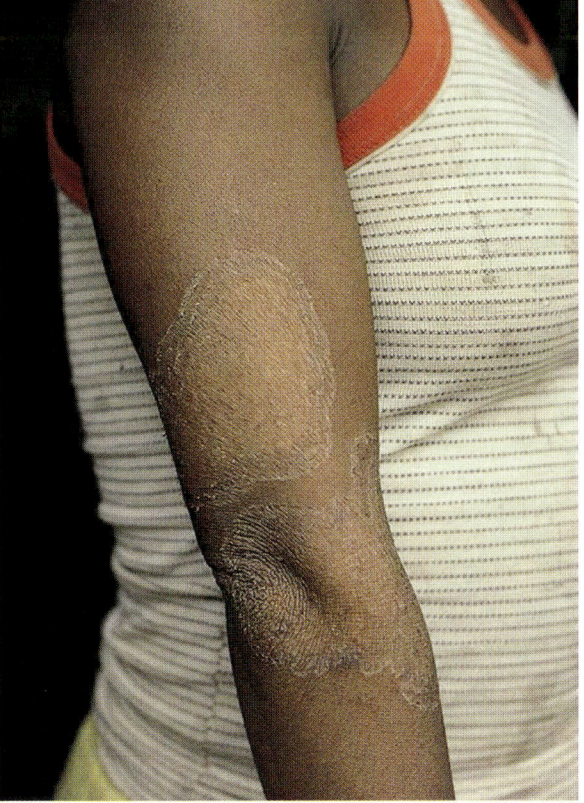

Abb. 24.3 Initiale Tinea imbricata durch den Tropendermatophyten *Trichophyton concentricum*

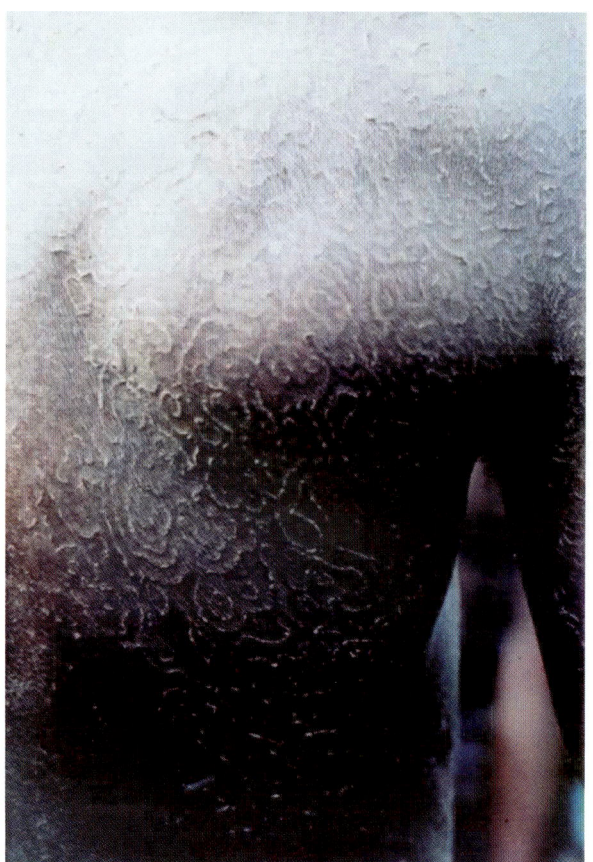

Abb. 24.4 Unverwechselbares ornamentartiges Bild einer chronischen Tinea imbricata

Literatur

Adefemi SA, Abayomi MA, Abu JM (2010) Superficial fungal infections seen at a tertiary health centre: clinical and mycological studies. West Afr J Med 29(4):267–270

Gupta AK, Ryder JE, Chow M, Cooper EA (2005) Dermatophytosis: the management of fungal infections. Skinmed 4(5):305–310

Handog EB, Dayrit JF (2005) Mycology in the Philippines, revisited. Nihon Ishinkin Gakkai Zasshi 46(2):71–76

Hay RJ (1988) Tinea imbricata. Curr Top Med Mycol 2:55–72

Krisanty RI, Bramono K, Made Wisnu I (2009) Identification of Malassezia species from Pityriasis versicolor in Indonesia and its relationship with clinical characteristics. Mycoses 52(3):257–262

Ravine D, Turner KJ, Alpers MP (1980) Genetic inheritance of susceptibility to tinea imbricata. J Med Genet 17(5):342–348

Rivitti EA, Aoki V (1999) Deep fungal infections in tropical countries. Clin Dermatol 17(2):171–190

Seebacher C, Bouchara JP, Mignon B (2008) Updates on the epidemiology of dermatophyte infections. Mycopathologia 5(6):335–352

Vyas A, Pathan N, Sharma R et al (2013) A clinicomycological study of cutaneous mycoses in Sawai Man Singh Hospital of Jaipur, north India. Ann Med Health Sci Res 3(4):593–597

wie auch im Nativpräparat sind nur Pilzelemente zu erkennen, nicht jedoch die spezifischen Eigenschaften des verantwortlichen Erregers.

■ Therapie

Profunde Dermatomykosen sind von Beginn an systemisch zu behandeln. Infrage kommen dafür orale Antimykotika, zum Beispiel Terbinafin (250 mg/Tag), Itraconazol (200 mg/Tag) sowie Fluconazol (50–100 mg/Tag), die in der Regel über Monate zu verabreichen sind. In den Tropen wird das Antimykotikum Griseofulvin – aus wirtschaftlichem Grund – weiterhin verbreitet eingesetzt, dafür allerdings mit verlängerter Therapiedauer. Resistente Dermatophyten gegen moderne orale Antimykotika sind bisher nicht bekannt. Zusätzliche topische Antimykotika können hilfreich sein (Gupta et al. 2005).

Chromomykose

Isaak Effendy

Pathogenese

Die Chromomykose stellt eine chronische subkutane Mykose durch die sog. Schwärzepilze (Dematiaceae) dar (Lupi et al. 2005; Revankar 2007). Sie kommt meistens in den Tropen und Subtropen vor. Klinisch und histologisch lässt sich die Chromomykose in 2 Formen unterteilen:
- Chromoblastomykose (Queiroz-Telles et al. 2009; Minotto et al. 2001)
- Phäohypomykose (Revankar 2006; Garnica et al. 2009)

> Der Krankheitsverlauf hängt vom Erreger und Immunstatus des Wirtes ab

Chromoblastomykose
Häufigste Erreger sind *Fonsecaea pedrosoi* und *Cladophialophora carrionii*. Die Erreger können harte, mauerartige Zellen im Gewebe bilden, die weder Blastosporen (Hefepilze) noch Hyphen (Schimmelpilze) sind. Histologisch finden sich in tiefen Gewebeschichten auch multiple Mikroabszesse sowie Granulome mit Riesenzellen. Die verruköse Verlaufsform ist auf die verstärkte Th2-Immunabwehr des Wirtes zurückzuführen, die plaqueartige Hautläsionen hingegen durch die Th1-Zellen (Queiroz-Telles et al. 2009; Minotto et al. 2001).

Phäohypomykose
Häufigste Erreger sind dimorphe Pilze der Gattungen *Exophiala, Phialophora, Curvularia, Alternaria, Wangiella* und *Cladosporium* (Revankar 2006). Histologisch findet man gut abgrenzbare, zystenartige Abszesse, Granulome und Nekrosen; dabei liegt der Erreger als Hyphen oder Hefe vor.

Häufigkeit und Vorkommen
Die Chromoblastomykose kommt häufig im südlichen Afrika und in Lateinamerika (Mittelamerika, Mexiko, Brasilien, Venezuela) vor, seltener in Asien (Indien, China, Japan, Malaysia). Die Phäohypomykose kommt weltweit vor.

Klinik

> Die klinischen Symptome aller subkutanen Mykosen sind – unabhängig vom Erreger – ähnlich.

Chromoblastomykose
Klinisch beginnt die Chromoblastomykose meist mit einzelnen juckenden, erythematösen Papeln. Durch Kratzen kann eine Autoinokulation der umgebenden Haut entstehen (Abb. 25.1). Nach Jahren entwickeln sich noduläre, verruköse, narbige bzw. plaqueartige Hautveränderungen (5 bis >20 cm im Durchmesser; Abb. 25.2, Abb. 25.3, Abb. 25.4). Später können

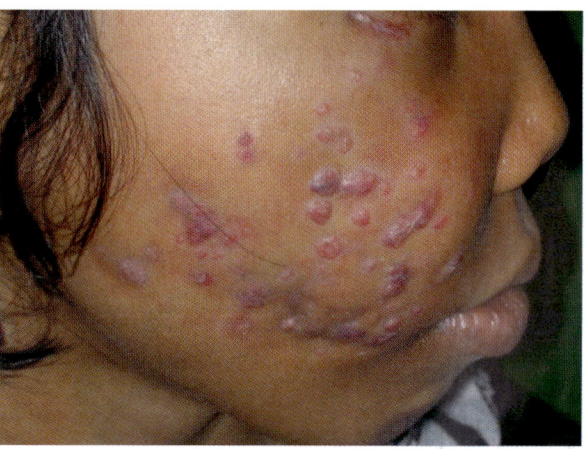

Abb. 25.1 Initiale Chromoblastomykose: multiple, leicht narbige, erythematöse Knoten mit lokaler Schwellung

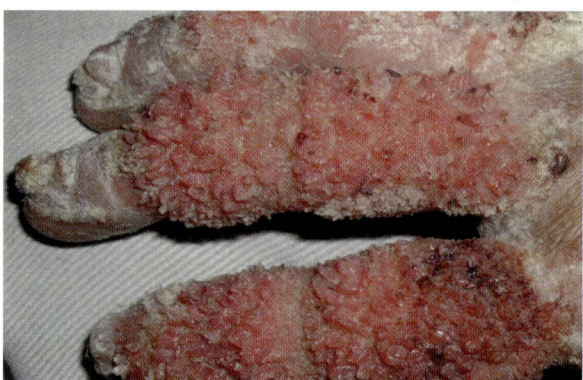

Abb. 25.2 Filiform-verruköse Chromoblastomykose

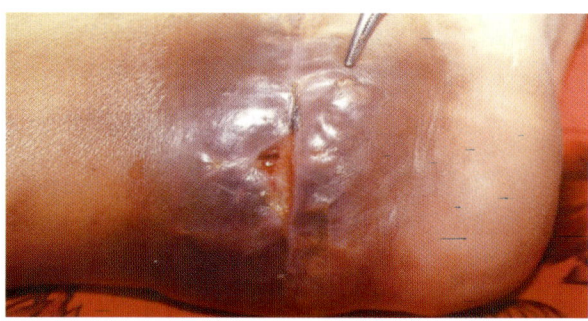

Abb. 25.3 Derbe, brettartige Chromoblastomykose

dabei auch lymphatische Störungen sowie neoplastische Veränderungen entstehen.

Phäohypomykose
Bei leichtem Befall zeigt sie sich klinisch wie eine oberflächliche Hautmykose, zum Beispiel als Tinea nigra palmaris oder Tinea pedis (Perusquía-Ortiz et al. 2012). Bei tiefer Pilzinvasion sieht man klinisch eine langsam über Jahre wachsende derbe, subkutane Schwellung, ähnlich wie beim Myzetom (Abb. 25.5 u. Abb. 25.6).

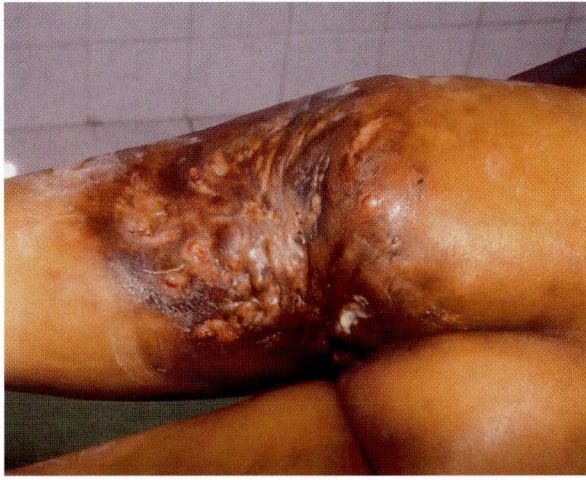

Abb. 25.4 Progrediente, stark entzündliche Chromoblastomykose bei immunsupprimiertem Patienten

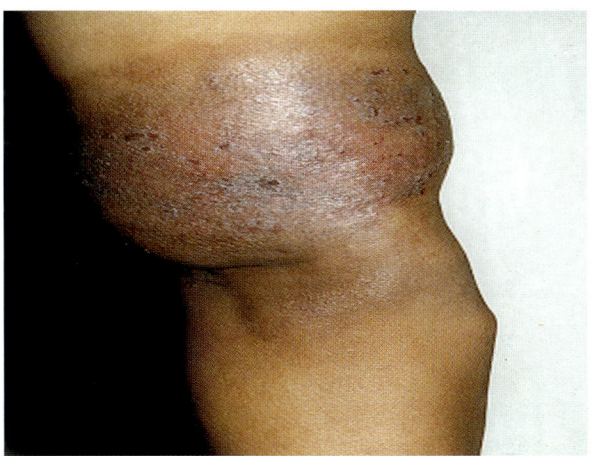

Abb. 25.5 Phäohypomykose: tumorartige Pilzinfektion am rechten Oberarm mit relativ wenig epidermaler Beteiligung

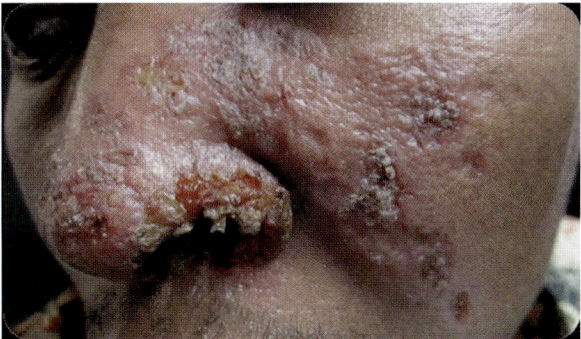

Abb. 25.6 Phäohypomykose im Gesicht mit starker Beteiligung der Epidermis

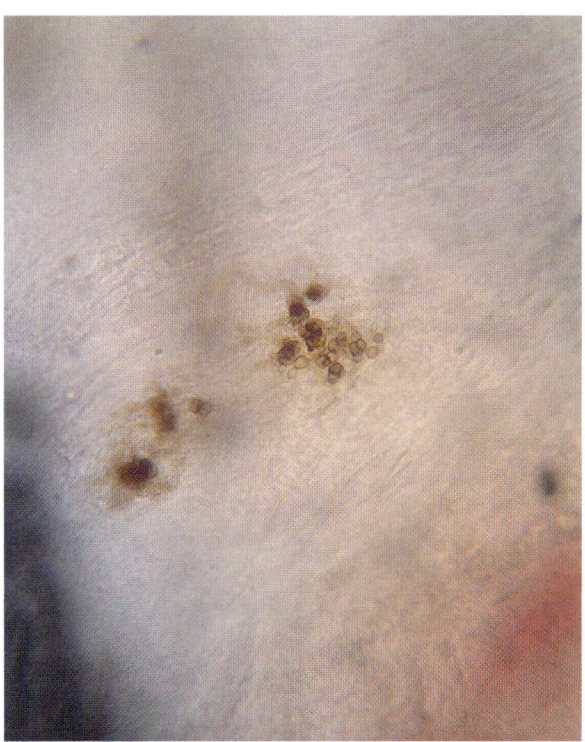

Abb. 25.7 Erreger der Chromoblastomykose: muriforme Zellen im KOH-Direktpräparat

Diagnostik

Die Diagnose ist durch Kultur des Erregers und eine histologische Untersuchung des Biopsats zu sichern (Abb. 25.7). Ein PCR-Nachweisverfahren kann eine gezielte Diagnostik ermöglichen bzw. verfeinern, ist jedoch in den Tropen (noch) nicht immer verfügbar.

Therapie

Chromoblastomykose

Zur systemischen Therapie werden Itraconazol (200-400 mg/Tag) und Terbinafin (500–1000 mg/Tag) über Monate erfolgreich eingesetzt, Flucytosin (5-FC) wird auch in Kombination wirksam verabreicht. Moderne intravenöse Antimykotika sind bislang dafür nicht indiziert.

> *Fonsecaea*-Arten sind vergleichsweise sensibler gegenüber Antimykotika.

Fonsecaea-Arten sind außerdem wärmeempfindlich, sodass eine lokale Wärmeapplikation (40–43 °C) effektiv sein kann. Die aktive Kryotherapie hingegen ist für alle Formen erfolgreich einsetzbar (Castro et al. 2003). Neuerdings ist auch der Einsatz der photodynamischen Therapie durchaus Erfolg versprechend (Lyon et al. 2011; Queiroz-Telles und Santos 2013).

Phäohypomykose

Die Behandlung besteht in der chirurgischen Entfernung des mykotischen Tumors, meist mit zusätzlichen oralen Antimykotika (z. B. Triazole), je nach Resistogramm (Garnica et al. 2009).

Literatur

Castro LG, Pimentel ER, Lacaz CS (2003) Treatment of chromomycosis by cryosurgery with liquid nitrogen: 15 years' experience. Int J Dermatol 42(5):408–412

Garnica M, Nucci M, Queiroz-Telles F (2009) Difficult mycoses of the skin: advances in the epidemiology and management of eumycetoma, phaeohyphomycosis and chromoblastomycosis. Curr Opin Infect Dis 22(6):559–563

Lupi O, Tyring SK, McGinnis MR (2005) Tropical dermatology: fungal tropical diseases. J Am Acad Dermatol 53(6):931–951

Lyon JP, Pedroso e Silva Azevedo Cde M, Moreira LM et al (2011) Photodynamic antifungal therapy against chromoblastomycosis. Mycopathologia 172(4):293–297

Minotto R, Bernardi CD, Mallmann LF et al (2001) Chromoblastomycosis: a review of 100 cases in the state of Rio Grande do Sul, Brazil. J Am Acad Dermatol 44(4):585–592

Perusquía-Ortiz AM, Vázquez-González D, Bonifaz A (2012) Opportunistische filamemtöse Mykosen: Aspergillose, Mucormykose, Phaeohypho- und Hyalohyphomykose. J Dtsch Dermatol Ges 10(9):611–621

Queiroz-Telles F, Santos DW (2013) Challenges in the therapy of chromoblastomycosis. Mycopathologia 175(5-6):477–488

Queiroz-Telles F, Esterre P, Perez-Blanco M et al (2009) Chromoblastomycosis: an overview of clinical manifestations, diagnosis and treatment. Med Mycol 47(1):3–15

Revankar SG (2006) Phaeohyphomycosis. Infect Dis Clin North Am 20(3):609–620

Revankar SG (2007) Dematiaceous fungi. Mycoses 50(2):91–101

Parakokzidioidomykose

Isaak Effendy

Pathogenese

Die Parakokzidioidomykose, früher auch südamerikanische Blastomykose genannt, zählt zu den endemischen Systemmykosen, deren Erreger dimorphe Pilze sind. Diese Pilze leben bei Umgebungstemperatur saprophytär als Schimmelpilze, bei 37 °C hingegen wachsen sie als Hefen. Der Erreger der Parakokzidioidomykose ist *Paracoccidioides brasiliensis* mit 5 Genotypen (A–F), die jedoch keinen sichtbaren Unterschied im Krankheitsbild bewirken.

Häufigkeit und Vorkommen

Die Infektion kommt ausschließlich in Mittel- und Südamerika vor, vor allem im ländlichen Brasilien, in Kolumbien und Venezuela. Neben Menschen können auch Tiere (Haus- und Wildtiere) infiziert werden.

Klinik

Zu den Systemmykosen gehören neben der Parakokzidioidomykose auch Blastomykose, Histoplasmose und Kokzidioidomykose. Diese 4 Systemmykosen sind klinisch kaum zu unterscheiden, die meisten Fälle verlaufen ohnehin symptomfrei. Nur die Lunge ist das initial und am häufigsten befallene Organ (Marques 2012; Bonifaz et al. 2011). Es gibt 2 klinische Formen von Parakokzidioidomykose:

- Die **akute oder subakute Form** kommt vorwiegend bei Kindern bzw. Jugendlichen vor. Fieber, Gewichtsverlust, generalisierte Lymphadenopathie, abdominale Beschwerden, Hepatosplenomegalie und Arthritiden sind klinische Symptome, selten auch Husten bei Lungenbeteiligung. Laborchemisch weisen die Patienten hohe Entzündungsparameter, Eosinophilie, Leukozytose und Anämie auf. Ohne Therapie endet die Infektion meist letal .
- Die **chronische Form** tritt hauptsächlich bei Erwachsenen auf. Typisch ist der Befall der Lungen mit Beteiligung der Haut, Schleimhaut, Lymphknoten und Nebennieren. Die Pilzinfektion kann sich durchaus zu einer disseminierten Erkrankung entwickeln. Die Infektion tritt signifikant häufiger bei Männern auf. Sie kann Jahrzehnte nach Verlassen des Endemiegebiets erneut auftreten, da es sich bei den Systemmykosen um persistierende, latente Infektionen handelt.

Diagnostik

Direkter Erregernachweis durch Mikroskopie des Sputums ist möglich, die Kultur kann aufgrund der Inkubationszeit von bis zu 6 Wochen sehr zeitaufwendig sein. Die histologische Untersuchung kann bei Vorliegen artspezifischer Eigenschaften zur Speziesbestimmung führen. Der Nachweis von spezifischen Antiköpern bei Systemmykosen ist von vielen Faktoren abhängig. Verschiedene PCR-Verfahren hingegen sind eine gute Alternative in der Diagnostik (Springer et al. 2012). Generell ist eine frühzeitige Diagnosestellung bei den Systemmykosen von therapeutischer Bedeutung (Abreu et al. 2013).

Therapie

Die Therapie hängt vom Schwergrad der Erkrankung und von der Immunabwehrlage des Patienten ab. Eine gering symptomatische pulmonale Infektion stellt bei Immungesunden keine absolute Behandlungsindikation dar. Ansonsten kommt das Antibiotikum Cotrimoxazol (Trimethoprim 10 mg/kg KG und Sulfamethoxazol 50 mg/kg KG täglich) für bis zu 3 Jahre zum Einsatz. Sehr effektiv ist auch eine Itraconazol-Gabe (3-mal 200 mg/Tag für 5 Tage, dann 200–400 mg/Tag) für mindestens 6 Monate. Neuere systemische Antimykotika, z. B. Voriconazol und Echinocandin sollen die Heilungsrate der Pilzinfektion, vor allem bei immungeschwächten Patienten, verbessern (Kontoyiannis et al. 2003; Mathew und Nath 2009). An einer möglichen Impfprophylaxe gegen Parakokzidioidomykose wird weiterhin geforscht (Travassos und Taborda 2012).

Literatur

Abreu e Silva MÀ, Salum FG, Figueiredo MA et al (2013) Important aspects of oral paracoccidioidomycosis – a literature review. Mycoses 56(3):189–99

Bonifaz A, Vázquez-González D, Perusquía-Ortiz AM (2011) Endemische systemische Mykosen: Coccidioidomykose, Histoplasmose, Paracoccidioidomykose und Blastomykose. J Dtsch Dermatol Ges 9(9):705–714

Kontoyiannis DP, Mantadakis E, Samonis G (2003) Systemic mycoses in the immunocompromised host: an update in antifungal therapy. J Hosp Infect 53(4):243–258

Marques SA (2012) Paracoccidioidomycosis. Clin Dermatol 30(6):610–615

Mathew BP, Nath M (2009) Recent approaches to antifungal therapy for invasive mycoses. ChemMedChem 4(3):310–323

Springer J, Einsele H, Loeffler J (2012) Molecular techniques in the diagnosis of deep and systemic mycosis. Clin Dermatol 30(6):651–656

Travassos LR, Taborda CP (2012) Paracoccidioidomycosis vaccine. Hum Vaccin Immunother 8(10):1450–1453

Histoplasmose

Isaak Effendy

- **Häufigkeit und Vorkommen**

Der Erreger ist *Histoplasma capsulatum* mit 3 bekannten Varietäten, die sich kulturell aber nicht unterscheiden lassen: var. *capsulatum* (USA, Mittelamerika, Asien), var. *duboisii* (Zentralafrika) und var. *farciminosum* (Arabien, Ostafrika, Asien) (Knox und Hage 2010; McKinsey und McKinsey 2011). Er kommt auf nährstoffreichen (Nitrat) Böden vor, z. B. in Fledermaushöhlen. Haustiere (Hund, Katze) in den USA haben häufig Histoplasmose (Antinori 2014; Brömel und Sykes 2005), ob Haustiere bei der Verbreitung des Erregers eine Rolle spielen, ist noch unbeantwortet.

Die Histoplasmose kommt weltweit vor, Endemiegebiete sind USA, Mittelamerika, Asien, Zentralafrika und Arabien. In Endemiegebieten von Nordamerika weisen über 90 % der Bewohner innerhalb der ersten 5 Lebensjahre spezifische Antikörper gegen *H. capsulatum* auf – jedoch ohne pulmonale Symptomatik.

> Vermutlich verläuft die Infektion in Endemiegebieten inapparent, nur in ca. 1 % der Fälle kommt es zur typischen pulmonalen Erkrankung.

Histoplasmose ist die häufigste endemische Mykose, die bei HIV-Infizierten diagnostiziert wurde (Adenis et al. 2014; Aronis et al. 2011).

- **Klinik**

Bei der Systemmykose ist die pulmonale Symptomatik eher primär. Der Schweregrad der Symptomatik hängt von der Anzahl der inhalierten Pilzkonidien ab. Begleitende klinische Symptome sind Arthralgien, Arthritiden und Erythema multiforme, die sich meist spontan zurückbilden (Knox und Hage 2010; McKinsey und McKinsey 2011). Die pulmonalen Symptome hingegen können rezidivieren; Lungeninfiltrate mit Fibrose und Kavernenbildung können sich entwickeln. Während der akuten Erkrankung kommt es zu einer hämatogenen Ausbreitung, jedoch nur ganz wenige Kranke (v. a. bei Immungeschwächte) entwickeln eine disseminierte Histoplasmosis capsulati, die mit Fieber, Hepatosplenomegalie, Panzytopenie und Gewichtsverlust einhergeht. An der Haut bzw. Schleimhaut können in der akuten Phase auch papulöse, pustulöse sowie warzenartige Läsionen auftreten – oft gefolgt von lokaler Abszess-, Ulkus- sowie Granulombildung.

- **Diagnostik**

Zur direkten Diagnostik eignen sich die Kultur und die Lungenbiopsie. Der Nachweis spezifischer Antigene anhand monoklonaler Antikörper im Urin ist einfach und schnell. Das immer häufiger angewandte PCR-Verfahren stellt eine vorteilhafte Alternative dar.

- **Therapie**

Therapeutisch wird bei milder Symptomatik Itraconazol (200 mg/Tag) für 6–12 Monate gegeben, bei schwerer pulmonaler Erkrankung liposomales Amphotericin B für 1–2 Wochen, dann Itraconazol (400 mg/Tag) für 3 Monate.

Literatur

Adenis AA, Aznar C, Couppié P (2014) Histoplasmosis in HIV-Infected Patients: A Review of New Developments and Remaining Gaps. Curr Trop Med Rep 1:119–128

Antinori S (2014) Histoplasma capsulatum: more widespread than previously thought. Am J Trop Med Hyg 90(6):982–983

Aronis ML, dos Santos RP, Goldani LZ (2011) Disseminated Histoplasma capsulatum and Cryptococcus neoformans co-infection in patients with AIDS. Mycopathologia 172(3):233–236

Brömel C, Sykes JE (2005) Histoplasmosis in dogs and cats. Clin Tech Small Anim Pract 20(4):227–232

Knox KS, Hage CA (2010) Histoplasmosis. Proc Am Thorac Soc 7(3):169–172

McKinsey DS, McKinsey JP (2011) Pulmonary histoplasmosis. Semin Respir Crit Care Med 32(6):735–744

Myzetome

Gerd Burchard

- **Pathogenese**

Myzetome sind chronische Infektionskrankheiten des subkutanen Gewebes, meistens am Fuß, die durch tumorartiges Wachstum und Fistelbildungen mit Entleerung von körnchenhaltigem Eiter unterschiedlicher Form und Farbe charakterisiert sind. Bei einem Befall der Füße spricht man auch von „Madurafuß".

Myzetome werden durch Pilze (Eumyzetom) oder pilzartige Bakterien (Aktinomyzetom) verursacht (van de Sande et al. 2014). Häufigster Erreger der **Eumyzetome** ist der Pilz *Madurella mycetomatis*. Es kommen aber auch eine Vielzahl anderer Pilze infrage, zum Beispiel aus den Gattungen *Scedosporium* (*S. apiospermum*, *S. boydii*), *Fusarium*, *Aspergillus* (*A. nidulans*, *A. fumigatus*), *Geotrichum*, *Acremonium* und andere. Schwarze Granula sprechen für Schwärzepilze als Ursache.

Erreger der **Aktinomyzetome** sind insbesondere Vertreter der Gattungen *Nocardia* und *Actinomyces*. Die Spezies, die am häufigsten isoliert werden, sind *Actinomadura madurae*, *Actinomadura pelletieri*, *Streptomyces somaliensis*, *Nocardia brasiliensis* und *Nocardia-asteroides*-Komplex.

Die Erreger gelangen wahrscheinlich mit penetrierenden Verletzungen in die Haut, zum Beispiel beim Barfußgehen. Die meisten Patienten scheinen keine prädisponierenden Krankheiten zu haben. Überwiegend neutrophile Granulozyten bilden eine granulomatöse Gewebereaktion aus. Histologisch finden sich Drusen, d. h. Ansammlungen von Pilzhyphen oder Bakterienfilamenten, die klinisch als Körner (Granula) im Eiter imponieren.

- **Häufigkeit und Vorkommen**

Myzetome kommen in den Tropen und Subtropen vor. Die genaue Inzidenz und Prävalenz sind nicht bekannt (van de Sande 2013). Die Häufigkeit ist in trockenen Regionen höher. Wichtigste Verbreitungsgebiete sind Mexiko, nördliches Südamerika, Afrika, Naher Osten und Indien. Dabei sind Eumyzetome und Aktinomyzetome unterschiedlich verteilt, zum Beispiel finden sich in Mexiko vorwiegend Aktinomyzetome, in Afrika dagegen Eumyzetome. Myzetome werden sehr selten von Migranten oder Touristen importiert (Chazan et al. 2004; El Muttardi et al. 2010; Viguier et al. 2015).

- **Klinik**

Etwa 70 % der Erkrankungsfälle betreffen den Fuß, seltener ist die Hand betroffen (Abb. 28.1). Sehr seltene Manifestationsorte sind die Bauchwand, das Gesicht, die Mundhöhle oder das Auge. Die Krankheit beginnt mit einer schmerzlosen, subkutanen Schwellung, manchmal erst Monate oder Jahre nach einer Verletzung. Es bilden sich knotige Veränderungen, an deren Oberfläche sich dann nach Monaten Fistelgänge zeigen, aus denen sich spontan oder auf Druck granulahaltiger Eiter entleert.

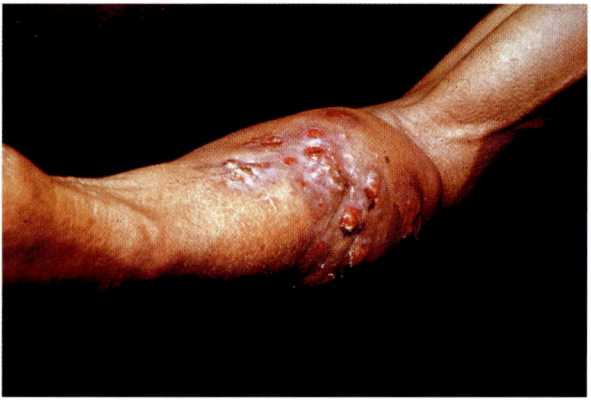

Abb. 28.1 Myzetom am Arm

Der Krankheitsprozess kann sich aus der Subkutis in die tieferen Gewebeschichten, also in die Faszien und Muskeln, ausdehnen und auf den Knochen übergreifen. Dabei lässt sich das Ausmaß der Beteiligung tiefer Schichten von außen oft nicht abschätzen. Sehnen und Nerven sind meist erst spät betroffen. Die regionalen Lymphknoten können geschwollen sein. Im Verlauf kann sich eine Ankylose entwickeln.

- **Diagnose**

In frühen Stadien, wenn sich noch keine Fistelgänge gebildet haben, kann die Diagnose schwierig sein.

> In späteren Stadien führt die klassische Trias aus subkutanen Knoten, Fistelgängen und Entleerung von körnchenhaltigem Eiter zur Diagnose.

Grundsätzlich beruht die Diagnose auf der Histologie und einem Erregernachweis. Histologisch zeigt sich eine granulomatöse Entzündungsreaktion. Eine Gramfärbung kann hilfreich sein, da die verzweigten Filamente der Aktinomyzeten grampositiv sind, die Granula der Pilze gramnegativ. Ein kultureller Nachweis der Erreger ist allerdings oft schwierig. Es sollte dann versucht werden, mittels PCR entsprechende Pilze bzw. Bakterien nachzuweisen.

Radiologisch findet man eine Weichteilschwellung, Periostreaktion, kortikale Verdickung, Gelenkdestruktion, Osteopenie und Knochenlysis (Fahal et al. 2014). Die radiologischen Veränderungen am Knochen sind erst spät im Krankheitsverlauf nachweisbar. Kernspinuntersuchungen sind besser geeignet, frühe Veränderungen nachzuweisen (White et al. 2014). Ein typischer Befund ist das Zeichen eines „dot in circle": 2–5 mm große hyperintense Läsionen, welche Granulationsgewebe darstellen, die von fibrösen Gewebe umgeben sind (Cherian et al. 2009).

- **Differenzialdiagnose**

Im frühen Stadium sind andere Infektionen der Haut und Subkutis abzugrenzen, zum Beispiel chronische Osteomyelitis, Tuberkulose oder kalte Abszesse. Andere Differenzialdiagnosen sind Kaposi-Sarkome, malignes Melanom, Fibrome und Fremdkörpergranulome.

> **Tip**
>
> Eine seltene Erkrankung ist die **Botryomykose**, eine chronische bakterielle Infektion, die durch eine granulomatöse Entzündungsreaktion als Reaktion auf bakterielle Pathogene entsteht (Padilla-Desgarennes et al. 2012). Es entwickeln sich ebenfalls Granula, sodass das klinische Bild einem Myzetom sehr ähnlich ist.

Häufigster Erreger ist *Staphylococcus aureus*, aber auch *Pseudomonas aeruginosa* oder Propionibakterien kommen infrage. Die meisten Patienten haben einen T-Zell-Defekt. Die Erkrankung kommt weltweit vor.

- **Therapie**

Beim Myzetom ist eine mehrmonatige bis mehrjährige Therapie mit Antimykotika und/oder Antibiotika, ggf. in Kombination mit operativen Maßnahmen, erforderlich (Ameen und Arenas 2009). Voraussetzung ist eine möglichst genaue Erregerdiagnostik. Randomisierte Therapiestudien fehlen. Kombinationstherapien werden empfohlen, um die Entwicklung von Resistenzen zu verhindern.

Literatur

Ameen M, Arenas R (2009) Developments in the management of mycetomas. Clin Exp Dermatol 34(1):1–7

Chazan B, Colodner R, Polacheck I, Shoufani A, Rozenman D, Raz R (2004) Mycetoma of the foot caused by Cylindrocarpon lichenicola in an immunocompetent traveler. J Travel Med 11(5):331–332

Cherian RS, Betty M, Manipadam MT, Cherian VM, Poonnoose PM, Oommen AT, Cherian RA (2009) The "dot-in-circle" sign – a characteristic MRI finding in mycetoma foot: a report of three cases. Br J Radiol 82(980):662–665

El Muttardi N, Kulendren D, Jemec B (2010) Madura foot – mind the soil. J Plast Reconstr Aesthet Surg 63(7):e576–e578

Fahal AH, Shaheen S, Jones DH (2014) The orthopaedic aspects of mycetoma. Bone Joint J 96-B(3):420–425

Padilla-Desgarennes C, Vázquez-González D, Bonifaz A (2012) Botryomycosis. Clin Dermatol 30(4):397–402

van de Sande WW (2013) Global burden of human mycetoma: a systematic review and meta-analysis. PLoS Negl Trop Dis 7(11):e2550

van de Sande WW, Maghoub el S, Fahal AH, Goodfellow M, Welsh O, Zijlstra E (2014) The mycetoma knowledge gap: identification of research priorities. PLoS Negl Trop Dis 8(3):e2667

Viguier M, Lafaurie M (2015) Images in clinical medicine. Actinomycetoma. N Engl J Med 372(3):264

White EA, Patel DB, Forrester DM, Gottsegen CJ, O'Rourke E, Holtom P, Charlton T, Matcuk GR (2014) Madura foot: two case reports, review of the literature, and new developments with clinical correlation. Skeletal Radiol 43(4):547–553

Protozoonosen

Kapitel 29 **Leishmaniasis** – 129
Esther von Stebut

Kapitel 30 **Acanthamöbiasis** – 137
Angelika Jetter

Kapitel 31 **Trichomoniasis** – 141
Angelika Jetter

Kapitel 32 **Schlafkrankheit** – 145
Gerd Burchard

Leishmaniasis

Esther von Stebut

Pathogenese

Die Leishmaniasis wird durch eine Infektion mit *Leishmania* spp. hervorgerufen. Dieser protozoische Erreger gehört zusammen mit den Trypanosomen zu den Hämoflagellaten. Der Erreger kommt im Wirt (u. a. im Menschen als Fehlwirt) nur intrazellulär vor.

Die Infektion wird übertragen durch den Stich der Sandmücke (*Phlebotomus* spp. oder *Lutzomyia* spp.). Innerhalb des Vektors finden sich die promastigoten, flagellierten Leishmanien in der Speicheldrüse und werden beim Stich in die Haut des Wirts (Säuger, Mensch) inokuliert (Abb. 29.1). Hier erfolgt über Komplementfaktoren eine rasche Phagozytose des Erregers durch Gewebemakrophagen und neutrophile Granulozyten. Innerhalb der Fresszellen wandelt sich der Erreger in die kleinere, obligat intrazelluläre Lebensform (amastigote Form) um, die auf das Überleben im Phagolysosom bei saurem pH-Wert adaptiert ist. Nach weiterer Vermehrung werden Amastigote frei und infizieren weitere Zellen im Gewebe. Nach einigen Wochen kommt es durch Entzündungsmediatoren zur Anlockung von T- und B-Zellen sowie weiteren Histiozyten; diese Entzündung wird als Gewebevermehrung in Form eines Knotens auf der Haut sichtbar. Einige *Leishmania*-Arten sind auch in der Lage, früh in die lymphatischen Organe zu wandern; es entwickelt sich eine viszerale Infektion (Milz, Leber, Knochenmark).

Der Lebenszyklus der Leishmanien wird durch den erneuten Stich eines infizierten Säugers komplettiert. In dessen Darm erfolgt erneut die Umwandlung in die flagellierte promastigote Form des Erregers. Hauptreservoir der Leishmanien sind Nagetiere, als Fehlwirte werden aber auch Hunde, Pferde und vor allem auch Menschen infiziert.

Häufigkeit und Vorkommen

Das Verbreitungsgebiet des Parasiten sind die Tropen und Subtropen (Abb. 29.2). In der sog. „Alten Welt" sind vor allem das östliche Afrika, Asien und der Mittelmeerraum betroffen, in der „Neuen Welt" vor allem Mittel- und Südamerika. Die WHO berichtete über eine Verschiebung des Vorkommens der Leishmaniasis durch die Koinfektion mit HIV. So wird vermutet, dass bei HIV-Infizierten auch in der Zirkulation Parasiten zu finden sind, sodass es hierdurch zu einer verstärkten Verbreitung des Erregers in den Endemieregionen kommt. In den letzten Jahrzehnten kam es so zu einer Vervielfachung der Zahl der Leishmaniasisfälle auch im Mittelmeerraum (Südspanien, Italien, Malta, Mallorca etc.).

Die Leishmaniasis übertragenden Sandmücken konnten zuletzt auch in Deutschland nachgewiesen werden, jedoch sind Fälle von direkter Übertragung der Leish-

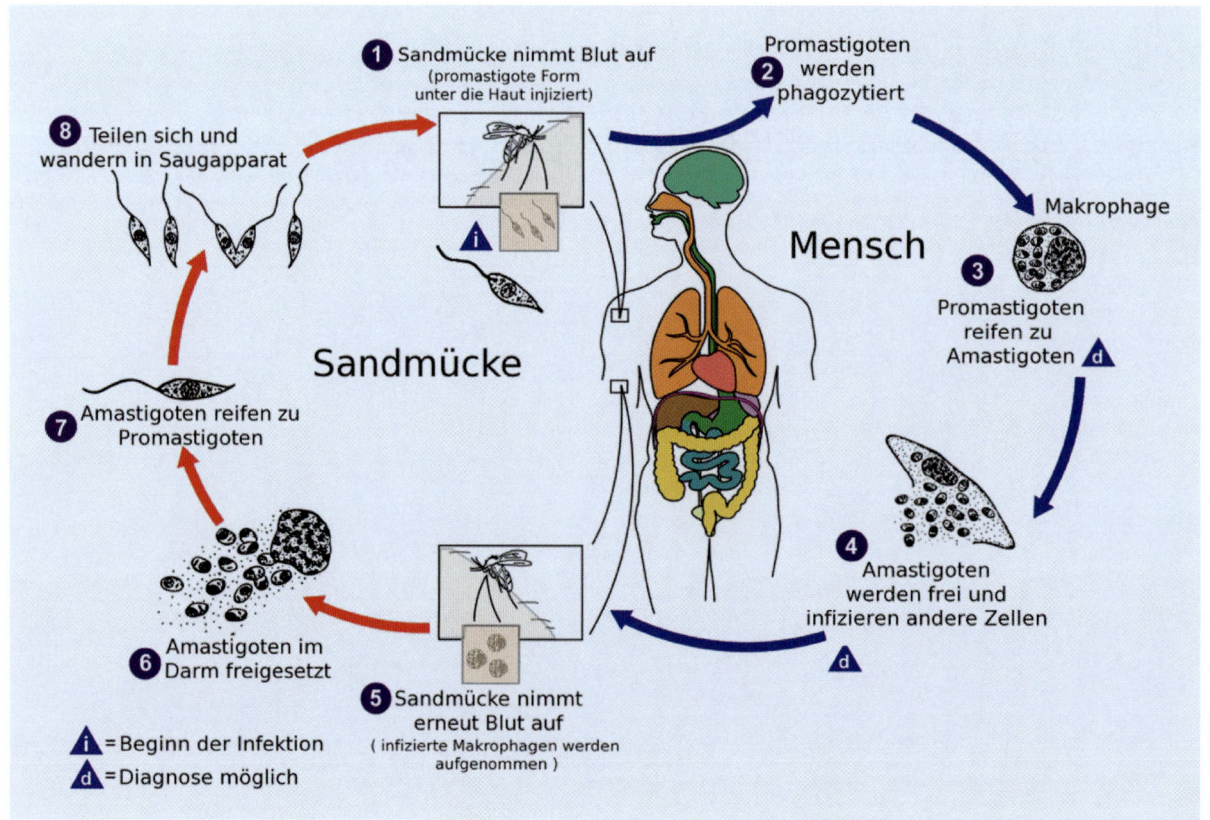

Abb. 29.1 Lebenszyklus des Parasiten *Leishmania* (© WHO)

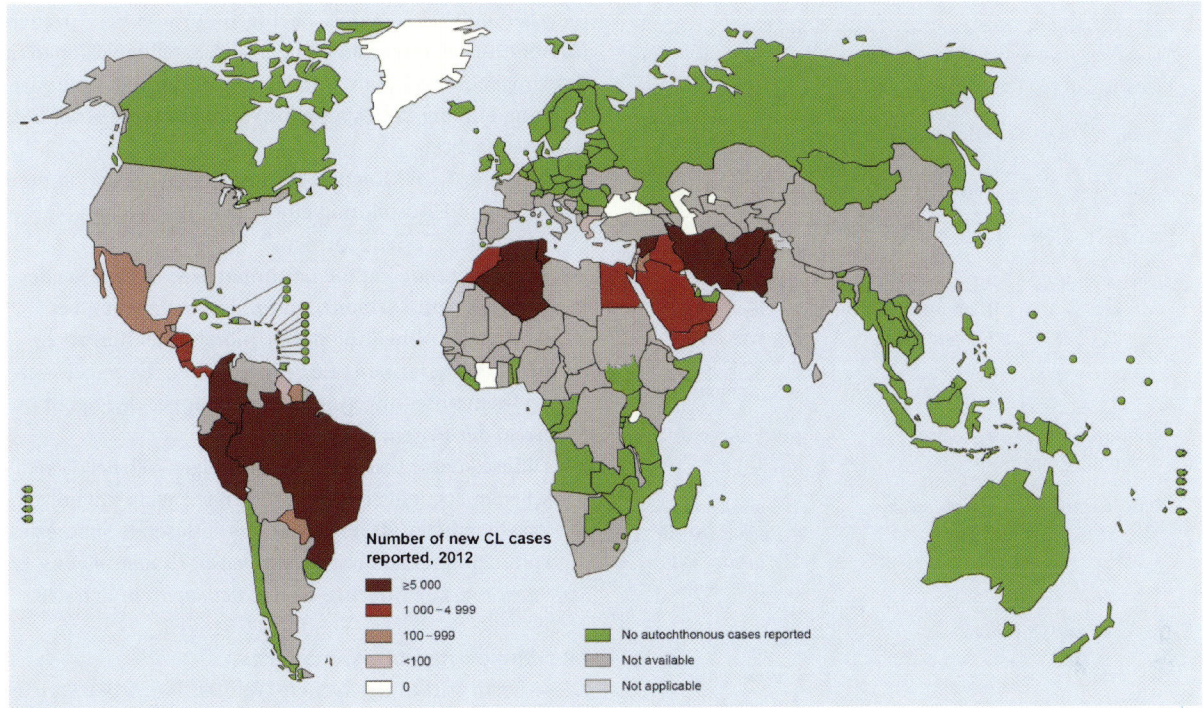

Abb. 29.2 Weltweite Verbreitung der kutanen Leishmaniasis (© WHO)

maniasis in Deutschland wegen der fehlenden infizierten Nager als Reservoir nicht bewiesen. Einzelfälle von autochthoner Leishmaniasis sind in Süddeutschland und um größere Flugplätze herum bekannt geworden. Potenzielle Wirtstiere in Deutschland stellen importierte Hunde aus dem Mittelmeerraum dar, die bereits vor Ort infiziert wurden. Bei Hunden entwickelt sich die Infektion obligat mit viszeralem, schwerem Verlauf und ist daher den Veterinären auch im deutschsprachigen Raum häufig gut bekannt.

Die WHO geht davon aus, dass sich 90 % aller Leishmaniasisfälle in 6 Ländern der „Alten Welt" (Afghanistan, Algerien, Saudi-Arabien, Iran, Sudan und Syrien) und 2 Ländern der „Neuen Welt" (Brasilien und Peru) ereignen. Etwa 1 Million Fälle von kutaner Leishmaniasis sowie 300.000 Fälle viszeraler Leishmaniasis (mit ca. 20.000 Todesfällen jährlich) sind gemeldet. Ungefähr 310 Millionen Menschen leben täglich in der Gefahr, sich mit Leishmanien zu infizieren (▶ www.who.int).

> Je nach verursachender Leishmaniensubspezies kommt es zu einem unterschiedlichen Krankheitsverlauf der Leishmaniasis (◘ Tab. 29.1). Daher ist die Kenntnis der auslösenden Subspezies für die richtige Therapiewahl entscheidend.

Genaue Zahlen zur Häufigkeit der Leishmaniasis als Reisedermatose liegen nicht vor, jedoch gehört sie sicher zu den Top 3 der Infektionserkrankungen nach Reisetätigkeit.

Klinik

Klinisch imponiert die Leishmaniasis je nach Wirtsimmunitätslage und auslösender Subspezies von *Leishmania* verschiedenartig. Schwerere Krankheitsverläufe der Leishmaniasis finden sich besonders bei Kindern, älteren Menschen und Patienten mit beeinträchtigter Immunantwort (z. B. AIDS, Immunsuppression nach Transplantation, Tumorerkrankungen, Diabetes mellitus). Bei manifester Immunsuppression kommt es, ausgehend von einer primären Hautläsion, zum Beispiel zu disseminierten und langsamer abheilenden Hauterscheinungen oder eher zu einer Viszeralisierung der Parasiten mit Milz-, Leber- und Knochenmarkbefall. Die Leishmaniasis wird als opportunistische Infektion bei HIV-Infizierten gewertet.

Da Leishmanien im Organismus nach Ausheilung lebenslang persistieren, kann jede folgende Immunsuppression (z. B. hochdosierte Kortikosteroidbehandlung, HIV-Infektion) zu einer Reaktivierung einer früher durchgemachten *Leishmania*-Infektion führen. Umgekehrt ist es beschrieben, dass zum Beispiel bei einer Leishmanieninfektion ggf. eine erhöhte HIV-Replikation beobachtet wird.

Kutane Leishmaniasis

> Die Infektion mit dem Parasiten bleibt in ca. 90 % aller Infektionen auf die Haut beschränkt.

Tab. 29.1 Formen der Leishmaniasis in Abhängigkeit vom Erreger und vom Infektionsort. (Adaptiert nach von Stebut und Sunderkötter 2007; von Stebut et al. 2012)

Form der Leishmaniasis	Erregervorkommen	
	Alte Welt	Neue Welt
Kutane Leishmaniasis		
Unkomplizierte Form	L. major L. tropica L. infantum	L. L. mexicana L. L. amazonensis L. V. brasiliensis L. V. guyanensis L. V. panamensis
Chronisch-rezidivierende Form	L. tropica	L. V. brasiliensis
Diffuse Form	L. aethiopica L. major	L. L. mexicana L. L. amazonensis L. V. guyanensis L. V. brasiliensis
Mukokutane Leishmaniasis		
~5 % der unbehandelten Formen von kutaner Leishmaniasis		L. V. brasiliensis L. V. peruviana L. V. guyanensis L. V. panamensis
Viszerale Leishmaniasis		
Viszerale Form (Kala-Azar)	L. donovani L. infantum	L. L. chagasi
Viszerotrope Form	L. tropica	
Post-Kala-Azar-Leishmaniasis (PKDL)	L.-donovani-Gruppe L. donovani L. infantum	L. L. chagasi

L. Leishmania, *V.* Viannia

Die Infektion tritt meist an unbedeckten Körperstellen (Arme, Beine, Kopf, Hals) auf. Mehrere Wochen bis hin zu 3 Monate nach Sandmückenstich bildet sich anfänglich eine erythematöse Papel an der Inokulationsstelle. Im Verlauf zeigt sich ein Größenwachstum, der Patient bemerkt eine Plaque. Diese kann, in Abhängigkeit von der auslösenden *Leishmania*-Subspezies ulzerieren (eher bei Infektionen aus Südamerika, häufig bei Infektionen mit *L. major* und *L. tropica*, selten bei *L. infantum*). Der Randwall ist typischerweise erhaben und hyperkeratotisch („vulcano sign"), im Zentrum zeigt sich eine Krustenbildung, ggf. mit Superinfektion und sekundärer Impetiginisierung. In diesem Stadium ist die Läsion häufiger schmerzhaft.

Neben der knotigen, später ulzerierenden Hautleishmaniasis werden auch weniger typische Ausprägungsformen (erythematös, ekzematös, flächig induriert) beschrieben (◘ Abb. 29.3). Gelegentlich finden sich Satellitenläsionen in der Umgebung der primären Hautveränderung. Eine Ausbreitung entlang der Lymphabstrombahn (sporotrichoid) wird beobachtet.

Nach ca. 6–18 Monaten kommt es zu einer spontanen Abheilung mit Ausbildung einer atrophen, flachen Narbe. Besondere Verlaufsformen:

- Rezidivierende kutane Leishmaniasis: In ca. 6 % aller Infektion mit *L. tropica* und *L. brasiliensis* kann es Jahre nach Abheilung der primären Infektion zu einem (erregerarmen) Rezidiv kommen. Es zeigen sich erythematöse, unregelmäßige, schuppende Papeln im Areal der Primärinfektion.
- Diffuse kutane Leishmaniasis: Es zeigen sich bei dieser seltenen Form disseminiert stehende Papeln mit hoher Parasitendichte (◘ Abb. 29.3). Als auslösende Subspezies kommen Infektion mit *L. brasiliensis*, *L. amazonensis*, *L. mexicana*, *L. guyanensis* oder *L. aethiopica* in Betracht.

Mukokutane Leishmaniasis

Diese Form tritt in der Neuen Welt bei 1–3 % der Patienten nach überstandener Ersterkrankung auf (besonders *L. brasiliensis*, seltener *L. guyanensis*, *L. panamensis* oder *L. peruviana*). Eine Assoziation zu einer vorherigen unzureichenden oder nicht stattgefundenen Behandlung der Primärinfektion ist nachgewiesen. Außerdem wird sie häufiger bei Männern beobachtet sowie bei Personen, die mehrere Primärläsionen hatten.

Nach 2–10 Jahren findet sich eine starke Gewebezerstörung beginnend am Nasenseptum, im Verlauf mit Perforation, Destruktion, Superinfektion und Obstruktion (◘ Abb. 29.3). Die Zahl der Erreger im betroffenen Gewebe ist in der Regel niedrig. Durch Schluckstörung und Kachexie ist diese Form der Leishmaniasis mit einer hohen Letalität verbunden.

Viszerale Leishmaniasis (Kala-Azar)

Die auslösenden Erreger sind vor allem *L. donovani* (Indien/China) und *L. infantum* (Europa). Bei dieser Form kommt es zum Leishmanienbefall der inneren Organe (Milz, Leber). Auch Lymphknoten und Knochenmark weisen im Verlauf Parasiten auf.

Die klinische Symptomatik ist durch ein plötzliches starkes Krankheitsgefühl und Fieber charakterisiert. Es zeigen sich Durchfälle, Bauchschmerzen und Gewichtsabnahme. Es bildet sich ein Aszites mit Hepatosplenomegalie. Blutgerinnungsstörungen und Anämie treten auf. Typisch ist eine dunkle, makulöse Pigmentierung der Haut. Der Begriff Kala-Azar stammt aus dem Hindi und bedeutet „schwarze Haut". Es sind auch symptomlose Infektionen möglich. Unbehandelt verläuft die viszerale Leishmaniasis in der überwiegenden Zahl der Fälle tödlich.

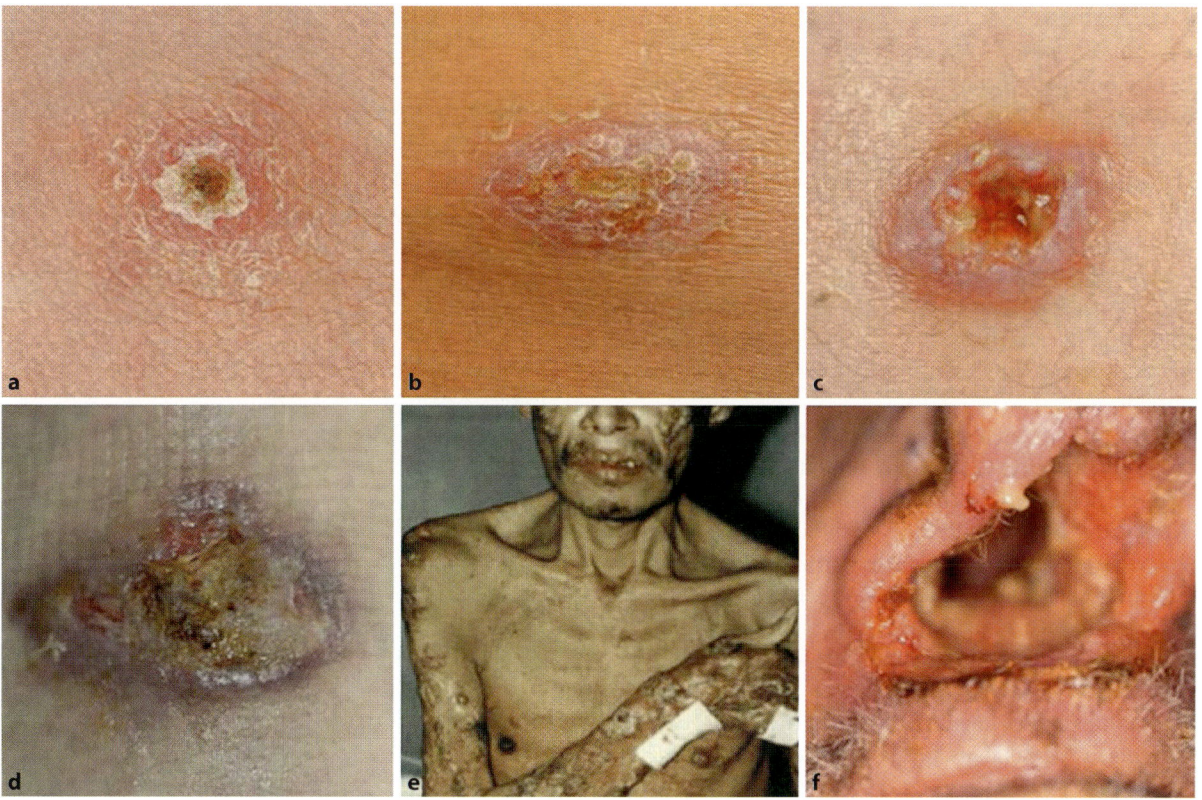

Abb. 29.3a–f Klinische Bilder der kutanen Leishmaniasis. **a–c** Solitäre Läsionen nach einer Marokkoreise, Infektion mit *L. major*, **d** mehrknotige, stärker ulzerierte Leishmaniasis nach einer Südamerikareise, Infektion mit *L. guyanensis*, **e** diffuse kutane Leishmaniasis, **f** Zerstörung der Nasenknorpel bei mukokutaner Leishmaniasis. (Aus von Stebut und Sunderkötter 2007)

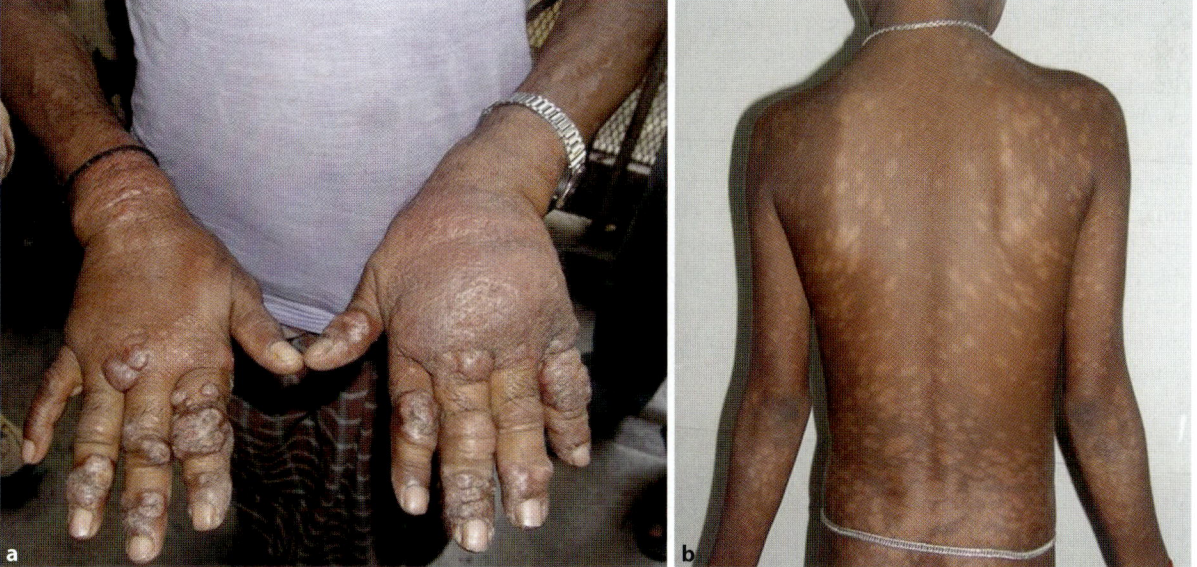

Abb. 29.4 Polymorphe und makulöse dermale Post-Kala-Azar-Leishmaniasis aus Indien. (© Prof. Mitali Chatterjee, Kalkutta)

Eine Sonderform ist die dermale Post-Kala-Azar-Leishmaniasis. Bei dieser Form findet man nach Abheilung einer viszeralen Leishmaniasis (z. B. ausgelöst durch *L. donovani*) nach Wochen, manchmal auch erst nach Jahren, bei etwa 5–20 % der Patienten papulöse oder makulöse, meist hypopigmentierte Hautveränderungen (◘ Abb. 29.4).

Diagnostik

Histologie

Goldstandart zur Sicherung der Diagnose ist eine Probebiopsie aus dem Randbereich der Läsion (von Stebut et al. 2012; Böcken et al. 2011). Diese wird geteilt (alternativ: 2 kleinere Biopsien) und hälftig in Formalin fixiert bzw. in 0,9 %ige NaCl-Lösung überführt.

In der Histologie findet sich ein granulomatöses, gemischtzelliges Entzündungsmuster. In der Giemsa-Färbung kann ein geübter Histologe die intrazelluläre amastigote Lebensform des Parasiten innerhalb von Histiozyten/Makrophagen darstellen; dies gelingt insbesondere epidermisnah.

In den Endemieregionen erfolgt der Erregernachweis gelegentlich mittels „skin scraping", „slit skin smears" oder Aspirat. Bei diesen Methoden erfolgt ein Abkratzen des Wundgrunds/Wundrands oder nach Einschnitt in die Läsion ein Abstrich bzw. eine Aspiration von Flüssigkeit. Die Sensitivität der Methoden ist jedoch bei Ungeübten geringer als die der Histologie und erfordert Erfahrung.

Kultur

Die Kultur von Leishmanien aus infiziertem Gewebe wird in wenigen Speziallabors angeboten. Hierfür wird frisches, unfixiertes Gewebe benötigt. Eine Liste durchführender Institutionen ist in der aktuellen Leitlinie zu finden. Die Kultur des Erregers erlaubt außerdem eine anschließende Speziesdifferenzierung.

PCR zu weiteren Speziesdifferenzierung

Zur weiteren Speziesdifferenzierung sollte eine PCR des Gewebes angestrebt werden. Eine Liste durchführender Institute findet sich in der aktuellen Leitlinie (Böcken et al. 2011). Hierfür eignet sich zum einen in Formalin fixiertes Gewebe, dass in der Histologie untersucht wurde (Achtung: Sensitivitätsverlust!). Falls hier ein negativer Befund erhoben wird (trotz eindeutiger Verdachtsdiagnose), sollte eine erneute PCR von frischem Material, das in 0,9 %ige NaCl-Lösung gegeben wurde, angeschlossen werden. In Speziallabors kann eine Spezdiesdifferenzierung außerdem mittels Isoenzymanalyse oder anderen Molekularmethoden durchgeführt werden.

Serologie

Der Nachweis von leishmanienspezifischem IgG im Serum wird von einigen Labors angeboten. Er dient nicht dem Nachweis einer frischen Infektion; die nachgewiesenen Titer korrelieren nicht mit der Krankheitsaktivität. Lediglich in Nichtendemiegebieten kann durch den Nachweis, dass kein leishmanienspezifisches IgG nachweisbar ist, eine bereits länger bestehende Infektion nahezu ausgeschlossen werden. Bei frischen Infektionen kann hier dennoch der IgG-Nachweis zunächst negativ ausfallen.

Tab. 29.2 Grundsätzliche Therapieoptionen der Leishmaniasis

Systemische Therapie	
Pentavalente Antimonate (Pentostam, Glucantime)	i. m., i. v., lokal
Pentamidindiisethionat (Pentacarinat)	i. m., i. v.
Liposomales Amphotericin B	i. v.
Miltefosin (Impavido)	Oral
Imidazol/Triazol (Keto-/Itra-/Fluconazol)	Oral
Allopurinol	Oral
Pentoxyphyllin	Oral
Lokale Therapieverfahren	
Paromomycin	Salbe
Antimon	Periläsionale Injektion
Lokalexision	Lokal
Thermotherapie	Oberflächlich
Photodynamische Therapie (PDT)	Oberflächlich
Imiquimod	Creme
Kryotherapie	Lokal

Kursiv = eingeschränkte Wirksamkeit, daher vorbehalten für spezielle Konstellationen

Differenzialdiagnose

Je nach Stadium der Läsion kommen verschiedene Differenzialdiagnosen infrage. Bei knotigen Läsionen müssen andere erregerbedingte Infektionen (z. B. Mykobakteriose, Sporotrichose, andere tiefe Mykosen), granulomatöse Hautveränderungen (z. B. Sarkoidose, Granuloma annulare) sowie Neoplasien ausgeschlossen werden. Ulzerierte Hautveränderungen ähneln anderen, auch nicht erregerbedingten Ulzerationen (z. B. Pyoderma gangraenosum), auch ein Tumor (z. B. spinozelluläres Karzinom) sollte bedacht werden.

Therapie

Die Therapie der Leishmaniasis richtet sich grundsätzlich nach der auslösenden Subspezies von *Leishmania* sowie nach der Klinik und dem Immunstatus des Patienten. Es sind sowohl Lokaltherapien als auch systemische Therapien verfügbar, die sich jedoch in der Toxizität erheblich voneinander unterscheiden (Tab. 29.2). Die angegebenen Therapieverfahren zeigen keine gleichstarke Wirksamkeit und sind teilweise nur für bestimmte Subspezies zu empfehlen (Böcken et al. 2011).

Tab. 29.3 Indikationen für die topische und systemische Therapie der Leishmanaisis

Topische Therapie	Systemtherapie
Einfache Läsionen der Alten Welt	Einfache Läsionen der Neuen Welt (Subgenus Viannia oder *L. amazonensis*)
Einfache Läsionen durch *L.-mexicana*-Komplex	Komplexe Läsionen
Personen mit Kontraindikationen für Systemtherapie	Mukokutane Verlaufsformen
Schwangere	Rezidivierende, disseminierte, diffus kutane Verläufe

In der Leitlinie wird zwischen einfachen und komplexen Läsionen unterschieden. Komplexe Läsionen sind wie folgt definiert:

- Mehr als 3 Läsionen am Patienten
- mindestens eine Einzelläsion von > 40 mm im Durchmesser
- Läsionen an kosmetisch und funktionell heiklen Hautarealen (z. B. Gesicht, Hände, Gelenke, Haut-Schleimhaut-Übergänge)
- Vorliegen einer Lymphangitis oder -adenitis („sporotrichoid")
- Vorhandensein von Satellitenläsionen
- therapierefraktäre Läsionen

> **Tip**
>
> Komplexe Läsionen sollten immer systemisch behandelt werden, wohingegen für die einfache Leishmaniasis die topischen Therapieoptionen infrage kommen.

Tab. 29.3 gibt Auskunft über Kriterien, die die Entscheidung zwischen Systemtherapie und topischer Therapie erleichtern (Böcken et al. 2011).

Die genaue Bestimmung der auslösenden Subspezies von *Leishmania* sowie Kenntnis über den Immunstatus sind wichtig für die Wahl der richtigen Therapieform für den jeweiligen Patienten. Detaillierte Informationen darüber, bei welchen Subspezies welches Therapeutikum die beste Evidenz für eine Wirksamkeit zeigte (sowie zur Resistenzlage), sind jeweils in der aktuellen AWMF-Leitlinie (Böcken et al. 2011) zu finden.

Prophylaxe

Ein Impfstoff gegen Leishmaniasis ist in der Entwicklung, steht aber noch nicht zur Verfügung. Die Anwendung von geeigneten Repellents, die Verwendung von engmaschigen Mückennetzen (max. 0,5 mm), das Schlafen in höher gelegenen Räumen (Sandmücken fliegen nicht über das erste Stockwerk hinaus) und das Tragen von langärmeliger Kleidung hilft, das Infektionsrisiko deutlich zu verringern.

Literatur

Verwendete Literatur

Boecken G I, Sunderkötter C, Bogdan C, Weitzel T, Fischer M, Müller A, Löbermann M, Anders G, von Stebut E, Schunk M, Burchard G, Grobusch M, Bialek R, Harms-Zwingenberger G, Fleischer B, Pietras M, Faulde M, Erkens K, German Society of Dermatology, Erkens, German Society of Chemotherapy (2011) Diagnosis and therapy of cutaneous and mucocutaneous Leishmaniasis in Germany. J Dtsch Dermatol Ges 9(Suppl 8):1–51. doi:10.1111/j.1610-0379.2011.07820.x.

von Stebut E, Sunderkötter C (2007) Cutaneous leishmaniasis. Hautarzt 58(5):445–458 (quiz 459)

von Stebut E, Schleicher U, Bogdan C (2012) Cutaneous leishmaniasis as travelers' disease. Clinical presentation, diagnostics and therapy. Hautarzt 63(3):233–246 (quiz 247-8)

Weiterführende Literatur

Maurer M, Dondji B, von Stebut E (2009) What determines the success or failure of intracellular cutaneous parasites? Lessons learned from leishmaniasis. Med Microbiol Immunol 198(3):137–146

www.who.int/leishmaniasis

Acanthamöbiasis

Angelika Jetter

- **Pathogenese**

Acanthamöben zählen mit 3 weiteren Amöbengattungen (*Naegleria*, *Balamuthia* und *Sappinia*) zu den freilebenden Amöben, die für opportunistische und nicht opportunistische Infektionen beim Menschen verantwortlich sind. Die Eintrittsstellen von Acanthamöbeninfektionen stellen meistens die Haut und der obere Respirationstrakt dar, die ZNS-Beteiligung und disseminierte Hautläsionen sind die Folge hämatogener Streuung.

- **Häufigkeit und Vorkommen**

Acanthamöben kommen ubiquitär vor und finden sich vor allem in Wasser, Luft und Erde, jedoch wurden sie auch in Staub, Trinkwasser, im Swimming-Pool, auf Kontaktlinsen, in Dialysestationen und auf Gemüse isoliert. Der Lebenszyklus besteht aus 2 Formen: Der **Trophozoit** oder die vegetative Form (8–40 μm) ist charakterisiert durch einen einzigen Kern und Acanthopodien; er ernährt sich von Bakterien, Hefen und anderen Organismen. Diese infektiöse und invasive Form ist nicht lange überlebensfähig. Die **Zyste** (8–29 μm) hat eine doppelwandige Struktur und ist resistent gegenüber Umwelteinflüssen. Von Zysten ist bekannt, dass sie mehr als 20 Jahre überleben können. Wenn sie sich wieder in optimalen Umweltbedingungen befindet, verwandelt sich die Zyste wieder in die trophische Form. Mehr als 24 Spezies von *Acanthamoeba* wurden bisher identifiziert und bezüglich ihrer Morphologie und Zystengröße in 3 große Gruppen unterteilt. Jedoch wurde diese Klassifikation durch die Sequenzierung und Identifizierung von 17 verschiedenen Genotypen abgelöst.

Acanthamöben stellen Wirte von vielen pathogenen Bakterien und Viren, wie zum Beispiel Legionellen, *Vibrio cholerae*, Mykobakterien und Echoviren, dar und dienen somit als Vektor für bakterielle Infektionen beim Menschen. Dieses intrazelluläre Wachstum von Bakterien in freilebenden Amöben führt zur Vermehrung der Resistenzen gegen Antibiotika und verstärkt die bakterielle Virulenz.

- **Klinik**

Acanthamoeba spp. hat eine Assoziation mit granulomatöser Enzephalitis und Hautläsionen, ferner können nasopharyngeale, pulmonale und nephrologische Infektionen ausgelöst werden, vor allem bei Immungeschwächten. Bei Immunkompetenten kommt es zu einer akut auftretenden Amöbenkeratitis.

> **Die systemische chronische Infektion zeichnet sich durch eine fatal verlaufende ZNS-Infektion (granulomatöse Amöbenenzephalitis) mit schleichendem Beginn und Hautveränderungen aus. Bei nicht systemischer akuter Infektion kommt es zu Augenveränderungen (Acanthamöbenkeratitis, Korneaulzerationen).**

- ■ **Granulomatöse Amöbenenzephalitis**

Selten (bis heute ca. 150 Fälle weltweit beschrieben) kommt es, vor allem bei Immunkompromittierten, nach hämatogener Streuung zu einer granulomatösen Amöbenenzephalitis (GAE), welche sich als chronisch progressive Infektion des ZNS darstellt. Die Symptome sind unspezifisch: Kopfschmerzen, Fieber, Schlaganfall, Persönlichkeitsstörung, Nackensteifigkeit, Hemiparese, Eintrübung des ZNS bis hin zum Koma.

- ■ **Hautläsionen**

Auch die disseminierte kutane Acanthamöbiasis findet sich vor allem bei HIV-positiven oder immunsupprimierten Patienten. Typischerweise stellen sich die Hautläsionen als papulonodulär dar, exprimieren Pus und entwickeln sich häufig zu sehr schlecht oder nicht heilenden chronischen Ulzera. Ebenso wurden harte erythematöse Makulae, Papeln, Pusteln, Plaques und intramuskuläre Abszesse beschrieben. Die Läsionen können von Juckreiz begleitet sein, die Prädiletionsstellen sind Gesicht, Stamm und Extremitäten.

- ■ **Acanthamöbenkeratitis**

Die nicht systemische Infektion mit Acanthamöben bei immunkompetenten Personen stellt die akut auftretende, sehr schmerzhafte Acanthamöbenkeratitis dar. Dabei wird sowohl das Epithel als auch das Stroma der Kornea zerstört. Limbitis und Skleritis können als sekundäre immunologische Reaktion oder durch die direkte Infektion auftreten. Typischerweise ist ein Auge betroffen. Der Hauptrisikofaktor ist das Tragen von Kontaktlinsen, unsterile Kontaktlinsenflüssigkeit oder Kontakt mit kontaminiertem Wasser.

- **Diagnostik**
- ■ **Mikroskopische Methoden**

Acanthamöben können in Abstrichpräparaten von abgeschabter Hornhaut mit der Zugabe von 10 % Kaliumhydroxid detektiert werden (◘ Abb. 30.1). Lichtmikroskopisch sind in Hautläsionen Granulome, Nekrosezonen, Entzündungsinfiltrate und Vaskulitis mit sowohl Trophozoiten als auch Zysten der Acanthamöben sichtbar. Der Trophozoit selbst kann von den inflammatorischen Zellen wie Makrophagen durch einen runden Kern und einen großen, zentralen Nukleolus mit umgebendem Halo unterschieden werden. Zur Identifizierung der Zyste kann neben der Hämatoxyl-Eosin- und Giemsa-Färbung vor allem die PAS-Färbung („periodic acid Schiff reaction") hilfreich sein.

Auch die Transmissionselektronenmikroskopie kann zur Unterscheidung zwischen Zysten, Trophozoiten, Wirtszellen und anderen Amöben herangezogen werden, jedoch ist diese Methode sehr teuer, zeitaufwendig und braucht erfahrenes Personal. In letzter Zeit wurden für die Fluoreszenzmikroskopie und Immunhistochemie speziesspezifische monoklonale Antikörper entwickelt und aus Hasen gewonnen, die sowohl Trophozoiten als auch Zysten von A. castellanii, A. polyphaga, A. lenticulata und A. culbertsoni erkennen.

Kultur
24 h nach der Inokulation von Gehirn- und Hautgewebe kann bereits ein positives Ergebnis erbracht werden.

Serologie
Eine Erhöhung des Antikörpertiters im Blut kann auf eine Acanthamöbeninfektion hinweisen. Dazu wird die Methode der indirekten Immunfluoreszenz angewandt. Mit Acanthamöben infizierte Patienten haben einen sehr hohen Antikörpertiter (zwischen 1:256 und 1:1024), jedoch weisen auch gesunde Individuen einen positiven Titer auf, allerdings meistens nicht höher als 1:80. Daher stellt die indirekte Immunfluoreszenz eine wichtige Methode dar, um einen Verdacht auf Acanthamöbeninfektion zu bestätigen.

PCR
Die PCR-Analyse dient dem schnellen Nachweis einer Acanthamöbeninfektion. Vorteil ist, dass sich alle bekannten Acanthamöbensubgruppen identifizieren lassen und das schnelle Ergebnis eine frühzeitige Therapieeinleitung ermöglicht.

Bildgebende Verfahren
Sie kommen zur Diagnostik bei Verdacht auf granulomatöse Amöbenenzephalitis zur Anwendung. Im kranialen CT (cCT) finden sich unspezifische Läsionen, sie sind hypodens, multifokal im Kortex und Subkortex. Im „enhanced cCT" können sich ein progressiver Hydrozephalus mit Verdickung der Meningen, Pseudotumoren, große isolierte Läsionen oder multiple ovale Läsionen darstellen. Das MRT zeigt multifokale Läsionen mit Ring-Enhancement und Ödem. Jedoch haben alle bildgebenden Methoden eine limitierte diagnostische Aussagekraft.

Therapie
Acanthamöben sind resistent gegen Biozide, Chlor und Antibiotika. Um weitere Resistenzen zu vermeiden, wird der Einsatz von multiplen Antimikrobiotika empfohlen.

Hautläsionen ohne ZNS-Beteiligung
Topische Anwendung von Chlorhexidingluconat und Ketoconazol-haltige Externa zusammen mit Pentamidindiisethionat, Ketoconazol, Sulfadiazin, Flucytosin, Fluconazol oder Itraconazol.

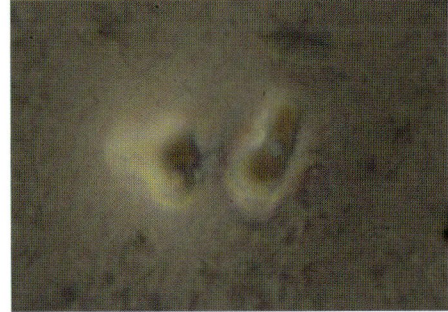

Abb. 30.1 Zyste von Acanthamöben. (© Dr. Martin Dennebaum, Mainz)

Granulomatöse Amöbenenzephalitis
Durch die oft protrahierte Diagnosestellung aufgrund des schleichenden Verlaufs und den Mangel an optimaler, antimikrobieller Therapie ist die Mortalität weiterhin hoch. Empfohlen wird eine intravenöse Kombination von Pentamidin, Isethionat, Ketoconazol, Sulfadiazin, Fluconazol, Amphotericin B, Azithromycin, Itraconazol oder Rifampicin.

Acanthamöbenkeratitis
Die hohe Resistenz der Zyste gegen Antimikrobiotika stellt auch die Behandlung der Acanthamöbenkeratitis vor große Schwierigkeiten, da die Zysten über Monate persistieren und nach der Therapiebeendigung reaktiviert werden können. Als Therapeutika werden Chlorhexidin, Polyhexamethylen, Isethionat, Neomycin, Paromomycin, Polymixin B, Clotrimazol und Itraconazol eingesetzt. Die topische Anwendung von Steroiden dient der antiinflammatorischen Behandlung des Schmerzes und Rötung.

Weiterführende Literatur

Braun-Falko O, Plewig G, Landthaler M, Burgdorf W, Hertl M, Ruzicka T (2012) Dermatologie und Venerologie, 6. Aufl. Springer, Heidelberg

da Rocha-Azevedo B, Herbert B, Tanowitz B and Marciano-Cabral F (2009). Diagnosis of Infections Caused by Pathogenic Free-Living Amoebae. Interdiscip Perspect Infect Dis 2009:251406

Galarza C, Ramos W, Gutierrez EL, Ronceros G, Teran M, Uribe M, Navincopa M, Ortega-Loayza AG (2009) Cutaneous acanthamoebiasis infection in immunocompetent and immunocompromised patients. Int J Dermatol 48(12):1324–1329. doi:10.1111/j.1365-4632.2008.03786.x

Schuster FL, Visvesvara GS (2004) Free-living amoebae as opportunistic and non-opportunistic pathogens of humans and animals. Int J Parasitol 34:1001–1027

Trabelsi H, Dendana F, Sellami A, Sellami H, Cheikhrouhou F, Neji S, Makni F, Ayadi A (2012) Pathogenic free-living amoebae: epidemiology and clinical review. Pathol Biol (Paris) 60(6):399–405.

Trichomoniasis

Angelika Jetter

Pathogenese

Für den Menschen sind 3 Arten der Trichomonaden pathogen, wobei jede Art an einer spezifischen Lokalisation zu finden ist. *Trichomonas vaginalis* infiziert die verhornenden Schleimhautoberflächen im Urogenitalbereich, *Trichomonas tenax* ist im Mund auffindbar und bewirkt eine Gingivitis sowie weitere anaerobe orale Infektionen. *Pentatrichomonas hominis* ist mit Darmerkrankung assoziiert.

Häufigkeit und Vorkommen

Eine Infektion mit *Trichomonas vaginalis* ist die häufigste behandelte sexuell übertragene Infektionskrankheit weltweit. Sie ist zwar durch sexuelle Kontakte übertragbar, die Erreger können jedoch 24 h in feuchtem Milieu überleben, daher ist eine Übertragung auch durch Gegenstände möglich. Frauen sind häufiger betroffen als Männer. 2,5 % aller Frauen und 20 % der Frauen zwischen dem 16. und 35. Lebensjahr erwerben mindestens einmal eine Trichomonadeninfektion, bei sexuell aktiven Frauen kommt sie gleichmäßig in jedem Alter vor. Häufig besteht eine Koinfektion zusammen mit Gonokokken. In speziellen Risikogruppen besteht eine noch höhere Prävalenz.

Klinik

Lediglich 15 % aller infizierten Frauen haben Symptome. Als führendes Symptom zeigt sich eine Urethritis, typischerweise mit gelblich-schaumigem, eitrigem Flour und Pruritus, sowie unspezifische Symptome wie Brennen, Dysurie und Dyspareunie. Äußerlich stellen sich ödematös veränderte Schamlippen mit oder ohne Erythem dar. Die sog. „Erdbeerzervix" mit kleinen hämorrhagischen Punkten an der Ektozervix wird nicht regelmäßig vorgefunden und kann somit nicht grundsätzlich als differenzialdiagnostisches Kriterium bezüglich anderer Ursachen einer Zervizitis herangezogen werden. Ferner besteht eine Assoziation mit weiteren entzündlichen Beckenerkrankungen, Zervixneoplasien, Risikoschwangerschaften, frühzeitigem Blasensprung, Frühgeburt, Untergewicht des Föten und einem erhöhten Risiko, eine HIV-Infektion zu erwerben.

Beim Mann zeigt sich eine ähnliche Bandbreite von Krankheitsausprägungen. Häufig bleibt die Infektion symptomlos, es kann aber auch zu einer zunehmenden Nichtgonokokkenurethritis mit Dysurie und Ausfluss bis hin zu Entzündungen von Prostata, Ureter und Präputium kommen. Sehr selten bestehen eine Prostatitis und Epididymitis.

Diagnostik
Mikroskopie

Dunkelfeld- oder Phasenkontrastmikroskopie von Abstrichpräparaten aus Scheidengewölbe, Zervix, Urethra, Morgenurinsediment, Prostatamassage und Ejakulat führt zum Direktnachweis der birnenförmigen, beweglichen Flagellaten. Jedoch liegt die Sensitivität bei sehr hoher Spezifität bei 40–68 %.

Kultur

Die kulturelle Anzüchtung in kommerziell erhältlichen Medien stellte bis vor Kurzem den Goldstandard dar, da sie eine Sensitivität von 44–75 % bei Männern und von 40–56 % bei Frauen aufweist. Die Proben sollten weniger als 1 h bei 37 °C inkubiert und täglich mikroskopiert werden, bis bewegliche Flagellaten beobachtet werden können. Falls bei Frauen eine Infektion vorliegt, liegt meistens nach 3 Tagen ein positives Ergebnis vor. Proben von Männern sollten mindestens 5 Tage oder länger beobachtet werden, bevor eine Infektion ausgeschlossen werden kann. Die Inokulation der Kultur mit mehreren Probeentnahmen erhöht die Sensitivität der Methode deutlich. Beim Mann wird das sicherste diagnostische Ergebnis bei einer Kombination von Urinsediment und Abstrich aus der Urethra erwartet, bei der Frau bei einer Kombination aus Vaginal- und Endozervixabstrich.

„Non-amplified molecular tests"

Affirm VP III Mit diesem nicht amplifizierenden Nukleinsäurehybridisationstest können neben *T. vaginalis* auch *Gardnerella vaginalis* und *Candida albicans* detektiert werden. Der Test kann zwar in 1 h fertiggestellt werden, jedoch ist er in der Praxis durch das relativ aufwendige Bearbeitungsverfahren mit Hitzeblock und speziellen Prozessoren nicht als Schnelltest geeignet.

OSOM Trichomonas Rapid Test Ein immunochromatographischer Streifentest, der spezifische Antikörper des Trichomonadenantigens detektiert. Wenn vorhanden, bindet der Antikörper an das Antigen, der Immunkomplex wird dann auf dem Teststreifen als blaue Linie sichtbar. Aufgrund der einfachen Handhabung und der schnellen Durchführbarkeit ist dieser Test als Schnelltest geeignet.

Kalon Tv Latex Agglutination Test Dieser Test ist nicht von der amerikanischen FDA und nicht von der Conformité Européenne (CE) als diagnostische Methode anerkannt.

Die Sensitivität der beschriebenen „non-amplified molecular tests" ist vergleichbar mit der Kultur und hochspezifisch für *T. vaginalis* (40–95 %).

Nukleinsäureamplifikationstest

Die Sensitivität ist sehr viel höher als bei Mikroskopie, Kultur, Antigendetektion oder Nukleinsäuretests. Der Nukleinsäureamplifikationstest (NAAT) stellt somit den Goldstandard in der heutigen Diagnostik dar. Ferner ist dieser Test für das Screening für Frauen und Männer ohne oder mit weniger typischen Symptomen geeignet. Eine viele Anzahl von urogenitalen Proben kann für den NAAT benutzt werden, einschließlich nicht invasive Urin- und minimal-invasive Abstriche der Vagina und der Zervix. Von wenigen Laboren wird speziell ein NAAT für Proben von Männern angeboten.

> Der Nachweis einer Trichomonadeninfektion ist bei Männern sehr viel schwieriger als bei Frauen. Mikroskopie von Abstrichpräparaten und Antigendetektionstests sind nicht geeignet.

- **Therapie**

Die Standardtherapie beruht auf einer oralen Gabe von 2 g Nitroimidazol (Metronidazol, Tinidazol), dabei sollen die Sexualpartner routinemäßig mitbehandelt werden. Auch während der Schwangerschaft ist die systemische Gabe von Metronidazol unbedenklich. Zur Behandlung der Trichomonadeninfektion bei HIV-positiven Frauen wird ein 7-Tage-Regime mit zweimal täglich 500 mg Metronidazol präferiert, da Berichte über nicht effiziente Einmalgaben existieren. Bei HIV-positiven Männern ist eine Einmalgabe von 2 g jedoch ausreichend. Um die Mitbehandlung des Sexualpartners zu forcieren, kann erwogen werden, die entsprechende Medikation dem eigentlich zu behandelnden Patienten mitzugeben.

Bei Verdacht auf eine Metronidazol-Resistenz wird eine Dosiserhöhung empfohlen. Falls eine Reinfektion ausgeschlossen wurde und eine Therapieresistenz nach 2 g Metronidazol als Einmalgabe vorliegt, sollte zweimal täglich 500 mg Metronidazol über 7 Tage verabreicht werden. Als nächste Stufe wird 2 g Metronidazol oder 2 g Tinidazol einmal täglich über 5 Tage empfohlen. Auch noch höhere Dosierungsregime wurden beschreiben. Da Tinidazol eine bessere Pharmakokinetik bezüglich *T. vaginalis* besitzt, sollte es beim Verdacht einer Metronidazol-Resistenz bevorzugt eingesetzt werden.

Bei Therapiemisserfolg aufgrund Resistenzen oder Nitroimidazol-Allergie kann alternativ eine intravaginale Lokaltherapie erwogen werden, jedoch wurde deren Effektivität noch nicht systematisch evaluiert, es existieren bisher lediglich Fallberichte. Die intravaginale Anwendung von Paromomycin-Creme, auch als zusätzliche Anwendung neben der oralen Einnahme von Tinidazol, wurde als erfolgreich beschrieben.

Allergien gegen Nitroimidazol zeigen sich als allergische Sofortreaktion. Berichte über erfolgreiche Desensibilisierungen mit Metronidazol liegen vor. Falls keine Desensibilisierung durchgeführt werden kann oder diese limitiert ist, können beispielsweise Paromomycin, Furazolidon, Nonoxynol-9-Vaginalzäpfchen und Povidon-Iod intravaginal angewendet werden. Wie bereits erwähnt ist allerdings zu bedenken, dass die Effektivität aller vaginalen Anwendungen limitiert ist.

Weiterführende Literatur

Altmeyer P, Peach V (2011) Enzyklopädie, Dermatologie, Allergologie, Umweltmedizin, 2.. Aufl. Springer, Heidelberg

Braun-Falko O, Plewig G, Landthaler M, Burgdorf W, Hertl M, Ruzicka T (2012) Dermatologie und Venerologie, 6. Aufl. Springer, Heidelberg

Hobbs MM, Seña AC (2013) Modern diagnosis of Trichomonas vaginalis infection. Sex Transm Infect 89(6):434–438. doi:10.1136/sextrans-2013-051057

Muzny CA, Schwebke JR (2013) The clinical spectrum of Trichomonas vaginalis infection and challenges to management. Sex Transm Infect 89(6):423–425. doi:10.1136/sextrans-2012-050893

Nyirjesy P, Gilbert J, Mulcahy LJ (2011) Resistant trichomoniasis: successful treatment with combination therapy. Sex Transm Dis 38:962–963

Workowski KA, Berman S; Centers for Disease Centreland Prevention (CDC) (2010) Sexually transmitted diseases treatment guidelines. MMWR Recomm Rep 60(1):18

Schlafkrankheit

Gerd Burchard

Die Schlafkrankheit (afrikanische Trypanosomiasis) wird durch Protozoen der Gattung *Trypanosoma* hervorgerufen, diese werden durch Tsetsefliegen auf den Menschen übertragen. Im System der Protozoa gehören die Trypanosomen zur Ordnung Kinetoplastida. *Trypanosoma brucei gambiense* und *T. brucei rhodesiense* sind die beiden Erreger der Schlafkrankheit. Die Trypanosomen können sich im Bereich der Inokulationsstelle zunächst vermehren und einen Schanker verursachen. Bei der dann folgenden hämatogenen Aussaat können generalisierte Exantheme (sog. Trypanide) auftreten.

- **Pathogenese**

Die Trypanosomen werden beim Saugakt infizierter Tsetsefliegen mit dem Speichel übertragen und vermehren sich zunächst im Bereich der Stichstelle durch Längsteilung. Dabei kann eine lokale entzündliche Reaktion auftreten, der Trypanosomenschanker. Nach wenigen Tagen breiten sich die Trypanosomen lymphogen und hämatogen im gesamten Körper aus und penetrieren später eventuell in das ZNS.

- **Häufigkeit und Vorkommen**

Trypanosoma brucei gambiense kommt in Zentral- und Westafrika vor, Hauptreservoir ist der Mensch. Nebenwirte sind verschiedene Säugetiere (Schwein, Hund). *T. brucei rhodesiense* tritt in Ost- und Südafrika auf, dort sind Wildtiere die hauptsächlichen Wirte. Nach neueren Schätzungen sind in Endemiegebieten etwa 30.000 Menschen mit einem der beiden Schlafkrankheitserreger infiziert. Etwa 7000 neue Infektionen wurden im Jahr 2010 gemeldet.

Die Schlafkrankheit wird nur selten von Touristen importiert (Braakman et al. 2006, Clerinx et al. 2012; Cottle et al. 2012; Gobbi und Bisoffi 2012; Mendonca Melo et al. 2002; Migchelsen et al. 2011; Wolf et al. 2012). Die meisten importierten Fälle sind *Rhodesiense*-Infektionen aus den ostafrikanischen Nationalparks, z. B. aus dem Queen Elizabeth National Park in Uganda.

- **Klinik**

Die Krankheit tritt in 2 Formen auf, die sich in ihrem klinischen Bild unterscheiden: Die meist chronisch verlaufende westafrikanische Form durch *T. brucei gambiense* und die eher akut verlaufende ostafrikanische Form durch *T. brucei rhodesiense*.

- - **Trypanosomenschanker**

Bei beiden Formen kann sich an der Inokulationsstelle nach einigen Tagen eine Primärläsion entwickeln: der Trypanosomenschanker (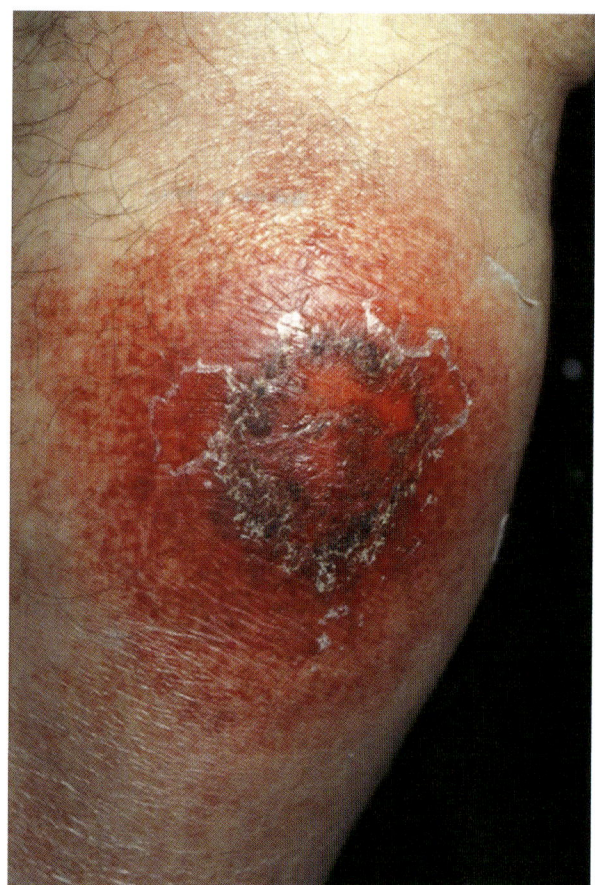 Abb. 32.1). Dieser imponiert als erythematöse, relativ schmerzlose Schwellung mit einem variablen Durchmesser von wenigen Millimetern bis zu mehreren Zentimetern. Im weiteren Verlauf verhärtet

Abb. 32.1 Trypanosomenschanker. (© August Stich)

sich der Schanker, und es bildet sich eventuell eine zentrale Nekrose. Diese Veränderung bildet sich dann innerhalb von 2–3 Wochen mit peripherer Hautdesquamation und Hyper- oder Depigmentation zurück (Tatibouet et al. 1982). Regionäre Lymphknotenschwellungen können vorhanden sein. Der Trypanosomenschanker ist bei *Rhodesiense*-Infektionen bei Touristen auf der hellen Haut häufig zu beobachten (Gautret et al. 2009; Moore et al. 2002; Croft et al. 2007; Nadjm et al. 2009; Malvy et al. 2001; Paul et al. 2014), bei *Gambiense*-Infektionen wesentlich seltener (etwa 5 %). Bei der gefährlichen *Rhodesiense*-Infektion ist der Trypanosomenschanker somit ein ganz wesentliches klinisches Zeichen, das den Verdacht immer auf eine Schlafkrankheit richten muss (Donofrio und Millikan 1994; Urech et al. 2011).

- - **Hämolymphatisches Stadium**

Im weiteren Verlauf – bei der ostafrikanischen Form meist 3–10 Tage später – kommt es dann zur Generalisation (hämolymphatisches Stadium) mit intermittierendem Fieber, Splenomegalie und Lymphadenitis. Es können in diesem Stadium auch generalisierte makulopapulöse Exantheme auftreten, vorwiegend am Stamm, typisch sind polyzyklische erythematöse Plaques (Trypanide) oder auch Urtikaria (McGovern et al. 1995; Ezzedine et al. 2007; Hope-Rapp et al. 2009). Auch Gesichtsschwellungen können auftreten (Richter et al. 2012). Die westafrikanische Form geht häufig mit einer prallelastischen, indolenten Schwellung der nuchalen Lymphknoten (Winterbottom-Zeichen) einher.

Meningoenzephalitisches Stadium

Wenn die Trypanosomen die Bluthirnschranke passieren, kommt es zum meningoenzephalitischen Stadium, gekennzeichnet durch starkes Schlafbedürfnis, aber auch Schlaflosigkeit, Umkehr des Schlaf-Wach-Rhythmus und allgemeine Schwäche. Diese Phase stellt sich bei der ostafrikanischen Form nach einigen Wochen bis Monaten, bei der westafrikanischen erst nach mehreren Monaten bis einigen Jahren ein (Wengert et al. 2014); sie endet ohne Behandlung mit dem Tod. Ein akuter, tödlicher Verlauf durch Myokarditis ohne das Auftreten einer chronischen Meningitis kommt bei der ostafrikanischen Form vor.

Differenzialdiagnose

Differenzialdiagnostisch kommt beim Schanker eventuell ein Eschar bei einer Rickettsiose (▶ Kap. 14) infrage.

Diagnostik

Ein Trypanosomenschanker wird anhand des klinischen Bildes diagnostiziert. Man kann versuchen, am Rand der Läsion einen „skin smear" (ähnlich wie bei der Lepradiagnostik) durchzuführen und Trypanosomen in der Ödemflüssigkeit nachzuweisen. Sobald Fieber auftritt, lassen sich die Trypanosomen mittels Mikroskopie (mit Anreicherungsverfahren) oder mittels PCR im Blut, Knochenmark oder Lymphknotenpunktat nachweisen, im meningoenzephalitischen Stadium dann auch im Liquor.

Therapie

Die frühen Stadien der westafrikanischen Schlafkrankheit (*T. brucei gambiense*) werden mit Pentamidin, die späten mit Nifurtimox und Eflornithin behandelt, die ostafrikanische Schlafkrankheit (*T. brucei rhodesiense*) mit Suramin bzw. Melarsoprol. Als Nebenwirkung des Melarsoprols kann eine toxische Enzephalopathie auftreten.

Prophylaxe

Die individuelle Prophylaxe umfasst vor allem Maßnahmen zur Verhinderung von Stichen der tagaktiven und sehr aufdringlichen Tsetsefliegen. Eine Impfung steht nicht zur Verfügung.

Literatur

Verwendete Literatur

Braakman HM, van de Molengraft FJ, Hubert WW, Boerman DH (2006) Lethal African trypanosomiasis in a traveler: MRI and neuropathology. Neurology 14:1094–1096

Clerinx J, Vlieghe E, Asselman V, Van de Casteele S, Maes MB, Lejon V (2012) Human African trypanosomiasis in a Belgian traveler returning from the Masai Mara area, Kenya, February 2012 (Euro Surveill 14, available online). http://www.eurosurveillance.org/ViewArticle.aspx?ArticleId=20111

Cottle LE, Peters JR, Hall A, Bailey JW, Noyes HA, Remington JE, Beeching J, Squire SB, Beadsworth MBJ (2012) Multiorgan dysfunction caused by travel-associated African trypanosomiasis. Emerg Infect Dis 14:287–289

Croft AM, Kitson MM, Jackson CJ, Minton EJ, Friend HM (2007) African trypanosomiasis in a British soldier. Mil Med 14:765–769

Donofrio LM, Millikan LE (1994) Dermatologic diseases of eastern Africa. Dermatol Clin 12:621–628

Ezzedine K, Darie H, Le Bras M, Malvy D (2007) Skin features accompanying imported human African trypanosomiasis: hemolymphatic Trypanosoma gambiense infection among two French expatriates with dermatologic manifestations. J Travel Med 14:1992–1996

Gautret P, Clerinx J, Caumes E, Simon F, Jensenius M, Loutan L, Schlagenhauf P, Castelli F, Freedman D, Miller A, Bronner U, Parola P (2009) Imported human African trypanosomiasis in Europe, 2005–2009 (Euro Surveill 14, available online). http://www.eurosurveillance.org/ViewArticle.aspx?Articleid=19327

Gobbi F, Bisoffi Z (2012) Human African trypanosomiasis in travelers to Kenya (Euro Surveill 14, available online). http://www.eurosurveillance.org/ViewArticle.aspx?ArticleId=20109

Hope-Rapp E, Moussa Coulibaly O, Klement E, Danis M, Bricaire F, Caumes E (2009) Chancres cutanés revelant une trypanosomose africaine à Trypanosoma brucei gambiense chez un resident français au Gabon. Ann Dermatol Venereol 14:341–345

Malvy D, Djossou F, Weill FX, Chapuis P, Longy-Boursier M, Le Bras M (2001) Trypanosomiase humaine africaine à Trypanosoma brucei gambiense avec chancres d'inoculation chez un français expatrie. Méd Trop 14:323–327

McGovern TW, Williams W, Fitzpatrick JE et al (1995) Cutaneous manifestations of African trypanosomiasis. Arch Dermatol 131:1178–1182

Mendonca Melo M, Rasica M, van Thiel PP, Richter C, Kager PA, Wismans PJ (2002) Three patients with African sleeping sickness following a visit to Tanzania [in Dutch]. Ned Tijdschr Geneeskd 14:2552–2556

Migchelsen SJ, Büscher P, Hoepelman AI, Schallig HD, Adams ER (2011) Human African trypanosomiasis: a review of non-endemic cases in the past 20 years. Int J Infect Dis 14:e517–e524

Moore DAJ, Edwards M, Escombe R, Agranoff D, Bailey JW, Squire B, Chiodini PL (2002) African trypanosomiasis in travelers returning to the United Kingdom. Emerg Infect Dis 14:74–76

Nadjm B, Tulleken CV, MacDonald D, Chiodini P (2009) East African trypanosomiasis in a pregnant traveller. Emerg Infect Dis 14:1866–1867

Paul M, Stefaniak J, Smuszkiewicz P, Van Esbroeck M, Geysen D, Clerinx J (2014) Outcome of acute East African trypanosomiasis in a Polish traveller treated with pentamidine. BMC Infect Dis 14:111

Richter J, Göbels S, Göbel T, Westenfeld R, Müller-Stöver I, Häussinger D (2012) A returning traveller with fever, facial swelling, and skin lesions. BMJ 344:e2092

Tatibouet MH, Gentilini M, Brucker G (1982) Lesions cutanees au cours de la trypanosomiase humaine africaine. Sem Hop 58(40):2318–2324

Urech K, Neumayr A, Blum J (2011) Sleeping sickness in travelers - do they really sleep? PLoS Negl Trop Dis 5(11):e1358

Wengert O, Kopp M, Siebert E, Stenzel W, Hegasy G, Suttorp N, Stich A, Zoller T (2014) Human African trypanosomiasis with 7-year incubation period: clinical, laboratory and neuroimaging findings. Parasitol Int 63(3):557–560

Wolf T, Wichelhaus T, Göttig S, Kleine C, Brodt HR, Just-Nübling G (2012) Trypanosoma brucei rhodesiense infection in a German traveller returning from the Masai Mara area, Kenya, January 2012 (Euro Surveill 14, available online). http://www.eurosurveillance.org/ViewArticle.aspx?ArticleId=20114

Weiterführende Literatur

Duggan AJ, Hutchinson MP (1966) Sleeping sickness in Europeans: a review of 109 cases. J Trop Med Hyg 69:124–131

Malvy D, Khatibi S, Rivière B, Prudhomme L, Ezzedine K (2014) Challenging issues and pitfalls for diagnosis of Human African trypanosomiasis in a Gabonese visitor, France. Travel Med Infect Dis 12(6 Pt B):778–780

Ektoparasiten

Kapitel 33   **Skabies – 151**
Henning Hamm

Kapitel 34   **Myiasis – 159**
Sibylle Schliemann, Marcellus Fischer

Kapitel 35   **Tungiasis – 163**
Sibylle Schliemann

Skabies

Henning Hamm

Pathogenese

Die Skabies ist eine häufige Ektoparasitose des Menschen, die durch die Skabiesmilbe *Sarcoptes scabiei varietas hominis* hervorgerufen wird. Der zu den Spinnentieren gehörende obligate Parasit hat einen ovalären Körper sowie 2 vordere und 2 hintere rudimentäre Beinpaare, mit denen er sich auf warmer, feuchter Haut bis zu 2,5 cm pro Minute fortbewegen kann. Das adulte Weibchen ist 0,3–0,5 mm lang, männliche Milben werden halb so groß.

Die Infestation beginnt damit, dass ein schwangeres Weibchen mittels proteolytischer Enzyme einen 5–10 mm langen, tunnelförmigen Gang in die oberflächliche Epidermis gräbt, um hier während ihres 4- bis 6-wöchigen Lebens bis zu 4 Eier täglich abzulegen. Nach 2–4 Tagen schlüpfen aus den Eiern Larven, die sich innerhalb von 7–11 Tagen über Nymphstadien zu adulten Milben weiterentwickeln. Diese pflanzen sich an der Hautoberfläche fort. Nach der Begattung sterben die Männchen, während die schwangeren Weibchen wieder beginnen, Gänge zu graben.

Außerhalb des menschlichen Körpers können Milben unter gewöhnlichen klimatischen Bedingungen (20–25 °C, 40–80 % relative Luftfeuchtigkeit) nur 24–36 h überleben. Bei niedrigen Temperaturen und höherer Luftfeuchtigkeit kann die Überlebensdauer um ein Mehrfaches länger sein, allerdings nehmen auch Beweglichkeit und Penetrationsfähigkeit der Milben in die Haut mit der Umgebungstemperatur deutlich ab.

In der Frühphase der Erkrankung ist die Zahl der auf der Haut befindlichen Milben mit 10–15 Exemplaren sehr gering. In den folgenden Wochen nimmt sie deutlich zu, bevor sie sich durch Waschen, Kratzen und zunehmende Immunabwehr des Wirts wieder verringert. Eine Ausnahme hiervon stellt die Scabies crustosa dar, bei der sich die Milben aufgrund der Abwehrschwäche des Wirtes ungehemmt vermehren können.

In aller Regel wird die Skabies nur bei längerem (15–20 min), direktem Haut-zu-Haut-Kontakt (Stillen, Kuscheln, Geschlechtsverkehr) übertragen. Hierfür ist der Wirtswechsel eines einzigen begatteten Milbenweibchens ausreichend.

> Eine indirekte Übertragung der Skabies über kontaminierte Bettwäsche, Kleidungsstücke, Polster und gemeinsam genutzte Gegenstände ist umso wahrscheinlicher, je milbenreicher der Wirt ist. Hierauf beruht die hohe Infektiosität von Patienten mit Scabies crustosa.

Häufigkeit und Vorkommen

Die Skabies tritt weltweit in allen Alters-, ethnischen und sozioökonomischen Gruppen auf, allerdings in unterschiedlicher Häufigkeit. Auf Punktprävalenzen beruhende Untersuchungen ergaben, dass im Jahr 2005 weltweit über 105 Millionen Menschen an Skabies erkrankt waren (Hay et al. 2013). Andere Schätzungen gehen von etwa 300 Millionen Fällen jährlich aus. In den Industrienationen werden zumeist sporadische oder auf Familien und Kleingruppen beschränkte Fälle beobachtet. Am häufigsten sind Säuglinge und Kleinkinder, Personen im Alter von 15–45 Jahren und alte Menschen betroffen. Das hierzulande größte Problem stellen Ausbrüche in Gemeinschaftseinrichtungen dar.

In Entwicklungsländern ist die Skabies eine der häufigsten Hautkrankheiten überhaupt (Hay et al. 2012). In vielen tropischen und subtropischen Gebieten (Indien, Südafrika, Süd- und Mittelamerika, Nordaustralien, Ozeanien) kommt sie endemisch vor, wobei aktuelle Prävalenzraten bei bis zu 25 %, in einzelnen, entlegenen Eingeborenengemeinschaften sogar bei 60 % und mehr liegen (Hay et al. 2013). Kinder sind in Endemiegebieten besonders häufig betroffen (Heukelbach et al. 2013). In der folgenden Übersicht sind allgemeine Risikofaktoren aufgeführt, die als Ursachen für eine hohe Prävalenz und eine endemische Ausbreitung angesehen werden. Auslandsaufenthalte in Regionen mit hoher Verbreitung der Skabies sind mit beträchtlicher Gefahr einer – möglicherweise erst nach der Rückkehr bemerkten – Infestation verbunden, insbesondere für im Gesundheitssystem tätige Personen.

Allgemeine Risikofaktoren für Skabies
- Hohe Bevölkerungsdichte, Zusammenleben vieler Menschen in beengten Verhältnissen und in Gemeinschaftseinrichtungen, gemeinsame Nutzung von Schlafstätten und Kleidung, Obdachlosigkeit
- Krieg, Massenmigration, Flucht
- Armut, niedriger sozioökonomischer Status, geringe Bildung, Analphabetismus
- schlechte medizinische Versorgung
- Unterernährung, Immundefizienz, Demenz
- häufig wechselnde Sexualpartner, häufige Körperkontakte
- umstritten: mangelnde Reinigungshygiene

Klinik
Gewöhnliche Skabies

Bei Ersterkrankung werden die initialen Hauterscheinungen erst 2–5 Wochen nach Übertragung bemerkt, im Wiederholungsfall bereits nach einem bis wenigen Tagen. Erste Anzeichen sind kurze, zum Teil gewundene Gänge, die am distalen Ende eine kleine Papel oder Papulovesikel („Milbenhügel") aufweisen können (◘ Abb. 33.1).

Prädilektionsstellen sind unbehaarte Körperregionen mit dünner Hornschicht: Fingerzwischenräume, Fingerseitenkanten, Handgelenkbeugeseiten (◘ Abb. 33.2), El-

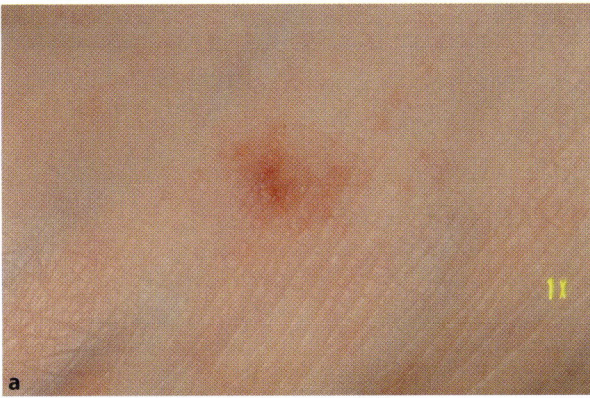
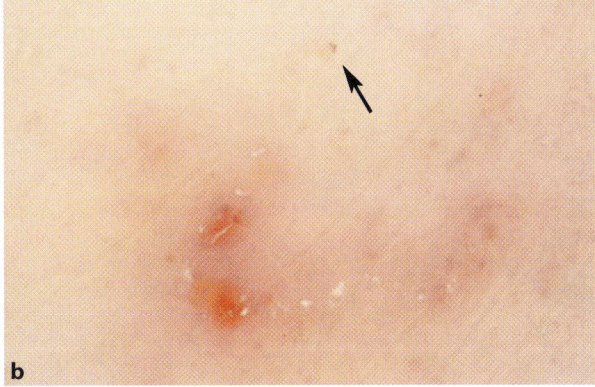

Abb. 33.1a,b Klinisches (a) und dermatoskopisches (b) Bild eines Milbengangs mit Nachweis einer Skabiesmilbe (Pfeil*). Der Milbengang ist an zahlreichen intrakornealen Lufteinschlüssen erkennbar

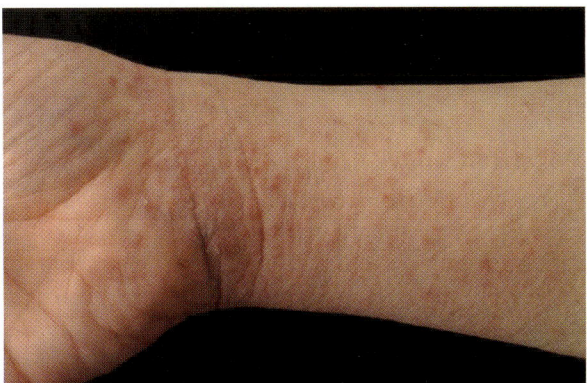
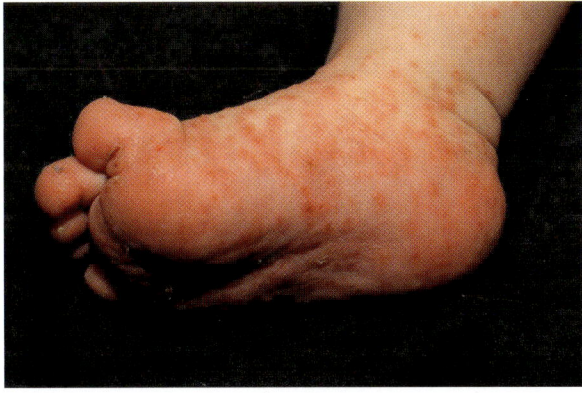

Abb. 33.2 Gänge, Papeln und Papulovesikel an der Volarseite des distalen Unterarms und Handgelenks bei ausgeprägter gewöhnlicher Skabies

Abb. 33.3 Papeln und Papulovesikel an Fußrücken und Fußsohle eines Säuglings mit ausgeprägter gewöhnlicher Skabies

lenbogenstreckseiten, vordere Axillarfalten, Warzenhöfe, Nabelregion, Gürtellinie, Gesäß, Analfalte und Perianalregion, Leisten, Genitale, insbesondere Penis, Knöchelregion und innere Fußränder. Kopf und Hals sind fast immer nur bei Säuglingen, Kleinkindern und älteren Menschen, Hand- und Fußflächen nur bei der infantilen Skabies befallen (Abb. 33.3). Aufgrund einer Immunreaktion vom Spättyp gegen Bestandteile und Exkremente der Milben entstehen Papeln und Papulovesikel, die ein ekzemähnliches Bild in symmetrischer Verteilung hervorrufen.

> Charakteristisch ist ein intensiver, generalisierter Juckreiz, der besonders nachts in der Bettwärme zunimmt.

Die Effloreszenzen werden daher rasch exkoriiert, verkrusten und können sich vornehmlich bei Säuglingen, Kleinkindern und Immundefizienten superinfizieren. Unterschiede in der dominierenden Effloreszenzart, in Ausprägung und Ausdehnung, Stärke der Immunreaktion, Waschgewohnheiten und Vorbehandlung bedingen ein individuell sehr variables klinisches Bild, das die Diagnosestellung erschwert.

Spezielle Skabiesmanifestationen

Bei intensiver Körperhygiene und -pflege können die Krankheitsmanifestationen diskret sein („gepflegte" Skabies). Vorbehandlung mit Kortikosteroiden verringert die entzündliche Komponente der Hauterscheinungen (Scabies incognito). Vor allem bei Säuglingen, Kleinkindern und älteren Menschen können derbe, rundliche, rotbraune bis livide Knoten im Vordergrund des klinischen Bildes stehen (Scabies nodosa). Die stark juckenden Knoten sind Ausdruck einer besonders heftigen immunologischen Reaktion und meist in der Axillar-, Genitoinguinal- und Perianalregion (Abb. 33.4) lokalisiert. Auch nach erfolgreicher Behandlung können sie noch über Wochen bis Monate fortbestehen (postskabiöse Papeln). Blasen (Scabies bullosa) kommen nur selten vor, am ehesten bei älteren Patienten. Häufig liegt in diesen Fällen eine zuvor stumme blasenbildende Dermatose vor, die durch die Skabies enttarnt wird.

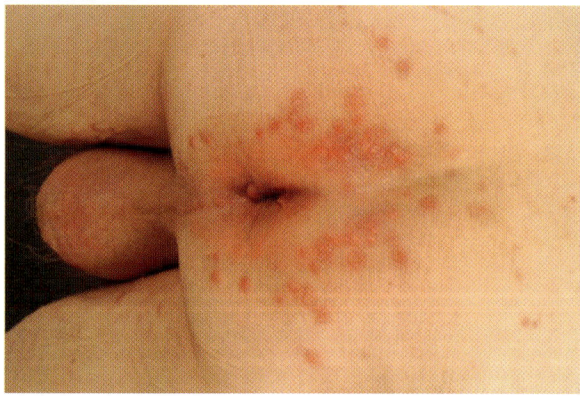

◘ Abb. 33.4 Scabies nodosa in der Perianalregion

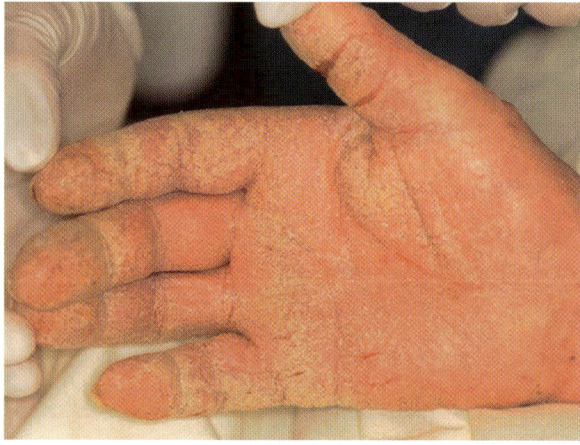

◘ Abb. 33.5 Scabies crustosa: diffuse Hyperkeratosen mit Rhagaden auf erythematösem Grund an der Handinnenfläche

◘ Tab. 33.1 Risikofaktoren für Scabies crustosa	
Immunsuppression	Medikamentös, Leukämien, Lymphome, HIV-, HTLV-1-Infektion
Chronische Erkrankungen	Systemischer Lupus erythematodes, rheumatoide Arthritis, Diabetes mellitus, Leberkrankungen, Dialyse, Alkohol- und Drogenabhängigkeit
Empfindungslosigkeit der Haut	Sensorische Neuropathie, Rückenmarksverletzung, Lepra
Geistige Behinderung	Down-Syndrom, senile Demenz
Körperliche Behinderung	Paresen, Paraplegie, schwere Arthropathie, Epidermolysis bullosa
HTLV humanes T-lymphotropes Virus	

Scabies crustosa

Diese aufgrund ihres Erregerreichtums hochkontagiöse Form der Skabies manifestiert sich mit diffusen Hyperkeratosen, Borken und Krusten auf unscharf begrenzten Erythemen, bevorzugt an Händen (◘ Abb. 33.5) und Ellenbogen, Füßen und Knien, Kopfhaut, Gesicht und Hals. Häufig ist die Nagelregion in Form von subungualen Hyperkeratosen, Verdickung und Dystrophie der Nagelplatten betroffen. Unbehandelt kann die Scabies crustosa auf andere Körperregionen übergreifen und in eine Erythrodermie münden. Der Juckreiz ist meist gering oder kann völlig fehlen. Die regionalen Lymphknoten sind geschwollen. Laborchemisch findet sich oft eine deutliche Eosinophilie und fast immer eine starke Erhöhung des Gesamt-IgE. Im Gegensatz zur gewöhnlichen Skabies ist die Scabies crustosa durch eine Th2-gewichtete Immunantwort mit erhöhter Produktion von IL-4, IL-5 und IL-13 und niedrigen IFN-γ-Spiegeln charakterisiert (Mounsey et al. 2013; Walton et al. 2010).

> Aufgrund bakterieller Besiedlung und Superinfektion der Haut sind die meist immungeschwächten Patienten stark sepsisgefährdet, wodurch sich die hohe Letalität der Erkrankung erklärt.

Tausende, in Einzelfällen Millionen von Milben besiedeln die Haut. Deren vollständige Eradikation ist aufwendig und schwierig, die Rezidivgefahr hoch. Erkrankungen, die zu einer Scabies crustosa disponieren, sind in ◘ Tab. 33.1 genannt. Offenbar besteht bei einigen Menschen aber auch eine genetische Bereitschaft, an dieser schwersten Form der Skabies zu erkranken.

Kürzlich wurde auf der Basis von Verteilung, Ausmaß und Art der Hautveränderungen sowie der Rezidivneigung eine Einteilung der Scabies crustosa in 3 Schweregrade mit Implikationen für die Behandlungsdauer vorgeschlagen (Davis et al. 2013).

Superinfizierte Skabies

Insbesondere bei Kleinkindern und alten, geschwächten Menschen sowie in tropischen Regionen kann es auf Exkoriationen leicht zu einer bakteriellen Superinfektion kommen. Pusteln, gelbliche Krusten, periläsionale Rötungen und Schwellungen weisen auf diese Komplikation hin. Eine Pyodermie durch *Staphylococcus aureus* kann zu Abszessen führen, während durch Infektion mit *Streptococcus pyogenes* Erysipele, Vasculitis allergica und rheumatisches Fieber entstehen können. Beide Erreger können eine Sepsis hervorrufen. Die bedeutsamste Poststreptokokkenerkrankung in tropischen Endemiegebieten ist die akute Glomerulonephritis mit der möglichen Folge einer irreversiblen Niereninsuffizienz und deutlich verminderter Lebenserwartung (McLean 2013). Eine hohe Prävalenz der Skabies geht oft mit dem gehäuften Vorkommen von Glomerulonephritiden einher (Hay et al. 2013).

> Die indirekte Morbidität der Skabies stellt in vielen unterprivilegierten Gemeinschaften ein Problem von außerordentlicher gesundheitspolitischer und -ökonomischer Bedeutung dar, vielfach ohne als solches wahrgenommen zu werden.

Diagnostik

Bei jeder mehr oder weniger akut aufgetretenen, juckenden Dermatose ist differenzialdiagnostisch eine Skabies in Betracht zu ziehen, insbesondere dann, wenn sich der Juckreiz in der Nacht verstärkt und bei einem oder mehreren weiteren Familienangehörigen ebenfalls Juckreiz besteht. Wenn medizinische Hilfsmittel fehlen, muss der Nachweis von Gängen und anderen typischen Effloreszenzen an Prädilektionsstellen genügen, um eine hinreichend verlässliche klinische Diagnose zu stellen. Klassischerweise wird die Skabies aber diagnostiziert, indem man den Milbenhügel mit einem scharfen Instrument eröffnet, den Inhalt auf einen Objektträger aufträgt und eine Milbe, ihre Eier oder Kotballen im Lichtmikroskop nachweist. Diese Methode ist zwar spezifisch, jedoch häufig erfolglos, weil sie Erfahrung und Geschick erfordert.

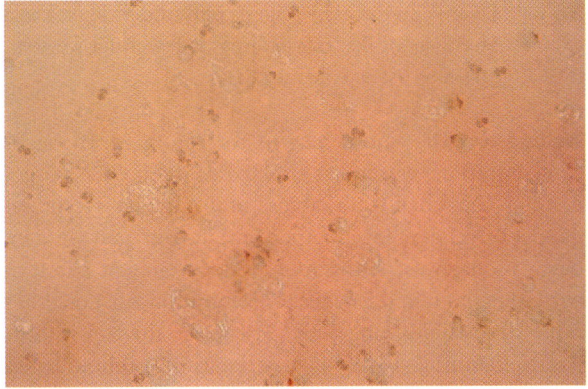

Abb. 33.6 Dermatoskopisches Bild einer milbenreichen Skabies

> **Tip**
> Technisch einfacher und unbegrenzt wiederholbar, da nicht invasiv, ist der dermatoskopische In-vivo-Nachweis einer Skabiesmilbe, die sich als zarte, ovaläre Struktur mit dunkler Dreieckskontur am vorderen Pol zu erkennen gibt. Hinter dem Milbenleib ist oft der lufthaltige, intrakorneale Milbengang sichtbar („Kielwasserzeichen", „Jet mit Kondensstreifen", Abb. 33.1b u. Abb. 33.6).

Für Reihenuntersuchungen wurde ein Klebebandtest entwickelt. Dabei wird durchsichtiges Klebeband (Tartan® transparent Packband) auf Größe eines Objektträgers zugeschnitten, fest auf ein verdächtiges Gangende gedrückt, ruckartig abgezogen, auf den Objektträger geklebt und mikroskopiert (Walter et al. 2011).

Die meisten serologischen Untersuchungen haben wegen der Kreuzreaktivität mit Hausstaubmilbenantigenen enttäuscht. Vielversprechend ist eine neue Fluoreszenz-Immunoassay-Methode zum Nachweis spezifischer IgE-Antikörper gegen ein Major-Antigen der humanen Skabiesmilbe mit hoher Spezifität (Jayaraj et al. 2011). Die histologische Untersuchung ist nur bei Nachweis einer Milbe oder ihrer Vorstufen diagnostisch.

Therapie
Topische Therapie

Permethrin Aufgrund hoher Wirksamkeit und geringer Toxizität gilt Permethrin, ein synthetisches Pyrethroid, in 5%iger Konzentration als topisches Antiskabiosum der Wahl (Strong und Johnstone 2010). Seine Wirkung beruht auf einer Funktionsstörung spannungsabhängiger Natriumkanäle in Nervenzellen von Arthropoden. In Deutschland wurde 2004 ein Permethrin-haltiges Fertigarzneimittel zur Therapie der Skabies ab einem Alter von 3 Monaten zugelassen. Wegen des im Vergleich zu Alternativprodukten höheren Preises ist Permethrin jedoch in vielen Entwicklungsländern nicht verfügbar. Mit entsprechender Vorsicht ist Permethrin auch im Neugeborenenalter und wegen fehlender Mutagenität und Teratogenität auch in der Schwangerschaft und Stillzeit einsetzbar. Bei gewöhnlicher Skabies wird Permethrin-Creme für 8–12 h – am besten über Nacht – lückenlos auf die gesamte Haut vom Unterkiefer abwärts aufgetragen und nach der Einwirkzeit abgeduscht oder abgewaschen. Bei Kindern unter 3 Jahren und älteren Menschen über 60 Jahren wird der Kopf unter Einschluss der Kopfhaut mitbehandelt.

> **Tip**
> Eine Wiederholungsbehandlung nach 7–14 Tagen ist bei Ausbleiben frischer Effloreszenzen nicht zwingend erforderlich, in der Regel jedoch ratsam, vor allem wenn mehrere Personen bei Versagen der Therapie erneut behandelt werden müssten.

Benzylbenzoat Mit Ausnahme des Säuglingsalters ist Benzylbenzoat, ein Esther aus Benzoesäure und Benzylalkohol, die beste Alternative zu Permethrin. Bei Erwachsenen wird es in Form einer 25%igen, bei Kindern als 10%ige Emulsion angewendet, die an 3 aufeinander folgenden Tagen (Abenden) aufgetragen und erst am vierten Tag abgeduscht oder abgewaschen wird. Im Vergleich zu Permethrin hat Benzylbenzoat eine stärkere irritierende und austrocknende Wirkung, zudem besteht aufgrund einer Kreuzreaktivität zu Perubalsam ein Risiko für allergische

Kontaktekzeme. In der Schwangerschaft und Stillzeit kann es unter strenger Indikationsstellung angewendet werden, im Säuglingsalter ist es kontraindiziert.

Weitere topische Antiskabiosa Crotamiton in 10 %iger Konzentration ist weniger effektiv als die beiden vorgenannten topischen Antiskabiosa und muss an 3–5 aufeinander folgenden Tagen (Abenden) aufgetragen werden, bevor es abgewaschen werden darf. In einigen Ländern wird Malathion in 0,5 %iger Konzentration zur Lokaltherapie der Skabies eingesetzt. Präzipitatschwefel (Sulfur praecipitatum) 6–10 %ig in Vaseline ist ein altbewährtes, kostengünstiges und durchaus effektives Lokaltherapeutikum bei Skabies, das in der Schwangerschaft, Stillzeit und bei Kleinkindern gefahrlos angewendet werden kann. Für eine ausreichende Wirksamkeit muss die Schwefelsalbe allerdings über 3–7 Tage zweimal täglich in die Haut einmassiert werden, wodurch mit Hautreizungen zu rechnen ist. Außerdem beeinträchtigen der unangenehme Geruch des Schwefels und die Verfärbung der Kleidung die korrekte Durchführung der Behandlung. Wegen des geringen Preises ist Schwefelsalbe dennoch in benachteiligten Regionen der Erde eine wertvolle therapeutische Alternative. Lindan wurde wegen der Gefahr zerebraler Toxizität und aplastischer Anämie bei unsachgemäßem Gebrauch 2007 EU-weit vom Markt genommen, es wird jedoch in einigen außereuropäischen Ländern immer noch eingesetzt.

Systemische Therapie

Mit **Ivermectin** steht ein orales Medikament zur Systemtherapie der Skabies zur Verfügung. Es ist nur in einigen Ländern, darunter Frankreich, Niederlande, Brasilien und Mexiko, für diese Indikation zugelassen, kann aber binnen weniger Tage über die Apotheke aus dem Ausland bezogen werden. Ivermectin wird in der Regel sehr gut vertragen, Nebenwirkungen sind selten und transient. Wegen fehlender ovizider Wirkung sollte Ivermectin mindestens 2-mal im Abstand von 7–14 Tagen in einer Dosis von 200 µg/kg KG eingenommen werden, bei Scabies crustosa sogar 5- bis 7-mal, zum Beispiel an den Tagen 1, 2, 8, 9, 15, 22 und 29 (Currie und McCarthy 2010; Fox 2006).

> Außer bei milbenreicher Skabies ist die orale Ivermectin-Therapie besonders wertvoll bei endemischer und epidemischer Skabies, bei Immunsupprimierten und Behinderten sowie bei Patienten mit Dermatosen, bei denen eine hohe Resorptionsgefahr topischer Antiskabiosa besteht (Hamm et al. 2013).

Aufgrund der Befürchtung, dass Ivermectin eine unvollkommen entwickelte Blut-Hirn-Schranke überwinden kann, wird von der Behandlung schwangerer und stillender Frauen sowie von Kleinkindern unter 5 Jahren bzw. 15 kg Körpergewicht abgeraten. Allerdings wurde schon mehrfach über den erfolgreichen Einsatz der Substanz bei Säuglingen und Kleinkindern mit Skabies ohne gravierende Nebenwirkungen berichtet (Bécourt et al. 2013).

Therapiebegleitende Maßnahmen

Um den Behandlungserfolg zu gewährleisten, sind ergänzende Hygienemaßnahmen erforderlich. Hierzu gehören frische Kleidung, Bettwäsche und Handtücher nach jeder Behandlung. Die Bettwäsche und die in den letzten 4 Tagen benutzte Kleidung sollten, soweit möglich, bei 60 °C in der Waschmaschine gewaschen werden. Die übrige, kürzlich getragene Kleidung und Gegenstände mit längerem Körperkontakt sollten für mindestens 4 Tage in einem dicht verschlossenen Plastiksack an einem trockenen, warmen Ort gelagert werden. Polstermöbel, Matratzen, Teppiche und Teppichböden werden einmal gründlich abgesaugt, Böden und Flächen einmal feucht gereinigt. Besonders wichtig ist die antiskabiöse Behandlung aller Kontaktpersonen, in der Regel aller Familienmitglieder, zeitgleich mit dem Patienten.

Vorgehen bei Skabiesausbrüchen

In Europa stellen Ausbrüche in Gemeinschaftseinrichtungen wie Krankenhäusern, Wohn- und Pflegeheimen das größte Problem in Zusammenhang mit der Skabies dar (Bouvresse und Chosidow 2010). Fast immer geht eine solche Situation von einer Einzelperson („core transmitter") mit lange unerkannter Scabies crustosa aus.

> Die erfolgreiche Bekämpfung eines Ausbruchs erfordert eine gute Planung und Organisation der Eradikationsmaßnahmen, eine synchrone Eingangsuntersuchung mit Identifizierung aller an Skabies Erkrankten und ihrer Kontaktpersonen, deren zeitgleiche Behandlung, begleitende Sanierungsmaßnahmen, Einhaltung von Quarantänevorschriften und Nachuntersuchungen zur Sicherstellung des Erfolgs.

Am Beispiel eines weitreichenden Skabiesausbruchs in einer Behindertenwerkstätte und angegliederten Wohnheimen haben wir kürzlich ein detailliertes Handlungskonzept vorgestellt (Stoevesandt et al. 2012).

Vorgehen bei endemischer Skabies

In verschiedenen Endemiegebieten der Skabies wie Panama und Nordaustralien (Currie und Carapetis 2000) führte eine Massenbehandlung mit topischem Permethrin zu einer erheblichen Verringerung der Erkrankungsprävalenz mit gleichzeitiger Abnahme von Pyodermien. Denselben Effekt hatten medikamentöse Massenbehandlungen mit oralem Ivermectin, wodurch sich auch die Prävalenz von Hämaturien verringerte (Lawrence et al. 2005). Einer unkritischen Verabreichung des Medikaments in Endemiegebieten steht seine ungeklärte Sicherheit bei Schwangeren und Kleinkindern entgegen. Moxidectin, ein dem Ivermectin verwandtes makrozyklisches Lakton, hat eine wesentlich längere Halbwertszeit und könnte bei Einmalgabe effektiver als Ivermectin sein, was bei Massenbehandlungen von großem Vorteil wäre (Mounsey und McCarthy 2013).

Auf die Möglichkeit einer wirkungsvollen oralen Behandlung gründet sich die Hoffnung, die Erkrankung mittelfristig weltweit einzudämmen (Hay et al. 2013). Auch im Hinblick auf die mit der Skabies verbundenen, gravierenden Folgekrankheiten in Endemiegebieten wurde die Skabies kürzlich vom PLoS Neglected Tropical Diseases Journal (▶ www.plosntds.org/static/scope.action) auf die Liste vernachlässigter Tropenkrankheiten gesetzt. Die 2012 gegründete International Alliance for the Control of Scabies (IACS) hat sich die weltweite Bekämpfung dieser häufigen Ektoparasitose zum Ziel gesetzt (Engelman et al. 2013). Künftig verbesserte Möglichkeiten der Entwicklung neuer Medikamente durch die derzeit erfolgende Sequenzierung des *Sarcoptes-scabiei*-Genoms und ein nun verfügbares porcines Tiermodell der Skabies lassen dieses Ziel realistischer als in der Vergangenheit erscheinen.

Literatur

Bécourt C, Marguet C, Balguerie X, Joly P (2013) Treatment of scabies with oral ivermectin in 15 infants: a retrospective study on tolerance and efficacy. Br J Dermatol 169:931–933

Bouvresse S, Chosidow O (2010) Scabies in healthcare settings. Curr Opin Infect Dis 23:111–118

Currie BJ, Carapetis JR (2000) Skin infections and infestations in Aboriginal communities in northern Australia. Australas J Dermatol 41:139–143

Currie BJ, McCarthy JS (2010) Permethrin and ivermectin for scabies. N Engl J Med 362:717–725

Davis JS, McGloughlin S, Tong SYC et al (2013) A novel clinical grading scale to guide the management of crusted scabies. PLoS Negl Trop Dis 7:e2387

Engelman D, Kiang K, Chosidow O et al (2013) Toward the global control of human scabies: introducing the International Alliance for the Control of Scabies. PLoS Negl Trop Dis 7:e2167

Fox LM (2006) Ivermectin: uses and impact 20 years on. Curr Opin Infect Dis 19:588–593

Hamm H, Stoevesandt J, Sunderkötter C (2013) Skabies. Consilium dermatologicum Bd. Heft 1. InfectoPharm Arzneimittel und Consilium GmbH, Heppenheim

Hay RJ, Steer AC, Engelman D, Walton S (2012) Scabies in the developing world – its prevalence, complications, and management. Clin Microbiol Infect 18:313–323

Hay RJ, Steer AC, Chosidow O, Currie BJ (2013) Scabies: a suitable case for a global control initiative. Curr Opin Infect Dis 26:107–109

Heukelbach J, Mazigo HD, Ugbomoiko US (2013) Impact of scabies in resource-poor communities. Curr Opin Infect Dis 26:127–132

Jayaraj R, Hales B, Viberg L et al (2011) A diagnostic test for scabies: IgE specificity for a recombinant allergen of Sarcoptes scabiei. Diagn Microbiol Infect Dis 71:403–407

Lawrence G, Leafasia J, Sheridan J et al (2005) Control of scabies, skin sores and haematuria in children in the Solomon Islands: another role for ivermectin. Bull World Health Organ 83:34–42

McLean FE (2013) The elimination of scabies: a task for our generation. Int J Dermatol 52:1215–1223

Mounsey KE, McCarthy JS (2013) Treatment and control of scabies. Curr Opin Infect Dis 26:133–139

Mounsey KE, McCarthy JS, Walton SF (2013) Scratching the itch: new tools to advance understanding of scabies. Trends Parasitol 29:35–42

Stoevesandt J, Carlé L, Leverkus M, Hamm H (2012) Kontrolle ausgedehnter Skabiesausbrüche in Gemeinschaftseinrichtungen. J Dtsch Dermatol Ges 10:637–647

Strong M, Johnstone PW (2010) Interventions for treating scabies (update). Cochrane Database Syst Rev 10:CD000320

Walter B, Heukelbach J, Fengler G et al (2011) Comparison of dermoscopy, skin scraping, and the adhesive tape test for the diagnosis of scabies in a resource-poor setting. Arch Dermatol 147:468–473

Walton SF, Pizzutto S, Slender A et al (2010) Increased allergic immune response to Sarcoptes scabiei antigens in crusted versus ordinary scabies. Clin Vaccine Immunol 17:1428–1438

Myiasis

Sibylle Schliemann, Marcellus Fischer

■ **Pathogenese**

Bei der Myiasis oder Fliegenlarvenkrankheit handelt es sich um eine Infestation der Haut durch Fliegenlarven (Maden) aus der Ordnung Diptera (Zweiflügler). Der Begriff leitet sich ab vom altgriechischen „myia" für Fliege. Fliegenlarven nutzen (Wund-)Sekrete, vitales oder nekrotisches Gewebe zur Entwicklung. Die klinischen Manifestationsformen sind vielgestaltig und können nach ihrer Lokalisation in kutane, nasopharyngeale, okuläre, intestinale und urogenitale Formen oder nach ihrer Pathogenität klassifiziert werden (Robbins und Khachemoune 2010). Für den Dermatologen relevant sind hauptsächlich die Wundmyiasis und die furunkulöse Myiasis. Ferner existiert eine seltenere migratorische Form.

Eine Wundmyiasis kann durch fakultativ oder obligat parasitäre Arten verschiedener Gattungen von Zweiflüglern verursacht werden, die die Gelegenheit der offenen Zugänglichkeit von Wundsekreten zur Eiablage nutzen (Francesconi und Lupi 2012). Auch in gemäßigten Klimazonen können Dipteren zur Wundmyiasis auf nicht abgedeckten Wunden führen. Einer nordamerikanischen Studie zufolge gehören zu den Risikofaktoren das Vorhandensein offener Wunden, periphere Durchblutungsstörungen, Diabetes sowie Alkoholabhängigkeit und Wohnungslosigkeit (Sherman 2000).

Therapeutisch werden seit Langem steril gezüchtete Larven der Goldfliege, *Lucilia sericata*, zur Madentherapie für ein biochirurgisches Débridement chronischer Wunden an Patienten eingesetzt. Hierbei imitiert man eine Wundmyiasis unter kontrollierten Bedingungen. Die Maden nehmen ausschließlich Wundsekret und nekrotisches Gewebe auf (Wollina et al. 2000; Nenoff et al. 2010) und produzieren unter anderem antibakterielle, proangiogenetische und chemotaktische Faktoren, die die Wundreinigung und -heilung unterstützen (Cazander et al. 2013).

Die furunkulöse Myiasis wird von keiner der in gemäßigten Klimazonen vorkommenden Dipteren verursachen. Zu den häufigsten Verursachern gehören in Afrika die Tumbufliege, *Cordylobia antropophaga*, und in Zentral- und Südamerika die Dasselfliege, *Dermotobia hominis* (Francesconi und Lupi 2012). Die Biologie der beiden Arten ist dabei sehr unterschiedlich:

- *Dermotobia hominis* benutzt andere Insekten, vorzugsweise Stechmücken, um an ihnen ihre Eier anzuheften und zum Wirt transportieren zu lassen. Für diesen Zweck klammert sich *D. hominis* in der Luft an das Insekt, um die Eier am Abdomen der Stechmücke anzubringen. Die mit Eiern beladenen Stechmücken ihrerseits infestieren beim Stich das Wirbeltier bzw. den Menschen, indem sich die bei der Blutmahlzeit durch den Wärmereiz des Wirbeltieres schlüpfende Larve in die Haut einbohrt. In den nachfolgenden 5–10 Wochen entwickelt sich die Fliegenlarve im Wirtsgewebe, wobei sie eine Atemöffnung in der Oberfläche benötigt. Am Ende ihrer Entwicklungszeit verlässt die ausgewachsene Larve den Wirt über diesen Kanal und vollendet ihre Entwicklung zur Fliege über das Verpuppungsstadium.
- Die Tumbufliege, *Cordylobia antropophaga*, hingegen legt ihre Eier auf Oberflächen von Gegenständen oder Textilien ab, von wo sie direkt auf die Hautoberfläche gelangen. Die aus den Eiern schlüpfenden Larven können sich beim Tragen der Kleidungsstücke in die Haut einbohren (Robbins und Khachemoune 2010). Auf ähnliche Weise erfolgt auch die Infestation mit *Cordylobia rodhaini,* die als seltenerer Verursacher von furunkulöser Myiasis in Zentralafrika beschrieben wurde (Tamir et al. 2003).

■ **Vorkommen**

Die Myiasis kommt prinzipiell weltweit vor, jedoch mit Schwerpunkt im subtropischen und tropischen Raum (Baily und Moody 1985). Sie tritt bei Reisenden häufig auf (Lederman et al. 2008; Kronert und Wollina 2009; Solomon et al. 2011). Exakte epidemiologische Informationen liegen allerdings nicht vor.

■ **Klinik und Diagnostik**

Die **furunkulöse Myiasis** wird bei Reiserückkehrern Tage bis Wochen nach der Heimkehr durch einen oder mehrere furunkelähnliche Knoten manifest. Nach anfänglich eher gering ausgeprägter Entzündungsreaktion und Juckreiz kommt es mit zunehmender Entwicklung der Larve zu einer Größenzunahme des Knotens auf 1–3 cm mit Druck- und Spontanschmerz. Typischerweise wurde zu diesem Zeitpunkt bereits erfolglos mit topischen Antiseptika behandelt. Manchmal wird über eine Bewegung innerhalb des Knotens berichtet oder es werden ausgetretene Larven mitgebracht (MacNamara und Durham 1997; ◘ Abb. 34.1).

Die Diagnose wird klinisch im Zusammenhang mit einer passenden Reiseanamnese gestellt. Ein wichtiger diagnostischer Hinweis ist das Vorhandensein einer zentralen Atemöffnung, aus der etwas Sekret austreten kann (◘ Abb. 34.2). Eine Lymphadenopathie kann vorkommen.

Die seltenere **migratorische Myiasis** kann durch Pferde- oder Rinderdasselfliegen wie *Gasterophilus* spp. oder *Hypoderma* spp. hervorgerufen werden. Der Mensch ist ein Fehlwirt, in dem sich die Larven nicht entwickeln können. Sie bewegen sich daher innerhalb der Epidermis (*Gasterophilus*) bzw. in der Subkutis (*Hypoderma*) fort, wobei es klinisch zu stark juckenden, erythematösen und länglich bis gewundenen migrierenden Schwellungen kommt (Robbins und Khachemoune 2010). Aus Norwegen und Schweden wurden einzelne Fälle von migratorischer Myiasis bei Touristen gemeldet, die durch Rentierdassel-

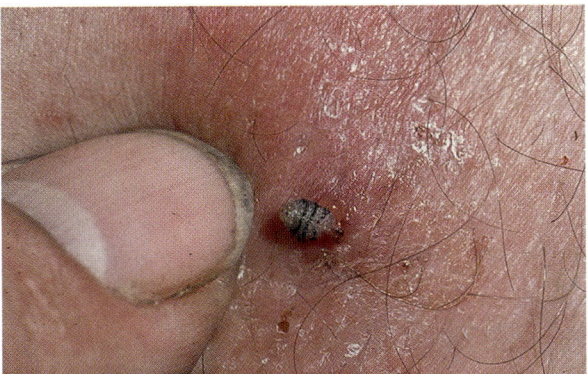 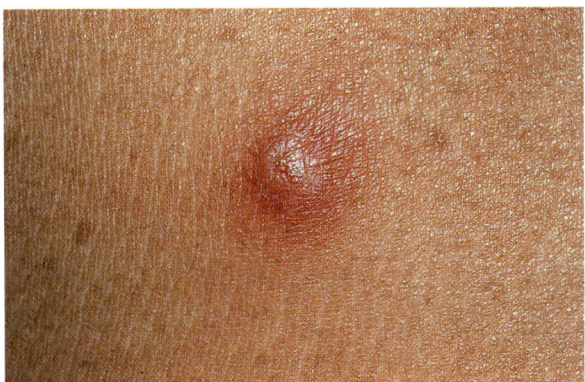

◘ Abb. 34.1 Spontan ausgetretene Larve von *Dermotobia hominis*. (© Bernhard-Nocht-Institut, Hamburg)

◘ Abb. 34.2 Furunkulose Myiasis mit zentraler Atemöffnung. (© Bernhard-Nocht-Institut, Hamburg)

fliegen (*Hypoderma tarandi*) verursacht wurden (Kan et al. 2013).

Bei einer **Wundmyiasis** finden sich in einer präexistenten Wunde bewegliche Larven. Die Diagnose ist klinisch einfach zu stellen.

- **Differenzialdiagnose**

Die Differenzialdiagnosen einer furunkulösen Myiasis umfassen vor allem Furunkel, Karbunkel und Abszess.

- **Therapie**

Die Erkrankung ist zwar nach dem spontanen Austreten der Larve grundsätzlich selbstlimitierend, jedoch wollen Reiserückkehrer dies in der Regel nicht abwarten, sodass eine Entfernung notwendig wird. Es können allerdings stark entzündliche Reaktionen vorkommen, wenn die Larve in der Wunde verletzt wurde oder Larvenanteile beim Versuch einer Entfernung verblieben sind. Als Komplikationen können sich bakterielle Superinfektionen entwickeln, allerdings wurden solche Fälle in der Literatur selten beschrieben.

Bei einer **Wundmyiasis** ist die Wunde durch gründliche Spülung und mechanische Reinigung von den Fliegenlarven zu befreien. Schwieriger ist die Behandlung der **furunkulösen Myiasis**, da die Fliegenlarven durch Widerhaken in der Haut verankert sind und leicht zerreißen, wenn man sie entfernen möchte. Verfahren zur Herbeiführung einer Asphyxie der Larve sollen bewirken, dass sie sich leichter beseitigen lässt. Hierbei wird die Atemöffnung für bis zu 24 h mit verschiedenen Methoden abgedeckt, beispielsweise mit Klebeband, Vaseline oder Speck (MacNamara und Durham 1997; Feldmeier 2008). Im Anschluss daran ist die Larve entweder abgestorben oder hat sich in Richtung der Atemöffnung bewegt, sodass sie im Idealfall mit einer Pinzette atraumatisch entfernt werden kann. Gelingt eine atraumatische Entfernung der Larve nicht, sollte in örtlicher Betäubung eine vollständige chirurgische Entfernung angestrebt werden. Hierfür muss die Haut im Bereich der Atemöffnung ausreichend inzidiert werden. Nach Beseitigung der Larve wird die Wunde gründlich gespült und lokal antiseptisch behandelt.

> **Eine systemische Antibiose kann indiziert sein. Der Tetanusimmunstatus ist in jedem Fall zu prüfen.**

Konserviert der Patient die ausgetretenen Larven in 70–95 %igem Ethanol, kann die Diagnose auch im Nachhinein noch ärztlich gesichert werden. Eine entomologische Bestimmung der Spezies ist für den betroffenen Reiserückkehrer jedoch ohne therapeutische Konsequenz.

- **Prophylaxe**

Reisende sollten wissen, dass zum Waschen gegebene Textilien in tropischen Regionen sehr häufig zum Trocknen im Freien auf dem Boden oder auf Büschen ausgelegt werden. Hierbei kann eine Infestation mit Fliegeneiern praktisch nicht verhindert werden. Die Tumbufliege wird besonders von verunreinigter Wäsche angezogen. Zur wirksamen Vorbeugung sollten verunreinigte Textilien nicht in Kontakt mit der Haut gebracht werden, frisch gewaschene Textilien sollten möglichst drinnen getrocknet und falls möglich, heiß gebügelt werden.

Gegen Insektenstiche und damit gegen Infestation mit Larven von Dasselfliegen kann sich der Reisende durch Tragen bedeckender Kleidung und Repellents schützen, da hierdurch Stechmücken abgehalten werden. Grundsätzlich sollten auch harmlose oberflächliche Wunden abgedeckt und so einer Wundmyiasis vorgebeugt werden.

Literatur

Baily GG, Moody AH (1985) Cutaneous myiasis caused by larvae of Cordylobia anthropophaga acquired in Europe. Br Med J (Clin Res Ed) 290(6480):1473–1474

Cazander G, Pritchard DI, Nigam Y, Jung W, Nibbering PH (2013) Multiple actions of Lucilia sericata larvae in hard-to-heal wounds: larval secretions contain molecules that accelerate wound healing, reduce chronic inflammation and inhibit bacterial infection. Bioessays 35(12):1083–1092

Feldmeier H (2008) Tungiasis and myiasis. Hautarzt 59(8):615–621

Francesconi F, Lupi O (2012) Myiasis. Clin Microbiol Rev 25(1):79–105

Kan B, Asbakk K, Fossen K, Nilssen A, Panadero R, Otranto D (2013) Reindeer warble fly-associated human myiasis, Scandinavia. Emerg Infect Dis 19(5):830–832

Kronert C, Wollina U (2009) Painful, slow developing abscesses. Furuncular miyasis due to double skin infestation by Dermatobia hominis. J Dermatol Case Rep 3(2):24–26

Lederman ER, Weld LH, Elyazar IR, von Sonnenburg F, Loutan L, Schwartz E, Keystone JS (2008) Dermatologic conditions of the ill returned traveler: an analysis from the GeoSentinel Surveillance Network. Int J Infect Dis 12(6):593–602

MacNamara A, Durham S (1997) Dermatobia hominis in the accident and emergency department: I've got you under my skin. J Accid Emerg Med 14(3):179–180

Nenoff P, Herrmann A, Gerlach C, Herrmann J, Simon JC (2010) Biosurgical débridement using Lucilia sericata-maggots – an update. Wien Med Wochenschr 160(21-22):578–585

Robbins K, Khachemoune A (2010) Cutaneous myiasis: a review of the common types of myiasis. Int J Dermatol 49(10):1092–1098

Sherman RA (2000) Wound myiasis in urban and suburban United States. Arch Intern Med 160(13):2004–2014

Solomon M, Benenson S, Baum S, Schwartz E (2011) Tropical skin infections among Israeli travelers. Am J Trop Med Hyg 85(5):868–872

Tamir J, Haik J, Schwartz E (2003) Myiasis with Lund's fly (Cordylobia rodhaini) in travelers. J Travel Med 10(5):293–295

Wollina U, Karte K, Herold C, Looks A (2000) Biosurgery in wound healing--the renaissance of maggot therapy. J Eur Acad Dermatol Venereol 14(4):285–289

Tungiasis

Sibylle Schliemann

Pathogenese

Der Verursacher der Tungiasis, auch Sandflohkrankheit genannt, ist *Tunga penetrans*, der Sandfloh. Er ist ein ca. 1 mm kleiner Floh, bei dem die Weibchen und Männchen Blut verschiedener Säugetierspezies saugen. Jedoch verursacht ausschließlich das Weibchen im Zuge der Fortpflanzung die Sandflohkrankheit beim Menschen.

Der Lebenszyklus des Sandflohs dauert nur wenige Wochen und spielt sich zwischen dem Wirt und dem unbefestigten Boden ab, wobei der Floh auf und in den oberflächlichen Sandschichten lebt. Am Ende seines Lebenszyklus penetriert das Weibchen zur üblichen Blutaufnahme die Epidermis des Wirts und macht dort eine einmalige Entwicklung durch, die der Fortpflanzung dient. Wie experimentelle Untersuchungen bestätigen konnten, wird das Weibchen erst nach der Penetration durch das bzw. die Männchen befruchtet (Nagy et al. 2007). Es kommt nachfolgend über mehrere Tage zur Hypertrophie des Weibchens mit anschließendem Abstoßen von Eiern nach außen. Auf und in dem Boden schlüpfen die Larven und reifen schließlich zu fertigen Sandflöhen heran. Eine wichtige Voraussetzung dafür ist neben der Temperatur eine nicht zu geringe Luftfeuchtigkeit (Nagy et al. 2007). Für das Weibchen endet die einmalige Fortpflanzung in der Wirtshaut mit dem Tod.

Da die Flöhe nicht hoch springen können, sind die beim Menschen befallenen Körperstellen hauptsächlich die Füße, hier insbesondere die periungualen Regionen, gefolgt von den Händen oder anderen Körperarealen, die in Kontakt mit dem Boden kommen.

Häufigkeit und Vorkommen

Die Epizoonose kommt in Afrika in der gesamten Subsahara (dort auch als „jiggers" bezeichnet), in Südamerika und in der Karibik vor, und zwar überall dort, wo Menschen und Haustiere unter ärmlichen Bedingungen eng zusammenleben. Aufgrund des breiten Erregerreservoirs (Hunde, Katzen, Schweine, Ratten) ist die Erkrankung nicht auszurotten. Reisende können sich daher eine Tungiasis zuziehen, wenn sie dörfliche Orte mit hoher Parasitenlast besuchen, in denen auch die Bewohner meist regelhaft unter der Tungiasis leiden. Während Befallsgrad und Symptome bei Reiserückkehrern in der Regel vergleichsweise milde und selbst limitierend sind (Arranz et al. 2011), stellt die Tungiasis für die einheimische Bevölkerung oft ein relevantes Gesundheitsproblem dar. Aufgrund intensiven und fortwährenden Befalls kommt es häufig zu Sekundärkomplikationen wie Superinfektionen, Ulzerationen bis hin zu dauerhaften Gehbehinderungen (Mazigo et al. 2012).

Klinik

Der natürliche Verlauf einer Tungiasis ist selbstlimitierend. Er dauert etwa 4–6 Wochen und wird nach der Fortaleza-Klassifikation in 5 Stadien unterteilt (Tab. 35.1; Eisele et al. 2003). Die Beschwerden beginnen im Stadium 2 mit Juckreiz und erreichen ihren Höhepunkt im Stadium 3, der maximalen Hypertrophie des Erregers, mit Juckreiz und Schmerz. Es zeigen sich eine oder mehrere punktförmige bis erbsgroße, erythematöse und druckschmerzhafte Knoten, die bevorzugt periungual lokalisiert sind und eine zentrale schwärzliche Öffnung aufweisen. Bei mehreren Läsionen können verschiedene Stadien gleichzeitig bestehen (Abb. 35.1 u. Abb. 35.2). Im Stadium 3 wird oft die Absonderung der charakteristischen weißlichen Eier beobachtet. Nach dem Stadium 4 kommt es nach Absterben des Sandflohs und einer entzündlichen Eliminierung allmählich zur spontanen Abheilung, die mit einer keratotischen Papel und schließlich einer kleinen Narbe ihr Ende findet (Abb. 35.3).

Die sekundären Komplikationen in den Stadien 2 und 3 entstehen vor allem durch bakterielle Superinfektionen. Erysipel, Lymphangitis und Ulzerationen können auftreten, insbesondere bei prädisponierten Personen (z. B. Diabetiker).

Diagnostik

Die Diagnose der Tungiasis wird klinisch gestellt und ist bei typischem Befund für den Erfahrenen einfach. Eine dermatoskopische Untersuchung kann hilfreich sein (Arranz et al. 2011; Criado et al. 2013). Gelegentlich kann dabei eine pulsierende Bewegung nachgewiesen werden, die der Darmtätigkeit im Abdominalsegment des Sandflohs entspricht (Feldmeier 2008; Yotsu et al. 2011).

Differenzialdiagnose

Differenzialdiagnostisch kommen je nach Lokalisation und Stadium vor allem eingetretene Fremdkörper, Panaritium, Insektenstiche, Abszesse, eine Myiasis (▶ Kap. 34) sowie Tumoren wie Verrucae oder maligne Melanome infrage.

Tab. 35.1 Stadien der Tungiasis gemäß der Fortaleza-Klassifikation. (Adaptiert nach Eisele et al. 2003)

Stadium	Beschreibung
1	Penetrationsstadium (30 min bis mehrere Stunden)
2	Beginnende Hypertrophie (1. bis 2. Tag nach Penetration)
3	Maximale Hypertrophie mit Expulsion von Eiern (2. Tag bis 3. Woche nach Penetration)
4	Absterben des Ektoparasiten, Abstoßung des Fremdkörpers (3. bis 5. Woche nach Penetration)
5	Residuale Narbe

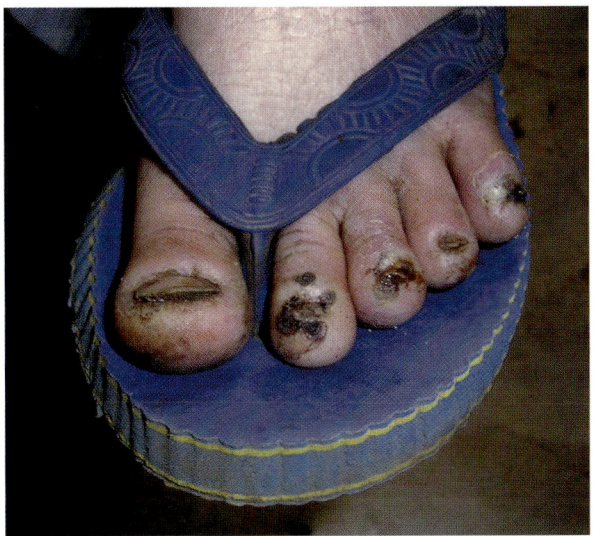

Abb. 35.1 Sandflohbefall in verschiedenen Stadien am Fuß

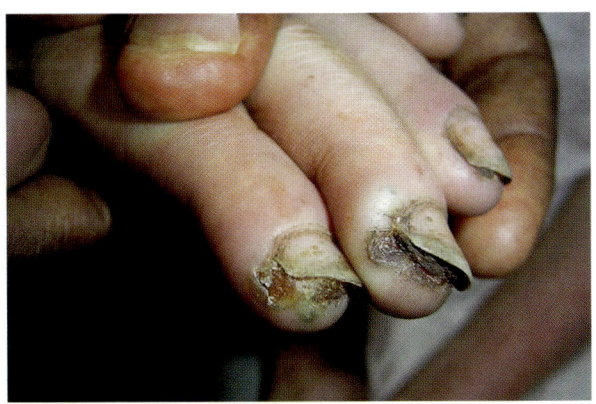

Abb. 35.2 Sandflohbefall in verschiedenen Stadien an den Fingern mit Zeichen einer bakteriellen Superinfektion

Therapie

Die Behandlung umfasst bei Reiserückkehrern die Entfernung des Sandflohs aus der Epidermis nach Inzision durch Kürettage und vorsichtiges Heraushebeln des Erregers. Es schließt sich die topische antiseptische Behandlung oder falls erforderlich, eine antibiotische Systemtherapie an. Auch sollte der Tetanusimpfstatus geprüft werden.

> Residuen des Sandflohs können erhebliche Entzündungsreaktionen nach sich ziehen.

Liegt bereits eine erhebliche lokale Entzündungsreaktion vor, ist eine Entfernung nicht immer möglich. In solchen Fällen kann zunächst eine alleinige entsprechende Wundbehandlung mit antiseptischen und antibiotischen Maßnahmen erfolgen.

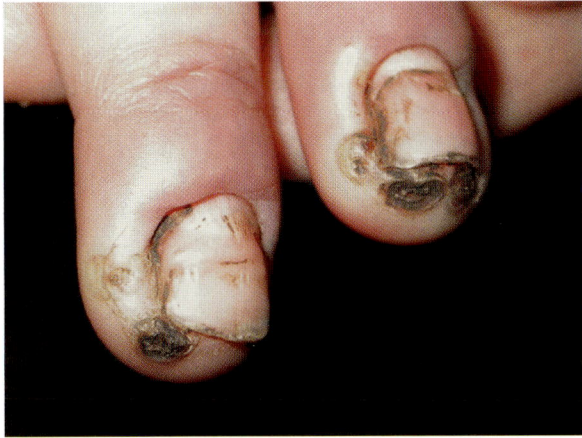

Abb. 35.3 Ältere keratotische Papeln an den Fingern, Fortaleza-Stadium 4–5

Prophylaxe

Reisende sollten über das Vorkommen der Erkrankung in ländlichen Gebieten aufgeklärt werden. Darüber hinaus sollte die nackte Haut nicht mit dem infestierten Boden in Kontakt kommen. Das Tragen von Strümpfen und geschlossenen Schuhen stellt eine wichtige Präventionsmaßnahme dar (Kimani et al. 2012). In der Literatur ist die Wirksamkeit eines pflanzlichen Repellents (Zanzarin), beschrieben (Schwalfenberg et al. 2004), andere Repellentien scheinen weniger wirksam. Da keine Immunität eintritt, kann die Erkrankung mehrfach auftreten.

Literatur

Arranz J, Taberner R, Llambrich A, Nadal C, Torne I, Vila A, Parera E, Terrasa F (2011) Four imported cases of tungiasis in Mallorca. Travel Med Infect Dis 9(3):161–164

Criado PR, Landman G, Reis VM, Belda W Jr (2013) Tungiasis under dermoscopy: in vivo and ex vivo examination of the cutaneous infestation due to Tunga penetrans. An Bras Dermatol 88(4):649–651

Eisele M, Heukelbach J, Van Marck E, Mehlhorn H, Meckes O, Franck S, Feldmeier H (2003) Investigations on the biology, epidemiology, pathology and control of Tunga penetrans in Brazil: I. Natural history of tungiasis in man. Parasitol Res 90(2):87–99

Feldmeier H (2008) Tungiasis and myiasis. Hautarzt 59(8):615–621

Kimani B, Nyagero J, Ikamari L (2012) Knowledge, attitude and practices on jigger infestation among household members aged 18 to 60 years: case study of a rural location in Kenya. Pan Afr Med J 13(Suppl 1):7

Mazigo HD, Bahemana E, Konje ET, Dyegura O, Mnyone LL, Kweka EJ, Kidenya BR, Heukelbach J (2012) Jigger flea infestation (tungiasis) in rural western Tanzania: high prevalence and severe morbidity. Trans R Soc Trop Med Hyg 106(4):259–263

Nagy N, Abari E, D'Haese J, Calheiros C, Heukelbach J, Mencke N, Feldmeier H, Mehlhorn H (2007) Investigations on the life cycle and morphology of Tunga penetrans in Brazil. Parasitol Res 101(Suppl 2):233–242

Schwalfenberg S, Witt LH, Kehr JD, Feldmeier H, Heukelbach J (2004) Prevention of tungiasis using a biological repellent: a small case series. Ann Trop Med Parasitol 98(1):89–94

Yotsu RR, Tamaki T, Ujiie M, Takeshita N, Kanagawa S, Kudo K, Hayashi T (2011) Imported tungiasis in a Japanese student returning from East Africa. J Dermatol 38(2):185–189

Zestoden (Bandwürmer)

Kapitel 36 Taeniasis und Zystizerkose – 169
Florian Butsch

Taeniasis und Zystizerkose

Florian Butsch

■ **Pathogenese**

Taenia solium (Schweinebandwurm), der Erreger der Taeniasis und der Zystizerkose bei Menschen, zählt zu den echten Bandwürmern (Eucestoda). Das Schwein (Zwischenwirt) nimmt die in Proglottiden befindlichen Eier von *Taenia solium* mit Nahrung, die mit menschlichen Fäkalien kontaminiert ist, auf. Im Darm des Schweins werden Hakenlarven (Oncosphaera) aus den Eiern freigesetzt. Nachdem diese die Darmwand überwunden haben, zirkulieren sie mit dem Blutkreislauf im Körper des Zwischenwirts. Sie nisten sich bevorzugt in die quergestreifte Muskulatur und das ZNS ein, wo sie sich in Finnen (Cysticercus) umwandeln. Die Finnen bestehen aus einer dünnwandigen Blase, in die sich der Kopf (Scolex) samt Halsansatz als Anlage des späteren Bandwurms einstülpt.

Beim Verzehr nicht ausreichend gekochten Schweinefleischs gelangen Finnen in den Magen des Hauptwirts. Dort wird der Scolex aus der Finne freigesetzt und lagert sich im oberen Drittel des Dünndarms der Darmwand an. Innerhalb von 3–4 Monaten entwickelt sich der adulte Bandwurm, der bis zu 8 m messen kann. Auf Scolex und Hals folgen bis zu 1000 Proglottiden, die jeweils etwa 50.000 Eier beinhalten. Als Hermaphrodit befruchtet der Bandwurm seine eigenen Eier. Diese werden mit den Fäzes des Hauptwirts ausgeschieden. Diese intestinale **Taeniasis** bleibt vom Menschen meist unbemerkt. Der Wurm kann ein Alter von mehreren Jahren erreichen.

Der Mensch kann dem Schweinebandwurm aber auch als Zwischenwirt dienen. Nimmt der Mensch Eier des Schweinebandwurms mit der Nahrung auf – beispielsweise durch Verzehr im Rahmen der Zubereitung kontaminierter Speisen – können sich wie beim eigentlichen Zwischenwirt Finnen in der quergestreiften Muskulatur und im Nervensystem entwickeln. Man spricht dann von einer **Zystizerkose**.

Taenia saginata (Rinderbandwurm) und *Taenia asiatica* verursachen ebenfalls die intestinale Taeniasis bei Menschen. Während *Taenia saginata* jedoch niemals als Erreger der Zystizerkose auftritt, wird dies im Fall von *Taenia asiatica* von einigen Autoren zumindest als möglich erachtet.

■ **Häufigkeit und Vorkommen**

Die intestinale Taeniasis war in der Vergangenheit in Europa endemisch, konnte aber durch die Einführung der Fleischbeschau weitgehend zurückgedrängt werden. Im Zeitraum zwischen 1990 und 2011 wurden europaweit 846 Fälle von Zystizerkose publiziert. Der überwiegende Teil der autochthonen Fälle (366/522) entfiel auf Portugal. Bedingt durch Immigration aus den Ländern Lateinamerikas wurden die meisten importierten Fälle (154/324) aus Spanien berichtet. Die Dunkelziffer mag deutlich höher liegen, da keine europaweite Meldepflicht

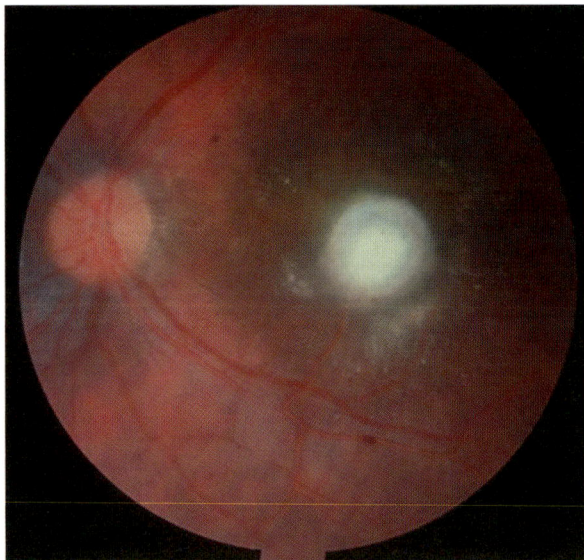

■ **Abb. 36.1** Fundoskopischer Nachweis einer subretinalen Zystizerkose. (Aus Franco-Cardenas et al. 2013)

besteht. In vielen Ländern Lateinamerikas, Afrikas und Asiens sind intestinale Taeniasis und Zystizerkose endemisch.

> Die Neurozystizerkose ist die häufigste parasitäre Infektion des menschlichen ZNS. Sie wird für 30 % der Fälle von sekundärer Epilepsie in Entwicklungsländern verantwortlich gemacht.

■ **Klinik**

Die intestinale Taeniasis verläuft asymptomatisch. Die Lebensdauer des adulten Wurms beträgt einige Monate bis wenige Jahre. Die Zystizerkose hingegen ist eine schwerwiegende Erkrankung. Prinzipiell kann jedes Gewebe von Finnen befallen werden. Von besonderer Bedeutung ist der Befall quergestreifter Muskulatur, des ZNS, der Leber und des Auges. Mitunter können erbs- bis haselnussgroße kutane und subkutane Knoten palpiert werden. Weiterhin sind wiederkehrende flüchtige Exantheme möglich. Der Befall des zentralen Nervensystems bleibt häufig zunächst unbemerkt. Nach unbestimmter Zeit treten durch einen Wandel der lokalen Entzündungsreaktion und daraus resultierende Ödeme neurologische Symptome auf. Diese können von leichten Kopfschmerzen über Krampfanfälle und fokale neurologische Defizite bis zu Hydrozephalus, Koma und Tod reichen.

■ **Diagnostik**

Die intestinale Taeniasis lässt sich mittels ELISA zum Nachweis von Koproantigenen aus Stuhlproben diagnostizieren. Der mikroskopische Nachweis von Eiern ist schwierig und erlaubt nur die qualitative Diagnose einer Taeniasis.

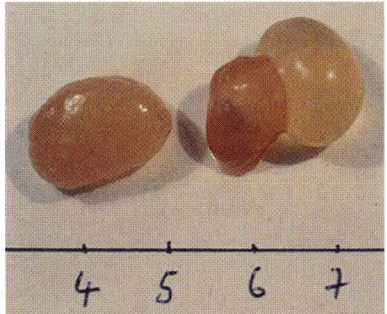

Abb. 36.2 Aus einem Muskel extrahierter Zystizerkus. (Aus Sousa et al. 1997)

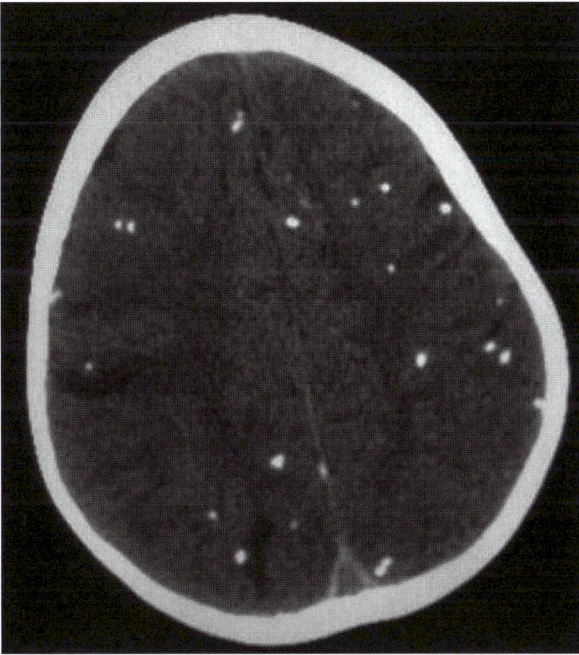

Abb. 36.3 Schichtbildgebung einer zerebralen Zystizerkose. (Aus Greer et al. 2009)

Eine Unterscheidung zwischen *Taenia solium* und *Taenia saginata* gelingt so nicht. Im Fall der Zystizerkose können bei Befall des Auges subretinale Finnen durch eine Fundoskopie detektiert werden (Abb. 36.1).

Im Serum können mittels ELISA und EITB („enzyme-linked immunoelectrotransfer blot") spezifische Antikörper nachgewiesen werden. Finnen in der Muskulatur können nach histologischer Aufarbeitung mikroskopisch nachgewiesen werden (Abb. 36.2).

Nach einigen Jahren verkalken die Finnen und können dann auch im Röntgenbild gesehen werden. Ein Befall des ZNS kann durch eine CT oder MRT aufgedeckt werden und geht mit dem Nachweis von eosinophilen Granulozyten im Liquor cerebrospinalis einher (Abb. 36.3).

■ **Therapie**

Für die Behandlung der intestinalen Taeniasis ist Mebendazol (Vermox®) in einer Dosierung von 300 mg 2-mal täglich p. o. über 3 Tage zugelassen. Kinder ab 2 Jahren nehmen 100 mg morgens und abends p. o. Praziquantel (Cesol®) ist ab dem vollendeten zweiten Lebensjahr in einer Dosierung von 5–10 mg/kg KG als Einmalgabe für diese Indikation zugelassen. Niclosamid (Yomesan®) steht ebenfalls zur Behandlung der intestinalen Taeniasis zur Verfügung. Kinder unter 2 Jahren nehmen einmalig 500 mg, Kinder von 2–6 Jahren einmalig 1000 mg und Kinder ab 6 Jahren sowie Erwachsene einmalig 2000 mg p. o. ein. Die Behandlung der zerebralen Zystizerkose sollte stets durch neurologische Fachzentren erfolgen. Neben einer spezifischen antiparasitären Therapie kann eine symptomatische Behandlung mit oralen Glukokortikosteroiden erwogen werden.

Literatur

Verwendete Literatur

Franco-Cardenas V, Mandava N, Quiroz-Mercado H (2013) Posterior Pole Manifestations of Cysticercosis. In: Arévalo JF (Hrsg) Retinal and Choroidal Manifestations of Selected Systemic Diseases. Springer, New York

Greer D, Kamalian S, Silverman S, Mitha A, Kinnecom C, Sanborn D, Greenberg S, Ogilvy C, Lev M, Kistler JP, Furie K, de Camargo ECS (2009) Cerebrovascular Disease. In: Rosenberg RN (Hrsg) Atlas of Clinical Neurology. Springer, New York

Sousa A, Evans T, Pearson R, Fekety R, Mandell G (1997) Manifestations of Protozoal and Helminthic Diseases in Latin America. In: Mandell GL (Hrsg) Atlas of Infectious Diseases, Bd. 8. Churchill Livingstone, Lippincott Williams & Wilkins, Philadelphia, USA

Weiterführende Literatur

Cuello-Garcia CA, Roldan-Benitez YM, Perez-Gaxiola G, Villareal-Carega J (2013) Corticosteroids for neurocysticercosis: a systematic review and meta-analysis of randomized controlled trials. Int J Infect Dis 17:e583–e592

Del Bruto OH (2012) Diagnostic criteria for neurocystcercosis, revisited. Pathogens and Global Health 106:299–304

Flisser A (2013) State of the Art of Taenia solium as Compared to Taenia asiatica. Korean J Parasitol 51:43–49

Garcia HH, Gonzalez AE, Evans CAW, Gilman RH (2003) Taenia solium cysticercosis. Lancet 362:547–556

Zammarchi L, Strohmeyer M, Bartalesi F, Bruno E, Munoz J, Buonfrate D, Nicoletti A, Garcia HH, Pozio E, Bartoloni A (2013) Epidemiology and management of cysticercosis and Taenia solium taeniasis in Europe, Systematic Review 1990–2011. PLOS one 8:e69537

Trematoden (Saugwürmer)

Kapitel 37 Zerkariendermatitis – 175
Christian Stanger

Zerkariendermatitis

Christian Stanger

Pathogenese

Die Zerkariendermatitis („swimmers itch") ist eine weltweit vorkommende Wurmerkrankung. Ausgelöst wird sie durch die Fehlbesiedlung des Menschen mit Larven der Saugwürmer der Gattungen *Ornithobilharzia*, *Austrobilharzia*, *Bilharziella*, *Trichobilharzia*, *Gigantobilharzia*, wobei in Mitteleuropa insbesondere die letzten 3 genannten Gattungen für die Erkrankung verantwortlich sind.

Der physiologische Endwirt der Würmer sind Vögel, in den meisten Fällen Enten. Nachdem die Larven durch die Haut der Vögel eingedrungen sind, entwickeln sie sich in darmnahen Blutgefäßen zu geschlechtsreifen Saugwürmern. Die Weibchen legen dort ihre Eier ab, die in den Darm ulzerieren. Die Vögel geben daraufhin mit ihrem Kot Wurmeier ins Wasser ab, aus denen die Larven der ersten Generation (Mirazidien) schlüpfen.

Nach Befall eines Zwischenwirts, in den meisten Fällen im Wasser lebende Lungenschnecken der Gattungen *Limnaea* und *Radix*, und teilweise eines weiteren Zwischenwirts, zum Beispiel Fischen, entwickeln sich Larven der dritten Generation (Zerkarien). Die Zerkarien suchen bei steigenden Wassertemperaturen im Frühjahr und Sommer wieder einen Endwirt, um sich zu geschlechtsreifen Würmern zu entwickeln. Dabei können sie sich zufällig auch in die Haut von Menschen bohren. Im Menschen sind die Larven jedoch nicht in der Lage, sich weiterzuentwickeln, und sterben ab. Der Mensch stellt damit einen klassischen Fehlwirt dar.

Häufigkeit und Vorkommen

Die Zerkariendermatitis ist häufig und kommt unter Badenden insbesondere im Sommer häufig vor. Zerkarien leben weltweit im Süß-, Brack- und Salzwasser. Besonders in vogelreichen flachen Gewässern mit durch Schilf und Uferbewuchs geschützten Flächen ist mit Zerkarien zu rechnen. Dabei hat dies nichts mit einer schlechten Qualität des Wassers zu tun, sondern es ist ein rein biologisches Phänomen.

Klinik

Die Erstinfektion kann symptomlos verlaufen. Häufig kommt es jedoch schon nach wenigen Minuten bis Stunden zu Symptomen im Sinne eines stark juckenden, makulösen Exanthems im Bereich der beim Baden unbekleideten Haut. Bei durch vorherige Infektion bereits sensibilisierten Personen stellt sich meistens 10–24 h nach der Exposition starker Juckreiz ein, welcher von einem makulopapulösen Exanthem begleitet wird (◘ Abb. 37.1). Die Symptome klingen typischerweise nach 10–20 Tagen folgenlos ab.

Diagnostik

Die Anamnese eines Bades im freien Gewässer in Verbindung mit den typischen klinischen Symptomen führt

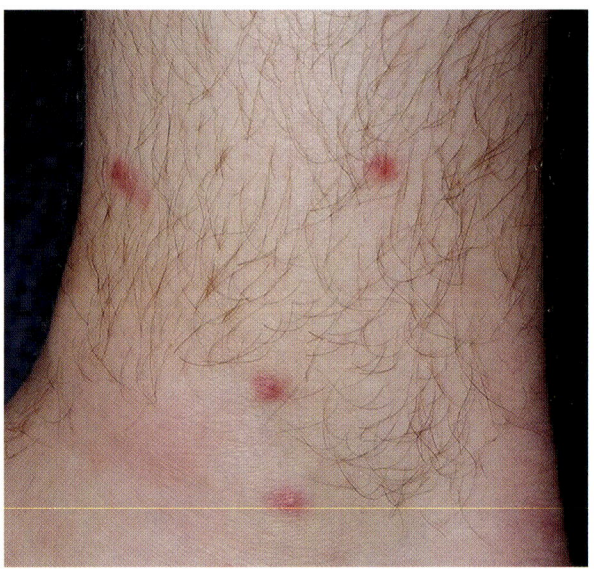

◘ **Abb. 37.1** Zerkariendermatitis am linken Knöchel (© Christian Fischer)

schnell zur Verdachtsdiagnose. Häufig berichten die Betroffenen, dass mehrere Personen, die in dem Gewässer gebadet haben, an ähnlichen Symptomen leiden. Der endgültige Beweis erfordert den Nachweis der Zerkarien im Wasser oder in den Schnecken. Dies ist jedoch für die Therapie nicht notwendig und macht daher für den behandelnden Arzt im Allgemeinen keinen Sinn.

Differenzialdiagnostisch sollte an eine Dermatitis, ausgelöst durch Larven der Qualle *Linuche unguiculata*, gedacht werden. Diese kommt vor allem im westlichen tropischen Atlantik vor. Beim Baden können die unreifen Nesselzellen der Larven zu einem stark juckenden, makulopapulösen oder urtikariellen Exanthem führen, das Minuten bis Stunden nach Kontakt auftreten kann. Klassischerweise sind die Hautveränderungen bei dieser Erkrankung jedoch unter der Badebekleidung zu finden, wo die kleinen Larven beim Schwimmen hängen bleiben und dann zu den beschriebenen Symptomen führen.

Therapie

Als Therapie stehen juckreizstillende Externa, wie zum Beispiel Polidocanol-haltige Lotionen oder topische Kortisonpräparate zur Verfügung. Zusätzlich können auch systemische Antihistaminika gegeben werden.

Prophylaxe

Der beste Schutz besteht im Verzicht auf Baden in Gewässern, in denen sich Zerkarien der oben genannten Saugwurmgattungen befinden. Da dies jedoch nicht sicher zu vermeiden ist, sollte man sich insbesondere nicht in (seichten) pflanzenbestandenen Uferbereichen aufhalten, sondern tiefere Gewässerbereiche aufsuchen. Nach dem

Verlassen des Wassers empfiehlt es sich, den Körper mit einem Handtuch kräftig abzureiben, um so ggf. noch an der Haut haftende Zerkarien abzurubbeln. Badebekleidung sollte abgelegt und mit Seife ausgewaschen werden. Das Auftragen eines fetten und wasserfesten Sonnenschutzes scheint einen gewissen Schutz zu bieten und die Zerkarien am Eindringen in die Haut zu hindern.

> **Tip**
>
> Durch das Auftragen eines wasserfesten Sonnenschutzes und kräftiges Abreiben nach dem Bad mit einem Handtuch kann das Risiko für eine Zerkariendermatitis gesenkt werden.

Weiterführende Literatur

Hoeffler DF (1997) Swimmer's itch" (Cercarial dermatitis. Cutis 19:461

Soldánová M, Selbach C, Kalbe M, Kostadinova A, Sures B (2013) Swimmer's itch: etiology, impact, and risk factors in Europe. Trends Parasitol 29(2):65–74

Ulrich H, Landthaler M, Vogt T (2008) Aquatische Dermatosen. J Dtsch Dermatol Ges 6(2):133–146

Nematoden (Fadenwürmer)

Kapitel 38 **Larva migrans** – 181
Cord Sunderkötter

Kapitel 39 **Larva currens** – 185
Cord Sunderkötter

Kapitel 40 **Oxyuriasis** – 189
Florian Butsch

Kapitel 41 **Drakunkulose** – 193
Florian Butsch

Kapitel 42 **Onchozerkose** – 197
Achim Hörauf

Kapitel 43 **Lymphatische Filariose** – 207
Achim Hörauf, unter Mitarbeit von Ute Klarmann-Schultz und Anna Albers

Larva migrans

Cord Sunderkötter

- **Pathogenese**

Die kutane Larva migrans wird durch aktives Eindringen und anschließende epidermale Wanderung von Hakenwurmlarven (meist *Ancylostoma brasiliense*, selten *Ancylostoma caninum, Uncinaria stenocephala*) hervorgerufen. Der Mensch ist für diese tierischen Hakenwurmlarven ein Fehlwirt. Die Larven dringen in die intakte Epidermis (Füße, Rücken oder andere exponierte Areale) ein, vermutlich über Haarfollikel oder Schweißdrüsen, und bohren sich unter Hinterlassung charakteristisch gewundener Gänge durch die Epidermis (ca. 1 cm/Tag). Die Infektion bleibt auf die Haut beschränkt (Feldmeier und Schuster 2012). Die juckenden Papeln sind Ausdruck einer Immunreaktion auf die Wurmlarven und ihre Produkte.

- **Häufigkeit und Vorkommen**

Die kutane Larva migrans gehört zu den häufigsten importierten Hautkrankheiten von Reisenden oder Migranten. Weltweit soll sie 10 % der dermatologischen Diagnosen ausmachen (Lederman et al. 2008). Sie ist endemisch in Gegenden mit warmfeuchtem Klima, in denen barfuß laufende Menschen mit Exkrementen freilaufender Tiere in Kontakt kommen. Das betrifft vor allem Strände in Südamerika, Afrika, in der Karibik, Südostasien, in den südöstlichen Staaten der USA und teilweise auch am Mittelmeer (Galanti et al. 2002).

- **Klinik**

Nach Kontakt mit verseuchten Böden und einer Inkubationszeit von einigen Tagen, selten auch von Wochen, entsteht am Infestationsort eine Papel. Von hier breitet sich ein gewundener erhabener Gang aus, begleitend entwickelt sich eine lokale Entzündungsreaktion (Abb. 38.1; Siriez et al. 2010). Es ist auch eine Infestation mit mehreren Larvae migrantes gleichzeitig möglich (Abb. 38.2).

Als Folge der Entzündungsreaktion können sich Bläschen bilden. Das typische subjektive Symptom ist Juckreiz, der schon vor den ersten Gangstrukturen auftreten kann und im Verlauf zunimmt (Feldmeier und Schuster 2012). Eine in Endemiegebieten häufige Komplikation ist die sich aufpfropfende bakterielle Infektion bei Blasen und Erosionen infolge der Kratzexkoriationen.

Die kutane Larva migrans endet in der Regel nach 1–3 Monaten mit dem Tod und der Resorption der Larve. Manchmal können larvenfreie Effloreszenzen über mehrere Monate fortbestehen (Feldmeier und Schuster 2012; Veraldi et al. 2013). Die Ursache ist nicht bekannt, vermutet wird unter anderem eine anhaltende Immunreaktion auf Larvenbestandteile.

- **Diagnostik**

Die Diagnose wird klinisch aufgrund der gewundenen juckenden Gänge mit der ekzematösen Reaktion und einer entsprechenden Reise- und Expositionsanamnese gestellt.

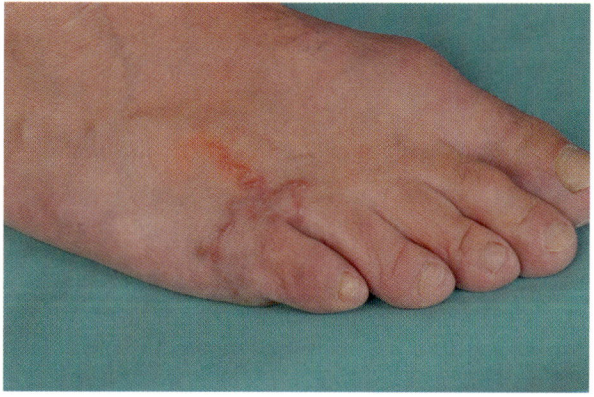

Abb. 38.1 Larva migrans mit typischen gewundenen Gangstrukturen und begleitender Entzündungsreaktion

- **Differenzialdiagnose**

Larva migrans cutanea wird im angloamerikanischen Schrifttum auch als „creeping eruption" bezeichnet (▶ Kap. 5). Diesen Begriff betreffend gibt es eher sprachlich-semantische als klinische Verwechslungsmöglichkeiten mit Gnathostomiasis oder kutaner Paragonimiasis (Lungenegelinfektion). Bei diesen Infektionen werden Hautsymptome ebenfalls als „creeping eruption" bezeichnet, aber hierbei kommt es neben juckenden und schlangenförmig wandernden Gängen auch zu subkutan-ödematösen Schwellungen mit diffuser Hautrötung.

Ähnliche wandernde Symptome sind auch bei einer Myiasis („migratory myiasis") möglich, also bei einem Befall mit Fliegenmaden. Die Effloreszenzen sind wegen der oberflächlichen Gänge bei Larva migrans schärfer begrenzt.

Gnathostoma ssp. sind Rundwürmer die in asiatischen Ländern endemisch sind (Thailand, Japan), wo roher Süßwasserfisch gegessen wird. Sie kommen auch in Mittel- und Südamerika vor, auch dort in Gebieten, in denen es Gerichte mit rohem Fisch (Cerviche) gibt. *Paragonimus* ssp. (Lungenegel) kommen in Fernost, zum Teil auch in Zentralafrika und Südamerika vor. Bei der Paragonimiasis wird zwar nach Aufnahme durch infiziertes Fleisch eher die Lunge befallen, ektope Infektionen der Haut sind aber beschrieben worden, eine Urtikaria ist ebenfalls möglich.

Ein Befall mit *Fasciola hepatice* (Lebergel) verursacht nur selten Hautsymptome im Sinne einer „creeing eruption", kann aber bei lokaler Ansiedlung auch zu einer eosinophilen Pannikulitis führen und allgemein zu einer Urtikaria.

Bei der so genannten „viszeralen Larva migrans" handelt es sich um eine Infektion mit Nematoden (*Ascaris lumbricoides* [Ascariasis] und *Toxocara canii* und *T. cati* (Toxocariasis), bei der nach Aufnahme von Eiern, zum Beispiel aus kontaminierter Nahrung, die Filarien über den Darm eindringen und sich viszeral über die Lunge

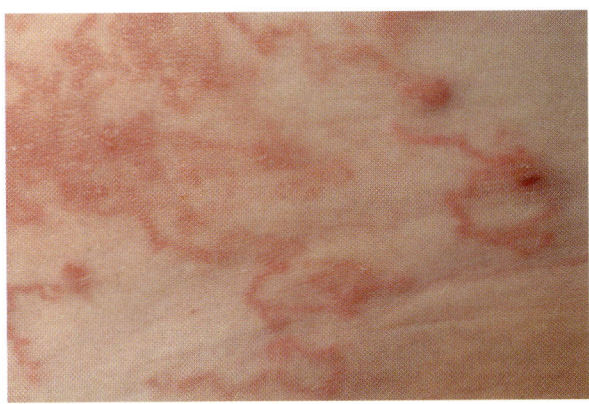

Abb. 38.2 Infestation mit mehreren Larvae migrantes

ausbreiten, um ihren Lebenszyklus fortzusetzen. Bei der in Afrika, Asien und Südamerika endemischen Ascariasis gelangen die Eier über kontaminiertes Wasser und Essen in den Darm. Die Larven durchdringen die Schleimhaut, suchen über die Leber und die V. portae oder über Lymphgefäße den Zugang zum Venensystem und gelangen so 5 Tage nach Aufnahme der Eier in die Lunge. Dort dringen sie über die Alveolarwand in die Atemwege und werden anschließend wieder verschluckt, um im Darm ihren Zyklus mit Reifung, Kopulation und Eiablage abzuschließen. Die Haut ist in diesem Lebenszyklus nicht eingeschlossen.

Toxocara canii und *T. cati* heißen die entsprechenden Erreger bei Hunden und Katzen. Für sie ist der Mensch Fehlwirt, aber enger Kontakt mit den Tieren oder mit kontaminiertem Boden (Eier enthaltende Fäkalien) kann zur Aufnahme der Larven führen, die zumindest in die Lunge gelangen können, auch wenn sie ihren ganzen Lebenszyklus nicht im Menschen abschließen.

▪ Therapie

Eine Therapie der sich selbstlimitierenden Erkrankung sollte wegen des starken und anhaltenden Juckreizes und wegen des Risikos einer sich aufpfropfenden bakteriellen Infektion erfolgen. Das lange in Deutschland verwandte Lokaltherapeutikum Thiabendazol ist nicht mehr erhältlich.

> Als Therapie der ersten Wahl wird die systemische Gabe von Ivermectin (1-mal 200 µg/kg KG) empfohlen (Sunderkotter et al. 2014).

Es ist in Deutschland nicht zugelassen, aber als Stromectol, Mectizan, Ivermec oder Revectina über jede Apotheke aus dem Ausland zu beziehen. Meist genügt die einmalige Gabe, wenn nach 10 Tagen aber keine Besserung eingetreten ist, kann eine zweite Dosis gegeben werden (2 h vor oder nach Einnahme von Nahrung, Sunderkötter et al. 2014). Der Patient sollte darüber aufgeklärt werden, dass Ivermectin in Deutschland nicht und im Ausland nicht direkt für Larva migrans Infektionen zugelassen ist. Die Aufklärung sollte zusammen mit einer Nutzen-Risiko-Abwägung des Off-label-Einsatzes in der Patientenakte dokumentiert werden. Unerwünschte Wirkungen sind transient und selten (es wird millionenfach gegen Onchozerkose angewendet, Sunderkötter et al. 2014).

Nur falls bei ausgeprägtem Befall Ivermectin nicht verfügbar, nicht wirksam oder nicht verträglich ist, stellt die systemische Therapie mit Albendazol eine Alternative dar (2-mal 400 mg/Tag oral für 3 Tage; Sunderkötter et al. 2014). Da dieses Medikament meist nur in Packungsgrößen mit 60 Tabletten abgegeben wird, ist die Therapie teurer.

Bei Kindern mit weniger als 15 kg Körpergewicht (kein Ivermectin möglich) oder Kindern unter 6 Jahren (keine genügende Erfahrung mit Albendazol), bei Patienten mit diskretem Befund (nur eine Läsion, kein quälender Juckreiz) und bei Patienten, die eine Systemtherapie ablehnen, kann auch eine Lokaltherapie mit Albendazol (10 %) in lipophiler Grundlage erfolgen, z. B. 1.200 mg Albendazol (= 3 Tabletten zu 400 mg) in Vaselinum album ad 12,0 g. Es sollte 3-mal täglich für 7–10 Tage auf einem genügend großen Areal verteilt werden (Sunderkötter et al. 2014).

Unter einer wirksamen Behandlung sollte der Juckreiz nach 3, die Dermatitis nach 7 Tagen deutlich rückläufig sein.

> **Tip**
>
> Zur Milderung des Juckreizes wird begleitend eine 1- bis 5-tägige Lokaltherapie mit einer glukokortikoidhaltigen Creme empfohlen. Diese symptomatische Therapie ist auch die einzige empfehlenswerte Behandlung während der Schwangerschaft oder Stillzeit (Sunderkotter et al. 2014).

Kein empfehlenswertes Vorgehen ist die topische Anwendung von Mebendazol oder eine Kryotherapie; mit Letzterer verfolgt man die Larve meist vergebens, da ihr Aufenthaltsort irgendwo 1–2 cm im Umkreis des sichtbaren Gangendes liegt und ihre Empfindlichkeit auf Kälte nicht hoch ist (Sunderkötter et al. 2014).

▪ Prophylaxe

Da in den Endemieländern die meisten Strände auch von Katzen und Hunden genutzt werden und man dennoch nicht gerne auf Strandbesuche verzichten möchte, sollte Schuhwerk mit festen Sohlen (z. B. Sandalen) getragen werden. Als Unterlage sollten Matratzen oder Liegen, aber nicht direkt der Sand oder Handtücher benutzt werden. Außerdem sind Strandareale, die regelmäßig von den Gezeiten gespült werden, arm an Nematoden.

Literatur

Feldmeier H, Schuster A (2012) Mini review: Hookworm-related cutaneous larva migrans. European journal of clinical microbiology & infectious diseases official publication of the European Society of Clinical Microbiology 31(6):915–918

Galanti B, Fusco FM, Nardiello S (2002) Outbreak of cutaneous larva migrans in Naples, southern Italy. Transactions of the Royal Society of Tropical Medicine and Hygiene 96(5):491–492

Lederman ER, Weld LH, Elyazar IR, von Sonnenburg F, Loutan L, Schwartz E, Keystone JS, GeoSentinel Surveillance (2008) Dermatologic conditions of the ill returned traveler: an analysis from the GeoSentinel Surveillance Network. Int J Infect Dis 12(6):593–602

Siriez JY, Angoulvant F, Buffet P, Cleophax C, Bourrat E (2010) Individual variability of the cutaneous larva migrans (CLM) incubation period. Pediatric Dermatology 27(2):211–212

Sunderkötter C, von Stebut E, Schofer H, Mempel M, Reinel D, Wolf G, Meyer V, Nast A, Burchard GD (2014) S1 guideline diagnosis and therapy of cutaneous larva migrans (creeping disease). J Dsch Dermatol Ges 12(1):86–91

Veraldi S, Persico MC, Francia C, Schianchi R (2013) Chronic hookworm-related cutaneous larva migrans. Int J Infect Dis 17(4):e277–279

Larva currens

Cord Sunderkötter

- **Pathogenese**

Unter Larva currens versteht man die kutane Reaktion auf Larven der Nematode *Strongyloides stercoralis* (Zwergfadenwurm), die vorwiegend am Gesäß und an den unteren Extremitäten lokalisiert sind. Sie verursachen rezidivierende, mehrere Zentimeter lange, aber nur ca. 0,5 cm breite urtikarielle Plaques.

Ähnlich wie bei der Infestation mit Erregern der Larva migrans erfolgt die Ansteckung durch Kontakt unbedeckter Haut mit larvenhaltigem Boden, meist während des Barfußlaufens – die Kontamination des Bodens geschieht durch menschliche Fäkalien. Die Larven (Länge ca. 500 μm) penetrieren die intakte Haut, wandern aber, anders als *Ancylostoma brasiliense* (Larva migrans), durch die Epidermis in die Dermis und weiter in das venöse Blutsystem. Darüber erreichen sie die Lunge, wandern von dort in die Bronchien und Atemwege, werden nach Abhusten wieder verschluckt und gelangen somit in das Duodenum und Jejunum. Dort entwickeln sie sich zu adulten Würmern, die in der Submukosa nisten und Eier legen. Die Larven werden ausgeschieden und können den Infektionszyklus erneut beginnen. Möglich ist auch eine Autoinokulation, sofern sich im Menschen filariforme Larven bilden, welche die perianale Haut oder die intestinale Schleimhaut direkt zu durchdringen vermögen und so einen neuen Entwicklungszyklus beginnen, ohne dass eine erneute Exposition vorlag (Ly et al. 2003).

> Da es bei der Autoinokulation meist nicht zu Beschwerden kommt, bleibt die Infektion unauffällig, persistiert dadurch und kann nach mehreren Jahren (bis zu 65 Jahre später!) chronisch rezidivierende Symptome verursachen (Gill et al. 2004).

Ein Risikofaktor für die deutliche Vermehrung des Parasiten stellt eine Immunsuppression dar, meistens durch Glukokortikoide. Dies ist wahrscheinlich durch die Reduzierung der Eosinophilen und verminderte T-Zell-Aktivierung (sog. Hyperinfektionssyndrom) bedingt. In deren Folge kann eine dichte Larvenwanderung auftreten, die an der Haut zu Petechien und Purpura führt. Zudem kann nicht nur jedes Organ befallen werden, sondern es werden unter Umständen auch eine gleichzeitige Verschleppung von Darmbakterien und eine Septikämie ermöglicht. Die Schwächung des Immunsystems durch AIDS ist hingegen nicht ausreichend für ein Hyperinfektionssyndrom, wahrscheinlich wegen der bei HIV-Infektion erhaltenen oder verstärkten Th2-Antwort (Gaus et al. 2011).

- **Häufigkeit und Vorkommen**

Von *Strongyloides stercoralis* sind weltweit ca. 100 Millionen Menschen befallen. Endemiegebiete sind die Tropen und Subtropen, zum Beispiel der Südosten der USA, aber es gibt endemische Zonen auch in Gebieten mit gemäßigtem Klima (Ost- und Südeuropa) und Vorkommen im warmfeuchten Milieu von Bergwerksminen. In Deutschland werden die Fälle aufgrund des zunehmenden Tourismus, aber auch wegen der Migrationsbewegungen zunehmen (Boulware et al. 2007; Ly et al. 2003).

- **Klinik**

Symptome der *Strongyloides*-Infektion können sich an der Haut manifestieren oder aber gastrointestinaler (gastritisähnliche Symptome) und pulmonaler Art sein. Pathognomonisch für die Strongyloidiasis ist die kutane Symptomatik, Larva currens genannt (◘ Abb. 39.1). Bei der Infestation mit *Strongyloides stercoralis* beginnen die Effloreszenzen meist in der Perinealregion und breiten sich in weiten und weniger scharf begrenzten Gängen an den Extremitäten aus (bis zu 5–15 cm/h, daher Larva currens genannt). Meist handelt es sich um schnell voranschreitende, stark juckende, urtikarielle bis makulopapulöse Plaques, die relativ schnell longitudinal Längen von ca. 20–30 cm erreichen, bei einer Breite von ca. 0,2–0,5 cm und manchmal endständiger Verbreiterung (Gaus et al. 2011).

- **Diagnostik**

Die Diagnostik erfolgt über den Direktnachweis der Erregerlarven im Stuhl oder durch Antikörpernachweis im Serum. Für den Direktnachweis sollten 3 Stuhlproben von unterschiedlichen Tagen mit besonderen Kultur- und Konzentrationsverfahren (z. B. Anreicherung nach Baermann) auf Larven untersucht werden. Der Nachweis ist beweisend, gelingt aber in nur knapp einem Drittel der Fälle. Der Nachweis von Antikörpern (mittels eines indirekten Immunfluoreszenztests [IFT] oder eines ELISA) gelingt in der Regel bei über 90 %, er kann aber bei starker Immunsuppression falsch-negativ ausfallen. Eine Eosinophilie ist häufig, aber unspezifisch und liegt unter Immunsuppression ebenfalls nicht sicher vor (Ly et al. 2003; Boulware et al. 2007).

> **Tip**
>
> Eine Stuhl- und Serodiagnostik sollte immer dann erfolgen, wenn Patienten, die in Endemiegebieten waren, neben einer Bluteosinophilie auch mit urtikariellen Hautveränderungen oder gastrointestinalen Symptomen aufwarten.

- **Differenzialdiagnose**

Differenzialdiagnostisch sollte das Symptom „creeping eruption" abgewogen werden (► Kap. 5). Hierunter versteht man wandernde subkutane Schwellungen mit Rötung und Urtikaria an der darüberliegenden Haut, zum Beispiel

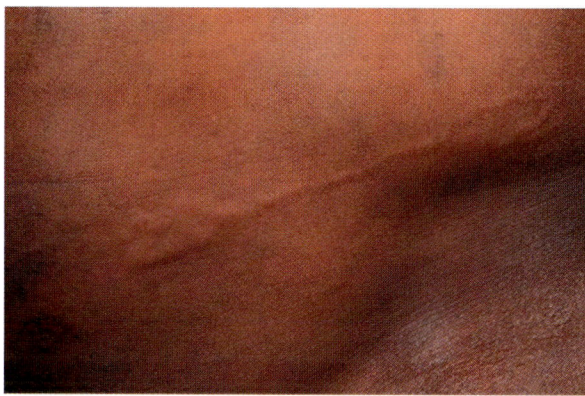

Abb. 39.1 Larva-currens-Manifestation an der linken Flanke mit langer, ca. 0,2–0,4 cm breiter linearen, im Randbereich verzweigter erhabener Hautveränderung. (Aus Gaus et al. 2011)

Literatur

Boulware DR, Stauffer WM, Hendel-Paterson BR, Rocha JL, Seet RC, Summer AP, Nield LS, Supparatpinyo K, Chaiwarith R, Walker PF (2007) Maltreatment of Strongyloides infection: case series and worldwide physicians-in-training survey. Am J Med 120(6):e541–e548 (545)

Gaus B, Toberer F, Kapaun A, Hartmann M (2011) Chronic Strongyloides stercoralis infection. Larva currens as skin manifestation. Der Hautarzt 62(5):380–383

Gill GV, Welch E, Bailey JW, Bell DR, Beeching NJ (2004) Chronic Strongyloides stercoralis infection in former British Far East prisoners of war. QJM 97(12):789–795

Ly MN, Bethel SL, Usmani AS, Lambert DR (2003) Cutaneous Strongyloides stercoralis infection: an unusual presentation. J Am Acad Dermatol 49(2 Suppl Case Reports):157–160

bei Gnathostomiasis, kutaner Paragonimiasis (Lungenegelinfektion) oder Fasziolose (Leberegelinfektion). Ähnliche wandernde Symptome sind auch möglich bei einer Myiasis („migratory myiasis"), also bei einem Befall mit Fliegenmaden (▶ Kap. 34). Daher kann man bei entsprechender Reiseanamnese auch Antikörper gegen *Schistosoma* und *Toxoplasma*, *Toxocara*, Trichinen, Zystizerkose, *Fasciola* und Filarien bestimmen und im Sammelurin nach *Schistosoma-haematobium*-Eiern suchen lassen. Oft vergehen im Schnitt 5 Jahre, bis die richtige Diagnose einer *Strongyloides-stercoralis*-Infektion gestellt wird (Boulware et al. 2007; Gill et al. 2004; Ly et al. 2003).

Therapie

Bei entsprechendem Verdacht (s. oben: mögliche Exposition, Eosinophilie, urtikarielle Hautveränderungen oder gastrointestinale Symptome) sollte bereits dann eine Therapie begonnen werden, wenn der Antikörpernachweis positiv verlief, auch wenn beim Direktnachweis kein Erreger gefunden wurde.

Therapiert wird mit Ivermectin (1-mal 200 µg/kg KG) an Tag 1 und Tag 14. Ivermectin ist in Deutschland zwar nicht zugelassen, aber in Frankreich, Belgien und den USA für die Behandlung der viszeralen Form der intestinalen Strongyloidiasis. Es ist als Stromectol, Mectizan, Ivermec oder Revectina über jede Apotheke aus dem Ausland beziehbar. Albendazol ist in Deutschland unter anderem für den Behandlungsversuch bei Befall mit *Strongyloides stercoralis* als Antihelmitikum zugelassen. Ivermectin wurde aber zuletzt häufiger empfohlen.

Oxyuriasis

Florian Butsch

Pathogenese

Die Oxyuriasis (syn. Enterobiasis vermicularis) ist eine durch Fadenwürmer (Nematoda) verursachte Parasitose. Erreger ist der Madenwurm (*Oxyuris vermicularis,* syn. *Enterobius vermicularis*). Die Infektion erfolgt vorwiegend im Sinne einer Schmierinfektion von Mensch zu Mensch. Es ist aber auch eine Infektion durch Nahrungsmittel oder Kontakt zu Gegenständen, die mit menschlichen Fäkalien kontaminiert sind, möglich, da die befruchteten Eier bis zu 20 Tage außerhalb des Wirts überleben können. Die Eier wandern antegrad durch den Gastrointestinaltrakt bis in den Dickdarm. Adulte Madenwürmer besiedeln den gesamten Dickdarm. Die Weibchen legen ihre Eier bevorzugt anal, aber auch perianal und vaginal, ab. Sie verlassen dazu den Gastrointestinaltrakt durch den Anus. Die Eier schlüpfen, sobald sie durch Schmierinfektion wieder in den Darm des primären Wirts oder eines anderen Individuums gelangen. Zur Aufrechterhaltung der Infektion ist eine kontinuierliche perorale Zufuhr weiterer befruchteter Eier notwendig.

Häufigkeit und Vorkommen

Die Oxyuriasis ist weltweit verbreitet. Die Erkrankung betrifft vorwiegend Kinder, kann aber praktisch in jedem Lebensalter auftreten. Eingeschränkte hygienische Bedingungen und enger körperlicher Kontakt fördern die Übertragung von Mensch zu Mensch. Gerade in Familien können mehrere Personen zeitgleich betroffen sein. Auf Reisen sind Massenunterkünfte bei eingeschränkten hygienischen Bedingungen ein möglicher Übertragungsort.

Klinik

Das führende Symptom der Oxyuriasis ist der ausgeprägte Pruritus analis. Dieses Leitsymptom eröffnet im Erwachsenenalter eine breite Differenzialdiagnostik infektiöser und nicht infektiöser Dermatosen. Im Kindesalter sollte jedoch rasch an eine Oxyuriasis gedacht werden. Durch das Kratzen kommt es zu einer Kontamination der Hände mit den befruchteten Wurmeiern. So werden neuerliche Schmierinfektionen ermöglicht. In der nächtlichen Bettwärme wird der Pruritus, wie bei anderen juckenden Dermatosen auch, häufig verstärkt wahrgenommen und kann zu Schlaflosigkeit führen. Die ständigen Manipulationen führen nicht selten zu einem Analekzem. Erosionen können sekundäre bakterielle und virale Infektionen begünstigen. Bei Mädchen und Frauen kann eine begleitende Vulvovaginitis auftreten. Das Allgemeinbefinden ist in der Regel nicht gestört. Es gibt jedoch auch Fallberichte über komplizierte Verläufe mit Ileokolitis, Peritonitis, ovariellen Abszessen, Befall von Urogenitaltrakt, Lunge und Leber sowie Tod im Rahmen einer Infektion mit *Enterobius vermicularis*. Die genauen Hintergründe dieser komplizierten Krankheitsverläufe erscheinen jedoch weiter klärungsbedürftig.

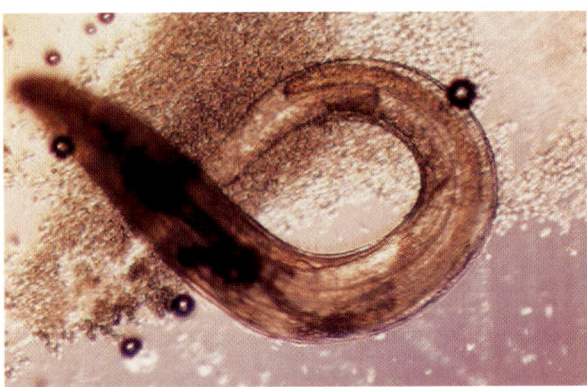

Abb. 40.1 *Enterobius vermicularis.* (Aus Soave 2002)

Diagnostik

Die Diagnose der Oxyuriasis gelingt in Zusammenschau von Anamnese, Klinik und mikroskopischer Diagnostik. Der Komplex aus Pruritus analis und Analekzem ist bei Kindern diagnostisch hinweisend. Mitunter können die Würmer bei der analen Inspektion oder der Stuhlvisite gesehen werden (Abb. 40.1)

Adulte Würmer und Wurmeier können im Stuhl mikroskopisch nachgewiesen werden. Eine rasch durchführbare diagnostische Maßnahme besteht in einem Klebefilmabriss von der Analhaut. Dieser wird morgens von der nicht gereinigten Haut genommen. Mikroskopisch sind ovale Wurmeier mit einer Doppelkontur nachweisbar (Abb. 40.2). In einigen Fällen müssen mehrere Abrisspräparate genommen werden, bis der Nachweis der Wurmeier gelingt. Eine Untersuchung der anderen Familienmitglieder und weiterer enger Kontaktpersonen sollte erwogen werden, um weitere Infektionsträger zu identifizieren. So sollen Pendelinfektionen vermieden werden.

Therapie

Die Therapie der Oxyuriasis stützt sich auf 2 Säulen. Neben der medikamentösen Therapie müssen auch hygienische Maßnahmen erfolgen. Mebendazol (Vermox) ist für die Therapie der Oxyuriasis bei Erwachsenen und Kindern ab 2 Jahren in einer Dosierung von 100 mg einmal täglich p. o. an 3 aufeinanderfolgenden Tagen zugelassen. Albendazol (Eskazol) ist ebenfalls wirksam, für diese Indikation in Deutschland allerdings nicht zugelassen. Für Kinder ab dem 7. Lebensmonat steht Pyrantelembonat (Helmex) in gewichtsadaptierter Dosierung zur Verfügung. Für die Behandlung der Oxyuriasis mit Mebendazol und Pyrantelembonat finden sich in der Literatur Angaben zu Heilungsraten von 90–100 %. Als Therapiealternative ist Pyrviniumhemiembonat (Pyrcon) für Patienten ab dem vollendeten ersten Lebensjahr als Einmaldosis zugelassen (50 mg pro 10 kg KG).

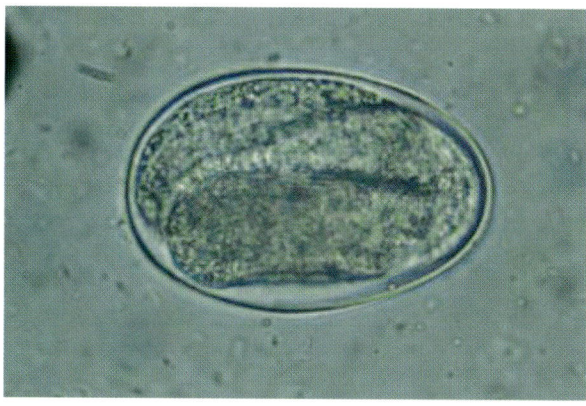

Abb. 40.2 Ovales Ei von *Enterobius vermicularis* mit Doppelkontur. (Aus Eichenlaub und Eichenlaub 2003)

> Die medikamentöse Therapie muss unbedingt von hygienischen Maßnahmen flankiert werden, um eine dauerhafte Eradikation des Parasiten zu gewährleisten.

Handtücher, Bett- und Unterwäsche sind täglich zu wechseln. Die Wäsche sollte möglichst mit 90 °C, mindestens aber bei 60 °C gewaschen werden. Der Analbereich sollte morgens gründlich gereinigt werden. Nach dem Toilettengang und jeglichem anders gearteten Kontakt zur Analhaut muss eine gründliche Waschung der Hände erfolgen. Die Fingernägel sollten kurz gehalten werden. Sofern sich trotz erfolgter Therapie der Infektion keine Spontanremission der Beschwerden einstellt, sollte an eine Reinfektion gedacht werden. Letztlich kann eine Therapie nur dauerhaft erfolgreich sein, wenn weitere Infektionsträger im Umfeld identifiziert und ebenfalls behandelt werden.

Literatur

Verwendete Literatur

Eichenlaub D, Eichenlaub S (2003) Parasitennachweis und Symptomatik parasitärer Erkrankungen. Teil 2: Parasiten des Gastrointestinaltraktes, Gewebe- und Organparasiten, Ekto- und Hautparasiten. Der Internist 44:449–469

Soave R (2002) Parasitic Enteritis. In: Lorber B, Mandell G (Hrsg) Atlas of Infectious Diseases, Bd. 7. Churchill Livingstone, London

Weiterführende Literatur

Djakovic A, Tappe D, Dietl J (2006) Diagnostik und Therapie von Enterobius vermicularis – Infektionen in der Schwangerschaft: Literaturübersicht und Kasuistik. Z Geburtshilfe Neonatol 210:147–152

Georgiev VS (2001) Chemotherapy of enterobiasis (Oxyuriasis). Expert Opinion on Pharmacotherapy 2:267–275

Horton J (2000) Albendazole: a review of antihelmintic efficacy and safety in humans. Parasitology 121:113–132

Joishy M, Ashtekar CS, Jain A, Gonsalves R (2005) Do we need to treat vulvovaginitis in prepubertal girls? Br Med J 330:186–188

Serpytis M, Seinin D (2012) Fatal Case of ectopic enterobiasis: Enterobius vermicularis in the Kidneys. Scandinavian J Urol Nephrol 46:70–72

Stermer E, Sukhotnic I, Shaoul R (2009) Pruritus Ani: An Approach to an Itching Condition. J Pediatr Gastroenterol Nutr 48:513–516

Drakunkulose

Florian Butsch

Pathogenese

Die Drakunkulose wird durch *Dracunculus medinensis* (Guineawurm, Drachenwurm, Medinawurm) verursacht. Die Larven des Guineawurms werden in ufernahen Abschnitten stehender oder schwach fließender Gewässer von Ruderfußkrebsen der Gattung *Cyclops* (Hüpferlinge) aufgenommen. In den Ruderfußkrebsen durchlaufen die Larven 2 Entwicklungsschritte. Durch den Genuss von Trinkwasser, das mit Ruderfußkrebsen kontaminiert ist, gelangen die Larven des Guineawurms in den Magen-Darm-Trakt des menschlichen Wirts. Einige Autoren vermuten, dass sie auch durch den Verzehr unzureichend gekochten Fischs, der zuvor Ruderfußkrebse gefressen hat, übertragen werden können.

Die Larven werden im Magen-Darm-Trakt des Menschen aus den abgetöteten Ruderfußkrebsen freigesetzt. Sie durchbrechen die Darmwände und beginnen im Retroperitoneum ihre Differenzierung zu adulten Tieren. Nach der Paarung sterben die männlichen Würmer. Etwa ein Jahr, nachdem die Larven vom Menschen aufgenommen wurden, wandern die befruchteten weiblichen Würmer in das Bindegewebe der unteren Extremitäten ein.

Die lokale Abkühlung des Gewebes – wie sie beim Stehen in Gewässern eintritt – lockt den Wurm an die Hautoberfläche. Am Kopfende des Wurms kommt es durch eine lokale Entzündungsreaktion zunächst zu einer Blasenbildung. Im weiteren Verlauf platzt die Blase und hinterlässt ein oberflächliches Ulkus. Am Grund des Ulkus sitzt der Wurm. Begibt sich der menschliche Wirt in ein Gewässer, entlässt das Weibchen tausende von Larven ins Wasser. Dieser Schritt kann sich vielfach wiederholen. Mit der Aufnahme der Larven durch Ruderfußkrebse schließt sich der Entwicklungszyklus des Parasiten.

Häufigkeit und Vorkommen

Im Jahr 1986 rief die WHO die weltweite Elimination der Drakunkulose als Ziel aus. Zu diesem Zeitpunkt wurden jährlich 3,5 Millionen Fälle in 21 Ländern Afrikas und Asiens registriert. Durch intensive Bemühungen der WHO in Kooperation mit der UNICEF, den Centers for Disease Control and Prevention, dem Carter Center und anderen Gesundheitsorganisationen konnte die Fallzahl von über 3190 im Jahr 2009 auf 148 im Jahr 2013 reduziert werden. Die wenigen verbleibenden Fälle wurden im Südsudan, Tschad, in Mali und Äthiopien registriert. Angesichts dieser Zahlen scheint die Eradikation der Erkrankung in greifbarer Nähe zu sein, obwohl sich die instabile Sicherheitslage in Mali erschwerend auswirken könnte.

Klinik

Die infizierte Person bleibt etwa ein Jahr lang asymptomatisch. Erstes Symptom ist eine Blase, die von einem Erythem und mitunter auch von einer Schwellung des umliegenden Gewebes begleitet wird. Die Blase markiert das Areal, wo der Wurm aus der Tiefe des Gewebes an die Oberfläche wandert. Neben einem lokalen Schmerz können Fieber, Übelkeit, Erbrechen, Durchfall, Schwindel und ein urtikarielles Exanthem als Begleiterscheinungen auftreten. Mit der Ruptur der Blase verschwinden die Allgemeinsymptome.

An die Stelle der Blase tritt jetzt ein etwa münzgroßes Ulkus, an dessen Grund der Wurm beobachtet werden kann. In über 90 % der Fälle liegt die Austrittsstelle des Wurms unterhalb der Knie. Durchschnittlich treten 2 Würmer gleichzeitig zutage, es wurden aber bis zu 14 Austrittstellen berichtet. Durch Kontamination des Ulkus kommt es häufig zu bakteriellen Weichteilinfektionen als sekundäre Komplikation.

Auf ihrer Wanderung können die Würmer aber auch in andere Organe – wie Pankreas, Orbita, Perikard und Rückenmark – gelangen und dort durch Kompression des Gewebes symptomatisch werden. Ein Drittel der Patienten leidet auch 12 Monate nach der Entfernung des Wurms noch an lokalen Schmerzen. Etwa 0,5 % der Erkrankten tragen Einschränkungen der Funktion der betroffenen Extremität durch die Infektion oder sekundäre bakterielle Komplikationen davon.

Diagnostik

Die Diagnose der Erkrankung kann anhand des typischen klinischen Befunds gestellt werden.

Therapie

Eine medikamentöse Therapie steht für diese Erkrankung ebenso wenig zur Verfügung wie eine protektive Impfung. Das adulte Weibchen kann am Grund des Ulkus mit einer Pinzette oder einem gespaltenen Zweig gefasst werden. Anschließend kann der Wurm durch leichten Zug schrittweise aus dem Gewebe gezogen werden. Die Prozedur dauert Tage bis Wochen und sollte nur durch geübte Personen erfolgen. Diese alte Kunst findet ihr Korrelat in der Darstellung des Aeskulap-Stabs, um den sich nicht etwa eine Schlange, sondern *Dracunculus medinensis* windet. Reißt der Wurm während der Behandlung ab, können operative Maßnahmen notwendig werden, um die Reste des Wurms zu entfernen (Abb. 41.1).

Die fehlenden medikamentösen Behandlungsmethoden verleihen der Unterbrechung des Lebenszyklus des Parasiten besondere Bedeutung. Durch okklusive Verbände, Aufklärung der erkrankten Personen und die oben beschriebene Entfernung des Wurms aus dem Gewebe kann verhindert werden, dass weitere Larven in die Gewässer gelangen. Da aber auch andere Säuger, wie etwa Hunde, an der Drakunkulose erkranken können, unterbricht diese Maßnahme allein den Lebenszyklus von *Dracunculus medinensis* nicht. Die Behandlung von Gewässern mit dem

Literatur

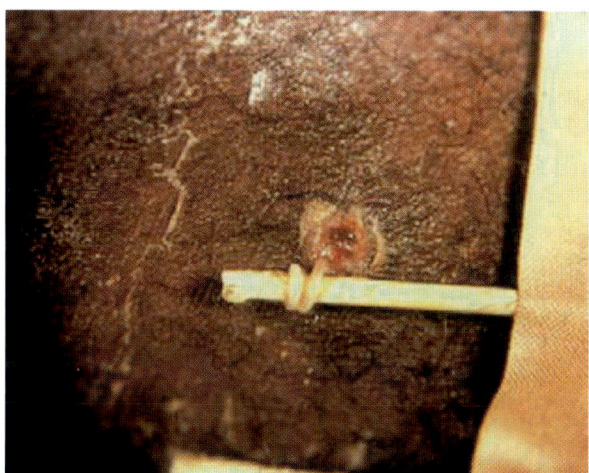

◘ **Abb. 41.1** Aufgerollter weiblicher Wurm aus einem Ulkus im Knöchelbereich. (Aus Eichenlaub und Eichenlaub 2003)

Insektizid Abate tötet die Ruderfußkrebse und nimmt dem Guineawurm somit seinen Vektor. Die Filtration von aus Oberflächengewässern gewonnenem Trinkwasser und die Erschließung von Borlochbrunnen verhindern die Aufnahme von Ruderfußkrebsen mit dem Trinkwasser.

Literatur

Verwendete Literatur

Eichenlaub D, Eichenlaub S (2003) Parasitennachweis und Symptomatik parasitärer Erkrankungen. Teil 2: Parasiten des Gastrointestinaltraktes, Gewebe- und Organparasiten, Ekto- und Hautparasiten. Der Internist 44:449–469

Weiterführende Literatur

Al-Awadi AR, Al-Kuhlani A, Breman JG, Doumbo O, Eberhard ML, Guiguemde RT, Magnussen P, Molyneux DH, Nadim A (2014) Guinea worm (Dracunculiasis) eradication: update on progress and endgame challenges. Transactions of the Royal Society of Tropical Medicine and Hygiene 108:249–251

Barry SK, Schucany WG (2012) Dracunculiasis of the breast: radiological manifestations of a rare disease. J Radiol Case Rep 6:29–33

Eberhard ML, Ruiz-Tiben E, Hopkins DR, Farrell C, Toe F, Weiss A, Withers PC, Jenks MH, Thiele EA, Cotton JA, Hance Z, Holroyd N, Cama VA, Tahir MA, Mounda T (2014) The Peculiar Epidemiology of Dracunculosis in Chad. Am J Tropl Med Hyg 90:61–70

Greenaway C (2004) Dracunculiasis (Guniea worm disease). CMAJ 170:495–500

Hopkins DR (2013) Disease Eradication. New Eng J Med 368:54–63

Hopkins DR, Ruiz-Tiben E, Eberhard ML, Roy SL (2013) Progress Toward Global Eradication of Dracunculiasis – January 2012 – June 2013. Morb Mortal Weekly Rep 60(42):829–833

Onchozerkose

Achim Hörauf

■ **Pathogenese**

Die Onchozerkose (Flussblindheit) wird durch die Filarienspezies *Onchocerca volvulus*, einer von acht humanpathogenen Filarienspezies, verursacht. Die Wurmlarven werden durch Kriebelmücken („blackflies"; verschiedene Spezies der Gattung *Simulium*) übertragen. Die Simulien übertragen während ihrer Blutmahlzeit Larven des dritten Stadiums (L3). Diese entstehen innerhalb von 12 Tagen aus den bei einer vorhergehenden Blutmahlzeit aufgenommenen Mikrofilarien (L1). In einem mehrere Monate dauernden Prozess wandern die L3 zum subkutanen Gewebe, häuten sich noch 2-mal und werden zu sexuell reifen (männlichen oder weiblichen) adulten Würmern, die in subkutanen Knoten, sog. Onchozerkomen, aggregieren, also in Gruppen leben. Diese Knoten können einen bis mehrere Dutzend weibliche Würmer enthalten und sind entsprechend erbsen- bis walnussgroß.

Eine infizierte Person hat typischerweise an mehreren Prädilektionsstellen (Knie, Beckenkamm, Trochanter, Os sacrum, Thorax, Kopf) einen bis 10 und mehr tastbare Knoten, die prall-elastisch, schmerzlos und verschiebbar sind. Obwohl die Knoten kosmetisch oder beim Sitzen stören können, tragen sie kaum zur Entstehung der Krankheitszeichen bei.

Dies steht ganz im Gegensatz zu den Mikrofilarien, die in großen Mengen (mehrere Tausend pro Tag) lebend von den erwachsenen Weibchen geboren werden und den Knoten in Richtung obere Dermis verlassen. Dort können Mikrofilarienlasten von mehr als 100 pro Milligramm Haut entstehen und durch Aktivierung des Immunsystems zu den verschiedenen Ausprägungen der Onchodermatitis (siehe Abschn. „Klinik") führen. Interessanterweise sind jedoch die hohen Mikrofilarienlasten oft wenig mit klinischen Symptomen assoziiert, was darauf zurückzuführen ist, dass die adulten Weibchen und wohl auch die Mikrofilarien selbst immunsuppressiv wirken.

So konnte gezeigt werden, dass sich bei Patienten mit hohem Wurmbefall Wirtszellen (Makrophagen, Eosinophile, Neutrophile, weiter entfernt von den Würmern auch T- und B-Zellen bzw. Plasmazellen) um die erwachsenen Würmer in den Knoten scharen. Sie produzieren immunsuppressive Zytokine wie TGF-β und/oder IL-10 bzw. werden zu dieser Produktion durch immunsuppressorische Moleküle, die von adulten Weibchen sezerniert werden, angeregt (Metenou und Nutman 2013; Adjobimey und Hörauf 2010). Dadurch werden Makrophagen zu alternativ aktivierten Makrophagen, und T Zellen tragen die Marker von regulatorischen T-Zellen. Die Immunsuppression scheint dann hohe Mikrofilarienlasten zu tolerieren, ohne dass es zu sehr ausgeprägten Zeichen der Dermatitis kommt. Manchmal erscheint die Haut bei oberflächlicher Betrachtung auch weitgehend gesund, obwohl diese Personen insgesamt mehr als 100 Millionen Mikrofilarien haben können.

Dem steht eine Minorität von infizierten Personen gegenüber, bei denen die Mikrofilarien durch Th2-abhängige Immunantworten, die unter anderem Eosinophile aktivieren, abgetötet werden. Bei diesen Patienten findet man nur wenige Mikrofilarien pro Milligramm Haut, die starken Immunmechanismen führen aber zu zum Teil schweren Formen von Dermatitis (Extremform „Sowda", siehe Abschn. „Klinik").

Das zweite betroffene Organsystem bei der Flussblindheit ist das Auge. Mikrofilarien wandern vor allem in die vordere Augenkammer und induzieren dort eine chronische Keratitis, die unbehandelt zur Sklerosierung (aufsteigend von unten; ◘ Abb. 42.1) und letztlich zu einer Erblindung führt. Daneben sind auch die anderen Schichten des Auges befallen, es kommt zu Iridozyklitis mit eliptisch verformten Pupillen sowie auch (wahrscheinlich durch Antigenkreuzreaktionen) zu Schäden der Retina und des Sehnervs.

■ **Häufigkeit und Vorkommen**

Basierend auf der letzten Datenerhebung der Weltgesundheitsorganisation (WHO) durch „geographisches Mapping" sind 37 Millionen Personen infiziert, und 90 Millionen leben unter dem Risiko einer Infektion, weil sie in Endemiegebieten wohnen (WHO 2013). 99 % der Fälle finden sich in Subsahara-Afrika, daneben gibt es noch Endemiegebiete in einigen Wadis im Jemen (Stand von 2013) sowie noch 2 umschriebene Foci in Mittel- und Südamerika. (In Ecuador, Kolumbien, Mexiko und Teilen Guatemalas ist die Übertragung der Infektion durch Massenchemotherapie mit dem mikrofilariziden Medikament Ivermectin unterbrochen worden, lediglich in Venezuela und im Grenzgebiet Venezuela/Brasilien am Amazonas gibt es noch größere Endemieherde.) Zahlenmäßig liegt die Hauptlast der Onchozerkoseinfektionen in einem Gürtel, der sich von Nigeria bis Südsudan und Westäthiopien nach Süden über die Demokratische Republik Kongo bis Angola erstreckt (◘ Abb. 42.2).

Hinsichtlich der Infektionsdichte unterscheidet man hypo-, meso- und hyperendemische Gebiete. In hyperendemischen Gebieten liegen die Infektionsraten bei 95–100 %, gemessen am Vorkommen von Mikrofilarien in der Haut. Auch bei diesen Infektionshäufigkeiten kann man jedoch nur bei 60–80 % der Patienten die subkutanen Knoten palpieren. Da für ein schnelles Mapping der Endemizität die schmerzhafte Mikrofilarienbestimmung durch Hautstanzen kein probates Mittel ist, wird der Palpation der Vorzug gegeben.

> Hyperendemische Gebiete werden definiert durch eine Prävalenz von 60–80 % Personen mit palpierbaren Knoten, bei mesoendemischen Gebieten sind es 40–60 % und bei hypoendemischen unter 40 %.

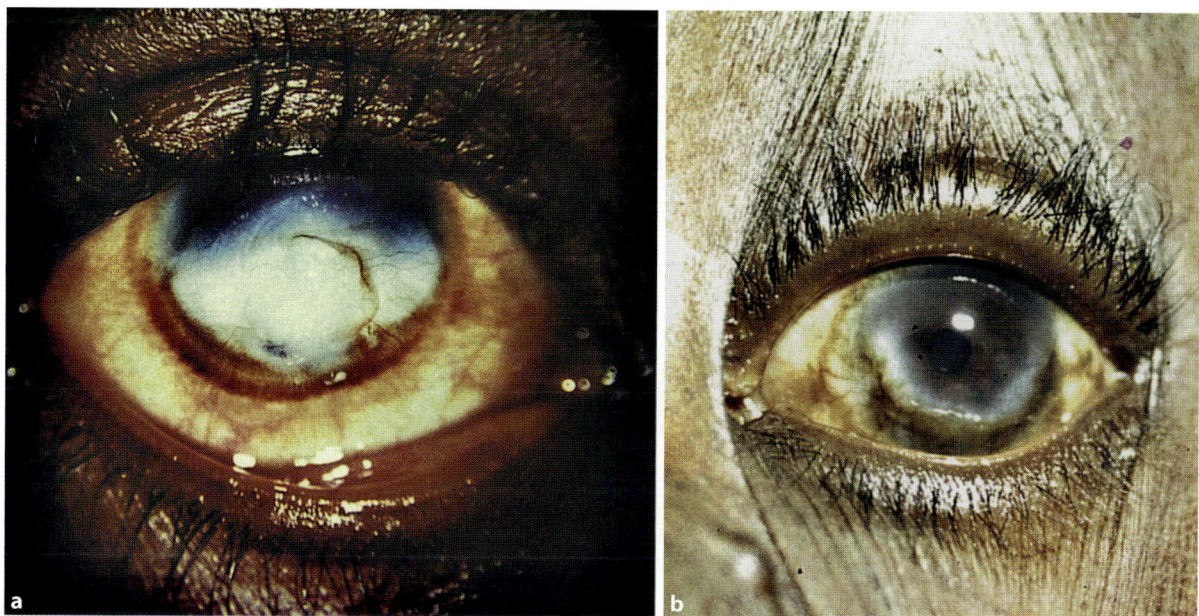

Abb. 42.1 Chronische Keratitis mit Sklerosierung

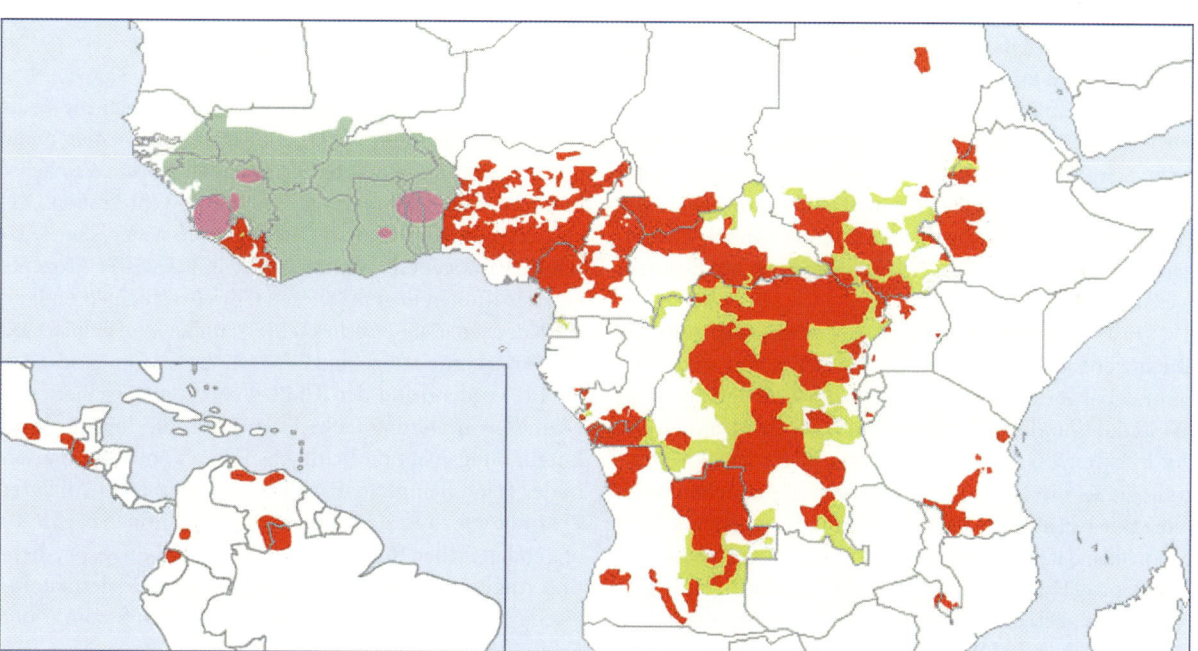

Abb. 42.2 Verbreitung der Onchozerkose und derzeitiger Stand der Kontrollprogramme. *Rot* Regionen mit Ivermectin-Behandlung; *Gelb* Regionen, in denen weitere epidemiologische Untersuchungen benötigt werden; *Grün* Regionen, die am „Onchocerciasis Control Programme in West Africa" teilnehmen; *Pink* spezielle Regionen, in denen besondere Maßnahmen durchgeführt wurden, wie zum Beispiel häufigere Behandlung mit Ivermectin. (Aus Basáñez et al. 2006)

Während die Prävalenz einer Dermatitis im Wesentlichen proportional zur Infektionsrate ist, gibt es hinsichtlich der Augenbeteiligungen einen Unterschied zwischen den Savannen und Regenwaldgebieten Afrikas: Während in den Savannen ein lineares Verhältnis zwischen der durchschnittlichen Mikrofilarienlast einer Community (Dorf, kleine Stadt) und der Prävalenz von Augenschäden existiert, sind Letztere aus nicht erklärbaren Gründen in den Regenwaldgebieten wesentlich seltener, sodass dort die Hauterkrankungen im Vordergrund stehen.

Die WHO rief 1973 in Afrika das „Onchocerciasis Control Programme" (OCP) ins Leben, weil man der Auf-

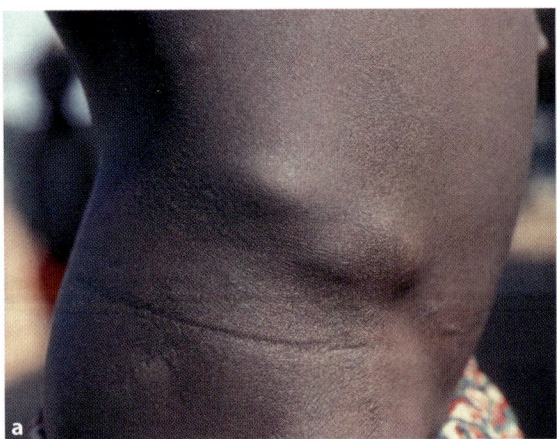 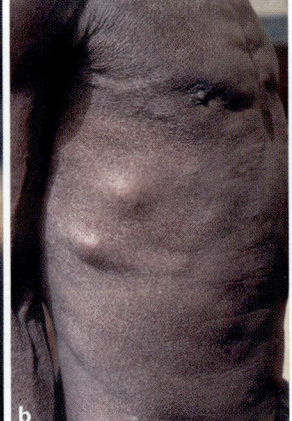 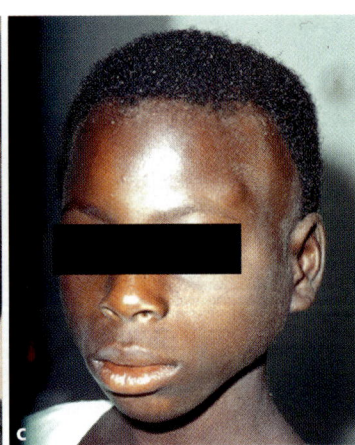

Abb. 42.3a–c Prädilektionsstellen für die Knotenbildung. **a** Beckenkamm, **b** Thorax, **c** Kopf

fassung war, dass die Rate an Prävalenzen von letztlich präventabler Erblindung nicht mit humanitären Grundsätzen vereinbar sei. Da damals noch keine verträglichen Chemotherapeutika zur Verfügung standen, begann man in den per Hubschrauber zugänglichen Flussregionen mit der Versprühung von Insektiziden (hauptsächlich DDT), um die Vektoren und damit die Übertragung der Infektion zu bekämpfen. Bis zu seiner Beendigung im Jahr 2002 konnte dieses Programm etliche Millionen von Neuinfektionen sowie Hunderttausende von neuen Erblindungen verhindern. Seit den 1990er-Jahren wurde es begleitet von einer jährlich einmal erfolgenden Massenchemotherapie aller Personen über 15 kg Körpergewicht (Ausnahme: Schwangere) durch das gegen Mikrofilarien wirkende Medikament Ivermectin.

Seit 1995 existiert in Afrika das African Programme for Onchocerciasis Control (APOC), welches von west- und zentralafrikanischen Ländern getragen wird und zunächst die Reduktion der Morbidität und jetzt die Eliminierung der Infektion bis 2025 zum Ziel hat (WHO 2013). Hauptstrategie ist die 1- bis 2-mal jährliche Massenchemotherapie mit Ivermectin. Modellberechnungen gehen jedoch davon aus, dass in hochendemischen Gebieten selbst eine 2-mal pro Jahr zu verabreichende Chemotherapie mit Ivermectin auch in 50 Jahren die Übertragung noch nicht gestoppt haben wird (Turner et al. 2014). Deshalb sind andere Medikamente von großer Bedeutung, idealerweise solche, die die 10–14 Jahre lebenden erwachsenen Würmer abtöten können. Solche Programme werden derzeit unter anderem durch NGO („non governmental organisations") wie DNDi (Drugs for Neglected Diseases initiative, ▶ www.dndi.org), die Bill and Melinda Gates Foundation, USAID (*United States Agency for International Development*), DIFID (Department for International Development) und durch die europäische Union gefördert.

Personen, die sich als Touristen in Afrika aufhalten, erwerben die Onchozerkose sehr selten. Man findet Infektionen bei Menschen, die längere Zeit in Gebieten mit hoher Endemizität arbeiten (z. B. Personen, die nach Rohstoffen suchen und sich dabei viel in der Nähe von Flüssen aufhalten). Es wird geschätzt, dass mehrere Hundert Stiche von infektiösen Simulien notwendig sind, bis sich eine Onchozerkose entwickelt.

Klinik

Die generelle Klinik ist gekennzeichnet durch die Trias von Haut- und Augenerscheinungen sowie einer mehr oder weniger ausgeprägten Lymphadenopathie. Zunächst imponieren die asymptomatischen, 0,5–3 cm großen Onchozerkome oder Knoten (Prädilektionsstellen siehe Abschn. „Pathogenese"; ◘ Abb. 42.3). Ein gewisser Prozentsatz der Knoten liegt in tieferen Gewebeschichten entlang der Knochen. Bei Reiserückkehrern findet man palpierbare Onchozerkome nur selten.

Im Vordergrund der Klinik stehen die verschiedenen Formen von Dermatitis bedingt durch die Immun- und Entzündungsreaktion beim Absterben von Mikrofilarien in der Haut. Symptomatisch ist ein häufig nicht stillbarer Pruritus, der zu Kratzspuren und Exkoriationen bis hin zu blutenden Stellen führt. Episoden von Ausschlag, Erythem und Angioödem können sich auf bestehende dermatologische Manifestationen in praktisch jedem Stadium der Erkrankung aufsetzen.

Ein häufig benutztes Schema kategorisiert die Hauterkrankungen in 5 Gruppen, wobei für jede Gruppe ein spezifisches Grading für Schwere, Aktivität und Verteilung angegeben wird:

1. **Akute papuläre Onchodermatitis** (◘ Abb. 42.4a): kleine juckende Papeln, die auf Extremitäten, Schultern und Körperstamm verteilt sind und bevorzugt in der Nähe der Knoten auftreten. Eine Progression dieser Läsionen zur Blasen- oder Pustelbildung ist häufig, insbesondere als Folge einer mikrofilariziden Behandlung (z. B. durch Ivermectin).

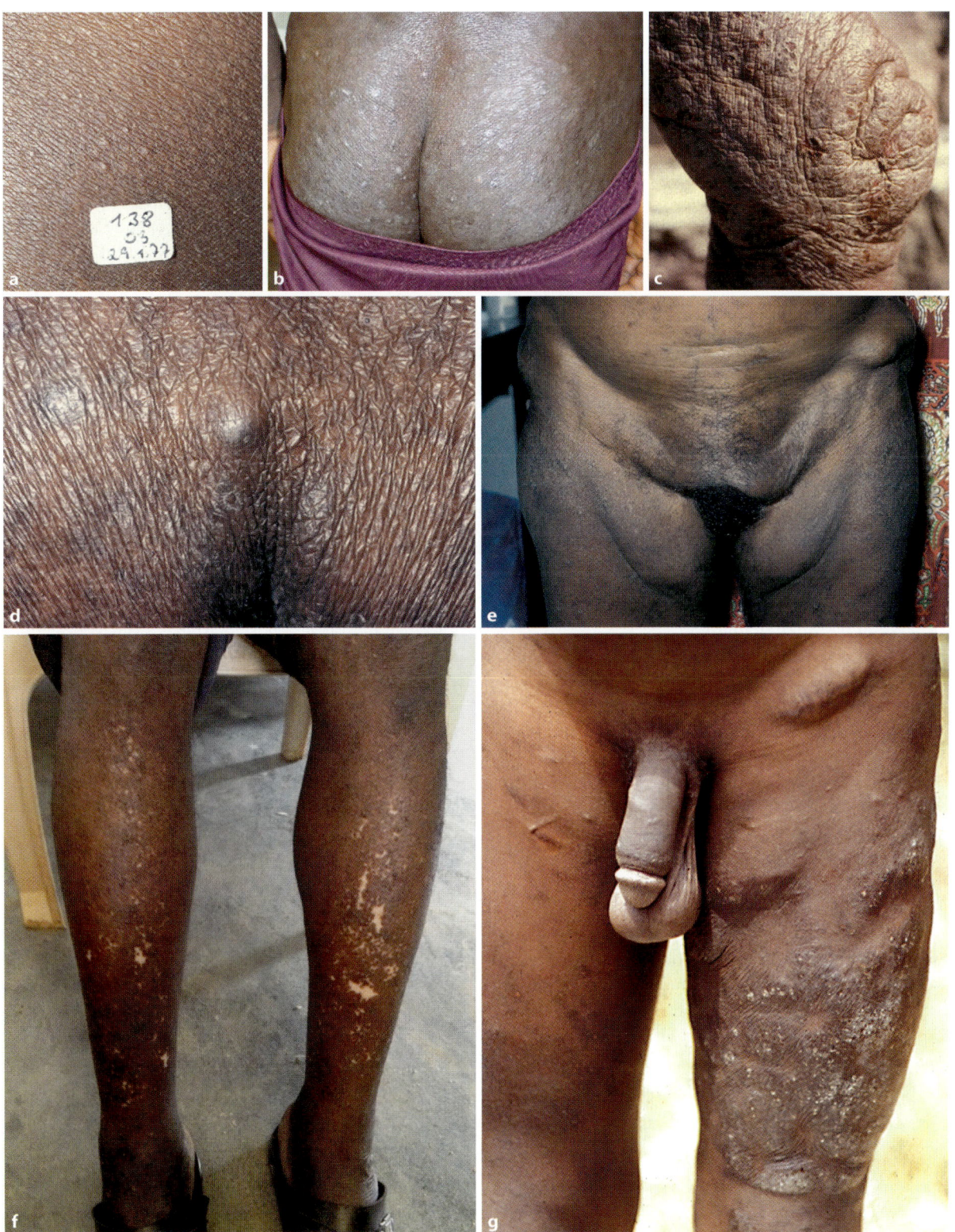

Abb. 42.4a–g Hauterkrankungen bei Onchozerkose. **a** Akute papuläre Onchodermatitis, **b** chronisch papuläre Onchodermatitis, **c** lichenifizierte Onchodermatitis, **d** Atrophie, **e** „hanging groins", **f** Depigmentation, Leopardenhaut, **g** schwere Sowda-Dermatitis

2. **Chronisch papuläre Onchodermatitis** (Abb. 42.4b): Die Papeln sind flacher und größer als bei der akuten papulären Eruption. Die Dermatitis ist normalerweise symmetrisch und vor allem über dem Gesäß, der Taille und den Schultern zu finden; der Juckreiz ist weniger ausgeprägt. Es kann zu Hyperpigmentierung und Hyperkeratose kommen. Dieses ist die häufigste Hautmanifestation in hyperendemischen Gebieten.
3. **Lichenifizierte Onchodermatitis** (Abb. 42.4c): Hypertrophie der Epidermis, hervorgehoben durch Pruritus und Kratzen.
4. **Atrophie** (Abb. 42.4d): Verlust der Elastizität der Haut durch chronische Entzündung (Elastaseausschüttung durch Eosinophile). Neben den typischen Atrophiezeichen finden sich auch „hanging groins" (Abb. 42.4e), d. h. vergrößert erscheinende Lymphknoten in Falten atrophischer Haut.
5. **Depigmentation** (Abb. 42.4f): Typisch ist die sog. Leopardenhaut („leopard skin"), bei der normal pigmentierte Haut um die Haarfollikel herum bestehen bleibt. Diese Veränderung tritt hauptsächlich an den Schienbeinen auf, kann aber auch an den Unterarmen und dem Handrücken zu sehen sein.

Weitere Krankheitsbilder

Schwere Dermatitis, „Sowda" Schwere Onchodermatiden, die vor allem einseitig verteilt sind (normalerweise am Bein), werden auch als Sowda-Formen (Arabisch für „schwarz") bezeichnet (Abb. 42.4g). Die regionären Lymphknoten sind dabei auch vergrößert und zeigen histologisch eine follikuläre Hyperplasie, was nahe legt, dass Sowda durch eine aberrant starke Immunreaktion und fehlende Immunsuppression gekennzeichnet ist. Im Blutbild weisen diese Patienten zum Teil eine sehr hohe Eosinophilie (20–30 %) auf und können unbehandelt an den Spätfolgen (eosinophile Kardiomyopathie) sterben.

Lymphadenopathie Lymphadenitiden entstehen wahrscheinlich vor allem durch Immunreaktionen auf tote Mikrofilarien, die über die Lymphbahnen eliminiert werden. Die zunächst vergrößerten Lymphknoten können dann auch unter Fibrose atrophieren. Die großen fibrotischen inguinofemoralen Lymphknotenkonglomerate bilden sich vor allem in atrophischen Hautfalten.

Augenbeteiligungen Die durch in die Augenvorderkammer wandernden Mikrofilarien ausgelöste Keratitis imponiert anfangs als punktuell und später schneeflockenartig. Dies wird von einer sklerosierenden Keratitis, die in der unteren Korneahälfte beginnt, gefolgt und führt schließlich zur Erblindung. Im Gegensatz zur Wanderfilarie *Loa loa* sowie aberranten Fällen von *Dirofilaria repens* (einer in Europa zunehmend vorkommenden Hundefilarie) wandern die adulten Onchozerken nicht durch die Subkonjunktiva. Entzündliche Veränderungen des Retinapigments führen zu Chorioretinitis und chorioretinaler Atrophie bis hin zur Sehnervatrophie.

Diagnostik

Die Symptomatik, die an eine Onchozerkose denken lassen sollte, ist die Kombination aus Dermatitis mit Pruritus, subkutanen Knoten, ggf. Lymphadenopathie und Augenläsionen sowie eine Eosinophilie und/oder IgE-Erhöhung. Das diagnostische Vorgehen unterscheidet sich danach, ob der Patient ein Reiserückkehrer oder ein Immigrant bzw. ein Bewohner eines Endemiegebietes ist: Bei letzteren beiden ist die sonst zu empfehlende initiale Serodiagnostik wegen den Kreuzreaktionen mit anderen Nematoden (v. a. *Strongyloides*) nicht aussagekräftig, insbesondere kann sie nicht die einzelnen Filarienspezies oder auch Infektionen mit den weitgehend apathogenen *Mansonella* spp. unterscheiden. Deshalb steht bei diesen Personen zunächst die Untersuchung auf Mikrofilarien in einer kleinen Hautprobe im Vordergrund.

Mikrofilariennachweis

Die Hautprobe („skin snip", Kantenlänge ca. 1 mm) wird mit einer modifizierten Sklerastanze (Typ Walser oder Holth) entnommen (Abb. 42.5a,b). Die Biopsie wird anschließend in isotonischer Kochsalzlösung bei Raumtemperatur für 6–12 h inkubiert, am besten in einer Mikrotiterplatte. Danach wird die Flüssigkeit bei ca. 40-facher Vergrößerung auf einem Objektträger mikroskopiert. Im positiven Fall finden sich bewegliche Mikrofilarien, die aus der Haut ausgewandert sind.

> **Tip**
>
> Bei der Hautstanze ist zu beachten, dass nur die oberen Schichten des Choriums und die Epidermis gestanzt werden, da bei der Miterfassung von Blutgefäßen bei tieferen Stanzen Mikrofilarien auch aus dem Blut stammen können (Verwechslung z. B. mit *Mansonella perstans* oder *Wuchereria bancrofti*).

Bevorzugte Entnahmestelle ist am Beckenkamm hinten über dem Gesäß. Es müssen mindestens 2 Biopsien entnommen werden. Zur Sicherung der Diagnose einer Onchozerkose müssen die Mikrofilarien von denen von *Mansonella streptocerca* (kleiner, ohne Eihülle = Scheide) differenziert werden. Der Mikrofilariennachweis ist während der Präpatenzzeit (bis zu 2 Jahre) negativ.

Steht kein geeignetes parasitologisches Labor zur Verfügung, kann die Hautbiopsie auch eingefroren/fixiert und an ein Speziallabor (Rücksprache!) zur PCR-Diagnostik

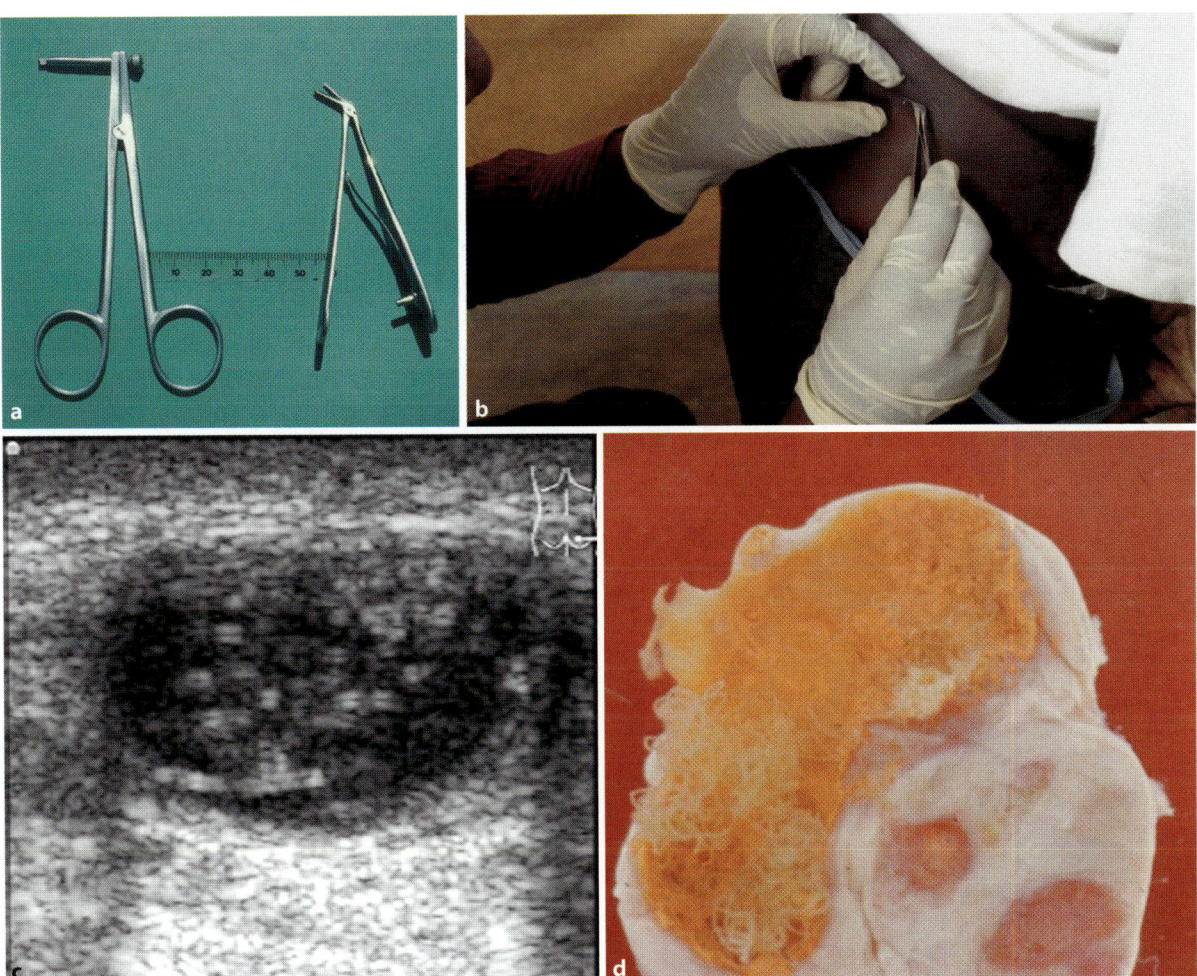

Abb. 42.5a–d Mikrofilariennachweis und Onchozerkome. **a** Sklerastanze (Typ Walser oder Holth), **b** Entnahme einer Hautbiopsie, **c** Detektion subkutaner Knoten (Onchozerkome) mittels Ultraschall, **d** exstirpierter Knoten zur Untersuchung auf adulte Filarien

eingesendet werden. Auch wenn die PCR-Diagnostik technisch Sensitivitäten von durchschnittlich deutlich unter einer Mikrofilarie in der Hautstanze ermöglicht (z. B. wenn ein Multi-Copy-Gen amplifiziert wird), ist die tatsächliche Sensitivität in der Regel deshalb nicht höher als beim „skin snip", weil eben mindestens eine Mikrofilarie vorhanden sein muss, um überhaupt die DNA amplifizieren zu können.

Im Fall des Mikrofilariennachweises ist die Diagnose Onchozerkose gesichert. Im negativen Fall kann ein subkutaner Knoten mittels Ultraschall (Abb. 42.5c) beispielsweise von einem Lipom abgegrenzt werden oder, falls palpierbar, in Lokalanästhesie exstirpiert und auf das Vorhandensein von adulten Filarien (Weibchen entweder fertil mit Larvenstadien oder infertil) untersucht werden (Abb. 42.5d). Führt auch die Untersuchung des Knotens nicht zu einer Klärung (weil man z. B. ein Lipom oder einen Lymphknoten exstirpiert hat), bietet sich der Mazotti-Test an.

Mazotti-Test

Dieser wird heute nur noch in seiner topischen Variante durchgeführt wird: Das Prinzip des Tests ist die Induktion von Juckreiz und Pustelbildung bei Mikrofilarien-positiven Patienten (sensitiver als der „skin snip") nach topischer Applikation von Diethylcarbamazin (10 % in Nivea-Milch), das auf einem Areal von 10 × 10 cm aufgetragen wird. Die Pusteln entwickeln sich innerhalb von 24–48 h. Wenn dieser Test positiv ist, jedoch weder Mikrofilarien noch adulte Würmer nachgewiesen wurden, kann es sich um eine Onchozerkose oder um eine *Mansonella-streptocerca*-Infektion mit jeweils sehr wenigen Hautmikrofilarien handeln.

Serologie

Ist auch der Mazotti-Test bei einem Bewohner eines Endemiegebietes oder einem Migranten aus einem solchen Gebiet negativ, kann eine Onchozerkose weitgehend ausgeschlossen werden, wenn der Patient nicht gerade 0–6 Monate vorher mit Ivermectin behandelt worden ist.

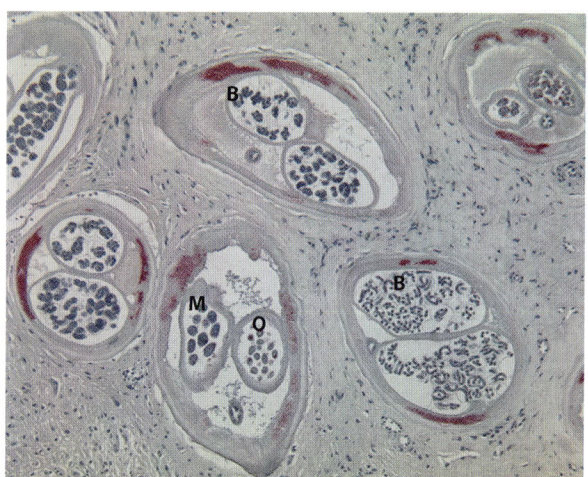

Abb. 42.6 Histologisches Präparat mit weiblichen *Onchocerca volvulus* Würmern, deren Uterusäste Embryonen in verschiedenen Entwicklungsstadien wie Oozyten (O), Morulae (M) und Brezeln (B) enthalten (Vergrößerung 1:40)

Bei einem Reiserückkehrer geht man anders vor: Hier wird zunächst die Immundiagnostik durchgeführt, meist als Immunfluoreszenztest mit ganzen Würmern oder als ELISA; ein neuer, derzeit noch nicht kommerziell erhältlicher Test arbeitet mit einem speziesspezifischen, rekombinanten Antigen (Ov16; Golden et al. 2013).

> Ein negatives Ergebnis schließt eine Filariose weitgehend aus, im positiven Fall erfolgt der Untersuchungsgang beginnend mit den „skin snips" (s. oben).

Spaltlampenuntersuchung

Mikrofilarien in der vorderen Augenkammer können mittels einer Spaltlampe entdeckt werden, ggf. sind sie auch im Glaskörper oder der hinteren Augenkammer zu erkennen. Die oben erwähnten Schäden der Retina und des Sehnervs kann der Ophthalmologe durch Spiegelung des Augenhintergrunds entdecken und bewerten.

Therapie

Die früher teilweise angewandten Mittel DEC (Diethylcarbamazin) und Suramin sind wegen der auftretenden Nebenwirkungen (Augenschäden durch abgetötete Mikrofilarien bei DEC, zum Teil letale Nebenwirkungen bei Suramin) heute obsolet geworden, insbesondere da mit dem Antibiotikum Doxycyclin eine Substanz zur Verfügung steht, die auch erwachsene Würmer abtötet (s. unten). Heute werden Ivermectin und Doxycyclin verwendet.

Ivermectin

Bei Patienten, die wieder in ein Endemiegebiet zurückkehren und sich dort länger aufhalten, ist wegen der Kürze der Behandlung Ivermectin (Mectizan) das Mittel der Wahl; es wirkt allerdings ausschließlich auf die Mikrofilarien (und wahrscheinlich prophylaktisch auf frisch erworbene L3-Larven).

Die Substanz hat eine gute orale Bioverfügbarkeit und wird in einer Einmaldosis von 150 µg/kg Körpergewicht alle 6–12 Monate verabreicht. Der Wirkmechanismus von Ivermectin besteht in der Hyperpolarisation und damit Inaktivierung von glutamatsensitiven Chloridkanälen, die es nur in Nematoden gibt. Die Therapie bewirkt eine Reduktion der Mikrofilarien um mehr als 90 % innerhalb von 3 Monaten, wobei durch die nicht unterbrochene Fertilität der adulten Würmer nach 6–12 Monaten neue Mikrofilarien in der Haut zu finden sind, verbunden mit einem Wiederauftreten der nach Ivermectin verschwundenen dermatitischen Symptomatik.

Die Nebenwirkungen korrelieren mit der Höhe der Mikrofiliariendichte und sind ab ca. 20 Mikrofilarien pro Milligramm Haut zum Teil erheblich: Es können papulöse Dermatitiden und Ödeme auftreten sowie eine orthostatische Hypotonie, die die Patienten teilweise am Tag der Tabletteneinnahme bettlägerig macht. Bei hohen Mikrofilarienlasten ist deshalb die Gabe von Kortison vor der Ivermectin-Therapie zu empfehlen.

Eine additive Wirkung von Albendazol wird oft diskutiert, ist aber bisher bei Onchozerkose nicht gesichert. Kinder unter 5 Jahren bzw. unter 15 kg Körpergewicht sowie Schwangere und stillende Mütter dürfen Ivermectin nicht einnehmen.

Aufgrund der einfachen Verabreichung wurde Ivermectin die Grundlage für die 1- bis 2-mal pro Jahr erfolgende Massenchemotherapie in Afrika und den lateinamerikanischen Foci. So wird versucht, die Übertragung der Onchozerkose zu reduzieren bzw. ganz zu stoppen (s. Lehrbücher der Tropenmedizin).

> Bei Koinfektionen mit Loiasis ist bei Ivermectin-Gabe Vorsicht geboten, da bei höheren Konzentrationen von *Loa-loa*-Mikrofilarien (ab 8000 Mf/ml Blut und v. a. ab 30.000 Mf/ml Blut) durch deren Abtöten selten irreversible Enzephalopathien, die auch zum Tode führen können, auftreten können.

Doxycyclin

Die Wirkung dieses Antibiotikums (sowie die anderer, klinisch derzeit noch in Prüfung befindlicher Antibiotika und Antibiotikakombinationen) beruht auf der Depletion von bakteriellen Endosymbionten der Gattung *Wolbachia* in den Filarien (◘ Abb. 42.6). Diese leben mit den Würmern in Symbiose und sind in der Hypodermisschicht sehr zahlreich zu finden, wo sie wahrscheinlich essenzielle Funktionen bei der Energiegewinnung haben. Sie werden durch die weiblichen Eizellen – ähnlich wie die Mitochondrien

– von einer Wurmgeneration auf die nächste übertragen und sind außerdem essenziell für die Entwicklung der neuen Larven. Eine Therapie mit 100 mg Doxycyclin pro Tag für mindestens 5, besser 6 Wochen (oder 200 mg/Tag für 4 Wochen) führt zu einer Depletion der Wolbachien in den Würmern und zu einer Sterilisation der weiblichen Würmer innerhalb von wenigen Monaten, sodass ein therapierter Patient ohne Neuinfektionen keine weiteren Mikrofilarien mehr produziert. Damit bilden sich auch die Krankheitssymptome zurück (Taylor et al. 2010). Im Verlauf von 12–18 Monaten werden dann auch die erwachsenen Würmer abgetötet, sodass das Doxycyclin eine makrofilarizide Wirkung besitzt. Durch diese Therapie entfällt die früher teilweise geübte Verfahrensweise der operativen Entfernung der adulten Würmer.

In der Hypodermis unter der Kutikula sind die Wolbachien durch Immunfärbung mit Anti-Wolbachia-Serum als rote Punkte zu erkennen. Die Depletion der Wolbachien führt zur Sterilität der weiblichen Würmer (die Uterusäste sind dann leer bzw. enthalten nur degeneriertes Material) und zum Tod der erwachsenen Würmer nach ca. 2 Jahren (normale Lebenszeit 10–15 Jahre).

Doxycyclin tötet die Mikrofilarien in der Haut nicht direkt ab, die Mikrofilarienlast reduziert sich dadurch, dass die Mikrofilarien entsprechend ihrer Halbwertszeit von 3–4 Monaten absterben und keine neuen produziert werden. Wird eine schnelle Reduktion der Mikrofilarien in der Haut zusätzlich zur lang anhaltenden Sterilisation und Wurmabtötung durch Doxycyclin gewünscht, so kann man nach Ende der Doxycyclin-Therapie eine Einmalgabe Ivermectin verabreichen.

> Für Doxycyclin gelten die üblichen Kontraindikationen: keine Gabe an Schwangere bzw. Kinder vor dem Alter von 9 Jahren, da es die Zahnbildung stört.

Literatur

Adjobimey T, Hoerauf A (2010) Induction of immunoglobulin G4 in human filariasis: an indicator of immunoregulation. Ann Trop Med Parasitol 104(6):455–464

Basáñez MG, Pion SDS, Churcher TS, Breitling LP, Little MP, Boussinesq M (2006) River blindness: a success story under threat? PLoS Med 3(9):e371

Golden A, Steel C, Yokobe L, Jackson E, Barney R, Kubofcik J, Peck R, Unnasch TR, Nutman TB, de los Santos T, Domingo GJ (2013) Extended result reading window in lateral flow tests detecting exposure to Onchocerca volvulus: a new technology to improve epidemiological surveillance tools. PLoS One 8(7):e69231

Metenou S, Nutman TB (2013) Regulatory T cell subsets in filarial infection and their function. Front Immunol 4:305

Taylor M, Hoerauf A, Bockarie M (2010) Lymphatic filariasis and onchocerciasis. Lancet 376:1175–1185

Turner HC, Walker M, Churcher TS, Osei-Atweneboana MY, Biritwum NK, Hopkins A, Prichard RK, Basáñez MG (2014) Reaching the London declaration on neglected tropical diseases goals for onchocerciasis: an economic evaluation of increasing the frequency of ivermectin treatment in Africa. Clin Infect Dis 59(7):923–932

WHO (2013) African Program for Onchocerciasis Control: melting of national concholerias taste forces. Weekly Epidemiological Record. 88(50):533–544

Lymphatische Filariose

Achim Hörauf, unter Mitarbeit von Ute Klarmann-Schultz und Anna Albers

Pathogenese

Die lymphatische Filariose wird durch verschiedene Filarienspezies verursacht, nämlich durch *Wuchereria bancrofti* (gesamter Tropengürtel der Welt) sowie *Brugia malayi* und *Brugia timori* (Letztere in Süd- und Südostasien bzw. der Timorinselgruppe in Indonesien). Die beiden *Brugia* spp. lassen sich morphologisch nicht voneinander unterscheiden und haben eine genetische Homologie von über 98 %. Die Stämme von *W. bancrofti* divergieren durchaus in ähnlichem Rahmen, bedingt dadurch, dass sie so weit verbreitet sind. Die Übertragung der Wurmlarven erfolgt durch verschiedene Mückenspezies (*Anopheles* und *Mansonia* in Westafrika, *Anopheles* und *Culex* in Ostafrika, *Culex* in Asien sowie *Culex* und *Mansonia* in Südostasien, *Aedes* im Pazifikgebiet).

Der Übertragungszyklus ist ansonsten analog dem von *Onchocerca volvulus* (▶ Kap. 42), also Übertragung einer L3-Larve, die sich aus einer Mikrofilarie entwickelt hat, gefolgt von der Entwicklung der L3 zum adulten Wurm innerhalb mehrerer Monate. Im Gegensatz zur Onchozerkose leben die adulten Würmer jedoch im lymphatischen Gewebe, vor allem in Lymphknoten und Lymphgefäßen, wobei sie dort nicht ortsstabil sind. Eine Ausnahme bildet das skrotale Gewebe als Prädilektionsstelle beim Mann (ab der Pubertät), wo man sie (im Ultraschall, s. unten) über Jahre hinweg an derselben Stelle beobachten kann (gilt nur für *W. bancrofti*). Andere Prädilektionsstellen sind die femoralen und axillären Lymphknoten.

Anders als bei der Onchozerkose sind es bei der lymphatischen Filariose die adulten Würmer, die die chronischen pathologischen Veränderungen und Krankheitsbilder verursachen: Frühe Zeichen einer Infektion sind eine Erweiterung des Durchmessers der Lymphbahnen, was sich sowohl im (skrotalen) Ultraschall als auch in der Szintigraphie darstellen lässt. Der Patient kann in diesem Stadium noch klinisch unauffällig sein, aber durch die Lymphangiogenese und Lymphdilatation kann es letzten Endes zu Funktionsstörungen im Lymphabfluss kommen, vor allem wenn dieser gegen die Schwerkraft gerichtet ist und die Klappen der Lymphgefäße durch die Erweiterung nicht mehr richtig schließen. Es kommt dann zu einer Erhöhung des hydrostatischen Drucks und letztlich zu einem Austreten von Lymphflüssigkeit ins Gewebe.

Durch den erhöhten Gewebedruck erhöht sich die Tendenz zur Fissurbildung in den Interdigitalfalten, was den Eintritt exogener Erreger begünstigt. So können Bakterien wie Streptokokken zu wiederholten Attacken von Lymphadenitis und Lymphangitis (sog. Filarienfieber) führen. Am Anfang der Infektion treten diese Fieberattacken nur auf, wenn erwachsene Würmer sterben (entweder biologisch, also aus „Altersgründen" bei einer durchschnittlichen Lebenserwartung von 5 Jahren, oder medikamenteninduziert). Durch exogene Bakterien hingegen können sich die Fieberattacken auch nach Ende der Filarieninfektion verselbstständigen und den Prozess der Lymphödembildung unabhängig von der Infektion perpetuieren bzw. progredient verlaufen lassen. Häufig sind Patienten mit einem ausgeprägten Lymphödem nicht mehr mit Filarien infiziert. Es wird vermutet, dass bei diesen Patienten, die nur eine Minderheit mit genetischer Prädisposition (Clustering in Familien) darstellen, gerade die nicht supprimierte Immunabwehr einerseits zum Abtöten der Würmer, andererseits zu chronischen Entzündungen, verbunden mit Lymphangioneogenese und der oben geschilderten Sequenz, führt.

> **Die Mehrheit der infizierten Personen weist keinerlei Symptome auf, und die Mikrofilarien, die sich im Blut aufhalten, werden teilweise nur als Zufallsbefund diagnostiziert.**

Es ist davon auszugehen, dass, wie bei anderen Helmintheninfektionen auch, die adulten Würmer das Immunsystem supprimieren, sodass die Infektionszeichen wie leichte Lymphdilatation subklinisch bleiben. Das Immunprofil dieser latent infizierten Personen ist durch dominante regulatorische T-Zell-Antworten gekennzeichnet, bei Patienten mit chronischem Lymphödem hingegen ist die Antwort Th1- und Th17-dominiert (Babu et al. 2009).

Die zweitwichtigste, nur bei *W.-bancrofti*-Infektionen auftretende pathologische Veränderung ist die Hydrozele. Auch hier kommt es primär zu einer entzündlichen Veränderung der ableitenden Lymphbahnen, wobei sich die fibrotischen Veränderungen eher im Sinne eines Abflusshindernisses darstellen. Es kommt zur Einlagerung von Körperflüssigkeit zwischen den beiden Blättern der Tunica vaginalis. Auch andere Veränderungen, wie Verdickung des Skrotums (Lymphskrotum), Lymphödem der Labien bei der Frau und Chylurie als Folge des Lymphabflussstaus mit retrograder Fistelung in die ableitenden Harnwege, erklären sich durch ähnliche pathogenetische Mechanismen.

Häufigkeit und Vorkommen

Die WHO veröffentlicht jährlich die neuesten Zahlen zur Verbreitung, die durch die „Global Alliance for the Elimination of Lymphatic Filariasis" (s. unten) geschätzt werden. Für das Jahr 2012 wurden 120 Millionen Infizierte in 73 endemischen Ländern berichtet sowie 1,403 Milliarden Menschen, die in Endemiegebieten leben und dem Risiko einer Infektion ausgesetzt sind (WHO 2013). Es wird erwartet, dass diese Zahlen durch die Kontrollprogramme (Transmissionsunterbindung durch Massenchemotherapie) zurückgehen. Ungefähr 40 Millionen Menschen leiden an den Krankheitssymptomen, wobei hier wesentlich langsamer mit einem Rückgang zu rechnen ist, da wie erwähnt die Symptome auch bei Abwesenheit der Filarieninfektion weiter bestehen bleiben.

Anders als bei der Onchozerkose erreicht die Endemizität selten Werte über 30 % (Ausnahme Papua Neuguinea, wo 70 % und mehr erreicht werden), und die Endemiegebiete sind auch nicht homogen, das heißt, dass in nur wenige Kilometer auseinanderliegenden Dörfern die Endemizität zwischen 1 und 30 % variieren kann, was die Bewertung des Erfolgs von Kontrollprogrammen sehr erschwert. Darüber hinaus hat sich bei *W.-bancrofti*-Infektionen gezeigt, dass nur ca. die Hälfte aller Infizierten auch mikrofilarämisch werden, der Rest zeigt lediglich eine Infektion mit adulten Würmern und Positivität der Filarienbewegung im Ultraschall oder Nachweis eines zirkulierenden Antigens im Blut (siehe Abschn. „Diagnostik").

Im Jahr 1997 benannte die World Health Assembly die lymphatische Filariose als eine potenziell eliminierbare Infektion und begann mit Kontrollmaßnahmen. Zu diesem Zweck hat sich ein Bündnis aus Regierungen der betroffenen Staaten, der WHO und vielen privaten Geldgebern in der Global Alliance for the Elimination of Lymphatic Filariasis (GAELF) zusammengefunden. Grundlage der Bekämpfung ist die Massenchemotherapie mit Medikamenten, die die Mikrofilarien abtöten und damit die Übertragung der Infektion verhindern. Außerhalb Afrikas (d. h. außerhalb von Endemiegebieten der Onchozerkose) erfolgt die Massenchemotherapie durch ein- oder zweimal jährliche Massenverabreichung von 6 mg/kg KG Diethylcarbamazin (DEC) und einer Einmaldosis von 400 mg Albendazol. Da DEC bei Onchozerkosepatienten, welche Mikrofilarien im Auge tragen, irreversible Augenschäden auslösen kann, wendet man DEC in Afrika nicht an, sondern verabreicht stattdessen Ivermectin in einer Dosis von 200 μg/kg KG, zusammen mit Albendazol.

Die Kombinationstherapie verhindert ein Wiederauftreten der Mikrofilarien über mehr als 6 Monate, im Gegensatz zu Ivermectin alleine, bei dem zu diesem Zeitpunkt bereits bei vielen Personen wieder Mikrofilarien auftreten. Darüber hinaus reduziert die Albendazol-Therapie die Prävalenz von gastrointestinalen Nematoden (*Ascaris*-Hakenwurm, z. T. auch *Trichuris*). DEC hat auch eine partielle makrofilarizide Wirkung, sodass die Effizienz der Massenchemotherapie außerhalb Afrikas wahrscheinlich höher ist. Die schon bei der Onchozerkose erwähnten Forschungsprogramme zur Entwicklung neuer makrofilarizider Medikamente werden auch für die lymphatische Filariose von Bedeutung sein.

Die Übertragungswahrscheinlichkeit der lymphatischen Filariose auf Personen, die sich nur zeitweise in Endemiegebieten aufhalten, ist wohl etwas höher als jene der Onchozerkose. Im zweiten Weltkrieg gab es viele Fälle von Infektionen (wegen der fehlenden immunologischen

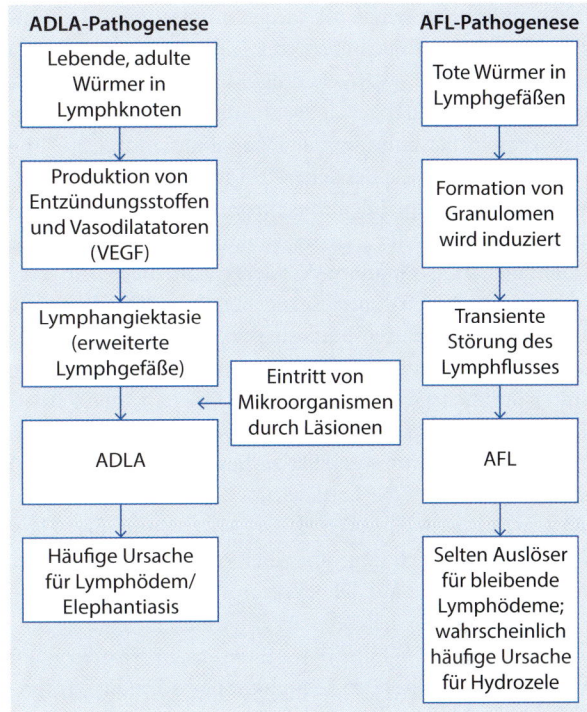

Abb. 43.1 Schematischer Ablauf einer akuten Dermatolymphangioadenitis (ADLA) und einer akuten Filarienlymphangitis (AFL)

Toleranz auch verbunden mit Krankheitssymptomen) bei US-Soldaten, die in Südostasien eingesetzt waren.

Klinik

> Die Mehrzahl der Bewohner eines endemischen Gebietes zeigen keine klinischen Symptome, da zum einen die meisten Menschen gar nicht infiziert sind und zum anderen auch Zweidrittel der Infizierten symptomlos bleiben.

Von den klinischen Manifestationen sind die häufigsten die Adenolymphangitis und Lymphadenitis, die Hydrozele (nur bei Infektion durch *Wuchereria bancrofti*), die Formen des Lymphödems und Elephantiasis. Genitale Manifestationen sind bei der Frau (Ödeme der Labia majora) weitaus seltener als beim Mann. Auch die Chylurie und die tropische pulmonale Eosinophilie sind verhältnismäßig selten. Symptome der akuten klinischen Manifestationen, auch als Filarienfieber bezeichnet, beinhalten AFL (akute Filarienlymphangitis) und ADLA (akute Dermatolymphangioadenitis). Es war der Verdienst der Gruppe um G. Dreyer aus Brasilien, diese beiden Symptome zu differenzieren (Abb. 43.1).

AFL entsteht typischerweise als Reaktion auf einen absterbenden erwachsenen Wurm (natürlicher Tod oder medikamenteninduziert) im lymphatischen Gefäß oder im Lymphknoten. Letzterer kann dabei auch ulzerieren (Abb. 43.2a), eine seröse Flüssigkeit absondern und unter

Narbenbildung verheilen (Narben an femoralen Lymphknoten sind bei Bewohnern von Endemiegebieten häufig zu finden; Abb. 43.2b). Hierbei klingt der Prozess nach dem akuten Geschehen wieder ab, und es kommt zu keiner dauerhaften Erweiterung der Lymphbahnen mit Störung des Lymphabflusses. Bei der ADLA hingegen stehen, nach mehreren AFL-Episoden, die chronischen Lymphangiektasien mit Veränderung des subkutanen Gewebes und ödematösem Umbau im Vordergrund; diese Prozesse können durch den Eintritt exogener Bakterien durch die interdigitalen Fissuren perpetuieren. Beim ADLA ist immer ein Ödem der Haut zu finden. Die Episoden starten mit Krankheitsgefühl, Fieber und Frösteln, der betroffene Lymphknoten ist schmerzhaft und vergrößert. Den Patienten fällt es schwer, sich zu bewegen, meistens sind sie für mehrere Tage bettlägerig. Typischerweise heilen ADLA-Episoden spontan unter Abschälung der Haut (Abb. 43.2c) nach ungefähr einer Woche aus, treten aber mehrfach pro Jahr auf. Dabei vergrößern sich langsam die Lymphödeme der betroffenen Gliedmaßen. Demgegenüber sind die AFL-Episoden milder, mehr umschrieben um den entsprechenden Lymphknoten oder die Lymphbahn, in der der verursachende Wurm abgestorben ist.

Hydrozele

Die Hydrozele (Abb. 43.2d) ist das häufigste klinische Symptom bei Männern mit lymphatischer Filariose aufgrund einer *W.-bancrofti*-Infektion (nicht bei *Brugia*-Infektionen, da dort adulte Würmer nicht im Genitalbereich zu finden sind). Die Pathogenese wurde oben beschrieben. Die klinische Symptomatik kann schleichend progredient verlaufen oder auch von Attacken von Funikulitis oder Epididymitis begleitet sein. Kleinere Hydrozelen mit einer weniger als walnussgroßen Ansammlung von Flüssigkeit können auch komplett wieder verschwinden. Sie können durch Medikamente, zum Beispiel DEC, ausgelöst werden. In der Mehrzahl der Fälle verdickt sich jedoch die Tunica vaginalis (wahrscheinlich entzündlich), und es kommt zu einer Progression, die im schlimmsten Fall Hydrozelen von der Größe eines Fußballs produzieren kann.

> **Tip**
>
> Mithilfe des Ultraschalls können auch subklinische Hydrozelen erfasst werden, die bei Männern relativ häufig sind.

Die Ultraschallmethode ist auch wichtig zur Differenzierung von Formen, die zur testikulären Nekrose führen (diese Formen weisen echodichte kleine Partikel in der Hydrozelenflüssigkeit auf) und daher eine Indikation zur Operation darstellen können (Abb. 43.2e, f).

Lymphödem und Elephantiasis

Das chronische Lymphödem kann neben den Beinen auch Arme, Skrotum, Penis, Vulva und Brüste umfassen, jedoch sind Letztere sehr viel seltener betroffen. Meistens beginnt ein Lymphödem nur an einem Bein, aber mit zunehmender Progredienz wird auch das zweite Bein erfasst. Die ödematöse Veränderung beginnt an den Fußgelenken mit einem Verlust der Konturen und der Prominenz der Achillessehne. In frühen Stadien kann sich das Lymphödem durch Hochlagerung des Fußes nachts wieder zurückbilden. In vielen Fällen jedoch verläuft es progredient bis hin zur Elephantiasis (Abb. 43.3). Ab dem Stadium 3 sind Sekundärinfektionen, vor allem durch Bakterien, aber auch durch Pilze, zunehmend häufig. In schweren Fällen kann auch Eiter aus chronischen Ulzerationen austreten.

Chylurie

Sie wird durch eine Fistelung abdominaler Lymphgefäße in die ableitenden Harnwege verursacht, der Urin ist weißlich und trübe und enthält Lymphe mit entsprechenden Anteilen von Fett. Das Symptom tritt oft nur episodisch auf (Tage oder Wochen), manchmal kommt es auch zu Blutbeimengungen.

Tropische pulmonale Eosinophilie

Unter der TPE versteht man ein klinisches Symptom, das durch immunologische Überreaktion auf Mikrofilarien in den Lungen hervorgerufen wird. Es ist sehr selten. Die Patienten haben in der Regel sehr hohe IgE-Antikörper-Titer gegen Filarien, entsprechend werden Mikrofilarien abgebaut und sind normalerweise nicht im Blut zu finden. Die Patienten haben paroxysmale Anfälle von Husten und Asthma, das sich nachts verschlimmert. Hinweisgebend ist die extrem hohe Eosinophilie (> 3000 Zellen pro Mikroliter Blut), das Lungenröntgenbild zeigt fokale Infiltrate. Die Lungenfunktion kann im Sinne einer reduzierten Vitalkapazität eingeschränkt sein. Ohne Therapie kann es zu einer interstitiellen Lungenfibrose kommen.

Sonstige Manifestationen

Im Rahmen der lymphatischen Fibrose kann es auch zu Symptomen einer Monoarthritis, Hämaturie sowie einer Endomyokardfibrose kommen.

Lymphatische Filariose in Kindern

Bei der lymphatischen Filariose durch *W. bancrofti* beginnt die Besiedelung des Skrotalbereichs erst in der Pubertät, insofern sind genitale Symptome vorher nicht anzutreffen. Allerdings findet man bei vielen Kindern bereits im Ultraschall oder Szintigramm veränderte subkutane Lymphgefäße. Diese können sich jedoch zu normalen Strukturen zurückbilden, wenn therapiert wird.

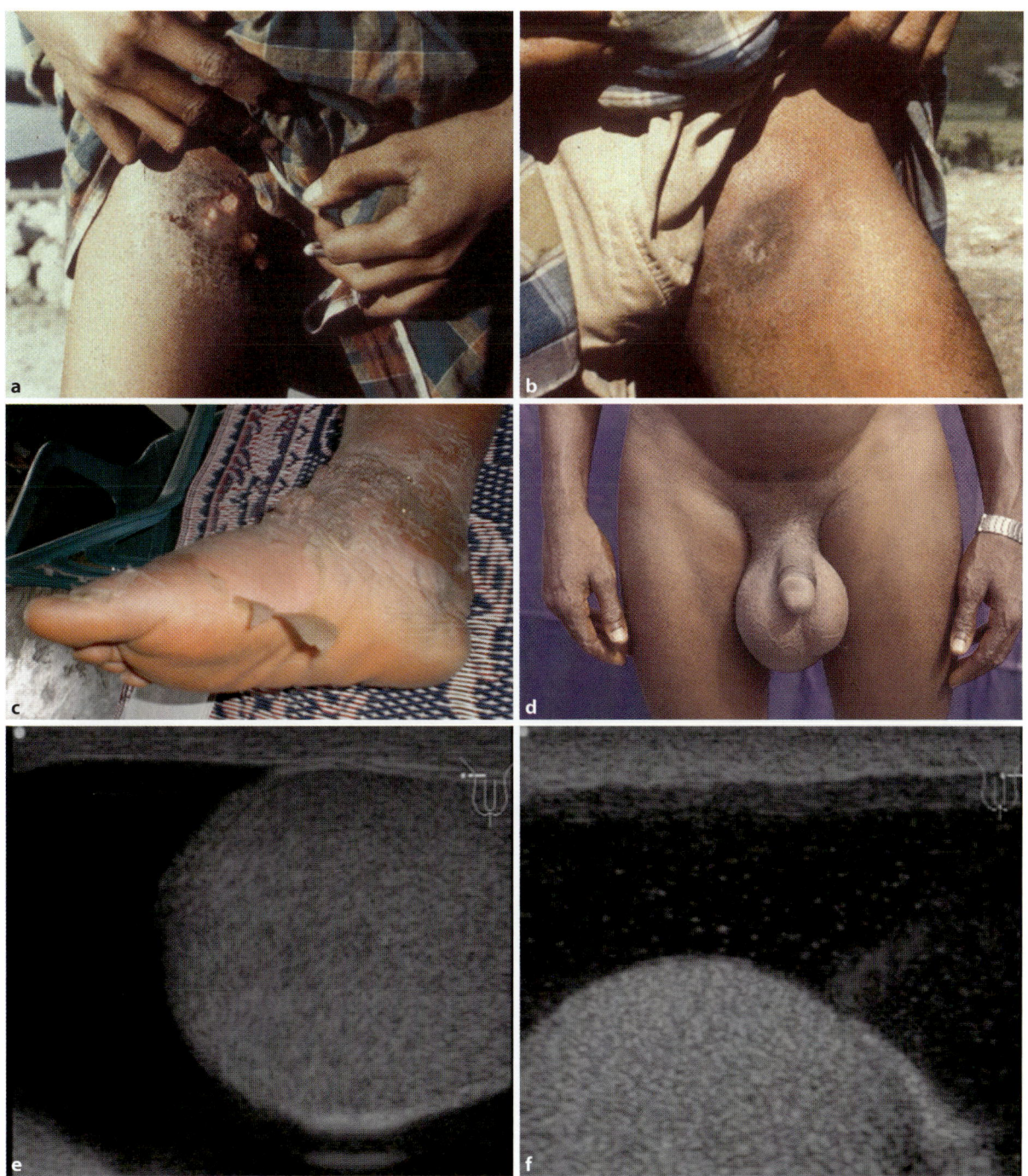

◘ **Abb. 43.2a–f** Klinik der lymphatischen Filariose. **a** Ulzerierender Lymphknoten, **b** Narbenbildung, **c** Abschälung der Haut nach ADLA-Episode, **d** Hydrozele, **e** echofreie Hydrozele im Ultraschall, **f** echodichte Hydrozele im Ultraschall

Differenzialdiagnose

Die klinische Diagnose der oben genannten Symptome als filarienbedingt erfolgt in der Regel durch die Analyse der Endemizität. In Gegenden ohne Filarieninfektionen muss an andere Ursachen von Lymphadenitis, Funikulitis und Epididymitis gedacht werden; hier kommen (natürlich auch in Filarienendemiegebieten) vor allem tuberkulöse Veränderungen in Betracht. Die wichtigste Differenzialdiagnose zur Hydrozele ist die inguinale Hernie, welche durch Husten provoziert werden kann und entsprechend der Herniensymptomatik teilweise reponibel ist.

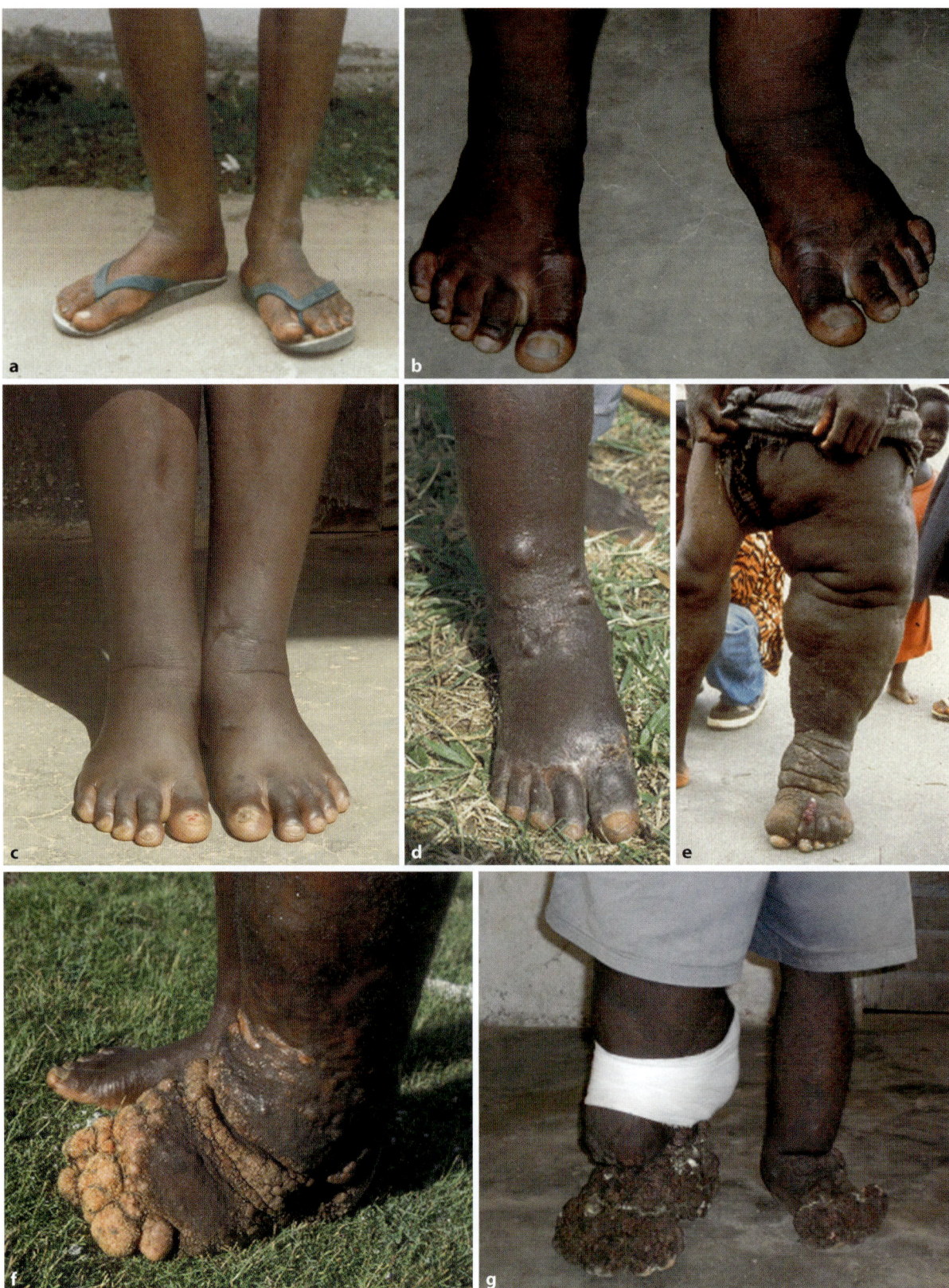

> **Tip**
>
> Hydrozelen leiten im Gegensatz zu Hernien ein fokales Licht einer Augenlampe weiter (sog. Transillumination, am besten in einem dunklen Raum zu sehen).

Vor allem im Afrika gibt es auch andere Ursachen einer Elephantiasis, vor allem die Podokoniose, hervorgerufen durch Barfußgehen auf vulkanischen Böden. Dadurch kommt es zur Aufnahme von Siliziumpartikeln in Makrophagen, wodurch letztlich ebenfalls eine entzündliche Störung des Lymphgefäßsystems verursacht wird. Es gibt keine spezifische Diagnostik der Podokoniose, sie ist also im Wesentlichen eine Ausschlussdiagnose.

Die TPE muss unter anderem von Bronchialasthma, Tuberkulose, *Paragonimus*-Infektionen (in Asien) und eosinophilischen Leukämien differenziert werden. Infektionen mit gastrointestinalen Nematoden (*Ascaris*, *Strongyloides*) führen, wenn die Würmer durch die Lunge wandern, ebenfalls zu Bronchialasthma, welches allerdings nur einige Wochen andauert.

- **Diagnostik**

- - **Mikrofilarienbestimmung im peripheren Blut**

Einen definitiven Beweis für eine Filarieninfektion bietet die Bestimmung der Mikrofilarien im Blut. Bei hoher Dichte (ungefähr ab 500 Mikrofilarien/ml Blut) findet man die Mikrofilarien regelmäßig bereits in einem Tropfen EDTA-Blut (10–20 µl). Die Mikrofilarien sind 20- bis 50-mal größer als die Erythrozyten, es genügt also eine kleine Vergrößerung für die Durchmusterung des Bluttropfens. Bei niedrigeren Mikrofilariendichten muss die Blutmenge angereichert werden. Hierzu gibt es verschiedene Verfahren: Am einfachsten ist der dicke Tropfen, der wie bei der Untersuchung auf Plasmodien bei Malariaverdacht hergestellt wird.

Ein weiteres einfaches Verfahren ist die Versetzung von 3 ml antikoaguliertem Blut mit 6 ml einer 2 %igen wässrigen Formaldehydlösung, gefolgt von einer Abzentrifugation für 10 min bei 3000 rpm. Dadurch werden die Blutzellen lysiert, die Mikrofilarien bleiben erhalten und finden sich im Sediment, das mit 0,1 %iger Methylenblaulösung versetzt und mikroskopiert wird.

Eine weitere Methode zur Bestimmung niedriger Mikrofilariendichten (bzw. zur sehr exakten Bestimmung für wissenschaftliche Zwecke) ist die Filtermethode: Hierbei werden bis zu 10 ml antikoaguliertes Blut durch einen Polycarbonatfilter (Nukleopore 3 µm) gepresst. Danach werden die noch nicht durch den Filter gepressten restlichen Blutzellen mittels Durchspülen mit mehreren Millilitern Kochsalzlösung ebenfalls durch den Filter gepresst, sodass die Mikrofilarien angereichert sind. Der Filter kann danach mit verschiedenen Färbemethoden, zum Beispiel Methylenblau- oder Giemsa-Färbung, gefärbt werden.

> Für hohe Mikrofilariendichten eigenen sich die Anreicherungsverfahren teilweise nicht. Da die Mikrofilarien zu dicht auf dem Objektträger oder Filter zu liegen kommen, ist die gezählte Mikrofilarienlast tendenziell falsch-niedrig.

Mit der Methode nach Delafield lassen sich besonders gut die Zellkerne der Mikrofilarien färben. Da sich deren in Anzahl und Lage am Hinterende bei den Filarien unterscheiden, ist somit eine Differenzierung der verschiedenen Spezies möglich (s. hierzu Fachbücher der Tropenmedizin und Mikrobiologie). Außerdem färbt sich mit dieser Methode sehr gut die ehemalige Eihülle der Mikrofilarien (auch als Scheide bezeichnet) an, was zum Beispiel die Differenzierung von Erregern der lymphatischen Filariose und der Loiasis gegenüber den Mikrofilarien der *Mansonella* spp. ermöglicht.

- - **Nachweis durch PCR**

In Speziallaboratorien stehen verschiedene Nachweismethoden auf PCR-Basis zur Verfügung, in der Regel eine Mikrofilarie oder auch weniger detektieren können (eine positive PCR bei statistisch weniger als einer Mikrofilarie kommt dadurch zustande, dass DNA von bereits abgestorbenen oder desintegrierten Mikrofilarien in geringer, aber mit PCR noch nachweisbarer Konzentration frei im Blut vorkommt).

Generell ist bei der Blutentnahme zur Untersuchung auf Mikrofilarien das Phänomen der Periodizität zu beachten: So sind die Mikrofilarien bei periodischen Stämmen (Mehrzahl der Endemiegebiete) nur zu den Flugzeiten der Überträger, also meist nachts, im Blut zu finden (unklar ist, wo sie sich tagsüber aufhalten und durch welche Reize sie zum Ausschwärmen in die Peripherie gebracht werden). Bei der "Microfilaria nocturna" ist entsprechend die günstigste Zeit für die Blutentnahme zwischen 21 und 2 Uhr, bei der

Abb. 43.3a–g Lymphödemstadien nach Dreyer. **a** Stadium 1: charakteristische Schwellung, reversibel über Nacht, **b** Stadium 2: Schwellung nicht mehr reversibel, **c** Stadium 3: Bildung von Hautfalten, die vorne bei Streckung des Sprunggelenks bis zum Grund der Falte einsehbar sind, **d** Stadium 4: Gefäßerweiterungen („knobs"), **e** Stadium 5: Bildung tiefer Hautfalten, die selbst bei Streckung des Sprunggelenks nicht mehr bis zum Grund der Falte einsehbar sind, **f** Stadium 6: Bildung von moosigen Läsionen, häufig am Fuß („mossy foot"), **g** Stadium 7: rechtes Bein mit gravierendem Lymphödem, welches das Verrichten der täglichen Dinge unmöglich macht (unter dem Verband ist eine eitrige Ulzeration), linkes Bein mit Stadium 6

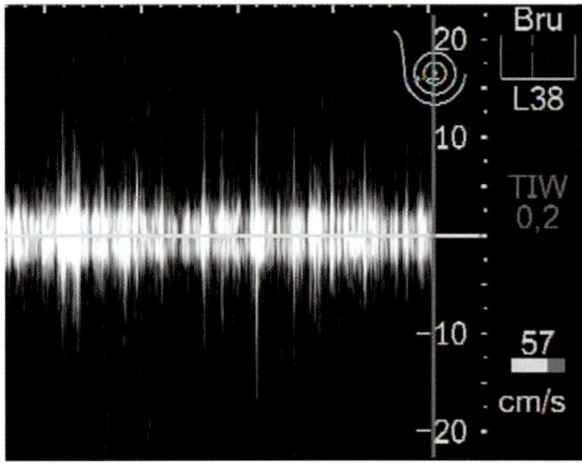

Abb. 43.4 „Filarial dance sign" (FDS), gepulste Dopplersonographie (arrhythmische, sehr schnelle Bewegungsmuster der Filarien)

ten- oder Bahnen bewegen, nachgewiesen werden können (Mand et al. 2003). Allerdings sind diese nur bei Männern bei *W.-bancrofti*-Infektion ortsstabil im skrotalen Bereich (intra-, para- oder supratestikulär) zu finden. Die Ultraschalldiagnostik dient als Erfolgskontrolle bei der Therapie mit Medikamenten, die die erwachsenen Würmer abtöten (makrofilarizide Medikamente).

> **Tip**
>
> Zur Abgrenzung des Bewegungsmusters der Filarien („filarial dance sign" [FDS], ◘ Abb. 43.4) von kleinen Arterien oder Venen empfiehlt sich eine zusätzliche gepulste Dopplersonographie. Hinweisgebend ist das hochfrequente und nicht rhythmisch pulsierende Bewegungsmuster der Filarien (◘ Abb. 43.4b).

„Microfilaria diurna" (v. a. durch *Aedes*-Arten im pazifischen Raum) dagegen tagsüber, vor allem am Nachmittag.

▪▪ Bestimmung des zirkulierenden Filarienantigens

Bei der lymphatischen Filariose durch *W. bancrofti* gibt es auch die Möglichkeit, ein hitzestabiles zirkulierendes Antigen im Blut nachzuweisen. Dies kann sowohl in Vollblut (Fingerprick), in antikoaguliertem Blut als auch in Serum erfolgen. Zur Point-of-care-Diagnostik gibt es einen ICT-Kartentest (ICT = Immunchromatographietest; BinaxNOW® Filariasis). Bei diesem Test ist ein monoklonaler Antikörper gegen das hitzestabile Antigen (ein Nicht-Protein-Antigen) auf einen Teststreifen aufgebracht, womit aus Blut oder Serum das Antigen abgefangen wird. Mittels eines zweiten Antiserums und einer Farbreaktion kann wie beim Schwangerschaftstest durch das Auftreten einer Bande nach 10 min das Antigen nachgewiesen werden. Ein ähnlicher Test, vertrieben von der Firma TropBio in Australien, existiert im ELISA-Kit-Format für größere Probendurchsätze. Da dieser Test spezifisch für *W. bancrofti* ist, ist er für die Detektion einer *Brugia*-Infektion nicht verwendbar.

▪▪ Serologische Diagnostik

Wertigkeit und Interpretation der serologischen Diagnostik sind in ▶ Kap. 42 (Onchozerkose) beschrieben.

▪▪ Apparative Diagnostik

Mittels Lymphangiographie und -szintigraphie lassen sich pathologisch veränderte Lymphbahnen auch schon bei subklinischen Fällen nachweisen (z. B. Lymphdilatation bei Kindern und Jugendlichen). Diese Untersuchungen sind aber Spezialkliniken vorbehalten. Breiter anwendbar ist dagegen die Ultraschalldiagnostik, bei der mittels einer 3- bis 5-MHz-Sonde adulte Würmer, die sich in Lymphkno-

Links zu mehreren online abrufbaren Filmsequenzen zum FDS findet sich bei Mand et al. (2003).

▪ Therapie

Wie auch bei der Onchozerkose muss zwischen Massenchemotherapie und Individualtherapie unterschieden werden. Bei der Massenchemotherapie wird versucht, durch den Einsatz einer Kombination von hauptsächlich mikrofilarizid wirkenden Medikamenten die Transmission zu unterbrechen. Die Therapie der adulten Würmer, die bei der lymphatischen Filariose für die Pathogenese verantwortlich sind, steht dabei nicht im Vordergrund. Die Massenchemotherapie gegen lymphatische Filariose wird von einer Vielzahl von staatlichen und nicht staatlichen Organisationen, die sich in der Global Alliance for the Elimination of Lymphatic Filariasis (GAELF) zusammengeschlossen haben, weltweit durchgeführt, wobei die „target population" (also die Zahl der therapierbaren Individuen in Endemiegebieten) bei ungefähr einer Dreiviertelmilliarde Menschen liegt (WHO 2014).

In Afrika wird diese Therapie mit einer Kombination aus Ivermectin (200 µg/kg KG) und einer Einmaldosis Albendazol (400 mg) durchgeführt. Außerhalb Afrikas, wo man wegen des Fehlens der Onchozerkose auch Diethylcarbamazin (DEC) einsetzen kann, kommt eine Einmaldosis von 6 mg/kg KG DEC plus 400 mg Albendazol zum Einsatz. Diese Kombination hat auch eine teilweise makrofilarizide Wirkung, nach kontrollierten Studien beträgt diese jedoch deutlich unter 50 %.

Bei der Individualtherapie steht wegen der Induktion der pathologischen Veränderungen die Elimination der adulten Würmer im Vordergrund (lediglich bei der TPE ist es wichtig, auch die Mikrofilarien rasch zu entfernen). Ivermectin ist nicht makrofilarizid und eignet sich daher bestenfalls in Kombinationen zur Induktion eines raschen

Mikrofilarienabfalls. Albendazol würde, in höheren Dosen (800 mg) für beispielsweise 2–3 Wochen verabreicht, zu einem Absterben von adulten Würmern führen, dies war in einer Studie jedoch mit erheblichen Nebenwirkungen im männlichen Skrotalbereich verbunden (starke Schmerzen, teilweise Abszedierung), sodass man von der hochdosierten Albendazol-Therapie wieder Abstand genommen hat. Niedrigere, weniger nebenwirkungsbehaftete Dosierungen werden derzeit in klinischen Studien überprüft.

DEC hat in der Dosis von 6 mg/kg KG eine teilweise makrofilarizide Wirkung, doch auch hier muss durch das rasche Absterben der erwachsenen Würmer mit entsprechenden „erfolgsbedingten" Nebenwirkungen gerechnet werden, auch wenn diese weniger häufig und weniger dramatisch sind (z. B. Bildung schmerzhafter Knoten im Skrotum, die durch Kortisongabe abgemildert werden können). Wegen der Nebenwirkungen hat sich neben dem klassischen Schema einer Behandlung mit 6 mg/kg KG für 12 Tage (entspricht einer Gesamtdosis von 72 mg/kg KG) auch ein einschleichendes Schema etabliert (1. Tag 1-mal 50 mg, 2. Tag 3-mal 50 mg, 3. Tag 3-mal 100 mg, 4. Tag 3-mal 150 mg bis zur Gesamtdosis von 72 mg/kg KG).

Vor einigen Jahren wurde in randomisierten klinischen Studien in Ghana, Indien, Mali und anderen Ländern gezeigt, dass die Therapie mit 200 mg Doxycyclin pro Tag für 4–6 Wochen eine hohe makrofilarizide Wirkung (bis über 90 %) hat. Da die Würmer hierbei über einen längeren Zeitraum von 12–18 Monaten abgetötet werden und somit keine Nebenwirkungen durch das rasche Abtöten von adulten Würmern entstehen, wird diese Therapie zunehmend empfohlen (Taylor et al. 2010). Wegen der leichteren Verfügbarkeit des Doxycyclins im Vergleich zu DEC wird diese Substanz insbesondere auch in der Migranten- und Reiserückkehrermedizin eingesetzt. Der Wirkungsmechanismus des Doxycyclins wird in ▶ Kap. 42 ausführlich erklärt; wie bei *Onchocerca volvulus* gründet sich die Wirkung auf die Abtötung der symbiotischen Endobakterien der Gattung *Wolbachia*, die für die Fertilität und das Überleben des Wurms essenziell sind.

Operative Therapie

Diese kommt vor allem bei Hydrozelen zum Einsatz, die über faustgroß sind oder bei denen im Ultraschall echodichte Partikel auf eine Gefahr der Testisnekrose hinweisen. Zur Verhinderung eines Wiederauftretens der Hydrozele ist es nötig, beide Blätter der Tunica vaginalis operativ zu entfernen.

Management des Lymphödems

Wie im Abschnitt Pathogenese erklärt, basiert die Progression des Lymphödems in späteren Stadien nicht mehr auf der Filarieninfektion, sondern auf dem wiederholten Einschleppen von exogenen bakteriellen oder fungalen Erregern mit entsprechender ADLA-Symptomatik. Deshalb ist es besonders wichtig, die Patienten darüber aufzuklären, dass regelmäßige Fußhygiene, d. h. tägliches Waschen mit antiseptischer Seife, das Tragen von Schuhen und die Verhinderung von Verletzungen die Progredienz des Lymphödems verlangsamen oder gar verhindern können. Hierzu stehen von der WHO vertriebene Anleitungen in Bildersprache zur Verfügung (Lymphoedema Management, ▶ www.who.int/lymphatic_filariasis/resources/training/en/).

Randomisierte klinische Studien haben in der letzten Zeit gezeigt, dass beim Lymphödem die Gabe von Doxycyclin in einer Dosis von 200 mg/Tag für 6 Wochen dazu führt, dass vor allem frühe Stadien des Lymphödems sich teilweise oder ganz zurückbilden können und wahrscheinlich auch bei späteren Lymphödemstadien die Progredienz teilweise aufgehalten wird, über das Maß der reinen Hygienemaßnahmen hinaus (Mand et al. 2012). Insofern sollten alle Patienten mit Lymphödem auf der Basis einer Filarieninfektion einmal im Jahr einen 6-wöchigen Therapiezyklus mit 200 mg Doxycyclin pro Tag erhalten.

Literatur

Babu S, Bhat SQ, Pavan Kumar N, Lipira AB, Kumar S, Karthik C, Kumaraswami V, Nutman TB (2009) Filarial lymphedema is characterized by antigen-specific Th1 and th17 proinflammatory responses and a lack of regulatory T cells. PLoS Negl Trop Dis 3(4):e420

Mand S, Marfo-Debrekyei Y, Dittrich M, Fischer K, Adjei O, Hoerauf A (2003) Animated documentation of the filaria dance sign (FDS) in bancroftian filariasis. Filaria J 2(1):3

Mand S, Debrah AY, Klarmann U, Batsa L, Marfo-Debrekyei Y, Kwarteng A, Specht S, Belda-Domene A, Fimmers R, Taylor M, Adjei O, Hoerauf A (2012) Doxycycline improves filarial lymphedema independent of active filarial infection: a randomized controlled trial. Clin Infect Dis 55(5):621–630

Taylor M, Hoerauf A, Bockarie M (2010) Lymphatic filariasis and onchocerciasis. Lancet 376:1175–1185

WHO (2013) Weekly epidemiological record. Global programme to eliminate lymphatic filariasis: progress report for 2012. Weekly epidemiological record 88(37):389–400

WHO (2014) Weekly epidemiological record. Global programme to eliminate lymphatic filariasis: progress report, 2013. Children: reancing mortality. Weekly epidemiological record 89(38):409–420

Toxische Hautreaktionen auf Bisse, Gifte und Stachel

Kapitel 44   Schlangen – 219
Martin Metz

Kapitel 45   Eichenprozessionsspinner – 225
Christian Stanger

Kapitel 46   *Paederus – 229*
Chistian Stanger, Kay Erkens

Kapitel 47   Rote Feuerameisen – 233
Esther von Stebut

Kapitel 48   Ölkäfer – 235
Esther von Stebut

Kapitel 49   Toxische Reaktionen nach Pflanzenkontakt – 237
Detlef Becker

Kapitel 50   Seeigel – 239
Christian Stanger

Kapitel 51   Seeanemonen – 243
Christian Stanger

Kapitel 52   Quallen – 247
Christian Stanger

Schlangen

Martin Metz

Pathogenese

Insgesamt gibt es ca. 3400 Schlangenarten, von denen etwa ein Drittel giftig ist. Die Mehrzahl dieser giftigen Schlangen stellt jedoch aufgrund der geringen Toxizität ihres Giftes (wie bei der in Deutschland vorkommenden Kreuzotter) oder der Anatomie des Giftapparats (bei Trugnattern z. B. die weit im hinteren Bereich des Oberkiefers befindlichen Giftzähne) keine klinisch relevanten Giftschlangen dar. Es wird davon ausgegangen, dass etwa 200 Giftschlangen weltweit die Verursacher von schweren, zum Teil tödlichen Vergiftungen sind. Sie lassen sich im Wesentlichen in die Familien Echte Vipern (Viperinae), Grubenottern (Crotalinae), Giftnattern (Elapinae) und Seeschlangen (Hydrophiinae) einteilen.

In Abhängigkeit von Spezies, Größe und Alter der Schlange, der Lokalisation des Bisses, der Intention des Bisses (Angriff oder Verteidigung) und anderen Parametern kann die klinische Symptomatik einer Schlangengiftverletzung erheblich variieren. Während alle Schlangengifte unterschiedliche Mengen an verschiedenen Enzymen enthalten, die zu einem wesentlichen Teil zu den lokalen Symptomen wie Schwellung und Schmerzen beitragen, haben verschiedene Schlangenspezies zusätzlich zum Teil sehr spezifische Toxine, die unterschiedliche Effekte auf den Organismus haben können. Grundsätzlich können verschiedene Gifteffekte unterschieden werden (◘ Abb. 44.1, ◘ Abb. 44.2, ◘ Abb. 44.3):

- **Lokale Gifteffekte** können sehr ausgeprägt sein, wie zum Beispiel bei Grubenottern und Vipern, oder nur minimal auftreten, wie zum Beispiel bei einigen Giftnattern. Durch Gewebe abbauende Enzyme und zytotoxische Proteine kann es zu lokalen Gewebenekrosen und zumeist ausgeprägten Schmerzen kommen.
- **Hämolytische Gifteffekte** treten ebenfalls vor allem bei Grubenottern und Vipern auf. Hier kann es durch Hämorrhagien zu einer Schädigung des Gefäßendothels und durch den Verbrauch und/oder die Zerstörung von Thrombozyten zu unstillbaren systemischen Blutungen kommen. Zusätzlich kann durch eine proteolytische Aktivierung des Gerinnungssystems mit Umwandlung von Fibrinogen zu Fibrin und durch die Aktivierung von Gerinnungsfaktoren eine intravasale Gerinnung mit gleichzeitiger Thrombolyse entstehen, die die Blutungsneigung weiter erhöhen kann.
- **Neurotoxische Gifteffekte** finden sich vor allem bei Bissen von Kobras, aber auch anderen Giftnattern, Seeschlangen und zu einem geringeren Anteil auch bei Viper- und Grubenotterbissen. Hierbei kann es zu lokalen Parästhesien und Lähmungen kommen, insbesondere auch zu systemischen Ausfällen wie Sehschwäche, allgemeiner Muskelschwäche oder respiratorischem Lungenversagen.
- **Myotoxische Gifteffekte** treten insbesondere bei Bissen von Seeschlangen auf. Hier kommt es durch die Giftwirkung zu einer Rhabdomyolyse mit einhergehender zunehmender Muskelschwäche, Hyperkaliämie mit möglichen kardialen Komplikationen sowie zu akutem Nierenversagen.
- **Kardiotoxische Gifteffekte** treten durch spezifische am Herzmuskel oder am kardialen Reizleitungssystem angreifende Toxine auf und finden sich bei Bissen verschiedener Schlangenarten. Ein sehr gut beschriebenes Beispiel hierfür ist die israelische Erdviper (*Atractaspis engaddensis*), deren wichtigste Giftbestandteile die Sarafotoxine sind. Diese Peptide sind hochgradig homolog zum humanen Endothelin-1, einem der stärksten bekannten Vasokonstriktoren, und können an dessen Rezeptoren binden.

Häufigkeit und Vorkommen

Nach konservativen Schätzungen kommt es jährlich zu ca. 1,8 Millionen Vergiftungen durch Schlangenbisse, davon führen deutlich mehr als 100.000 zum Tode. Die bereits sehr hohe Anzahl an Todesfällen wird weit übertroffen durch die zumeist ungezählten schweren Verletzungen und Behinderungen, die durch Schlangenbisse entstehen. Als Beispiel hierfür steht die geschätzte Zahl von 400.000 durchgeführten Amputationen pro Jahr aufgrund von Bissen giftiger Schlangen. Aufgrund dieser dramatischen Zahlen hat die World Health Organisation (WHO) im Jahr 2009 Schlangenbisse auf die Liste der „neglected tropical diseases" aufgenommen, einer Liste mit insgesamt 15 Krankheiten, die nach Meinung der WHO eine höhere Priorität im globalen Gesundheitswesen bekommen sollen.

Betroffen von Bissen giftiger Schlangen ist vor allem die Bevölkerung in den ländlichen Gegenden von Dritte-Welt- und Schwellenländern in Süd- und Südostasien, Afrika südlich der Sahara sowie Zentral- und Südamerika. Reisende in diesen Ländern werden jedoch äußerst selten von Giftschlangen gebissen, da sie zumeist mit solidem Schuhwerk unterwegs sind und selten in der Wildnis auf dem Boden übernachten.

In Nord- und Mitteleuropa kam es in den letzten Jahrzehnten zu keinen tödlichen oder lebensgefährlichen Schlangengiftverletzungen durch die hier heimischen Giftschlangen Aspisviper und Kreuzotter. In der Schweiz werden pro Jahr ca. 5–10 Bisse durch diese einheimischen Schlangen gemeldet, bei deutlich weniger als der Hälfte der Fälle kam es dabei zu schwereren Vergiftungserscheinungen wie ausgeprägten Ödemen, Erbrechen oder Schock (◘ Abb. 44.4). Regelmäßig treten hierzulande allerdings Verletzungen und Todesfälle bei Haltern von Giftschlangen auf, wobei Untersuchungen in Deutschland und den USA zeigen, dass es sich hierbei zumeist um eine relativ homogene Population aus alkoholisierten Männern han-

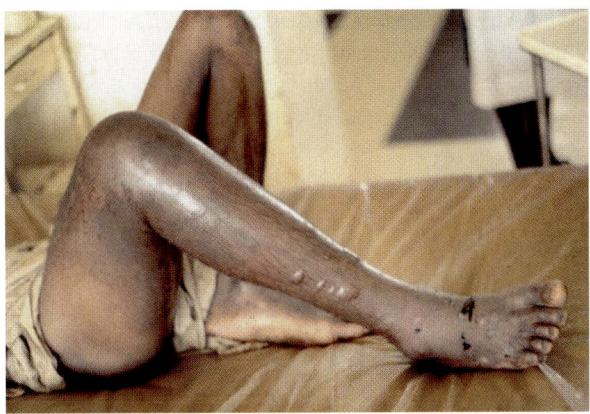

◼ Abb. 44.1 Zustand nach Biss einer Sandrasselotter (*Echis*) in Ghana. Die Folgen des Bisses sind lokale Nekrosen und schwere Gerinnungsstörungen, die auch zu inneren Blutungen führen können. (© Dr. Hinrich Sudeck, Hamburg)

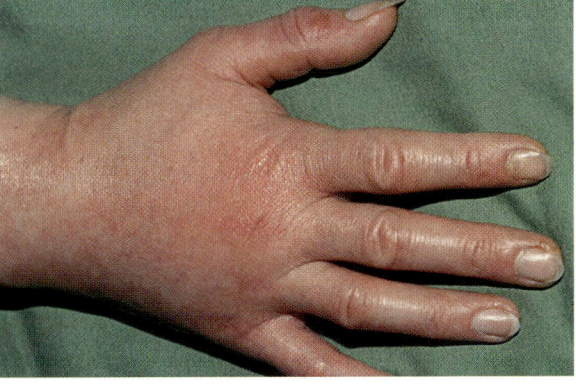

◼ Abb. 44.3 Bissstelle einer Klapperschlange (*Crotalus vegrandis*) mit nur geringer Lokalreaktion, der Patient verstarb jedoch auf der Intensivstation im Schock. (© Dr. Hinrich Sudeck, Hamburg)

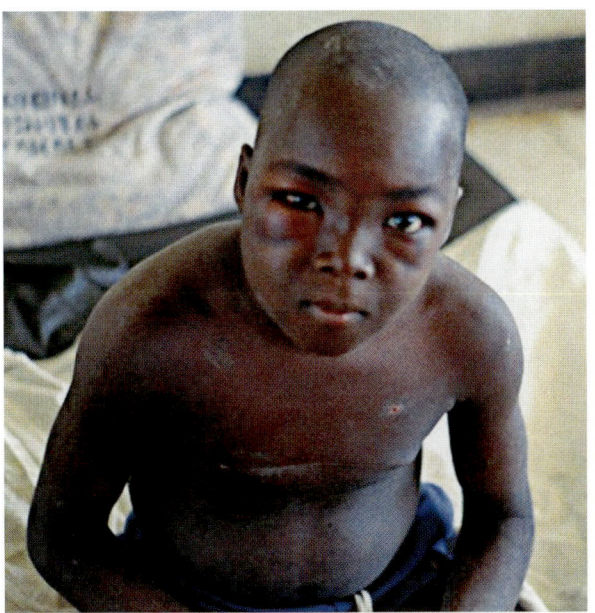

◼ Abb. 44.2 Zustand nach Biss einer Sandrasselotter (*Echis*) mit systemischen Reaktionen, die zu einer Niereninsuffizienz führten. (© Dr. Hinrich Sudeck, Hamburg)

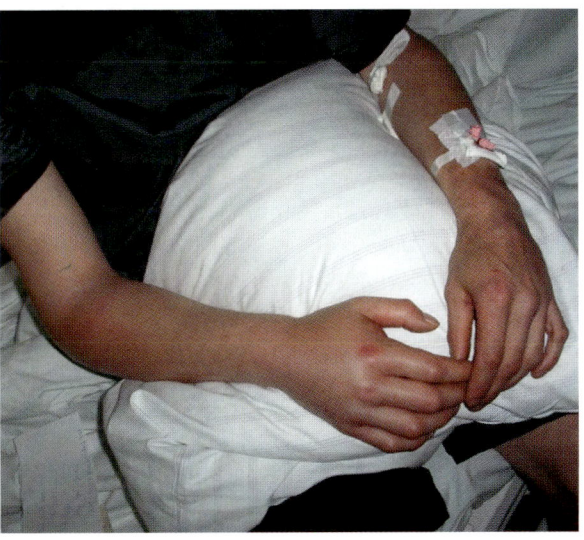

◼ Abb. 44.4 Zustand nach Biss einer Kreuzotter (*Vipera berus*) mit ausgeprägter ödematöser Lokalreaktion. (© Dr. Hinrich Sudeck, Hamburg)

delt. Nur äußerst selten kommt es bei sachgerechtem und nüchternem Umgang mit Giftschlangen zu Verletzungen.

■ Klinik

Die klinischen Symptome variieren je nach Schlangenspezies und sind abhängig von der spezifischen Wirkung der Giftbestandteile. Die ersten Beschwerden können innerhalb weniger Minuten auftreten, es wurden aber auch schwere verzögerte Reaktionen nach 48 h beschrieben. Mögliche Sofortreaktionen wie Tachykardie, Kaltschweißigkeit und Kreislaufprobleme können auch aufgrund einer durch die Schmerzen und die Angst vor den Folgen eines Schlangenbisses auftretenden Panikreaktion hervorgerufen sein.

> Je nach Schlangenspezies sind 10–80 % aller Bisse „trockene" Bisse, es gelangt also kein oder kaum Gift in den Körper. Dies passiert zumeist bei Abwehrbissen, die ausschließlich zur Abwehr einer Gefahr, nicht aber für Beutetiere gedacht sind.

■ Diagnostik

Für die optimale Therapie einer Schlangengiftverletzung mit einem Antivenom muss die Schlangenspezies identifiziert werden. Hierfür kann die Beschreibung durch Augenzeugen hilfreich sein, ein Foto der Schlange oder auch nur ein Foto der Bisswunde direkt nach erfolgtem Biss. Es sollte in keinem Fall versucht werden, die Schlange zu töten, um

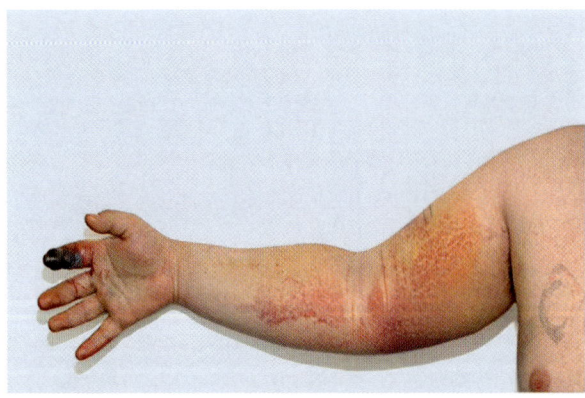

Abb. 44.5 Zustand nach Biss einer Klapperschlange. Klare Indikationsstellung für eine Antivenomgabe bei ausgeprägter Lokalreaktion mit Nekrosen und sichtbaren systemischen Effekten (Gerinnungsstörungen). (© Hinrich Sudeck, Hamburg)

sie zur Identifikation mit in die Klinik zu nehmen, da die Schlange noch genug Restgift besitzen kann, um weitere schwere Verletzungen hervorzurufen. Auch eine vermeintlich bereits tote Schlange sollte nur mit äußerster Vorsicht behandelt werden, da sich manche Schlangen bei Gefahr totstellen und bei Annäherung erneut beißen.

Die weitere Diagnostik im Krankenhaus umfasst eine ständige Überwachung der Vitalparameter inklusive EKG, eine regelmäßige körperliche Untersuchung, um evtl. später auftretende Symptome (z. B. Blutungen, Muskellähmungen) rechtzeitig zu erkennen, und Laboruntersuchungen inklusive Gerinnungsparameter, Blutbild (v. a. Thrombozyten), Kalium und Nierenwerte, die ebenfalls in regelmäßigen Abständen durchgeführt werden sollten.

Therapie

Sofortmaßnahmen

Die Sofortmaßnahmen bestehen zunächst aus der Beruhigung des Patienten, da eine starke Aufregung zu verstärkter Durchblutung und vermehrter Verteilung des Gifts führen kann. Wenn möglich sollte eine antiseptische Wundtherapie erfolgen, da durch den Biss einer Schlange zumeist auch Bakterien in die Wunde eingebracht werden. Anschließend sollte der betroffene Körperteil ruhiggestellt werden. Hierdurch können die Resorption und die systemische Verteilung des Gifts zu einem geringen Ausmaß reduziert werden. Eine milde Kompressionstherapie der betroffenen Extremität mit einer elastischen Binde kann zusätzlich zu einer verringerten systemischen Verbreitung des Schlangengifts führen, allerdings birgt dies auch Risiken. Nach einem Schlangenbiss können zum Teil massive Schwellungen auftreten und der Kompressionsverband kann dann zu Gewebeischämien und Nekrosen führen. Außerdem könnten die Effekte von Schlangengiften mit einer starken lokalen Giftwirkung durch einen Kompressionsverband verstärkt werden. Nach erfolgter Ruhigstellung sollte der Patient unmittelbar in das nächstgelegene Krankenhaus bzw. den nächsten Ort, in dem Antivenome vorrätig sind, transportiert werden.

Weiterführende Maßnahmen

Im Krankenhaus erfolgen einerseits allgemeine Maßnahmen wie die Therapie der klinischen Symptome (z. B. Schock, Blutung, Nierenversagen) und andererseits eine spezifische intravenöse Antivenomtherapie. Seit dem ersten Bericht über die Verwendung eines solchen Antivenoms im Jahr 1896 durch Calmette hat diese Therapie einer großen Zahl von Menschen das Leben gerettet und auch vor Amputationen und anderen Behinderungen bewahrt. Bei potenziell lebensgefährdenden Bissen giftiger Schlangen ist die schnellstmögliche Gabe des Antivenoms weiterhin die wichtigste Therapie und sollte durch keine anderen therapeutischen Maßnahmen verzögert werden (Abb. 44.5).

Die Antivenomtherapie hat jedoch auch Nachteile, die bedacht werden sollten. Antivenome sind speziesspezifisch, es muss also zunächst die Spezies der Schlange korrekt identifiziert werden. Aber selbst dann ist es möglich, dass das richtige Antivenom nicht voll wirksam ist, da die Zusammensetzung von Schlangengiften und die antigenen Eigenschaften ihrer Toxine in Abhängigkeit von der geographischen Verbreitung der jeweiligen Spezies stark variieren können. Außerdem werden Antivenome üblicherweise in Großtieren, wie zum Beispiel Pferden, produziert. Dies führt dazu, dass wiederholte Anwendungen von Antivenomen mit einem hohen Risiko anaphylaktischer Reaktionen assoziiert sind. Dies betrifft nahezu jeden Betroffenen, da meist über einen langen Zeitraum große Mengen von Antiserum infundiert werden müssen.

Die aktuellen Empfehlungen zur Behandlung von Klapperschlangenbissen in den USA zum Beispiel schlagen vor, initial 4–6 Dosen des Antivenoms zu injizieren und dies 1- bis 3-mal mit jeweils 4–6 Dosen zu wiederholen. Zeitgleich sollten immer hohe Dosen eines Steroids appliziert werden. Die Gabe eines Antivenoms ist also einerseits die wichtigste und effektivste Therapie, andererseits benötigen die Patienten aber zusätzliche (intensiv-) medizinische Betreuung, um die Gifteffekte zu therapieren und die Nebenwirkungen der Antivenomtherapie zu begrenzen.

> **Vorgehen nach Bissen giftiger Schlangen**
> - Beruhigung des Patienten
> - Ruhigstellung der betroffenen Extremität
> - antiseptische Wundversorgung
> - i. v. Gabe eines Antivenoms im nächstgelegenen Krankenhaus

▪▪ Kontraindizierte Maßnahmen

Es gibt zahlreiche Empfehlungen und Vorschläge zum Umgang mit Schlangenbissverletzungen, die meisten davon zeichnen sich nicht nur durch fehlende wissenschaftliche und klinische Evidenz aus, sondern sind zudem oft gefährlich und verursachen zusätzliche Schäden. Das häufig beschriebene und in Filmen zu sehende Abbinden von Extremitäten sollte zum Beispiel auf keinen Fall durchgeführt werden, da dadurch keine wesentliche gifthemmende Wirkung gegeben ist und es vor allem zu ausgeprägten Nekrosen durch die Unterbindung der arteriellen Blutversorgung und die Steigerung der lokalen Giftwirkung kommen kann. Jegliche Manipulationen an der Bisswunde (z. B. Inzisionen zum „Abfluss" des Gifts, Ausschneiden der Haut um den Biss, Injektionen von Substanzen in den Bissbereich) sind kontraindiziert, da sie nicht zu einer Verringerung der Toxizität des Schlangengifts führen, sondern nur zusätzliche Hautschäden verursachen und das Risiko einer Wundinfektion erhöhen.

Das Aussaugen einer Bisswunde ist ebenfalls kontraindiziert, da hierdurch keine relevante Verringerung der Giftwirkung erzielt werden kann, dafür aber Bakterien aus dem Mund in die Wunde übertragen werden können. Bei einer Untersuchung in Nigeria konnte festgestellt werden, dass die in den meisten Fällen durchgeführten Sofortmaßnahmen nach Schlangenbissverletzungen (Abbinden, Applikation des „Schlangensteins" oder „schwarzen Steins" („black stone"), Applikation oder Einnahme von traditionellen Kräutern, Inzisionen oder Saugen der Wunde) zu einem längeren Krankenhausaufenthalt und häufiger zum tödlichen Ausgang führen, als wenn keine Maßnahmen vor Einlieferung ins Krankenhaus ergriffen werden (◻ Abb. 44.6).

▪ Prophylaxe

Die wichtigste Maßnahme ist die Vermeidung von Schlangenbissen. Hierzu sollte man sich vor einer Reise informieren, ob im Reisegebiet Giftschlangen vorkommen, und wenn ja, um welche Schlangenspezies es sich handelt, wie die Tiere aussehen und in welchem Lebensraum sie anzutreffen sind. Man sollte sich dann in der freien Natur den Informationen entsprechend verhalten, insbesondere sollte man in Gebieten mit Giftschlangen nicht auf dem Boden schlafen, festes Schuhwerk tragen und aufgrund des Vibrationsempfindens der Giftschlangen laut auftreten. Sollte es doch zu einem Biss einer giftigen Schlange gekommen sein, müssen die beschriebenen Sofortmaßnahmen vor Ort und die weiterführenden Maßnahmen in einem Krankenhaus durchgeführt werden.

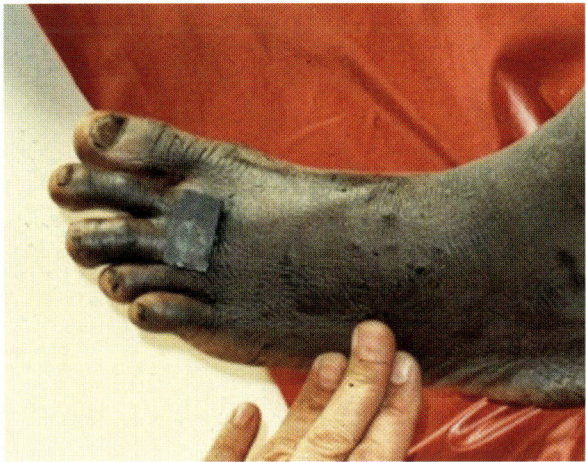

◻ **Abb. 44.6** Applikation eines „Schlangensteins" („black stone") auf die Bissstelle einer Viper. Dies ist ein in Westafrika traditionelles, aber unwirksames Heilmittel. (© Dr. Hinrich Sudeck, Hamburg)

Weiterführende Literatur

Chippaux JP (1998) Snake-bites: appraisal of the global situation. Bull World Health Organ 76:515–524

Erkens K, Boecken G (2004) Gefahren durch Gifttiere – Unfälle mit Giftschlangen. Anasthesiol Intensivmed Notfallmed Schmerzther 39:587–596

Gold BS, Dart RC, Barish RA (2002) Bites of venomous snakes. N Engl J Med 347:347–356

Gutierrez JM, Leon G, Burnouf T (2011) Antivenoms for the treatment of snakebite envenomings: the road ahead. Biologicals 39:129–142

Junghanss T, Bodio M (2006) Medically important venomous animals: biology, prevention, first aid, and clinical management. Clin Infect Dis 43:1309–1317

Lavonas EJ, Ruha AM, Banner W, Bebarta V, Bernstein JN, Bush SP, Kerns WP, Richardson WH, Seifert SA, Tanen DA, Curry SC, Dart RC (2011) Unified treatment algorithm for the management of crotaline snakebite in the United States: results of an evidence-informed consensus workshop. BMC Emerg Med 11:2

Maier J, Rauber-Lüthy C, Kupferschmidt H (2003) Aspisviper (Vipera aspis) und Kreuzotter (Vipera berus): die medizinisch bedeutsamen Giftschlangen der Schweiz. Schweiz Med Forum 34:780–785

Michael GC, Thacher TD, Shehu MI (2011) The effect of pre-hospital care for venomous snake bite on outcome in Nigeria. Trans R Soc Trop Med Hyg 105:95–101

Eichenprozessionsspinner

Christian Stanger

Entwicklung

Eichenprozessionsspinner (*Thaumetopoea processionea*) gehören zur Familie der Prozessionsspinner (Thaumetopoeidae), einer Nachtschmetterlingsart. Der Eichenprozessionsspinner ist besonders in Süd- und Mitteleuropa beheimatet. In Deutschland bewohnt er inzwischen den gesamten süddeutschen Raum, maßgeblich in Folge der warmen Witterung der letzten Jahre. Weitere in Europa wichtige Vertreter der Familie der Prozessionsspinner sind der Pinienprozessionsspinner (*Thaumetopoea pityocampa*) und der Kiefernprozessionsspinner (*Thaumetopoea pinivora*).

Die Flugzeit des Eichenprozessionsspinners reicht von Juli bis September. Die Weibchen legen ihre Eier ausschließlich in Eichen ab, wofür die Tiere warm-trockene sowie sonnige Standorte mit freistehenden, älteren Bäumen am Waldrand, in Wiesen, Parks oder Gärten bevorzugen. Die Eier überwintern im Nest. Im Mai schlüpfen schließlich die jungen Raupen. Die Raupen leben in Familienverbänden und bilden typische Gespinstnester am Stamm und in Astgabeln der Eichen, in die sich die Raupen tagsüber und zur Häutung zurückziehen. Diese Nester können bis zu 1 m lang werden und viele tausend Tiere enthalten (Abb. 45.1).

Vom Nest aus begeben sich die Raupen in einer Prozession von bis zu 10 m Länge, daher der Name Prozessionsspinner, zur Nahrungssuche. Je nach Witterung erfolgt ab Mitte/Ende Juni die Verpuppung in Kokons im Gespinstnest. Bei der letzten Verpuppung werden die Brennhaare mit der letzten Larvenhaut abgestreift und verbleiben im Gespinstnest. Die Gespinstnester können mehrere Jahre erhalten bleiben. Durch Witterungseinflüsse werden sie jedoch nach und nach zerstört und fallen zu Boden.

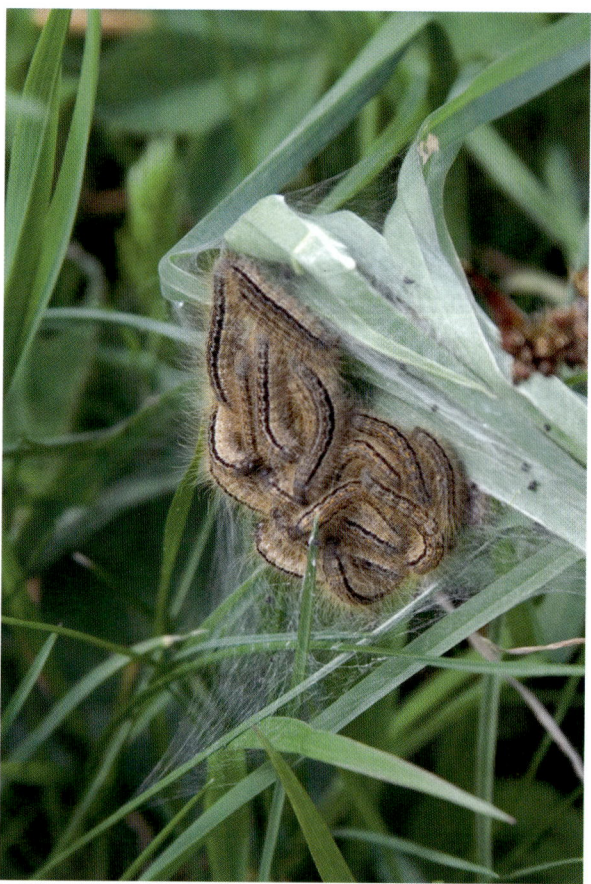

Abb. 45.1 Nest mit Raupen des Eichenprozessionsspinners. (© Stefan Franz/Fotolia)

Pathogenese

Charakteristisch für die Raupen des Prozessionsspinners sind Brennhaare (Setae) von ca. 0,1–0,2 mm Länge, je nach Alter der Raupe bis zu 700.000 Stück (Abb. 45.2). Diese Brennhaare, die einen Giftstoff (Thaumetopoein) enthalten, schützen die Raupen vor Fressfeinden wie Vögeln und kleinen Nagern. Bei Kontakt mit den Brennhaaren der Raupen kommt es durch direkte Histaminliberation und IgE-vermittelt zu urtikariellen Hautveränderungen im Bereich der Einwirkung der Brennhaare. Thaumetopoein selbst soll ebenfalls eine histaminartige Wirkung haben. Die Reaktion auf die Brennhaare der Prozessionsspinner wird als Raupendermatitis oder Prozessionsspinnerdermatitis (Lepidopterismus) bezeichnet.

> Neben dem direkten Kontakt zu den Raupen kann auch der Kontakt zu den Gespinstnestern, die nach Jahren noch Brennhaare der Raupen enthalten, zu Hautreaktionen führen. Zudem können durch den Wind Brennhaare zum Menschen geweht werden, die dann entweder auf der Haut zu einer Dermatitis führen oder beim Einatmen allergische Symptome der Atemwege verursachen.

Häufigkeit und Vorkommen

In den letzten Jahren hat die Inzidenz der Raupendermatitis aufgrund der wärmer werdenden Witterung und einer damit einhergehenden Ausbreitung des Prozessionsspinners auch in unseren Gefilden deutlich zugenommen. Trotzdem sind Aussagen zur Häufigkeit der Prozessionsspinnerdermatitis schwer zu treffen. Oftmals kommt es zu geradezu epidemieartigen Ausbrüchen, wenn ein von den Raupen befallener Baum in der Nähe einer Wohngegend steht. Es können jedoch auch einzelne Personen wie Wanderer, die in die Nähe eines betroffenen Baums gekommen sind, betroffen sein.

Klinik

Klassische Symptome der Prozessionsspinnerdermatitis sind starker Juckreiz, hellrote Erytheme, urtikarielle Papeln und häufig Kratzexkoriationen. Diese Hautveränderungen finden sich typischerweise an unbekleideter Haut, etwa im

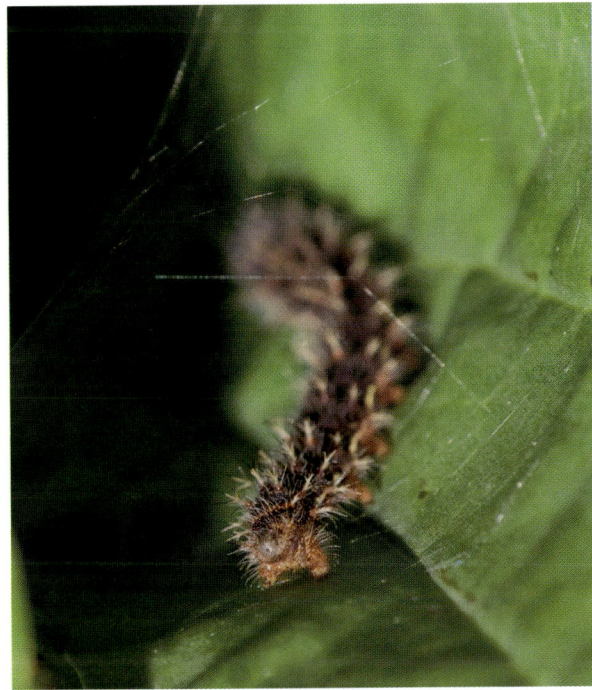

Abb. 45.2 Raupe mit Brennhaaren. (© herculaneum79/Fotolia)

Gesicht, an Hals und Nacken, den Armen und den Beinen. Es kann aber auch zu weiteren Beschwerden kommen, wenn die Brennhaare zum Beispiel in die Augen gelangt sind oder eingeatmet wurden. So sind Konjunktivitiden, Reizungen der Atemwege mit Pharyngitis und asthmaartigen Beschwerden möglich. Angioödeme sind ebenfalls beschrieben. Allgemeinsymptome wie Fieber, allgemeines Krankheitsgefühl, Müdigkeit und Abgeschlagenheit werden ebenfalls berichtet, auch einzelne Fälle von anaphylaktischen Reaktionen bis hin zum anaphylaktischen Schock sind beobachtet worden.

- Diagnostik

Die Raupendermatitis ist eine durch die klinische Untersuchung und Anamnese zu stellende Diagnose. Der Aufenthalt im Freien in der Jahreszeit von Mai bis Juli kann als erster Hinweis gelten, ggf. ist das Nest oder der Aufenthalt im Bereich von Eichen mit möglicher Exposition zu den Raupen des Prozessionsspinners erinnerlich. Sollte der Betroffene schildern, dass weitere Personen im direkten Umfeld an ähnlichen Symptomen leiden, bestärkt sich der Verdacht. Der Hautbefund ist klassisch, muss aber abgegrenzt werden von Urtikaria, Skabies (nicht typischerweise an unbekleideten Hautarealen), Trombidiose (später im Jahr) oder Zerkariendermatitis (Badeanamnese).

- Therapie

Als Sofortmaßnahme sollten alle Raupenhaare von der Haut abgewaschen werden, am besten durch eine Dusche des gesamten Patienten. Kleidung ist auszuziehen und gründlich zu reinigen. Bei Kontakt mit den Augen sind diese sofort auszuspülen, und ein Augenarzt sollte hinzugezogen werden. Zur Therapie der Hautveränderungen empfehlen sich lokale Steroide und juckreizlindernde Pflegelotionen. Systemische Antihistaminika können ebenfalls eingesetzt werden. Bei Symptomen der Atemwege können bronchodilatative Medikamente oder inhalative Glukosteroide sinnvoll sein. Bei den ganzen Körper betreffenden Reaktionen wie einer massiven anaphylaktischen Reaktion sind systemische Kortikosteroide sowie eine notfallmedizinische Betreuung indiziert.

- Prophylaxe

Es empfiehlt sich, von Prozessionsspinnern befallene Bäume oder Hochrisikogebiete zu meiden. Am Boden liegende Gespinstnester sollten auf keinen Fall berührt werden. Diese enthalten die Hüllen Abertausender von Raupen und verursachen beim Kontakt dieselben Symptome, wie sie beim Kontakt zur Raupe entstehen. Wird in einem bewohnten Gebiet oder in dessen Nähe ein Nest in einer Eiche gesichtet, sollte die zuständige Forstverwaltung oder das Grünflächenamt informiert werden. Fachleute können sich dann um das Nest kümmern und die Gefahr für Anwohner beseitigen.

Weiterführende Literatur

Burns DA (2010) Diseases caused by arthropods and other noxious animals. Butterflies and moths (Lepidoptera). In: Burns T, Breathnach S, Cox N, Griffiths C (Hrsg) Textbook of Dermatology, 8. Aufl. Bd. 2. Wiley-Blackwell, Oxford, S 38.28–38.29

Maier H, Spiegel W, Kinaciyan T, Krehan H, Cabaj A, Schopf A, Hönigsmann H (2003) The oak processionary caterpillar as the cause of an epidemic airborne disease: survey and analysis. Br J Dermatol 149:990–997

Utikal J, Booken N, Peitsch WK, Kemmler N, Goebeler M, Goerdt S (2009) Lepidopterismus. Hautarzt 60(1):48–50

Paederus

Chistian Stanger, Kay Erkens

Pathogenese

Bei Hautkontakt mit Käfern der Gattung *Paederus* kann es zu einer toxischen Dermatitis kommen. Die Käfer gehören zur Familie der Staphylinidae (Kurzflügler). Die Gattung *Paederus* umfasst ca. 500 Arten, von denen rund 30 als für den Menschen medizinisch relevant zu werten sind. Die Gattung kommt weltweit vor. Die charakteristische orangerote und dunkelgrüne bis blaumetallische Farbe seines Körpers ermöglicht es, die Käfer gut zu erkennen (Abb. 46.1). Der Käfer lebt als Jäger kleiner Insekten im feuchtwarmen Milieu in der Nähe von Gewässern. Während der Regenzeit ist er in tropischen Regionen häufig anzutreffen.

Der Käfer ist tag- und nachtaktiv. Durch künstliches Licht wird er nachts angezogen, wobei insbesondere Neonlicht auf die Käfer anziehend zu wirken scheint. Beim nächtlichen Aufenthalt im Freien, zum Beispiel auf erleuchteten Terrassen, treffen die Käfer dann auf den Menschen. Meist lassen sie sich von Wänden oder der Decke herabfallen, weil sie von der hell erleuchteten Haut der Menschen angezogen werden.

> Beim bloßen Kontakt mit der Haut entstehen keine direkten Symptome. Wenn der Käfer jedoch verletzt wird (z. B. beim Abreiben, unbeabsichtigten oder beabsichtigten Zerdrücken), kommt es zur Freisetzung der hochtoxischen Alkaloide Pederin und Pseudopederin. Diese können eine toxische Dermatitis mit Blasenbildung auslösen.

Die Toxine kommen nur in der Hämolymphe von *Paederus*-Weibchen vor und werden während der Fortpflanzungszeit auf die Eier übertragen. Die Käferlarven speichern Pederin und sind dadurch vor Fressfeinden chemisch geschützt. Mittlerweile ist bekannt, dass diese Toxine von im *Paederus*-Weibchen vorkommenden Bakterien der Gattung *Pseudomonas* produziert werden.

Häufigkeit und Vorkommen

In der Regenzeit kam es in einigen tropischen Ländern in der Vergangenheit immer wieder zu endemischen Ausbrüchen der Käferdermatitis. Es kam dabei zu einer fast explosionsartigen Vermehrung der Käfer. Berichtet wurde dies zum Beispiel aus Staaten südlich der Sahara wie Kenia, Namibia, Kongo, Kamerun, Sudan und Uganda, aber auch aus anderen Ländern wie Australien, Frankreich, Indien und mehreren Ländern Südamerikas, wie zum Beispiel Ecuador, Brasilien und Argentinien.

Klinik

Nach Kontakt mit dem Gift der Käfer kommt es nach ca. 12–24 h zu ersten Symptomen. Typisch sind leicht erythematöse, juckende und brennende, streifig angeordnete Pla-

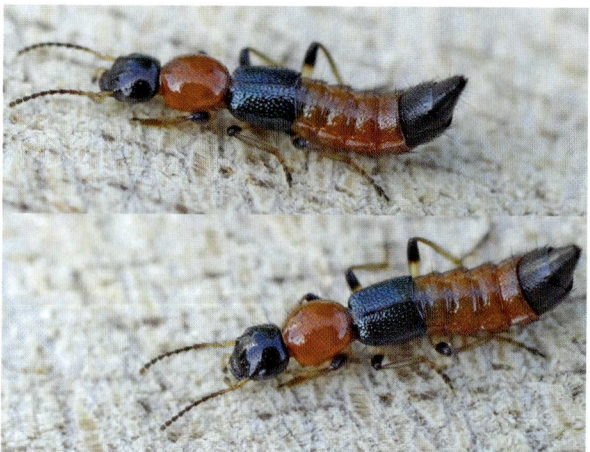

 Abb. 46.1 Käfer der Gattung *Paederus* aus der Familie der Kurzflügler. (© entomart)

ques (Abb. 46.2). Die klassische Anordnung der Hautveränderungen entsteht durch die typische Abwischbewegung beim Entfernen und unbeabsichtigten Zerdrücken der Käfer und der damit einhergehenden Verteilung des Giftes, das überall dort, wo es mit der Haut Kontakt hatte, zu Symptomen führt (Abb. 46.3). Im weiteren Verlauf, typischerweise nach 1–2 Tagen, kommt es an den Stellen, an denen sich die Erytheme befanden, zur Blasenbildung. Die zunächst nur stecknadelkopfgroßen Bläschen konfluieren langsam zu größeren Blasen (Abb. 46.4). Der Rand der Läsionen ist dabei deutlich gerötet. Nach ca. einer Woche beginnen die Bläschen einzutrocknen, und die Haut schuppt sich ab. Zurück bleibt zunächst ein Erythem, das im weiteren Verlauf abblasst. Hyper- oder Hypopigmentierungen können noch für Monate bestehen bleiben.

Besonders betroffen sind Hals und Gesicht, da diese Körperstellen meist unbekleidet sind. Handflächen und Fußsohlen sind aufgrund der dickeren Hornschicht so gut wie nie betroffen. Wenn das Gesicht, insbesondere die Periorbitalregion betroffen ist, kann es zu ausgeprägten Schwellungen kommen („Nairobi eye" bzw. „Nairobi red eye"). Diese klingen jedoch folgenlos ab. Von Allgemeinsymptomen wie Abgeschlagenheit, Kopfschmerzen und Arthralgien wurde berichtet, diese sind jedoch die Ausnahme.

Diagnostik

> Die klassische streifige Anordnung der Hautveränderungen und deren Lokalisation im Bereich unbekleideter Körperstellen führen zusammen mit der Anamnese meist sicher zur Diagnose. Durch das Abwischen des Giftes mit den Handgelenken kommt es dort ggf. zu korrespondierenden Hautveränderungen.

Häufig sind auch andere Personen im direkten Umfeld des Patienten betroffen. Auch Informationen zum Aufenthalt

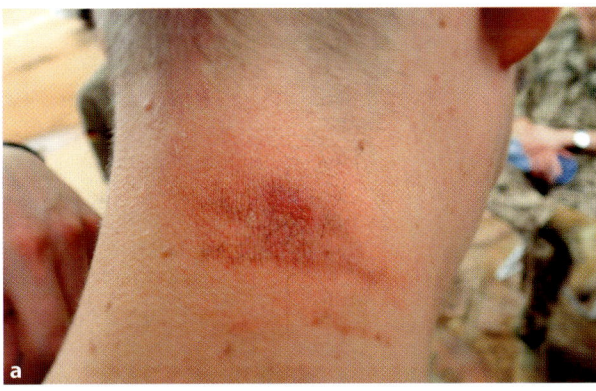
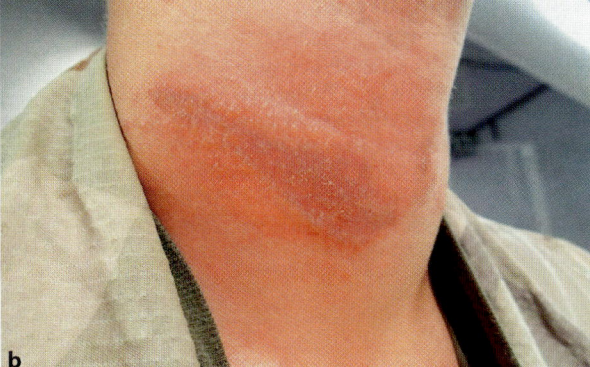

Abb. 46.2a,b *Paederus*-Dermatitis an Nacken und Hals

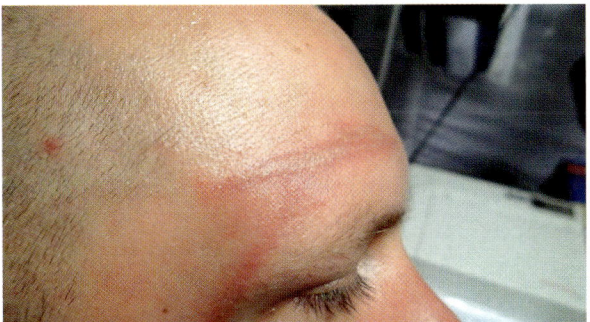

Abb. 46.3 Streifige *Paederus*-Dermatitis an der Stirn nach Abwischen des Käfers

in einem tropischen Land zur Regenzeit können einen Hinweis auf die Genese der Erkrankung geben. Differenzialdiagnostisch muss im Stadium der erythematösen Plaques an andere akute Dermatitiden gedacht werden, im Stadium der Bläschen an eine Herpes-simplex- oder Herpes-zoster-Infektion.

■ Therapie

Zur Therapie eignen sich juckreizstillende Externa, wie zum Beispiel Polidocanol-haltige Lotionen, und topische Steroide. Antihistaminika können systemisch gegen den Juckreiz eingesetzt werden. Wenn die Haut verletzt ist, zum Beispiel durch Kratzen oder sich eröffnende Bläschen, ist eine Desinfektion mit einem Wundantiseptikum sinnvoll. Eine Antibiose ist nur nötig, wenn es zu einer bakteriellen Superinfektion exkoriierter Hautveränderungen kommt. Ansonsten heilen die Hautveränderungen folgenlos ab.

■ Prophylaxe

Beim Aufenthalt im Freien sollte auf die Anwesenheit der charakteristischen Käfer geachtet werden. Wenn möglich sollte auf grelles Licht verzichtet werden, da dieses die Käfer anlockt. Befindet sich ein Käfer auf der Haut, sollte dieser nicht zerdrückt oder abgewischt werden, da es sonst zur Freisetzung des Giftes kommt. Stattdessen sollten die

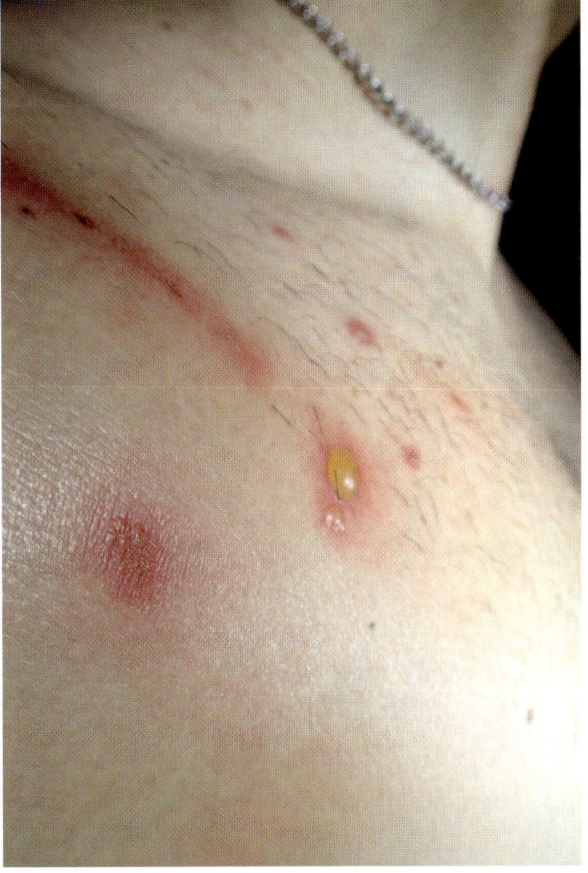

Abb. 46.4 Toxische Blase bei *Paederus*-Dermatitis

Käfer vorsichtig entfernt werden, um sie nicht zu verletzen. Beim Verdacht, dass sich Gift auf der Haut befinden könnte, sollte diese mit Wasser und Seife gründlich abgewaschen werden. Repellentien scheinen keinen ausreichenden Effekt gegen die Käfer zu haben. Nachts empfiehlt es sich, unter einem Mosquitonetz zu schlafen, da so keine Käfer auf die Haut herabfallen können.

Weiterführende Literatur

Cressey BD, Paniz-Mondolfi AE, Rodríguez-Morales AJ, Ayala JM, De Ascenção Da Silva AA (2013) Dermatitis linearis: vesicating dermatosis caused by paederus species (coleoptera: staphylinidae). Case series and review. Wilderness Environ Med 24(2):124–131

Krippner R, Dzikouk G (2000) Toxische Kontaktdermatitis durch Paederus sabaeus ("Blasenkäfer"). Dt Ärztebl 97:A-1072–1074

Singh G, Yousuf AS (2007) Paederus dermatitis. Indian J Dermatol Venereol Leprol 73(1):13–15

Rote Feuerameisen

Esther von Stebut

Pathogenese

Die Rote Feuerameise (*Solenopsis invicta*) gehört zu den Feuerameisen (*Solenopsis*) (Abb. 47.1). Sie können schmerzhafte Bisse austeilen. Bei einem Angriff attackiert die Ameise durch einen Biss ihrer Kiefer und bringt anschließend das Gift ihres Hinterleibstachels in die Wunde ein. Das Gift besteht im Wesentlichen aus Alkaloiden.

Vorkommen und Häufigkeit

Die Rote Feuerameise kommt endemisch in Südamerika vor, ist aber seit Jahrzehnten auch in den Südstaaten der USA sowie in Australien, China und Taiwan verbreitet. Ihre rasche Verbreitung nach ihrer Einschleppung in den USA ist auf ihr aggressives Verhalten zurückzuführen, das sie sowohl gegenüber anderen Ameisenarten als auch gegenüber potenziellen Angreifern wie den Menschen zeigt.

Klinik

Das Gift der Feuerameise ruft nach einer Zeitverzögerung eine brennende Hautreaktion hervor (Abb. 47.2). Die betroffene Haut wird erythematös, und es zeigen sich Pusteln. Es kann auch zu schweren allergischen Reaktionen kommen (Stafford 1996), die allerdings zunächst eine Sensibilisierung voraussetzen.

Therapie

Der direkte Kontakt mit diesen Ameisen ist, wenn möglich, zu vermeiden. Die Behandlung der Hautveränderungen ist vergleichbar mit derjenigen anderer Insektenstiche (lokal antipruriginös, ggf. topische Kortikosteroide, bei schweren Formen systemische Antihistaminika, Kortikosteroide und Antiphlogistika). Eine Hyposensibilisierung gegen das Gift der Feuerameise bei Sensibilisierten ist möglich.

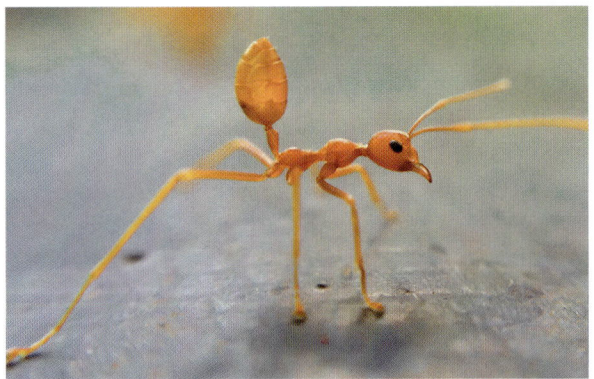

Abb. 47.1 Rote Feuerameise (*Solenopsis invicta*). (© TUNTI/iStock)

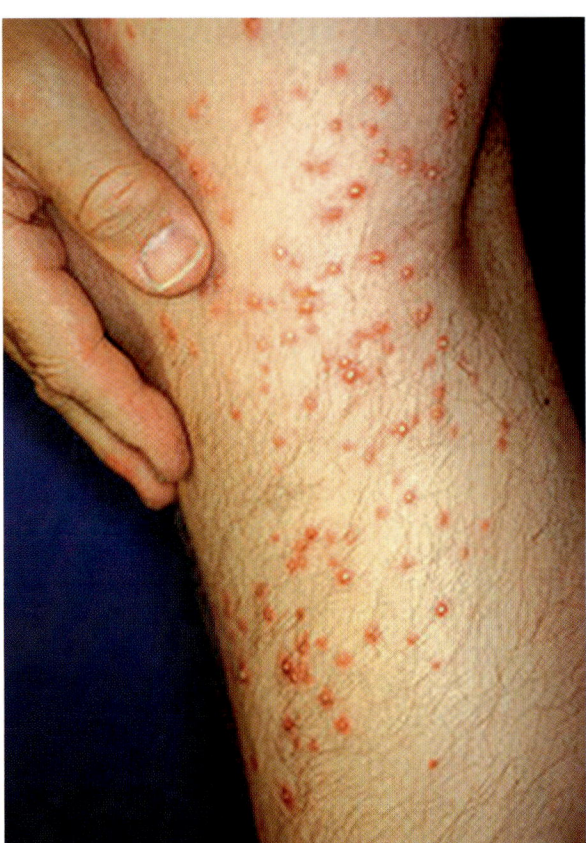

Abb. 47.2 Dermatitis nach Feuerameisenkontakt (© United States Department of Agriculture)

Literatur

Stafford CT (1996) Hypersensitivity to fire ant venom. Ann Allergy Asthma Immunol 77:87–95

Ölkäfer

Esther von Stebut

Pathogenese

Die Ölkäfer (Meloidae) sind eine Familie der Käfer mit weltweit etwa 2500 Arten (Abb. 48.1). Sie werden ca. 10 mm lang und haben unterschiedliche Körperformen (lang oder gedrungen). Manche sind aufgrund ihrer stark gekürzten Flügel flugunfähig.

Ölkäfer enthalten Cantharidin (Abb. 48.2), einen giftigen Abwehrstoff, der in ihrer Hämolymphe produziert wird. Bei Gefahr tritt die Flüssigkeit aus Poren an den Beingelenken aus; dies erinnert stark an Öltröpfchen und war für die Käfer namensgebend. Cantharidin ist der Hauptwirkstoff der Ölkäfergifte und schützt die Tiere vor allem vor Ameisen und Laufkäfern. Es wird von den männlichen Käfern produziert und während der Paarung auf die Weibchen und anschließend zum Schutz gegen Fressfeinde auf die Eier übertragen.

Häufigkeit und Vorkommen

In Europa kommen 210 Arten und Unterarten von Ölkäfern vor, davon findet man 37 Arten auch in Mitteleuropa. Ölkäfer leben besonders in warmen Gegenden, in trockenen Regionen, vor allem auf Blüten, Blättern oder am Boden.

Klinik

Cantharidin ist ein starkes Reizgift, das eine toxische Blasenbildung auf der Haut auslöst. Bei oraler Einnahme führt es zu einem akuten Nierenversagen; die Aufnahme von 0,03 g Gift kann tödlich sein. Der von der „Spanischen Fliege" – eigentlich der Ölkäfer *Lytta vesicatoria* – bekannte Effekt von Cantharidin auf die sexuelle Potenz wird durch eine Reizung der Harnwege hervorgerufen, die zu einer starken, oft dauerhaften, gelegentlich schmerzhaften Erektion führt. Sie ist kein Aphrodisiakum, da das sexuelle Verlangen unverändert bleibt. Auch andere Käfergattungen scheiden irritierende Substanzen ab (Nicholls et al. 1990), die in ländlichen tropischen Regionen zum Problem werden können (Gnanaraj et al. 2007).

Therapie

Meidung des Kontakts mit Ölkäfern. Eine symptomatische Therapie ist ausreichend.

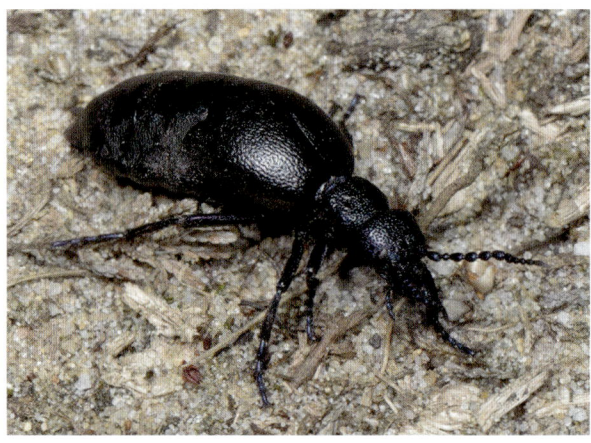

Abb. 48.1 Ölkäfer (*Lytta vesicatoria*). (© Michael Tieck/Fotolia)

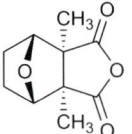

Abb. 48.2 Strukturformel des Cantharidins

Literatur

Gnanaraj P, Venugopal V, Mozhi MK, Pandurangan CN (2007) An outbreak of Paederus dermatitis in a suburban hospital in South India: a report of 123 cases and review of literature. J Am Acad Dermatol 57:297–300

Nicholls DS, Christmas TI, Greig DE (1990) Oedemerid blister beetle dermatosis: a review. J Am Acad Dermatol 22:815–819

Toxische Reaktionen nach Pflanzenkontakt

Detlef Becker

In manchen Regionen außerhalb Europas kann es durch Kontakt zu Pflanzen, deren irritatives Schädigungspotenzial den Reisenden unbekannt ist, zu Reaktionen wie Granulomen, z. B. durch Kakteenstacheln (Suzuki und Baba 1993), oder einer urtikariellen Dermatitis durch Oxalsäurekristalle kommen (Tab. 49.1). Speziell die **Wolfsmilchgewächse** enthalten eine Reihe von Substanzen, die als Gemisch unter der Bezeichnung Euphorbon bekannt sind und massive irritative Reaktionen auslösen können (Asilian und Faghihi 2004).

Falls sich durch den Verbleib von Fremdmaterial in der Haut Granulome bilden, müssen diese unter Umständen elektiv entfernt werden. Rein entzündliche Veränderungen sind in der Regel selbstlimitierend. Zur Beschleunigung der Abheilung kommen allgemeine Prinzipien der Ekzemtherapie, wie die zeitlich begrenzte topische Therapie mit Glukokortikosteroiden, und eine an die klimatischen Verhältnisse und das Ekzemstadium angepasste Auswahl von Pflegemitteln zum Einsatz.

Tab. 49.1 Pflanzen mit Oxalsäurenadeln im Gewebe, die irritative Hautreaktionen auslösen können

Pflanzen	Vorkommen
Amerikanische Agave (*Agave americana*)	USA, Mexiko
Narzissen (*Narcissus* spp.)	Ursprünglich Südeuropa, Gartenzierpflanze
Dieffenbachie (*Dieffenbachia picta*)	Südamerika, Zimmerpflanze
Philodendron (*Philodendron* spp.)	Mittel- und Südamerika, Zimmerpflanze
Ananas (Blätter) (*Ananas cosmosus*)	Kulturpflanze
Gartenhyazinthe (*Hyazinthus orientalis*)	Vorderasien, Zierpflanze
Rhabarber (*Rheum* spp.)	Asien, Kulturpflanze

Literatur

Asilian A, Faghihi G (2004) Severe irritant contact dermatitis from Cypress spurge. Contact Dermatitis 51:37–39

Suzuki H, Baba S (1993) Cactus granuloma of the skin. J Dermatol 20:424–427

Seeigel

Christian Stanger

■ Pathogenese

Seeigel (Echinoidea) gehören zum Stamm der Stachelhäuter (Echinodermata). Es sind wirbellose Tiere, die in allen Meeren dieser Welt zu finden sind. Besonders häufig anzutreffen sind sie an den Küsten Europas, Asiens, Mittelamerikas und Australiens sowie an den Küsten der atlantischen und pazifischen Inseln. Unterschieden wird in die eigentlichen, regelmäßigen Seeigel und die sogenannten unregelmäßigen Seeigel. Es existieren über 900 Arten, von denen nur wenige als giftig beschrieben sind. Einige dieser giftigen Arten sind jedoch im Besitz potenter Neurotoxine, die bei Vergiftungen lebensgefährlich sein können.

Bei akzidentellem Kontakt mit Seeigeln können Verletzungen auftreten. Die Seeigel leben am Meeresgrund und verstecken sich gerne in kleinen Felshöhlen und Nischen. Man trifft sie daher insbesondere an felsigen Küsten an. Nachts verlassen die Seeigel ihre Höhlen, befinden sich dann auf dem Meeresboden und sind somit für unbedarfte Badende, auch wegen der schlechteren Sicht, eine noch größere Gefahr. Gefährdet sind neben Badegästen, die mit bloßen Füßen auf Seeigel treten oder unbeabsichtigt mit anderen Körperteilen mit ihnen in Kontakt kommen, insbesondere Taucher, die die Tiere versehentlich oder absichtlich berühren, sowie Fischer beim Einholen ihrer Netze, in denen sich Seeigel verfangen haben können.

Beim Kontakt mit den auf dem Kalkpanzer der Seeigel sitzenden Stacheln kommt es zu Verletzungen. Die Stacheln dringen leicht und tief in die Haut ein, brechen schnell ab und haften, mit Widerhaken versehen, gut in der Haut. Bei den *Diadema*-Arten, die sehr lange und brüchige Stacheln haben, sind die Gifte im Inneren der Stachel enthalten. Einige Arten, etwa *Aerosoma*-, *Asthenosoma*- und *Phormosoma*-Arten, haben kürzere Stacheln, an deren Ende sich Blasen befinden, die eine Giftdrüse enthalten. Beim Eindringen in die Haut werden die Inhalte dieser Giftdrüse abgegeben. Die Gifte, die sich in den Stacheln oder den Giftdrüsen befinden, können neben Botenstoffen wie Histamin und Serotonin auch potenziell lebensbedrohliche Neurotoxine enthalten.

Neben den Stacheln besitzen einige Seeigel Pedicellarien. Diese kleinen, zangenähnlichen Greifwerkzeuge befinden sich zwischen den Stacheln an der Oberfläche des Seeigels, sie dienen der Reinigung und Feindabwehr. Bei den *Toxopneustes*- und *Tripneustes*-Arten enthalten diese Pedicellarien einen Giftapparat. Bei Kontakt mit der Haut schließen sich die Pedicellarien. Beim Versuch, den Seeigel zu entfernen, reißen sie ab und verbleiben in der Hornschicht der Haut haften, wo sie dann ihr Gift freisetzen. Auch eine passive Vergiftung durch Verzehr der Seeigel ist möglich, wobei in diesen Fällen insbesondere die gifthaltigen Gonaden der Seeigel gefährlich sind.

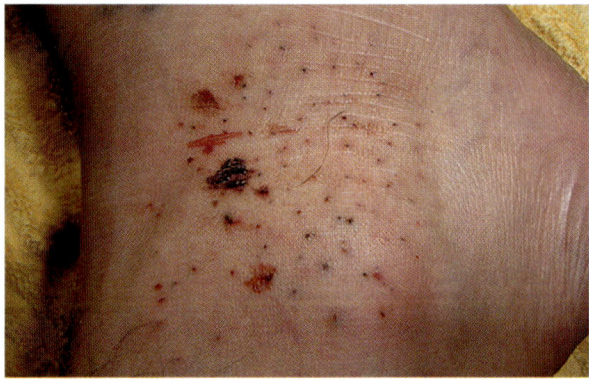

Abb. 50.1 Seeigelverletzung mit Fremdkörperreaktion

> Neben der rein mechanischen Verletzung durch Seeigelstacheln sind teilweise schwerwiegende Vergiftungen möglich. Allerdings sind von den über 900 Seeigelarten nur sehr wenige für den Menschen wirklich gefährlich.

■ Häufigkeit und Vorkommen

Zur Häufigkeit von Verletzungen durch Seeigel kann keine genaue Aussage getroffen werden. Viele kleinere Verletzungen werden direkt vor Ort behandelt, bedürfen keiner weiteren medizinischen Betreuung und werden daher nie erfasst. Besonders häufig anzutreffen sind Seeigel an steinigen Küsten Europas, Asiens, Mittelamerikas und Australiens sowie an den Küsten der atlantischen und pazifischen Inseln.

■ Klinik

Bei Verletzungen durch Seeigel kommt es neben der rein mechanischen Verletzung durch die Stacheln häufig zu Vergiftungen. Mechanisch kommt es zum Eindringen der Stachel in die Haut, zu kleineren Blutungen und zum Verbleib des Stachels oder von Teilen des Stachels in der Haut (Abb. 50.1). Je nachdem, um welche Art es sich handelt, sind die Stacheln überaus zerbrechlich und nur schwer zu entfernen. Verbleiben Teile in der Haut, kann es zu Schmutztätowierungen kommen.

Ebenso erhöhen in der Haut verbleibende Stachelreste das Risiko für nachfolgende Infektionen. Diese sind jedoch auch möglich, wenn der Stachel vollständig entfernt wurde. In Folge einer Infektion im Bereich der Einstichstelle kann es zu Fieber kommen und in seltenen Fällen, wenn die Infektion unbehandelt bleibt, auch zu einer Sepsis. Bei länger in der Haut verbleibenden Stachelresten ist die Entwicklung von Fremdkörpergranulomen möglich. Falls ein Stachel in die Gelenkkapsel eindringt, kann es durch die daraus resultierende Entzündungsreaktion im Sinne einer Monoarthritis als Spätfolge zu einer Einsteifung des Gelenks kommen.

Das Gift der Seeigel kann verschiedene Symptome verursachen, wobei die Bandbreite überaus groß ist. Im

Tab. 50.1 Seeigel: Vorkommen, Giftorgan und Symptome der Vergiftung. (Adaptiert nach Daunderer 1995)

Name	Vorkommen	Giftorgan	Symptome
Europäischer Diademseeigel (*Centrostephanus longispinus*)	Mittelmeer	Lange, giftgefüllte Stacheln	Allgemeinsymptome, Lähmungen möglich
Echinothrix spp.	Indopazifik, Australien, Ostafrika, Rotes Meer	Lange, giftgefüllte Stacheln	Allgemeinsymptome, Lähmungen möglich, Todesfälle beschrieben
Asthenosoma spp.	Indopazifik	Kurze Stacheln mit Giftdrüse an der Spitze	Allgemeinsymptome, Lähmungen möglich, Todesfälle beschrieben
Violetter Seeigel (*Sphaerechinus granularis*)	Mittelmeer, östlicher Atlantik	Pedicellarien	Allgemeinsymptome, Lähmungen möglich, Sprachstörungen, Kreislaufdysregulation
Rosenseeigel (*Toxopneustes pileolus*)	Indopazifik	Pedicellarien	Allgemeinsymptome, Lähmungen möglich, Sprachstörungen, Kreislaufdysregulation, Atemnot, Todesfälle beschrieben

Bereich der Einstichstelle kommt es nach der Verletzung häufig zu intensiven Schmerzen, einem Erythem und Ödem. Ein Brennen oder Jucken im Bereich der Einstichstelle ist ebenfalls möglich, ebenso eine allergische Reaktion im Sinne einer Urtikaria, die auch den ganzen Körper betreffen kann. Möglich sind auch eine Zerstörung der lokalen Blutgefäße und eine Nekrosenbildung. Durch die Einwirkung von Neurotoxinen kann es im Bereich der Einstichstelle zu Lähmungserscheinungen motorischer Nerven kommen.

Systemische Reaktionen sind seltener, werden jedoch ebenfalls beschrieben (Tab. 50.1). Dabei sind neben migräneartigen Kopfschmerzen auch gastrointestinale Symptome wie Übelkeit, Erbrechen und Diarrhöen sowie Herz-Kreislauf-Beschwerden wie Herzrhythmusstörungen oder Blutdruckabfall möglich. Atemnot bis hin zu Todesfällen durch Lähmung der Atemmuskulatur sind beschrieben.

Diagnostik

Eine genaue Anamnese spielt in der Diagnostik der Seeigelverletzungen eine große Rolle. Wenn möglich, ist es hilfreich, die Art des Seeigels zu bestimmen, um bessere Aussagen über die mögliche Wirkung des Giftes treffen zu können. Die meisten Seeigel haben keine potenten Gifte, einige im Indopazifik vorkommende Arten sind jedoch sehr gefährlich. Bei diesen Arten wurden Todesfälle in der Literatur beschrieben. Eine genaue klinische Untersuchung der Einstichstelle ist nötig, aber auch systemische Reaktionen müssen ausgeschlossen werden. Falls der Verdacht auf besonders tief liegende Stacheln besteht, diese jedoch nicht sichtbar sind, kann eine Ultraschalluntersuchung oder eine Röntgenaufnahme manchmal Klarheit verschaffen.

Therapie

An erster Stelle steht die Entfernung des Stachels bzw. der noch in der Haut haftenden Pedicellarien. Dies kann jedoch aufgrund der Widerhaken und der Fragilität des Stachels mit einigen Schwierigkeiten verbunden sein. Ebenfalls erschwerend kann hinzukommen, dass die Stacheln teilweise recht tief in die Haut eindringen und dort abbrechen.

> Um Infektionen, Schmutztätowierungen oder die Bildung von Granulomen zu verhindern, müssen Stacheln entfernt werden. Essigsäure (5 %) kann Stacheln auflösen, tief eingedrungene Stacheln müssen ggf. chirurgisch entfernt werden, sollte ein vorsichtiges Herausziehen mit der Pinzette nicht möglich sein. Die Stacheln sind sehr zerbrechlich, daher ist Vorsicht geboten.

Nach Entfernung des Stachels sollte die Wunde gründlich desinfiziert werden. Eine mögliche Infektion der Einstichstelle ist auch trotz vollständiger Entfernung des Stachels nicht ausgeschlossen. Kommt es zu einer Entzündung der Einstichstelle, muss ggf. eine Antibiotikatherapie erfolgen. Gegen lokale allergische Reaktionen im Bereich der Einstichstelle kann lokal eine Kortisoncreme angewendet werden, um eine lokale, nicht bakterielle Entzündungsreaktion abzumildern. Eine Schmerztherapie ist ebenfalls häufig nötig, hier empfehlen sich nicht steroidale Antiphlogistika, als Sofortmaßnahme ist das Kühlen mit Coolpacks sinnvoll.

Sollte es zu systemischen Reaktionen wie Herzrhythmusstörungen, Atembeschwerden oder Ähnlichem kommen, können notfallmedizinische und teilweise auch intensivmedizinische Maßnahmen notwendig werden, hier ist im Einzelfall zu entscheiden. In jedem Fall sollte nach einer Stichverletzung durch einen Seeigel bei Personen mit nicht ausreichender Tetanusimmunisierung (> 5 Jahre zurückliegende Impfung) eine Auffrischimpfung durchgeführt werden. Falls keine Grundimmunisierung vorliegt, sollte diese nachgeholt werden.

◼ **Prophylaxe**

Das Tragen von Badeschuhen beim Betreten von Gewässern ist zu empfehlen. Insbesondere nachts, wenn die Seeigel ihre Höhlen verlassen, ist die Gefahr, diese auf dem Meeresgrund anzutreffen, hoch. Der Verzehr von Seeigeln kann, wenn diese nicht fachkundig zubereitet werden, ebenfalls sehr gefährlich sein.

Literatur

Verwendete Literatur

Daunderer M (1995) Seeigel. In: Daunderer M (Hrsg) Klinische Toxikologie. Giftinformation, Giftnachweis, Vergiftungstherapie. Loseblattsammlung, 97. Ergänzungslieferung. Ecomed, Landsberg/Lech

Weiterführende Literatur

Brown TP (2005) Diagnosis and management of injuries from dangerous marine life. Med Gen Med 7(3):5

Hadda V Jr (2013) Environmental dermatology: skin manifestations of injuries caused by invertebrate aquatic animals. An Bras Dermatol 88(4):496–506

Haddad V Jr, Lupi O, Lonza JP, Tyring SK (2009) Tropical dermatology: Marine and Aquatic dermatology. J Am Acad Dermatol 61:733–750

Ulrich H, Landthaler M, Vogt T (2008) Aquatische Dermatosen. J Dtsch Dermatol Ges 6(2):133–146

Seeanemonen

Christian Stanger

Pathogenese

Seeanemonen (Actiniaria) gehören zur Klasse der Blumentiere (Anthozoa) innerhalb des Stamms der Nesseltiere (Cnidaria). Es handelt sich ausschließlich um im Meer vorkommende, solitäre Hohltiere. Aufgrund der Tentakel, die sich um eine Mundhöhle herum befinden, haben sie Ähnlichkeit mit einer Blume. Die Tiere besitzen einen schlauchförmigen Körper mit einer Haftscheibe am Ende. Sie sind sesshaft, können sich bei Bedarf aber mit der Strömung treiben lassend oder kriechend den Standort wechseln. Sie kommen vom Flachwasser bis in großen Tiefen vor. Derzeit sind etwa 1200 Arten bekannt.

Seeanemonen gehören wie die Quallen zu den Nesseltieren und haben ebenfalls Nesselkapseln, die wie bei den Quallen die Giftwirkung vermitteln. Seeanemonen sind die wohl giftigsten Vertreter der Klasse der Blumentiere, die Vergiftungserscheinungen sind im Allgemeinen aber nicht so ausgeprägt wie bei den Verletzungen durch die besonders giften Vertreter der Quallen.

> Da viele Seeanemonenarten im Flachwasser leben, kommen Badende leicht mit ihnen in Kontakt und können Verletzungen erleiden, die von leichten Lokalreaktionen wie Juckreiz und Quaddeln bis hin zu schlecht heilenden Ulzerationen reichen.

Häufigkeit und Vorkommen

Seeanemonen finden sich insbesondere in tropischen Gewässern. Dort sind sie vor allem im Flachwasser anzutreffen, kommen aber auch in großen Tiefen vor. Zur Häufigkeit von Verletzungen durch Seeanemonen kann keine genaue Aussage getroffen werden, da viele kleinere Verletzungen nicht ärztlich behandelt werden. Schwere Verletzungen kommen aber verhältnismäßig selten vor.

Klinik

Verletzungen, die durch Seeanemonen hervorgerufen werden, unterscheiden sich stark in Abhängigkeit davon, welche Art sie verursacht hat (Tab. 51.1). In den meisten Fällen kommt es zu juckenden und brennenden, urtikariellen Hautveränderungen, die teilweise nur lokal auf die Einstichstelle begrenzt sind, manchmal aber auch den ganzen Körper betreffen. Blasenbildung und Nekrosen im Bereich der Einstichstelle kommen ebenfalls vor. Superinfektionen auf dem Boden von Hautdefekten sind möglich. Einige Arten können durch ihren Stich zu schlecht heilenden Ulzerationen führen.

Diagnostik

Bei der Diagnostik von Verletzungen durch Seeanemonen führt im Allgemeinen eine genaue Anamnese bereits zur Diagnose. Typischerweise ähnelnd die Symptome denen einer Quallenvergiftung, die Hauterscheinungen sind aber meist nicht lang und streifig angeordnet, da Seeanemonen keine so langen Tentakel besitzen. Wichtig ist vor allem, andere im Meer lebende Tiere als Ursache auszuschließen.

Tab. 51.1 Seeanemonen: Vorkommen und Symptome der Vergiftung

Name	Vorkommen	Symptome
Karibische Goldrose (*Condylactis gigantea*)	Tropischer Atlantik	Erythem, Juckreiz
Feueranemone (*Actinodendron plumosum*)	Indopazifik	Schmerzhafte brennende Urtikaria, vesikulobullöse Läsionen, teilweise Ulzerationen
Lebrunia danae	Tropischer Atlantik	Schmerzhafte brennende Urtikaria, vesikulobullöse Läsionen, Fieber, Abdominalschmerzen, Erschöpfung

Therapie

Die Therapie ähnelt derjenigen bei Quallenverletzungen (▶ Kap. 52). Das Wasser sollte wegen der Gefahr anaphylaktischer Reaktionen sofort verlassen werden. Zur weiteren Erstversorgung empfiehlt sich der Versuch, die Nesselkapseln mit Meerwasser abzuspülen. Auch eine Neutralisation mit Magnesiumsulfatlösung oder eine Inaktivierung mit Essigsäurelösung (5 %) ist möglich. Verbleibende Kapseln sollten entfernt werden, ohne dabei zu reiben, um ein Platzen der Kapseln zu verhindern. Abschaben ist jedoch möglich.

Im Anschluss ist die Therapie mit topischen Kortikosteroiden und juckreizstillenden Externa wie Polidocanol-haltigen Lotionen empfehlenswert. Kommt es zu Erosionen oder kleineren Verletzungen der Haut, ist eine Desinfektion nötig. Eine Superinfektion muss antibiotisch behandelt werden. Eventuell auftretende Nekrosen oder Ulzerationen werden nach den Regeln moderner Wundbehandlung individuell therapiert. Systemische allergische Reaktionen können den Einsatz von systemisch wirksamen Antihistaminika und Kortikosteroiden nötig machen, sie sind jedoch eher selten.

Prophylaxe

Es empfiehlt sich, Berührungen mit Seeanemonen generell zu vermeiden. Da die Tiere oft im Flachwasser leben, schützt das Tragen von Badeschuhen zu einem gewissen Grad.

Weiterführende Literatur

Brown TP (2005) Diagnosis and management of injuries from dangerous marine life. MedGenMed 7(3):5

Haddad V Jr (2013) Environmental dermatology: skin manifestations of injuries caused by invertebrate aquatic animals. An Bras Dermatol 88(4):496–506

Haddad V Jr, Lupi O, Lonza JP, Tyring SK (2009) Tropical dermatology: Marine and Aquatic dermatology. J Am Acad Dermatol 61:733–750

Ottuso P (2013) Aquatic dermatology: encounters with the denizens of the deep (and not so deep) a review. Part I: the invertebrates. Int J Dermatol 52(2):136–152

Ulrich H, Landthaler M, Vogt T (2008) Aquatische Dermatosen. J Dtsch Dermatol Ges 6(2):133–146

Quallen

Christian Stanger

■ **Pathogenese**

Quallen gehören zum Stamm der Nesseltiere (Cnidaria). Sie existieren seit ca. 500 Millionen Jahren. Der Körper besteht aus einer gallertartigen Masse, die rund 95–98 % Wasser enthält. Die meisten Quallen haben lange Fanggarme (Tentakel), die mit Nesselzellen ausgestattet sind. Diese Nesselzellen sind ein spezialisierter Zelltyp und als namengebendes Merkmal allen Nesseltieren gemein. Die Nesselzellen (Cnidozyten) befinden sich auf den Tentakeln, die um die Mundöffnung herum angeordneten sind, und enthalten die Nesselkapseln (Cnidozysten).

> In den Nesselkapseln befindet sich ein spiralförmig aufgewickelter, harpunenartiger, hohler Mikrotubulus, auch Nesselfaden genannt, der für die Giftinjektion und somit ursächlich für die Verletzung verantwortlich ist. Einige Quallen besitzen an ihren Tentakeln Hunderttausende von Nesselkapseln.

Die Kapseln dienen zum einen dem Beutefang, zum anderen der Verteidigung gegen Feinde. Durch Berührungsreize am Cnidocil, einem kleinen Vorsatz an den Nesselzellen (ähnlich einem Berührungssensor), wird der Nesselfaden innerhalb weniger Millisekunden explosionsartig unter hohem Druck herausgeschleudert. Auch chemische Reize können die Nesselkapsel auslösen. Durch das Eindringen des Nesselfadens kommt es zur Injektion des Giftes in das Opfer. Um besser in die Beute eindringen zu können, sind die Nesselfäden oftmals mit Bohrstacheln besetzt. Das Gift ist bei den verschiedenen Quallenarten unterschiedlich zusammengesetzt und enthält zum Beispiel Tetramin (Tetramethylammoniumhydroxid), 5-Hydroxytryptamin, Histamin, Serotonin und auch hitzelabile Toxine.

Kommt der Mensch mit Quallen in Kontakt, kann es je nach Quallenspezies und der Menge und Art des injizierten Giftes zu unterschiedlich stark ausgeprägten Symptomen der Vergiftung kommen. Für den Menschen sind 3 Klassen der Quallen gefährlich: die Hydrozoen (Hydrozoa), die Würfelquallen (Cubozoa) und die Schirmquallen (Scyphozoa). Hydrozoen sind weltweit zu finden. Viele Verletzungen bleiben unberichtet, da sie nicht besonders stark ausgeprägt sind. Verletzungen durch die Portugiesische Galeere (*Physalia physalis*), durch Leptomedusen, Limnomedusen und Feuerkorallen sind häufig stärker ausgeprägt und bedürfen medizinischer Hilfe.

Die Klasse der Scyphozoa ist weltweit vertreten. In den meisten Fällen laufen Vergiftungen durch Quallen dieser Klasse nicht so dramatisch ab wie die der beiden anderen medizinisch relevanten Klassen. Wichtig zu wissen ist, dass diese Quallen neben den Nesselkapseln auf den Tentakeln auch Nesselkapseln auf dem Körper tragen können. Dies kann dazu führen, dass es nicht immer zur klassischen streifigen Anordnung der Symptome kommt, sondern auch zu einer runden oder ovalen Ausprägung, was bei der Differenzialdiagnose bedacht werden sollte. Wichtige Vertreter sind *Chrysaura quinquecirrha*, *Aurelia* spp., *Cyanea* spp., *Chrysaura* spp., *Pelagia* spp. und *Linuche unguiculata*.

Angehörige der Klasse der Cubozoa sind meist sehr giftig und können zu sehr schweren und lebensbedrohlichen Verletzungen führen. Besonders hervorzuheben sind *Chiropsalmus quadrumanus*, *Chiropsalmus quadrigatus*, *Chironex fleckeri*, *Carybdea alata* und *Carukia barnesi*.

> Einige Quallenarten können zu schwerwiegenden Vergiftungen führen. Insbesondere Würfelquallen sind sehr gefährlich. Jedes Jahr sterben mehrere Menschen an Vergiftungen durch Quallen.

■ **Häufigkeit und Vorkommen**

Genaue Angaben zur Häufigkeit von Quellenverletzungen sind schwer zu treffen. Es handelt sich jedoch sicherlich um Tausende Fälle pro Jahr, wobei die meisten nur leichte Vergiftungen sind. Diese werden vor Ort versorgt und benötigen meist keine weitere medizinische Hilfe. Die Verletzungen ereignen sich überall auf der Welt, da Quallen in allen Meeren anzutreffen sind. Die schwerwiegenden Verletzungen durch besonders giftige Quallen sind jedoch eher in tropischen Gewässern vorherrschend.

■ **Klinik**

Die Klinik der Quallenvergiftungen variiert sehr stark, wobei die Bandbreite von nur leicht ausgeprägten Erythemen mit mildem Juckreiz bis hin zu Todesfällen reicht. Unterschieden werden muss zwischen der direkten Reaktion auf das Gift der Qualle und allergischen Reaktionen, die teilweise auch deutlich verspätet auftreten können.

Die Giftwirkung führt häufig zu einem Brennen und einem Erythem (◘ Tab. 52.1, ◘ Abb. 52.1). Relativ schnell können sich durch gewebetoxische Effekte des Giftes auch vesikulobullöse Läsionen zeigen, die zu Nekrosen und Ulzerationen führen können. Auch systemische Vergiftungserscheinungen (z. B. Nervenlähmungen, Herz-Kreislauf-Beschwerden, Lähmungen der Atemmuskulatur, Hämolyse, Beeinträchtigung der Nierenfunktion) sind durch die verschiedenen Gifte möglich. Neben der direkten Giftwirkung ist auch eine allergische Reaktion, entweder unmittelbar oder verspätet, möglich. Hierbei ist neben der Möglichkeit von Angioödemen und anaphylaktischen Reaktionen auch eine verspätet auftretende allergische Kontaktdermatitis möglich.

■ **Diagnostik**

Neben der klinischen Untersuchung, in der sich oft typische, durch die Tentakel hervorgerufene streifenförmige Verletzungen zeigen, spielt in der Diagnostik von Quallenverletzungen die Anamnese eine große Rolle. Abhängig

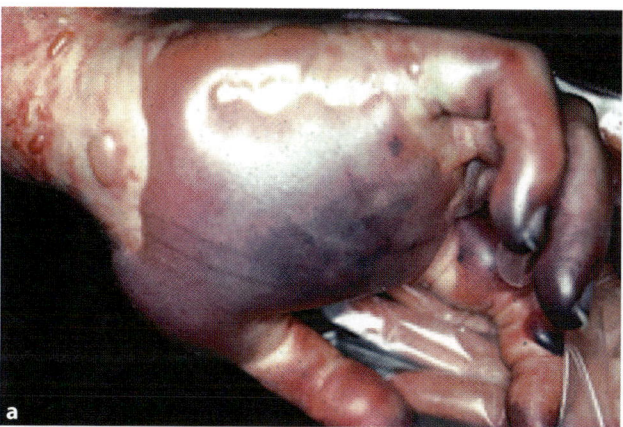
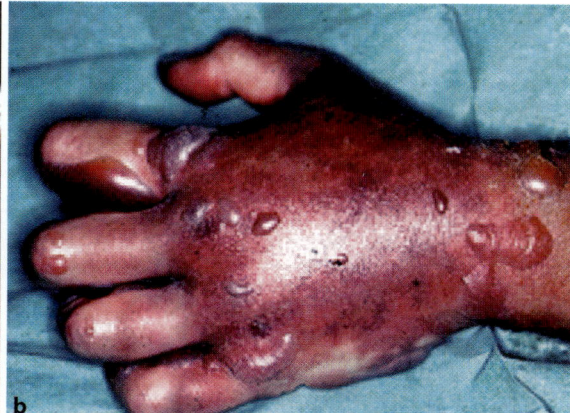
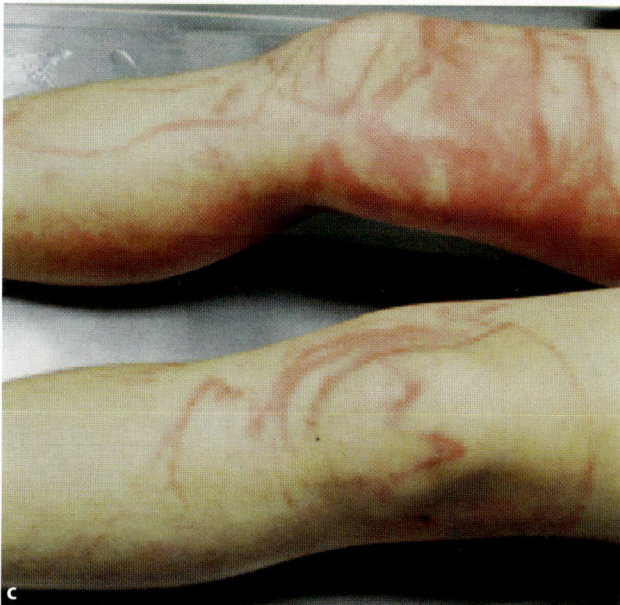

Abb. 52.1a–c Hautverletzung nach Kontakt mit der Portugiesischen Galeere (**a, b**) und der Seewespe (*Chironex fleckeri*, **c**). (Aus Mebs 2014)

Tab. 52.1 Quallen: Vorkommen, Aussehen und Symptome der Vergiftung

Name	Vorkommen	Besonderheiten	Symptome
Hydrozoa			
Portugiesische Galeere (*Physalia physalis*)	Atlantik, Karibik	Gas gefüllter, als Segel fungierender Körper, bis zu 30 m lange Tentakel mit Hunderttausenden Nesselkapseln	Erythematöse und urtikarielle lineare Plaques, Juckreiz, Brennen, vesikulobullöse Läsionen, Nekrosen, Anaphylaxie
Leptomedusae (z. B. Zypressen-Nesselfarn)	Tropische/subtropische Gewässer	Verschiedene Arten, sessile, an Farne erinnernde Nesseltiere	Erythematöse und urtikarielle Hautveränderungen, Juckreiz (teilweise mehrere Monate andauernd), Brennen, vesikulobullöse Läsionen
Feuerkorallen (z. B. *Millepora alcicornis*, *M. complanata*, *M. dichotoma*)	Tropische/subtropische Gewässer	Verschiedene Arten, sessile an bunte Korallen erinnernde Nesseltiere	Brennen, urtikarielle Hautveränderungen, Juckreiz, vesikulobullöse Hautveränderungen, lichenoide Plaques, Granulome, Nekrosen
Gonionemus vertens aus der Gruppe der Limnomedusae	Russland, Japan	–	Initial milder Stich, nach 15–20 min Muskelkrämpfe, Gelenkschmerzen, Brust- und Rückenschmerzen, Atemnot, Symptome ähneln denen des Irukandji-Syndroms

Tab. 52.1 (Fortsetzung) Quallen: Vorkommen, Aussehen und Symptome der Vergiftung

Name	Vorkommen	Besonderheiten	Symptome
Olindias spp. aus der Gruppe der Limnomedusae	–	–	Brennender Schmerz, linear oder in Zickzacklinien angeordnete urtikarielle Plaques
Scyphozoa	Weltweit	–	Brennen, urtikarielle Hautveränderungen, Juckreiz, vesikulöse Hautveränderungen, Papeln, selten Kopfschmerzen, Übelkeit und Bauchschmerzen, selten auch protrahiert ablaufende Anaphylaxie
Cubozoa			
Seewespe (*Chironex fleckeri*)	Australien	Eines der giftigsten Tiere der Welt, jedes Jahr sterben zahlreiche Personen an Vergiftungen (mehr als an Haiangriffen)	Stärkster Schmerz, peitschenschlagartige rot-lila Plaques, charakteristisches Strickleitermuster, schlechte Heilungstendenz der Hautveränderungen, Lähmungen der Skelett- und Herzmuskulatur sowie der Atmung, Tod
Chiropsalmus quadrigatus, Chiropsalmus quadrummanus, Carybdea alata	Philippinen, Japan, Indopazifik, Atlantik, Karibik		Starker Schmerz, peitschenschlagartige ödematöse Plaques, Atemnot
Carukia barnesi	Australien	Sehr kleine Qualle, nur ca. 2 cm im Durchmesser	Irukandji-Syndrom: initial kaum Beschwerden, nach ca. 30 min starke Schmerzen in Extremitäten, Rücken, Bauch oder Brust, Gefühl des nahenden Todes, Dysphorie, Ruhelosigkeit, Schwitzen, Hypertonie, Übelkeit, Erbrechen, Lungenödem, Hirnödem, Hirnblutung aufgrund hypertensiver Entgleisung

davon, in welcher Region sich die Verletzung ereignet hat, ergibt sich oft schon ein Hinweis darauf, wie gefährlich die Vergiftung sein könnte. Gerade in tropischen Gewässern gibt es viele Quallenarten die zu sehr gefährlichen Verletzungen führen können.

> **Tip**
>
> In vielen Fällen ist es möglich, anhand der Nesselkapseln die verursachende Qualle zu identifizieren. Hierfür empfiehlt es sich, die in oder auf der Haut verbliebenen Nesselkapseln mit einem durchsichtigen Klebestreifen abzunehmen und unter dem Mikroskop zu untersuchen.

Die eindeutige Zuordnung ist meist aber nur Spezialisten möglich.

▪ Therapie

Nach Kontakt mit einer Qualle sollte das Wasser aufgrund des Risikos anaphylaktischer Reaktionen sofort verlassen werden. Die nächsten Schritte bestehen in der Entfernung auf der Haut verbliebener Tentakel und der Inaktivierung und Entfernung von Nesselkapseln und dem Gift der Qualle. Tentakel sollten mit einer behandschuhten Hand oder einer Pinzette abgenommen werden. Essigsäure (5 %) ist in vielen Fällen ein probates Mittel, um die verbliebenen Nesselkapseln zu inaktivieren, alternativ kann Magnesiumsulfatlösung verwendet werden. Eine weitere Möglichkeit besteht darin, auf der Haut verbliebene Nesselkapseln mit Meerwasser abzuspülen. Süßwasser darf nicht verwendet werden, da sonst verbliebene Nesselkapseln durch das im Vergleich zum Meerwasser hypotonere Süßwasser platzen können. Sollten Nesselkapseln in der Haut stecken, können diese vorsichtig abgeschabt werden. Um die Nesselkapseln nicht durch mechanische Reize zum Platzen zu bringen, sollte Reiben unterlassen werden.

Je nachdem, welche Qualle die Verletzung verursacht hat, sollten die Patienten aufgrund der Gefahr anaphylaktischer Reaktionen überwacht werden. Dies ist auch abhängig vom Ausmaß der Verletzung. Leichte Lokalreaktionen können im Verlauf mit topischen Steroiden und juckreizstillenden Externa wie Polidocanol-haltigen Lotionen behandelt werden. Falls es zu systemischen allergischen Reaktionen (z. B. einer generalisierten Urtikaria) kommt,

◻ **Tab. 52.2** Spezielle Therapie einzelner Quallenvergiftungen, über die Standardtherapie hinausgehend

Name	Therapie
Hydrozoa	
Portugiesische Galeere (*Physalia physalis*)	Inaktivierung des hitzelabilen Giftes mit warmem Wasser (45 °C, Achtung: Gefahr der Verbrühung), Essig wirkt in diesem speziellen Fall ggf. eher verschlimmernd
Feuerkorallen	Inaktivierung des hitzelabilen Giftes mit warmem Wasser (45 °C, Achtung: Gefahr der Verbrühung)
Gonionemus vertens aus der Gruppe der Limnomedusae	Überwachung des Patienten notwendig wegen ausgeprägter Symptomatik
Scyphozoa	Selten Anaphylaxien, Überwachung des Patienten empfohlen
Cubozoa	
Seewespe (*Chironex fleckeri*)	Essigsäure (2–10 %) kann Nesselzellen inaktivieren, sofortige Notfallmedizinische Betreuung, Tod kann in Minuten eintreten, Antiserum vorhanden (Commonwealth Serum Laboratories, Melbourne, Australia), sollte angewendet werden bei ausgeprägtem Hautbefall, starken Schmerzen, kardialen oder pulmonalen Symptomen, i.v. oder i.m. Anwendung des Antiserums möglich
Carukia barnesi	Überwachung des Patienten für 30–60 min zum Ausschluss eines Irukandji-Syndroms, Schmerztherapie (teilweise auch mit Opiaten nötig)

empfiehlt es sich, systemische Antihistaminika einzusetzen, ggf. sogar systemische Steroide.

Einige Quallen führen zu teils vesikulobullösen Läsionen. Sollte es trotz einer antientzündlichen und desinfizierenden Therapie mit topischen Steroiden und Wund- und Schleimhautdesinfektionsmitteln zu einer Infektion kommen, sollte eine Antibiotikatherapie eingeleitet werden. In einigen Fällen entstehen aus solchen Läsionen Nekrosen oder schlecht heilenden Ulzerationen. Diese sollten desinfiziert und mit modernen Wundauflagen behandelt werden.

Unter Umständen kann es durch Quallen auch zu ausgeprägten Herz-Kreislauf-Reaktionen oder Beschwerden der Atemorgane kommen. In solchen Fällen muss eine notfallmedizinische Betreuung des Patienten eingeleitet werden, manchmal kann eine Intubation oder eine intensivmedizinische Betreuung nötig sein. Dies ist jedoch nur selten der Fall. Bei systemischen Reaktionen auf die Vergiftung empfiehlt sich in jedem Fall die Überwachung des Patienten.

Da die Verletzungen häufig sehr schmerzhaft sind, ist eine ausreichende Versorgung des Patienten mit Analgetika anzustreben. In erster Linie eignen sich nicht steroidale Antiphlogistika, ggf. können bei starken Schmerzen durch Ulzerationen aber auch höherpotente Analgetika nötig werden. Zur Erstversorgung empfiehlt sich die Kühlung mit Coolpacks. Spezielle Therapiemaßnahmen bei bestimmten Quallenverletzungen sind in ◻ Tab. 52.2 dargestellt.

■ **Prophylaxe**

Generell sollte der Kontakt mit Quallen vermieden werden. Das gilt sowohl für lebende, im Wasser schwimmende Quallen als auch für solche, die tot an den Strand angespült wurden, da auch diese ggf. noch zu Vergiftungen führen können. Im Bereich von besonders gefährdeten Stränden werden teilweise Netze im Meer gespannt, um Quallen abzuhalten. Um sich im Meer zu schützen, kann zum Beispiel ein Neoprenanzug getragen werden.

Literatur

Verwendete Literatur

Mebs D (2014) Durch Quallen verursachte Verletzungen. Hautarzt 65(10):873–878

Weiterführende Literatur

Brown TP (2005) Diagnosis and management of injuries from dangerous marine life. Med Gen Med 7(3):5

Haddad V Jr (2013) Environmental dermatology: skin manifestations of injuries caused by invertebrate aquatic animals. An Bras Dermatol 88(4):496–506

Haddad V Jr, Lupi O, Lonza JP, Tyring SK (2009) Tropical dermatology: Marine and Aquatic dermatology. J Am Acad Dermatol 61:733–750

Ottuso P (2013) Aquatic dermatology: encounters with the denizens of the deep (and not so deep) a review. Part I: the invertebrates. Int J Dermatol 52(2):136–152

Ulrich H, Landthaler M, Vogt T (2008) Aquatische Dermatosen. J Dtsch Dermatol Ges 6(2):133–146

Physikalisch ausgelöste Reisedermatosen

Kapitel 53 Kälte und Wärme – 255
Berenice M. Rudolph

Kapitel 54 Druck – 261
Berenice M. Rudolph

Kapitel 55 UV-Strahlung – 263
Berenice M. Rudolph

Kälte und Wärme

Berenice M. Rudolph

53.1 Kälte – 256
53.1.1 Perniones – 256
53.1.2 Congelatio – 256
53.1.3 Kältepurpura – 257
53.1.4 Kälteurtikaria – 257
53.1.5 Kältepannikulitis – 257
53.1.6 Akrozyanose – 258

53.2 Wärme – 258
53.2.1 Miliaria – 258

Weiterführende Literatur – 259

53.1 Kälte

53.1.1 Perniones

Synonym: Frostbeulen, Perniosis

- **Pathogenese**

Die genaue Pathogenese ist ungeklärt, eine gestörte vegetative Gefäßfunktion wird diskutiert.

- **Häufigkeit und Vorkommen**
> Perniones treten meistens bei Temperaturen etwas über dem Gefrierpunkt und erhöhter Luftfeuchtigkeit auf, vor allem im Übergang vom Winter zum Frühjahr.

Es sind insbesondere junge Frauen betroffen. Risikofaktoren sind ein niedriger Body-Mass-Index (BMI), enges Schuhwerk und zu dünne Bekleidung.

- **Klinik**

Perniones stellen sich als erythematöse bis livide Schwellungen dar, die sich meist an den Fingern und Zehen nach Kälteeinfluss manifestieren, häufig auch bilateral (◘ Abb. 53.1). Bei längerem Kälteeinfluss kann es sekundär zu Blasen, Ulzerationen und Nekrosen kommen. Begleitend können Juckreiz, Brennen und Druckdolenz auftreten. Bei der **Perniosis follicularis** (Syn: Cutis anserina perpetua rubra) handelt es sich um eine Sonderform, bei der sich multiple livide follikuläre Hyperkeratosen sowie aufgestellte Haare zeigen, insbesondere an den Unterschenkeln.

- **Differenzialdiagnose**

Differenzialdiagnostisch sind Chilblain-Lupus (Erythem der Lunula, Läsionen im Sommer nicht vollständig rückläufig), Frühlingsperniones (Sonderform der polymorphen Lichtdermatose, ▶ Abschn. 55.2) sowie Kältepannikulitis (indurierte und schmerzhafte Läsionen bevorzugt an den Oberschenkeln, ▶ Abschn. 53.1.5) zu diskutieren.

- **Diagnostik**

Die Diagnose erfolgt klinisch. Histologisch zeigt sich ein dermales Ödem mit perivaskulärem lymphozytärem Infiltrat. Eine Labordiagnostik wird bei Persistenz oder protrahiertem Verlauf empfohlen (antinukleäre Antikörper, Anti-dsDNA, Kryoglobuline, C3- und C4-Komplement, Antiphospholipidantikörper).

- **Therapie**

Die Therapie erfolgt konservativ mit Schutz vor feuchtkaltem Klima durch wärmende Maßnahmen (Wärmepads, wärmende Bäder) sowie adäquate Kleidung. Stark entzündlich veränderte Läsionen können kurzfristig mit topischen Steroiden behandelt werden, zum Beispiel Betametason oder Mometason. Bei unzureichendem Erfolg kann eine systemische Therapie mit Vasodilatatoren (Nifedipin, Pentoxifyllin) in Erwägung gezogen werden.

> **Tip**
>
> Die Hautveränderungen sind innerhalb von Tagen bis Wochen reversibel, können aber bei erneuter Exposition rezidivieren.

53.1.2 Congelatio

Synonym: Erfrierung

- **Pathogenese**

Je nach Dauer und Intensität der Kälteeinwirkung entwickelt sich zunächst eine Gänsehaut (Cutis anserina) durch Dauerkontraktion der Mm. arrectores pilorum. Die Erfrierung verläuft dann von den Akren aus zentripetal und kann im Erfrierungstod enden. Durch die Kälte kommt es zur Vasodilatation und darauf folgender erhöhter Permeabilität der Kapillaren mit Extravasation, Sauerstoffmangel und Entzündung.

- **Häufigkeit und Vorkommen**

Erfrierungen sind insbesondere beim Wintersport oder alpinen Bergsteigen relativ häufig und betreffen meistens Ohren, Nase oder Zehen. Risikofaktoren sind das Vorliegen einer Akrozyanose, Anstrengung, Alkohol und zu dünne bzw. enge Kleidung.

- **Klinik**

Die Einteilung erfolgt analog zu Verbrennungen in 4 Grade:
- Grad 1, Dermatitis congelationis erythematosa: schmerzhaftes oder juckendes Erythem nach initialer Weißverfärbung
- Grad 2, Dermatitis congelationis bullosa: subepidermale Blasenbildung
- Grad 3, Dermatitis congelationis escharotica: Nekrosebildung
- Grad 4, Gangraena congelationis, Kältebrand: Ausbildung einer Gangrän (durch bakterielle Superinfektion)

53.1 · Kälte

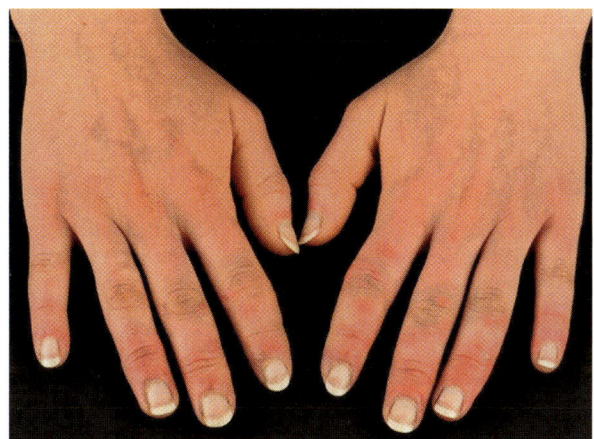

Abb. 53.1 Perniones: im Winter rezidivierende rötliche Schwellungen an den Fingern einer 25-jährigen Patientin

Therapie

> **Tip**
>
> Es ist strengstens auf eine langsame interne und externe Erwärmung zu achten, da bei zu schneller Wärmezufuhr die Gefahr eines Wiedererwärmungsschocks besteht.

Medikamentös können Vasodilatatoren (z. B. Pentoxifyllin) eingesetzt werden, zudem sollte eine Thromboseprophylaxe mit niedermolekularem Heparin erfolgen. Bei Erfrierungen ersten und zweiten Grades kommt es in der Regel zur Restitutio ad integrum. Bei Nekrosen ist zunächst eine trockene Wundbehandlung angeraten und nach Demarkation eine operative Sanierung.

53.1.3 Kältepurpura

Synonym: Kryoglobulinämie, Purpura cryoglobulinaemica, Kryopurpura, „cryoglobulinaemic vasculitis"

Pathogenese
Im Blut zirkulierende Kryoglobuline (Immunkomplexe) präzipitieren bei Kälte reversibel und können Gefäße verlegen.
- Typ I: monoklonale Immunglobuline (meist IgM); Assoziation mit proliferativen Erkrankungen der B-Zell-Reihe (Morbus Waldenström, multiples Myelom)
- Typ II: Komplexe aus monoklonalen Immunglobulinen mit Rheumafaktoren (IgM) und polyklonalen Immunglobulinen (IgG). Häufigste Form, hohe Assoziation mit Hepatitis C und Sjögren-Syndrom
- Typ III: Komplexe aus polyklonalen Immunglobulinen mit Rheumafaktoren (IgM) und polyklonalen Immunglobulinen (IgG)

Klinik
Unmittelbar nach Kälteeinfluss kommt es zum Abblassen der Akren. Mit einer Verzögerung von mehreren Tagen entsteht eine Vaskulitis der kleinen Gefäße mit palpabler Purpura, insbesondere der lateralen Unterschenkel. Im Verlauf kann es zu Nekrosen kommen. Begleitend können Fieber, Abgeschlagenheit, Arthralgien, Eosinophilie, Nephropathie oder Neuropathie auftreten.

Diagnostik
Die Diagnose erfolgt bei entsprechender Klinik mittels Nachweis von Kryoglobulinen im Serum (Cave: Transport und Verarbeitung des Blutes bei 37 °C).

Therapie
Sofern eine Grunderkrankung besteht, sollte diese behandelt werden. Plasmapherese sowie die Gabe von Anti-CD20-Antikörpern (Rituximab) wurden als erfolgreich beschrieben. Ferner sollte ein strikter Kälteschutz erfolgen.

53.1.4 Kälteurtikaria

Synonym: Urticaria e frigore, Kältekontakturtikaria, Kälteallergie

Bei Kälteexposition kommt es innerhalb kurzer Zeit zur Ausbildung von Quaddeln und Angioödemen (z. B. auch nach Verzehr eines Speiseeises). Bei großflächigem Kältekontakt, zum Beispiel Baden im kalten Meerwasser, kann es zu einer systemischen anaphylaktischen Reaktion kommen. Eine Sonderform stellt die familiäre Kälteurtikaria dar, eine autosomal-dominant vererbte Erkrankung des autoinflammatorischen Formenkreises.

Die Therapie erfolgt durch Kälteschutz sowie Antihistaminika. In schweren Fällen kann der Anti-IgE-Antikörper Omalizumab zum Einsatz kommen („off-label"). Ein Notfallset mit Antihistaminika und Steroiden, ggf. mit einem Adrenalinautoinjektor, sollte mitgeführt werden.

53.1.5 Kältepannikulitis

Synonym: Adiponecrosis subcutanea e frigore, Morbus Haxthausen, Popsicle-Pannikulitis, Reiterhosenpannikulitis

Etwa 48 h nach Kälteeinfluss kommt es zu einer Entzündung des subkutanen Fettgewebes, die insbesondere bei Kindern und adipösen jungen Frauen am Gesäß oder an

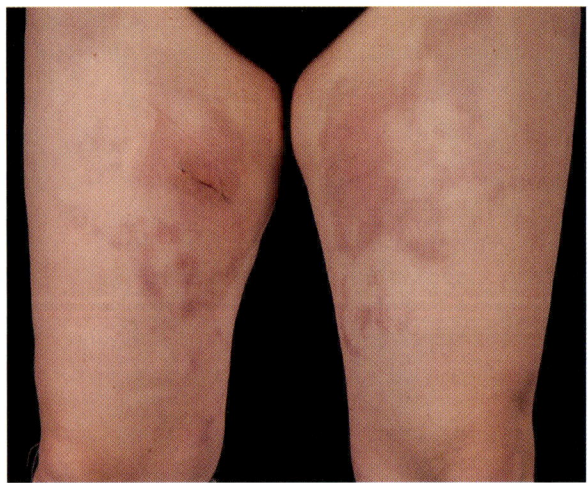

◘ Abb. 53.2 Kältepannikulitis: erythematöse schmerzhafte Indurationen an den Innenseiten der Oberschenkel nach ausgedehntem Joggen bei Außentemperaturen im Minusbereich bei einer 43-jährigen Patientin

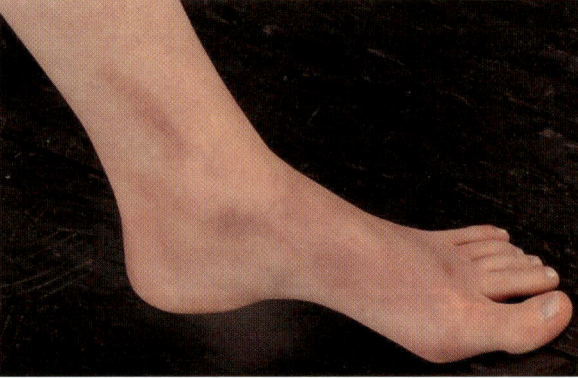

◘ Abb. 53.3 Akrozyanose: bläulich-livide flächige Verfärbung des dorsalen Fußes einer 18-Jährigen nach Bad im kalten Mittelmeer

den Oberschenken (v. a. bei Reitern, Reiterhosenpannikulitis), aber auch an den Wangen (Popsicle-Pannikulitis), am Kinn (v. a. bei Doppelkinn, Induratio congelativa submentalis) oder den Mammae auftreten (◘ Abb. 53.2). Klinisch zeigen sich entzündliche, schmerzhafte Indurationen oder Knoten. Histologisch findet sich eine lobuläre Pannikulitis. Differenzialdiagnostisch kommen neben einem Erythema nodosum, Perniones sowie einer Lupus-Pannikulitis auch die subkutane Fettgewebenekrose des Neugeborenen infrage.

> **Tip**
>
> Außer einem konsequenten Kälteschutz ist meist keine spezifische Therapie nötig, die Spontanremission erfolgt innerhalb von 2–5 Wochen.

53.1.6 Akrozyanose

Synonym: Akroasphyxie

Nach Einwirkung von Kälte und/oder Nässe kommt es zu einer lividen bläulich-rötlichen Verfärbung der Akren als Folge von Minderdurchblutung der Endstrombahn (◘ Abb. 53.3). Neben dem weiblichen Geschlecht (insbesondere im zweiten Lebensjahrzehnt) ist ein Nikotinabusus als Risikofaktor bekannt. Prophylaktisch kommen Kälteschutz und Gefäßtraining, zum Beispiel mit Sauna, Sport oder Wechselduschen, in Betracht. Die Erkrankung verschwindet meist mit zunehmendem Alter wieder.

53.2 Wärme

53.2.1 Miliaria

Synonym: Hitzepickel, Dermatitis hidrotica, Schweißbläschen, Roter Hund

■ Pathogenese

Aufgrund äußerer Wärmeeinflüsse kommt es zu erhöhter Schweißsekretion, die zur Okklusion des ekkrinen Schweißdrüsenausführungsgangs führt. Dabei entstehen je nach Lokalisation Bläschen oder Papeln.

■ Häufigkeit und Vorkommen

Die Erkrankung tritt vor allem in den Tropen auf, zumeist im Bereich des Rumpfes aufgrund enger Kleidung und folgendem Wärmeaufstau. Beim Säugling können Miliaria in allen Breitengraden bei zu dicker Kleidung vorkommen.

■ Klinik
- **Miliaria cristallina**: Verschluss der Schweißdrüse innerhalb des Stratum corneum, flüchtige maximal stecknadelkopfgroße Bläschen
- **Miliaria rubra**: Verschluss der Schweißdrüse innerhalb der Epidermis, dicht stehende erythematöse juckende Papeln

■ Diagnostik

In der Histologie sieht man je nach Lokalisation intra- oder subepidermal eine Verstopfung des Ausführungsgangs der Schweißdrüsen, zum Teil mit entzündlichem Infiltrat (bei Miliaria rubra).

■ Therapie

Die Therapie erfolgt symptomatisch mit Antihistaminika und Lotio alba aquosa. Ansonsten ist auf lockere Kleidung zu achten.

Weiterführende Literatur

Altmeyer P, Paech V (2011) Enzyklopädie Dermatologie, Allergologie, Umweltmedizin, 2.. Aufl. Springer, Heidelberg

Damoiseaux J (2014) The diagnosis and classification of the cryoglobulinemic syndrome. Autoimmun Rev 13(4-5):359–356

Goertz O, Kapalschinski N, Hirsch T, Homann HH, Daigeler A, Steinstraesser L, Steinau HU, Langer S (2011) Three case reports of frostbite. Management and literature. Unfallchirurg 114(7):634–638

Pekki A, Sauni R, Vaalasti A, Toivio P, Huotari-Orava R, Hasan T (2011) Cold panniculitis in Finnish horse riders. Acta Derm Venereol 91(4):463–464

Plewig G, Landthaler M, Burgdorf W, Hertl M, Ruzicka Th (Hrsg) (2012) Braun-Falco's Dermatologie, Venerologie und Allergologie, 6. Aufl. Springer, Heidelberg

Prakash S, Weisman MH (2009) Idiopathic chilblains. Am J Med 122(12):1152–1155

Wenzel FG, Horn TD (1998) Nonneoplastic disorders of the eccrine glands. J Am Acad Dermatol 38(1):1–17

Yang X, Perez OA, English JC 3rd (2010) Adult perniosis and cryoglobulinemia: a retrospective study and review of the literature. J Am Acad Dermatol 62(6):e21–e22

Druck

Berenice M. Rudolph

Durch länger andauernde mechanische Belastung, zum Beispiel bei Wanderungen, kann es insbesondere an den Füßen bei unpassendem Schuhwerk zu subepidermaler Blasenbildung kommen. Durch dauernde Reibung geringerer Intensität wird hingegen die Proliferation der Korneozyten begünstigt, was die Bildung von Hyperkeratosen zur Folge hat. Klinisch können diese entweder als Kallus (Schwiele) oder Klavus (Hühnerauge) auftreten.

> **Tip**
>
> Große Blasen sollten steril eröffnet und desinfiziert werden, das Blasendach verbleibt als Infektionsschutz auf der Wunde. Bei Hyperkeratosen sind keratinolytische Maßnahmen, zum Beispiel mit Bimsstein oder salizylsäurehaltigen Externa indiziert. Prophylaktisch sollte passendes druckentlastendes Schuhwerk getragen werden.

UV-Strahlung

Berenice M. Rudolph

55.1 Dermatitis solaris – 264

55.2 Polymorphe Lichtdermatose – 264

55.3 Hidroa vacciniformia – 265

Literatur – 265

55.1 Dermatitis solaris

Synonym: Sonnenbrand, Erythema solaris, Dermatitis photoelectrica

- **Pathogenese**

UV-B-Strahlung (v. a. 295–315 nm) für die Dauer mehrerer MED (minimale Erythemdosis, bei Hauttyp I–II maximal 20 min) löst in der Haut eine phototraumatische Reaktion aus. Es kommt zur subepidermalen Gefäßweitstellung, was klinisch als Erythem abgebildet wird. Zudem lösen die UV-Strahlen eine Apoptose der Keratinozyten aus, die später zur Blasenbildung führen kann.

- **Häufigkeit und Vorkommen**

Es handelt sich um eine sehr häufige Hauterkrankung. Insbesondere helle Hauttypen sind zu Beginn der Sonnensaison betroffen.

> Erhöhtes Risiko besteht auf dem Meer oder im Hochgebirge, da Staubteilchen in der Luft fehlen, um Teile des UV-Lichts zu absorbieren. Ebenso kommt es bei Schnee, Wasser oder Sand zu erhöhter Intensität der Strahlung durch Reflexion.

- **Klinik**

Es kommt 4–6 h nach UV-B-Einstrahlung zur Ausbildung eines Erythems mit Schwellung und Überwärmung, welches sein Punctum maximum nach 12–24 h erreicht und nach 72 h wieder abklingt. Je nach Intensität der Strahlung können sich Blasen bilden (◘ Abb. 55.1). Während des Heilungsprozesses kommt es zur Schuppung, gefolgt von Pigmentierung durch Melaninneubildung (sog. Spätpigmentierung).

- **Diagnostik**

Die Diagnose ergibt sich aus der Anamnese und dem klinischen Bild. Histologisch stellt sich eine Schädigung der epithelialen Keratinozyten mit fokalen Zellnekrosen dar.

- **Therapie**

Lokale Anwendung von steroidhaltigen Externa in Form von wässrigen Zubereitungen (z. B. Methylprednisolonaceponat-Milch oder Prednicarbat-Creme) sowie kühlende Lotio zinci und feuchte Umschläge werden empfohlen. Blasen sollten steril eröffnet und antiseptisch behandelt werden. Bei schwerem ausgedehntem Sonnenbrand kann eine systemische Therapie mit Steroiden sowie Acetylsalicylsäure nötig werden.

55.2 Polymorphe Lichtdermatose

Synonym: PLD, Sommerprurigo, Sonnenallergie, Prurigo aestivalis, „polymorphic light eruption" (PMLE)

- **Pathogenese**

Die polymorphe Lichtdermatose wird durch bis heute nicht eindeutig identifizierte UV-induzierte Photoaddukte hervorgerufen. Die Induktion von proinflammatorischen Zytokinen, insbesondere durch UV-A-Strahlung wird diskutiert. In 75 % der Fälle ist UV-A-Licht ausschlaggebend, UV-B in 10 % und Mischlicht in 12 %.

- **Häufigkeit und Vorkommen**

Die Erkrankung tritt vermehrt im Frühjahr durch die erste kräftigere Sonneneinstrahlung auf. Betroffen sind vor allem hellhäutige und blonde Menschen, insbesondere Frauen, die oft schon bei sehr geringen UV-Einstrahlungen erkranken.

- **Klinik**

Die klinischen Manifestationen sind sehr vielgestaltig (polymorph), beim einzelnen Betroffen sind sie jedoch eher gleichförmig und zeigen sich makulös, erythematös, papulös bis urtikariell oder bullös (◘ Abb. 55.2). Die nicht exponierten Areale im bekleideten Bereich bleiben ausgespart. Die Hautveränderungen treten mit einer Verzögerung von Stunden bis Tagen auf und jucken oft stark.

Eine Sonderform der PLD stellt die **juvenile Frühlingseruption** (Synonym: Frühlingsperniosis) dar. Dabei bilden sich insbesondere auf den Ohrhelices von jungen Männern und Kindern im Frühjahr Papeln oder Plaques aus. Die **Mallorca-Akne** (Synonym: Acne aestivalis, Frühjahrsakne) stellt eine besonders papulöse Form der Erkrankung dar. Komedonen fehlen.

- **Differenzialdiagnose**

Differenzialdiagnostisch kommen photoallergische oder phototoxische Reaktionen, REM-Syndrom (retikuläre erythematöse Muzinose), Lupus erythematodes oder eine Lichturtikaria (je nach vorherrschender Morphe) infrage.

- **Diagnostik**

Ein Photoprovokationstest mit UV-A- und UV-B-Strahlung in aufsteigender Dosierung (sog. Lichttreppe) sollte im Intervall auf nicht UV-exponierter Haut durchgeführt werden.

- **Therapie**

Zumeist kommt es nach einigen Tagen zur Spontanremission. In ausgeprägten Fällen können topische Steroide oder orale Antihistaminika angewandt werden.

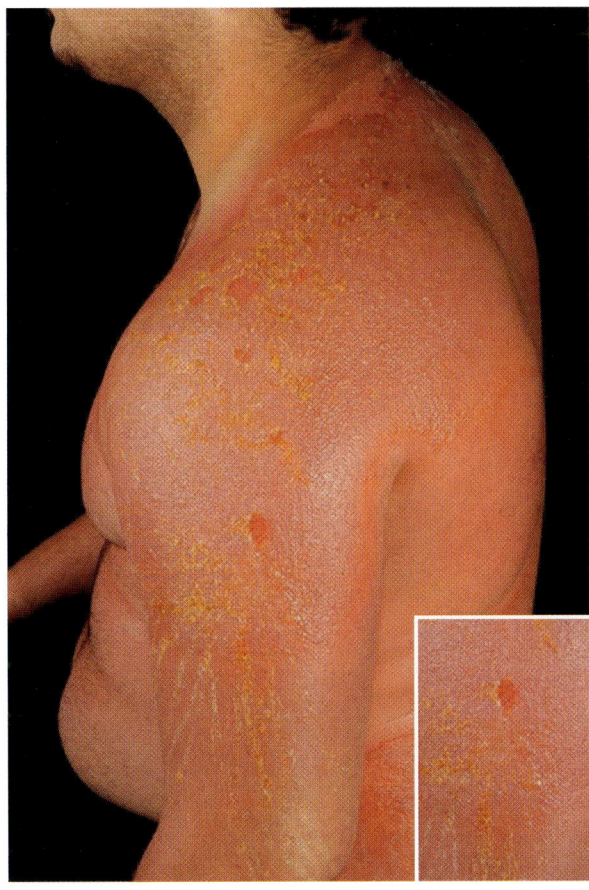

Abb. 55.1 Dermatitis solaris: ausgeprägter Sonnenbrand zweiten Grades nach 4-stündigem Sonnenbad. Es zeigen sich multiple teils konfluierende Bläschen auf erythematöser Haut sowie eine Superinfektion

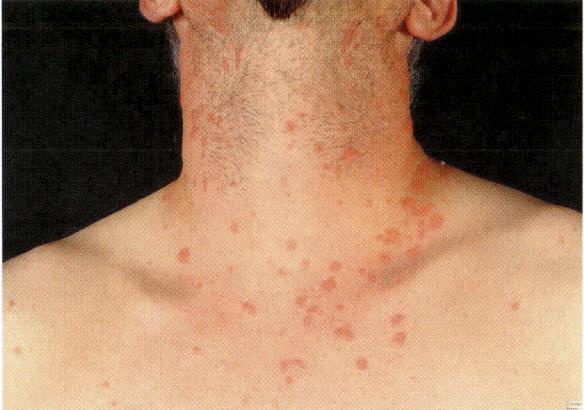

Abb. 55.2 Polymorphe Lichtdermatose. (Aus Altmeyer und Paech 2011)

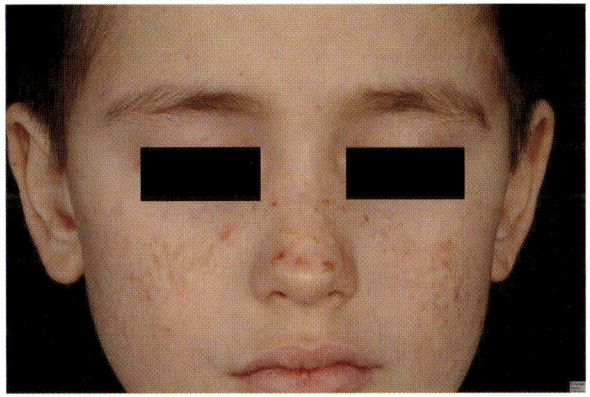

Abb. 55.3 Hidroa vacciniformia auf dem Nasenrücken. (Aus Altmeyer und Paech 2011)

Prophylaxe

Prophylaktisch sollte ein konsequenter UV-Schutz erfolgen und die Haut langsam an die Sonne gewöhnt werden. Der vorbeugende Einsatz von UV-Schutzcremes in Hinsicht auf deren Effektivität ist umstritten. Die Lichtgewöhnung kann in ausgewählten Fällen auch mittels Ganzkörperbestrahlung („hardening") durchgeführt werden. Dabei wird mit initial minimalen UV-Dosen vorsichtig bis zur Verträglichkeitsgrenze eskalierend bestrahlt. Das „hardening" sollte 8–12 Wochen vor einem Urlaub mit geplanter UV-Exposition eingeleitet werden.

55.3 Hidroa vacciniformia

Diese seltene Photodermatose geht mit ausgeprägter Quaddel- und Blasenbildung auf erythematöser Haut in den lichtexponierten Arealen, insbesondere im Gesicht, innerhalb weniger Stunden nach UV-Exposition (UV A) einher. (Abb. 55.3) Es sind vor allem Kinder vor dem zehnten Lebensjahr betroffen. Eine Assoziation zum Epstein-Barr-Virus wird angenommen. Es können Narben zurückbleiben.

Literatur

Verwendete Literatur

Altmeyer P, Paech V (2011) Enzyklopädie Dermatologie, Allergologie, Umweltmedizin, 2.. Aufl. Springer, Heidelberg

Weiterführende Literatur

Lava SA, Simonetti GD, Ragazzi M, Guarino Gubler S, Bianchetti MG (2013) Juvenile spring eruption: an outbreak report and systematic review of the literature. Br J Dermatol 168(5):1066–1072

Lehmann P, Schwarz T (2011) Photodermatoses: diagnosis and treatment. Dtsch Arztebl Int 108(9):135–141

Plewig G, Landthaler M, Burgdorf W, Hertl M, Ruzicka Th (Hrsg) (2012) Braun-Falco's Dermatologie, Venerologie und Allergologie, 6. Aufl. Springer, Heidelberg

Kontaktekzeme

Kapitel 56 Allergische Kontaktekzeme – 269
Detlef Becker

Kapitel 57 Photoallergische und phototoxische Reaktionen – 273
Detlef Becker

Allergische Kontaktekzeme

Detlef Becker

- **Auslöser, Häufigkeit und Vorkommen**

Die Exposition zur überwältigenden Mehrzahl aller Kontaktallergene ist Folge der menschlichen Zivilisation. Nur wenige Kontaktallergene kommen ursprünglich in der freien Natur in krankheitsauslösender Form vor und noch weniger sind spezifisch für bestimmte Regionen der Erde. Insoweit sind bei Reisen in Länder außerhalb der EU ganz ähnliche Expositionen wie hierzulande zu erwarten.

- - **Pflanzenallergene**

Die Vertreter der Familie der **Asteraceae** (Kompositen), wie etwa die Kamille (◘ Abb. 56.1), können in allen Regionen der Erde, in denen blühende Pflanzen existieren, potenziell ein allergisches Ekzem verursachen, vor allem an den unteren Extremitäten, den Händen und Armen (Le Coz et al. 2011). Als häufiges Problem wird speziell die Auslösung auch aerogener Kontaktekzeme durch *Parthenium hysterophorus* in Indien beschrieben (Sharma und Verma 2012).

Reisende erwerben die Sensibilisierungen selten vor Ort, sondern bereits im Heimatland und auch dort weniger durch Kontakte zu einheimischen Korbblütern als vielmehr durch den Gebrauch von kompositenhaltigen Kosmetika und erfahrungsheilkundlichen topischen Mitteln (◘ Tab. 56.1). Die darin verwendeten Arnika-, Kamille- oder Ringelblumenextrakte können beachtliche Konzentrationen an Kompositenallergenen enthalten und bei Anwendung auf entzündlichen Hauterkrankungen auch sensibilisieren (Paulsen 2002).

Die zweite bedeutende Gruppe von Pflanzenallergenen sind die **Urushiole** und strukturell verwandte Moleküle. Ihr Vorkommen in *Toxicodendron*-Arten (◘ Abb. 56.2) stellt nicht nur in den Subtropen und Tropen, sondern auch auf dem gesamten amerikanischen Kontinent ein typisches Problem bei häufigem Aufenthalt in der Natur dar. Allein der Hautkontakt zu den Pflanzen führt schon zur Sensibilisierung (Le Coz et al. 2011). Für Einheimische ist der regelmäßige Kontakt zu diesen Pflanzen beim Aufenthalt in der Natur ein beachtliches Problem, aber auch Touristen mit intensivem Kontakt zur lokalen Flora können betroffen sein.

Zu beachten ist, dass das in Europa verfügbare Spektrum an kommerziellen Pflanzenallergenen für den Epikutantest diese Allergengruppe nicht abdeckt. Urushiole und ähnliche Substanzen kommen auch in einigen weiteren Pflanzenfamilien und -arten vor (◘ Tab. 56.2), die in bestimmten Regionen von Bedeutung sind. Einige dieser Kreuzreaktionen spielen vorrangig bei beruflichem Kontakt zu den Pflanzen oder deren Produkten eine Rolle und betreffen daher nur ausnahmsweise die Reisedermatologie.

Einzelne Kasuistiken beschreiben allergische Kontaktekzeme durch Schmuckgegenstände aus **tropischen Hölzern** wie Teak, Palisander und Cocobolo (Gómez-Muga et al. 2009; Hausen 1997; Moratinos et al. 2005), die, wenn sie naturbelassen sind, relevante Allergenmengen freisetzen können. Tropenhölzer sind ansonsten im Rahmen der industriellen Verarbeitung aus berufsdermatologischer Sicht von hoher Relevanz.

- - **Unerwartete chemische Kontaktallergene**

Neben den in allen Regionen der Welt verbreiteten Kontaktallergenen einer zivilisierten Lebensumgebung kann es außerhalb der EU zu Kontakten kommen, die hierzulande durch die hohen Standards im Verbraucherschutz nicht mehr typisch sind. Eine klassische Exposition ist die primäre Sensibilisierung gegen **p-Phenylendiamin** (PPDA) in dekorativen Körperbemalungen, die als „Henna-Tattoos" beworben werden. Die vom Kunden gewünschte schwarzblaue Farbe, die einem gestochenen echten Tattoo ähneln soll, kann mit Hennafarben jedoch nicht erzielt werden, sodass das aus der oxidativen Haarfärbung bekannte PPDA (◘ Abb. 56.3) zugesetzt wird.

Während die traditionellen aus der Hennapflanze gewonnenen Farbstoffe ein sehr geringes Sensibilisierungsrisiko aufweisen, ist die Beimengung von PPDA in hoher Konzentration ein ernstes Risiko. Eine beachtliche Zahl von Fällen wurde beschrieben, zum Teil mit langanhaltenden Entzündungen, Pigmentverschiebungen bis hin zur Narbenbildung (Kind et al. 2012). Nach einer aktiven Sensibilisierung durch eine solche Bemalung ist mit lebenslangen allergischen Reaktionen gegen oxidative Haarfarben zu rechnen. Dem Autor sind Fälle bekannt, in denen Jugendlichen nach einer solchen Reaktion in der Kindheit das Friseurhandwerk als Berufswunsch versperrt blieb. In der EU ist PPDA nur als Bestandteil von Haarfarben zulässig, die Einhaltung dieses Verbots ist jedoch selbst in der Bundesrepublik aus eigener Erfahrung nicht gesichert.

Beim Erwerb von Kleidung aus Schwellenländern muss mit der Verwendung von älteren Veredelungsharzen („bügelfrei") wie Harnstoffformaldehyd- und Melaminformaldehydharz (Reich und Warshaw 2010) sowie mit eher bedenklichen **Azofarbstoffen** in Synthetikfasern gerechnet werden (Malinauskiene et al. 2013). Azofarbstoffe können eine Kreuzreaktion zu PPDA aufweisen, sodass entsprechend sensibilisierte Reisende unliebsame Überraschungen mit flächigen Kontaktreaktionen beim Tragen entsprechend gefärbter Kleidung erleben können.

Schuhe enthalten neben Resten von Klebstoffen (paratertiäres Butylphenolharz) regelhaft auch **Chrom-VI-Salze** aus der Ledergerbung. In der Bundesrepublik gilt seit 2010 ein Maximalwert von 3 mg Chrom VI pro Kilogramm Leder. Ab dem 1.5.2015 wird dieser Grenzwert für die gesamte EU verbindlich. In anderen Regionen der Welt darf die Einhaltung eines solchen Grenzwertes jedoch nicht erwartet werden.

Die Fähigkeit der **Fumarate**, allergische Kontaktekzeme auszulösen, wurde vor einigen Jahren mit Importmö-

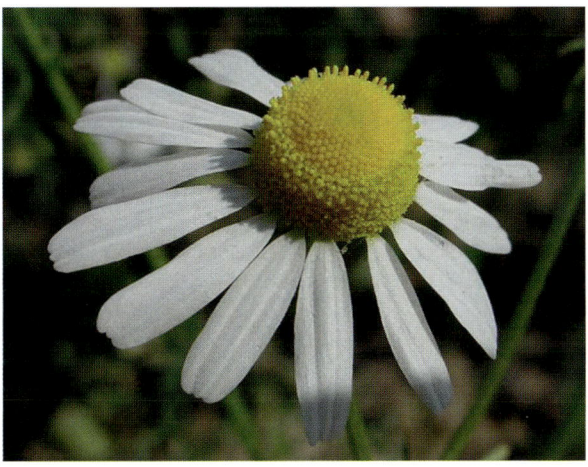

◘ Abb. 56.1 Echte Kamille. (© Leo Michels)

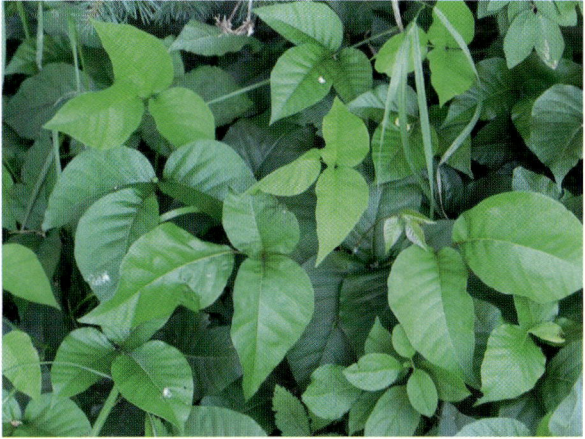

◘ Abb. 56.2 *Toxicodendron radicans*. (© Esculapio)

◘ Tab. 56.1 Allergene von Kompositenarten, die häufig in Kosmetika und Therapeutika verwendet werden

Pflanzenart	Allergene
Echter Alant (*Inula helenium*)	Sesquiterpenlaktone, Alantolakton, Isoalantolakton
Arnika (*Arnica montana*)	Sesquiterpenlaktone, Helenalin
Beifuß (*Artemisia vulgaris*)	Pilostachyin
Echte Kamille (*Matricaria recutita*)	Sesquiterpenlaktone, Cumarine
Römische Kamille (*Chamaemelum nobile*)	Sesquiterpenlaktone, Nobilin
Mutterkraut (*Tanacetum parthenium*)	Sesquiterpenlaktone, Parthenolide

◘ Tab. 56.2 Weitere Pflanzenarten und -gattungen mit relevanten Allergenen der Urushiolgruppe

Pflanzen	Allergene	Vorkommen und Bedeutung
Ginkgo (*Ginkgo biloba*)	Ginkgolsäure	China, Zierbaum, Früchte
Kaschu (*Anacardium occidentale*)	Cardanol	Kulturpflanze, Cashewkerne und -schalenöl
Mango (*Mangifera indica*)	Urushiole	Kulturpflanze, Mangofrüchte
Markfruchtbaum (*Semecarpus anacardium*)	Urushiole	Indien, Farbstoffe
Silbereichen (*Grevillea* spp.)	Grevillol	Australien/Südostasien

beln aus China auch in Mitteleuropa erlebt (Lammintausta et al. 2010). Mittlerweile ist der Import entsprechend behandelter Ware verboten. Anhaltend werden diese jedoch in den Produktionsländern als Fungizid in Schuhen eingesetzt und lösen immer wieder Fälle mit heftigsten allergischen Fußekzemen aus (Švecová et al. 2013).

In der EU wurde **Methyldibromoglutaronitril** im Jahr 2008 endgültig verboten. Weltweit ist mit diesem Konservierungsmittel in lokalen Produkten jedoch weiter zu rechnen. Durch eine recht hohe historische Sensibilisierungsrate der mitteleuropäischen Bevölkerung kann dies zu Ekzemen führen, wenn sensibilisierte Reisende nicht auf die Inhaltsstoffdeklaration achten.

Der Wirkstoff **Bufexamac** verschwand 2010 aus der EU, ist jedoch weiter als Teil von Ekzemtherapeutika in vielen Ländern im Einsatz.

Obwohl diesbezügliche Ängste kursieren, ist eine Gefährdung durch Pestizide für Geschäftsreisende und Urlauber nicht zu erwarten, während eine Kontakturtikaria

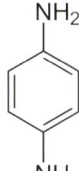

◘ Abb. 56.3 p-Phenylendiamin

durch den älteren Repellentwirkstoff **Diethyltoluamid** (DEET) durchaus weiter vorkommt (Shutty et al. 2013). In Mitteleuropa ist **Icaridin** als gut verträgliche Alternative weit verbreitet.

■ Diagnostik

Selten wird sich dem Untersucher die Möglichkeit bieten, vor Ort die potenziellen Ursachen einer Dermatitis in Augenschein zu nehmen. Regelhaft stellen sich Patienten erst nach der Reise mit schon abklingenden oder sogar abgeheilten Hautveränderungen vor und streben eine Ursachenklärung auch im Hinblick auf zukünftige Reiseaktivitäten an. Umso mehr ist eine genaue Anamnese zum Umfeld und den Entstehungsbedingungen des Ekzems nötig. Wer häufig mit solchen Fragen konfrontiert wird, profitiert von einer Sammlung von Bildern typischer Allergiepflanzen oder Insekten.

> Falls Patienten Proben von vermuteten Auslösern, wie zum Beispiel Pflanzenteile, mitgebracht haben, so gilt wie auch in der Diagnostik mit einheimischem Pflanzenmaterial besondere Vorsicht. Ohne eine Identifizierung der Pflanze und Informationen zu den empfohlenen Testbedingungen besteht die Gefahr heftiger Reaktionen, die mehr oder weniger fahrlässig provoziert werden.

- Therapie

Die Behandlung eines reisebedingten Kontaktekzems entspricht grundsätzlich den allgemeinen Behandlungsprinzipien von Ekzemen. Regelhaft werden hierfür topische Steroide benötigt, die in der Wirkstärke und Galenik an die Lokalisation der Veränderungen und die klimatischen Verhältnisse angepasst sein sollten. Topische Immunmodulatoren wie Tacrolimus und Pimecrolimus erfordern aus Sicherheitsgründen in lichtreichen Gegenden einen konsequenten Lichtschutz. Ihre Wirkstärke dürfte für akute allergische und ausgeprägtere irritative Kontaktekzeme auch nicht ausreichen. Unter subtropischen und tropischen Verhältnissen kann es speziell in intertriginösen Bereichen rasch zu Superinfektionen kommen, denen zeitnah mit antiseptischen Mitteln in Form feuchter Umschläge und hydrophiler Gele begegnet werden muss.

Literatur

Verwendete Literatur

Gómez-Muga S, Ratón-Nieto JA, Ocerin I (2009) An unusual case of contact dermatitis caused by wooden bracelets. Contact Dermatitis 61:351–352

Hausen BM (1997) Allergic contact dermatitis from a wooden necklace. Am J Contact Dermat 8:185–187

Kind F, Scherer K, Bircher AJ (2012) Contact dermatitis to para-phenylenediamine in hair dye following sensitization to black henna tattoos - an ongoing problem. J Dtsch Dermatol Ges 10:572–578

Lammintausta K, Zimerson E, Hasan T, Susitaival P, Winhoven S, Gruvberger B, Beck M, Williams JD, Bruze M (2010) An epidemic of furniture-related dermatitis: searching for a cause. Br J Dermatol 162:108–116

Le Coz CJ, Ducombs G, Paulsen E (2011) Plants and Plant Products. In: Johansen JD, Frosch PJ, Lepoittevin J-P (Hrsg) Contact Dermatitis.. Springer, Heidelberg

Malinauskiene L, Bruze M, Ryberg K, Zimerson E, Isaksson M (2013) Contact allergy from disperse dyes in textiles: a review. Contact Dermatitis 68:65–75

Moratinos MM, Tevar E, Conde-Salazar L (2005) Contact allergy to a cocobolo bracelet. Dermatitis 16:139–141

Paulsen E (2002) Contact sensitization from Compositae-containing herbal remedies and cosmetics. Contact Dermatitis 47:189–198

Reich HC, Warshaw EM (2010) Allergic contact dermatitis from formaldehyde textile resins. Dermatitis 21:65–76

Sharma VK, Verma P (2012) Parthenium dermatitis in India: past, present and future. Indian J Dermatol Venereol Leprol 78:560–568

Shutty B, Swender D, Chernin L, Tcheurekdjian H, Hostoffer R (2013) Insect repellents and contact urticaria: differential response to DEET and picaridin. Cutis 91:280–282

Švecová D, Šimaljakova M, Doležalová A (2013) Footwear contact dermatitis from dimethyl fumarate. Int J Dermatol 52:803–807

Weiterführende Literatur

Asilian A, Faghihi G (2004) Severe irritant contact dermatitis from Cypress spurge. Contact Dermatitis 51:37–39

Photoallergische und phototoxische Reaktionen

Detlef Becker

Auslöser, Häufigkeit und Vorkommen

Lichtsensibilisierende Bestandteile von Pflanzen, Duftstoffen, Lichtschutzmitteln und Medikamenten gibt es auch in Europa. In lichtreichen Regionen und bei längeren Sonnenbädern steigen jedoch die UV-Licht-Exposition und damit die Wahrscheinlichkeit einer Reaktion an. Einige Pflanzenfamilien (Tab. 57.1) enthalten **phototoxische** Bestandteile wie Cumarine und Psoralene. Als besonders aggressiv ist der Riesenbärenklau (Herkulesstaude) zu nennen, der ursprünglich aus der Kaukasusregion stammt und sich in Zentraleuropa und Nordamerika ausgebreitet hat (Kavli et al. 1983). Demgegenüber sind **photoallergische** Reaktionen auf Pflanzen ausgesprochen selten.

Zu lichtinduzierten, phototoxischen und photoallergischen Reaktionen auf systemische Medikamente kann an dieser Stelle aufgrund der Fülle von Daten nur auf die Literatur verwiesen werden (Stein und Scheinfeld 2007).

Eine beachtliche Zahl topisch einwirkender Photoallergene und phototoxischer Substanzen zählt zu den Lichtschutzfiltern (Gonçalo et al. 2013). Hier sind in Europa qualitativ hochwertige Produkte auch unter diesem Aspekt verfügbar. Auf lokale Lichtschutzmittel in außereuropäischen Reiseländern muss dies nicht zwangsläufig zutreffen, sodass die Mitnahme einer ausreichenden Menge an Lichtschutzmitteln zu empfehlen ist.

Klinik

Photoallergische oder phototoxische Hautreaktionen beginnen klinisch mit einem Erythem, es können sich aber auch Vesikulae ausbilden und sekundär mazerieren. Juckreiz und Schmerz sind meist gegeben. Typisch ist die oft initial scharfe Begrenzung auf den lichtexponierten Teil der betroffenen Haut. Beispielhaft sei als klassische Reaktion hier die phototoxische Reaktion auf Bestandteile von Johanniskrautpräparaten erwähnt (Abb. 57.1).

Diagnostik

Abgesehen von einigen Pflanzenallergenen und sehr speziellen Expositionen bildet das in der EU verfügbare Spektrum an Epikutantestallergenen die weltweite Exposition gut ab und kann daher verwendet werden. Bei Verdacht auf Photosensibilisierungen bleiben leider mit den kommerziellen Allergenen des Photopatchblocks erhebliche Lücken. Es empfiehlt sich daher immer auch die Testung der verdächtigen Kosmetika und Lichtschutzpräparate sowie einer Auswahl anders zusammengesetzter Alternativpräparate, um durch Vergleich der Inhaltsstoffe reaktiver und nicht reaktiver Produkte eine Chance zur Identifizierung des tatsächlichen Allergens zu schaffen. Wer den damit verbundenen Aufwand leisten kann und will, sollte vom Hersteller des Lichtschutzmittels die Einzelbestandteile anfordern und basierend auf den verfügbaren Testempfehlungen diese epikutan und ggf. im Photopatchtest überprüfen. Nur mit diesem beachtlichen Aufwand können verwertbare Daten zur Sensibilisierungsrate auch neuerer Lichtfiltersubstanzen erarbeitet werden.

Tab. 57.1 Pflanzen mit phototoxischen Inhaltsstoffen

Pflanzenfamilie	Art
Doldenblütler (Umbelliferae)	Pastinak (*Pastinaca sativa*)
	Sellerie (*Apium* spp.)
	Petersilie (*Petroselium* spp.)
	Herkulesstaude (*Heracleum giganteum*)
	Große Knorpelmöhre (*Ammi majus*)
Rautengewächse (Rutaceae)	Zitruspflanzen (*Citrus* spp.)
	Weinraute (*Ruta graveolens*)
	Diptam (*Dictamnus albus*)
Maulbeergewächse (Moraceae)	Feige (*Ficus carica*)

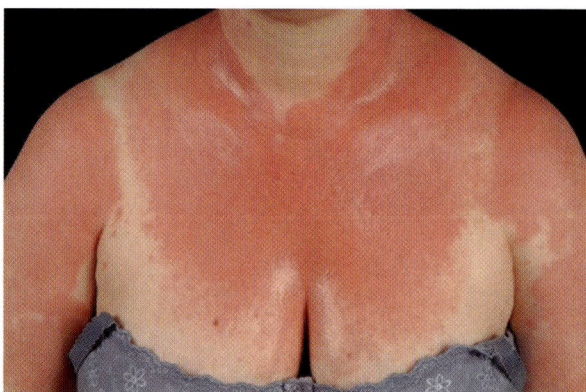

Abb. 57.1 Phototoxische Reaktion auf ein Johanniskrautpräparat. (© Hautklinik der Universitätsmedizin Mainz)

Therapie

Therapeutisch steht wie bei allen Ekzemreaktionen der Haut eine antiinflammatorische Therapie, zum Beispiel mit kortikosteroidhaltigen Externa, und die Verwendung von an die Hautsituation und die Klimaverhältnisse adaptierten Pflegemitteln im Vordergrund.

Literatur

Gonçalo M, Ferguson J, Bonevalle A, Bruynzeel DP, Giménez-Arnau A, Goossens A, Kerr A, Lecha M, Neumann N, Niklasson B, Pigatto P, Rhodes LE, Rustemeyer T, Sarkany R, Thomas P, Wilkinson M (2013) Photopatch testing: recommendations for a European photopatch test baseline series. Contact Dermatitis 68:239–243

Kavli G, Volden G, Midelfart K, Krokan H, Prytz JO, Haugsbø S (1983) In vivo and in vitro phototoxicity of different parts of Heracleum laciniatum. Contact Dermatitis 9:269–273

Stein KR, Scheinfeld NS (2007) Drug-induced photoallergic and phototoxic reactions. Expert Opin Drug Saf 6:431–443

Venerologie

Kapitel 58 Reisevenerologie – 277
Anja Potthoff, Norbert H. Brockmeyer, Wolfgang Fuchs

Reisevenerologie

Anja Potthoff, Norbert H. Brockmeyer, Wolfgang Fuchs

Pathogenese und Epidemiologie

Jährlich erkranken weltweit mehr als 340 Millionen Menschen an sexuell übertragbaren Infektionen („sexually transmitted infection" [STI]). Während eines Auslandsaufenthalts haben bis zu 20 % aller Reisenden Gelegenheitssex mit einem neuen Partner. Der Reiz, im Urlaub zu sein, ermutigt einige Personen, Dinge zu tun, die sie zu Hause nicht täten. Zum Teil tragen auch Drogen, Alkohol und Sextourismus dazu bei (Vivancos et al. 2010).

In einer Untersuchung von Field et al. (2010) wurden 6957 europäische Reisende im Jahr 2008 erfasst. Bei 200 Patienten (2,9 %) wurden eine sexuell übertragbare Erkrankung oder Beschwerden im Urogenitalbereich festgestellt. Davon waren 52 neu diagnostizierte asymptomatische HIV-Infektionen (davon 32 Immigranten, 10 Touristen, 6 Freundes- oder Familienbesucher, 3 Studenten und 1 Geschäftsreisender). Weiterhin wurden 21 Syphilisfälle festgestellt.

Zur Epidemiologie der STI in Deutschland gibt es nur wenige Daten, da außer für Syphilis, HIV und akute Hepatitis keine Meldepflicht besteht.

Chlamydieninfektionen

Davies (2013) untersuchte Rucksackreisende (35 Männer und 49 Frauen) in Sydney, von denen 94 % einen neuen Sexualpartner während der Reise hatten und nur 20 % immer Kondome benutzten. Die Prävalenz von Chlamydieninfektionen lag bei 11,9 % (14,3 % bei Männern und 10,2 % bei Frauen). Seit 2005 wurden in Europa und den USA vermehrt Fälle von Lymphogranuloma venereum (*Chlamydia trachomatis* Serovare L1–3) bei HIV-positiven Männern, die Sex mit Männern haben, beobachtet. Zuvor wurden solche Infektionen vor allem in den Tropen und Subtropen beschrieben (Kapoor 2008).

Gonorrhö

Sie wird durch Infektion mit *Neisseria gonorrhoeae* (Gonokokken) hervorgerufen, ein gramnegatives, bewegliches Bakterium. Gonokokkeninfektionen wurden in der Untersuchung von Rucksackreisenden mit neuem Sexualpartner nicht festgestellt (Davies 2013). Lediglich in Sachsen besteht eine Meldepflicht für die Gonorrhö. Auf Deutschland hochgerechnet ist die Inzidenz von Gonokokkeninfektionen zwischen 2003 und 2011 von 6,8 auf 13,7 pro 100.000 Einwohner gestiegen. Junge Erwachsene im Alter von 15–25 Jahren erkranken am häufigsten. Angaben zum Reisestatus fehlen (Kapoor 2008).

Ulcus molle

Das Ulcus molle („chancroid") ist eine in Europa und Deutschland seltene sexuell übertragbare Krankheit, sie wird aus tropischen und subtropischen Regionen importiert (Lewis 2003; Sonntag 2009). Das Ulcus molle („chancroid"). Das auslösende Bakterium *Haemophilus ducreyi* ist sehr empfindlich gegenüber Kälte und Austrocknung.

Granuloma inguinale

Der Erreger der auch Granuloma venerum oder Donovanosis genannten Erkrankung ist *Klebsiella granulomatis* (Donovan-Bakterium). Es handelt sich um eine außereuropäische Geschlechtskrankheit von geringer Kontagiosität. Die Erkrankung kommt am häufigsten in der Südsee vor, aber auch in den Südstaaten der USA. Sekretstauungen in Hautfalten scheinen im feuchtwarmen Tropenklima die Übertragung zu begünstigen.

Syphilis

Für die in Deutschland 3.138 im Jahr 2012 gemeldeten Syphilisfälle durch *Treponema pallidum* liegen Angaben zum Infektionsland vor: Bei 93,2 % dieser Fälle wurde Deutschland als Infektionsort angegeben. Die am häufigsten genannten weiteren Infektionsländer waren in Westeuropa Spanien (n = 34) und Griechenland (n = 9), in Zentral- und Osteuropa die Tschechische Republik (n = 12) und Bulgarien (n = 12) sowie in Übersee Thailand (n = 18), Kuba (n = 6) und Brasilien (n = 6). Die meisten in Westeuropa und Amerika erworbenen Infektionen waren auf sexuelle Kontakte zwischen Männern zurückzuführen. Ein heterosexuelles Übertragungsrisiko überwog in Zentral- und Osteuropa. In Südostasien waren beide Risiken etwa gleich hoch (RKI 2013).

HIV

Von den 2013 ca. 18.000 in Deutschland lebenden HIV-Infizierten, die sich durch heterosexuelle Übertragungswege infiziert haben, haben etwa 10.000 die Infektion im Ausland erworben. Zu gleichgeschlechtlichen Transmissionswegen fehlen diese Angaben (RKI 2014).

Klinik

Chlamydien

Etwa 7 von 10 infizierten Frauen und 5 von 10 infizierten Männern haben keine Symptome und bemerken daher die Infektion nicht. Insbesondere pharyngeale und anale Infektionen verlaufen oft asymptomatisch (Böhm et al. 2009). Beim Mann lösen die Serovare D–K eine Urethritis, Epididymitis oder Proktitis aus. Bei der Frau sind neben dem eitrigen Fluor urethralis Zervixentzündungen, Salpingitis (mit möglicher nachfolgender Sterilität) und PID („pelvic inflammatory disease") beschrieben.

Das durch die Serovare L1–3 verursachte Lymphogranuloma inguinale verläuft in 3 Stadien. Nach 4–10 Tagen entsteht eine Papel (Stadium 1), die ulzeriert. Im Verlauf sind inguinale Lymphadenopathien typisch (Stadium 2), bei analer Infektion werden intraabdominale Lymphknotenpakete gesehen. Des Weiteren kommt es häufig zur

Abszessbildung. Ohne Therapie tritt eine Elephantiasis genitalium auf, die über Jahre progressiv verlaufen kann (Stadium 3, Kapoor 2008).

Gonorrhö

Die Symptome einer Gonokokkeninfektion sind stark von der Lokalisation abhängig. Während die urethrale Infektion beim Mann nach einigen Tagen meist zu ausgeprägtem eitrigem Ausfluss und starken Schmerzen führt, verläuft die Infektion bei 50 % der Frauen symptomlos. Aszendierende Infektionen können zu Salpingitis oder PID führen. Labienschwellungen weisen auf eine Infektion der Bartholin-Drüsen hin. Selten kommt es zu einer Leberbeteiligung. Pharyngeale Infektionen zeigen ein unspezifisches klinisches Bild. Bei Blut-, Eiter- und Schleimauflagerung auf dem Stuhl, Druckgefühl, Analekzmen und Tenesmen muss an eine anorektale Gonokokkeninfektion gedacht werden. Häufig verläuft diese symptomarm. Des Weiteren gibt es eine disseminierte Infektion, zum Beispiel mit Befall der Gelenke, der Lunge und anderer Organe.

Ulcus molle

Nach einer Inkubationszeit von 2–10 Tagen entsteht durch *Haemophilus ducreyi* eine zarte Papel mit umgebendem Erythem, die rasch in eine Pustel übergeht. Im Verlauf entsteht das weiche, schmerzhafte Ulcus molle (weicher Schanker). Der Geschwürrand ist typischerweise aufgeworfen und unterminiert, der Ulkusgrund grau-gelb belegt. In der Regel erfolgt keine spontane Abheilung, sondern es kommt zur Größenprogredienz (0,5–2 cm). Männer haben eher singuläre Läsionen, während bei Frauen oft multiple Läsionen nachweisbar sind. Selten entwickeln sich kirschkerngroße Abszesse (Bubonulus) durch Lymphangitis an der Peniswurzel. Auch eine Mitbeteiligung der regionären Lymphknoten mit Aszendierung ist möglich (Lewis 2003).

Granuloma inguinale

Die Krankheit manifestiert sich nach 1–10 Wochen Inkubationszeit. Nicht schmerzhafte Papeln ulzerieren und konfluieren zu granulomatösen Hautveränderungen, die leicht bluten. Der erhabene Wundrand ist nicht unterminiert. Inguinal kann es durch subkutane Granulome zu Pseudobubonen kommen. Langfristig kann eine Elephantiasis entstehen.

Syphilis

Die Syphilis verläuft in 3 Stadien. Primär tritt nach einer Inkubationszeit von 2–3 Wochen ein schmerzloses Ulkus (Ulcus durum) auf, ggf. mit begleitender Lymphknotenschwellung (Bubo). Nach ca. 7–8 Wochen kommt es im zweiten Stadium zu einem nicht juckenden Exanthem, das typischerweise auch die Handflächen- und Fußsohlen betrifft. Zudem können Fieber, Abgeschlagenheit, Kopfschmerzen, Lymphknotenschwellungen und erhöhte Transaminasen auftreten. Das dritte Stadium tritt nach Jahren mit granulomatösen Veränderungen der Haut, Schleimhäute und inneren Organe in Erscheinung. Eine Beteiligung des Nervensystems muss ausgeschlossen werden. Die Syphilis gilt als Chamäleon und kann verschiedenste Erkrankungen imitieren.

HIV

Im Rahmen der Reisemedizin ist vor allem die akute HIV-Infektion von Bedeutung, die in ca. 40–90 % der Fälle innerhalb von Tagen nach der Infektion mit einem mononukleoseähnlichen Bild, ggf. mit Fieber, Lymphknotenschwellung und Exanthemen, einhergeht. Opportunistische Infektionen sind in fortgeschrittenen Krankheitsstadien nach meist jahrelangem Verlauf zu erwarten.

Diagnostik
Chlamydien

Der Erregernachweis erfolgt in der Regel über Nukleinsäureamplifikationstests (NAAT), gleichzeitig mit dem Ausschluss einer Gonorrhö. Für den Ausschluss eines Lymphogranuloma venereum ist nach initial positivem Befund eine genauere Differenzierung der Serovare nötig. Der Nachweis von Chlamydienantikörpern im Blut kann für die Abklärung einer ungewollten Kinderlosigkeit hilfreich sein, gibt aber keine Auskunft über die Behandlungsbedürftigkeit.

Gonorrhö

Die Bakterienkultur ist weiterhin der Goldstandard der Diagnostik für Material aus Zervix, Urethra, Rektum und Rachen. Da die Kultur ein Spezialmedium benötigt und die Lagerung bei 37 °C und 5 % CO_2 erfolgen muss, ist mittlerweile der Einsatz von Nukleinsäureamplifikationstests (NAAT) verbreitet. Dieser hat eine hohe Spezifität, liefert aber keine Aussage zu möglichen Antibiotikaresistenzen. Bei klinischem Verdacht auf Gonorrhö sollte ein Abstrich nicht nur urethral, sondern auch pharyngeal und anal erfolgen (Delpech et al. 2009; DSTIG 2014).

Ulcus molle

Die Kultur von *Haemophilus ducreyi* kann in Spezialmedien erfolgen. Der Nachweis mittels NAAT hat die höchste Spezifität.

Granuloma inguinale

In der Giemsa-Färbung können Donovan-Körperchen im Abstrich bzw. Biopsiegewebe sichtbar gemacht werden (Sonntag 2009).

■■ **Syphilis**

Als Suchtest werden TPHA (*Treponema-pallidum*-Hämagglutinationstest), TPLA (*Treponema-pallidum*-Latexagglutinationstest)/TPPA (*Treponema-pallidum*-Partikelagglutinationstest)oder polyvalente Immunoassays angewendet. Zur Bestätigung sollte ein alternatives Antigenkonzept, zum Beispiel der FTA-abs-IgM/IgG-ELISA (FTA-abs = Fluoreszenz-*Treponema*-Antikörper-Absorptionstest) oder IgM/IgG-Westernblot, gewählt werden. Die Aktivität wird mittels Lipidantikörpern bestimmt. Die Antikörper sind oft erst nach Abheilen des Ulkus nachweisbar. Ein direkter Erregernachweis aus dem Ulkus ist mittels Dunkelfeldmikroskopie möglich. Alternativ können NAAT angewendet werden (Gross et al. 2013; DSTIG 2014).

■■ **HIV**

Als Suchtest sollte ein ELISA-Test der vierten Generation eingesetzt werden, der HIV-Antikörper und HIV-Antigene erfasst. Bei reaktivem Ergebnis erfolgt eine zweite Blutentnahme für einen zweiten Test (Westernblot oder NAAT) zur Bestätigung. Bei Verdacht auf eine akute Infektion ist ggf. auch bei negativem Suchtest ein NAAT durchzuführen und die Untersuchung ggf. zu wiederholen (DSTIG 2014; ► www.hivbuch.de).

■ **Therapie**

Bei der Therapie sind die jeweiligen aktuellen Leitlinien zu konsultieren, ggf. ist die Resistenzlage im Reiseland zu berücksichtigen (DSTIG 2014).

■■ **Chlamydien**

Die Therapie der Chlamydien erfolgt mit 100 mg Doxycyclin 2-mal täglich über 7 Tage, bei den Serovaren L1–3 über mindestens 21 Tage. Alternativ kann eine Therapie mit 1,5 g Azithromycin als Einmaldosis (bei Serovar L1–3 an Tag 1, 8 und 15) erfolgen. Fälle von Azithromycinresistenz sind beschrieben (DSTIG 2014).

■■ **Gonorrhö**

Aufgrund der geänderten weltweiten Resistenzlage wurde die bisherige Therapie der Gonorrhö in allen Leitlinien durch eine duale Therapie ersetzt. In Deutschland wird die Gabe von 1 g Ceftriaxon i. m. oder i. v. zusammen mit der Einmalgabe von 1,5 g Azithromycin p. o. empfohlen (DSTIG 2014). Die CDC (Centers for Disease Control and Prevention) publizierten Daten über eine Kombinationstherapie mit Gentamycin 240 mg i. m. plus Azithromycin 2 g p. o. bzw. Gemifloxacin 320 mg oral plus Azithromycin 2 g p. o. (Kirkcaldy et al. 2014; Delpech et al. 2009). Eine klinische Kontrolle sowie eine Kontrollkultur sollte nach 7 Tagen durchgeführt werden.

> Bei NAAT kann es bei einem Abstrich vor Ablauf von 3 Wochen nach Therapieende zu falsch-positiven Ergebnissen kommen.

■■ **Ulcus molle**

Das Ulcus molle wird mit einmalig 1,5 mg Azithromycin p. o. behandelt (DSTIG 2014).

■■ **Granuloma inguinale**

Das Granuloma inguinale wird mit 960 mg Cotrimoxazol 2-mal täglich über 21 Tage behandelt (DSTIG 2014).

■■ **Syphilis**

Infektionen, die sicher seit weniger als einem Jahr bestehen (Frühsyphilis), werden mit 2,4 Mio. IE Benzathin-Penicillin G i. m. (gluteal rechts/links je 1,2 Mio. IE) behandelt. Nach Ausschluss einer Neurosyphilis erfolgt die Therapie der Spätsyphilis mit 3-mal 2,4 Mio. IE Benzathin-Penicillin (an den Tagen 1, 8, 15 gluteal rechts/links je 1,2 Mio. IE). Die okuläre Syphilis, Otosyphilis und Neurosyphilis werden mit Penicillin G i. v. behandelt, und zwar 5-mal 5 Mio. IE oder 4-mal 6 Mio. IE oder 3-mal 10 Mio IE über mindestens 14 Tage. Zur Prophylaxe der Herxheimer-Reaktion wird vor der ersten Gabe 1 mg/kg KG Prednisolon p. o. oder i. v. empfohlen (DSTIG 2014; Gross et al. 2013).

■■ **HIV**

Die Therapie der HIV-Infektion ist komplex und sollte in einem spezialisierten Zentrum durchgeführt werden. Bei einer HIV-Serokonversion ist der Einschluss in eine Studie zu prüfen (► www.hivbuch.de).

■ **Prävention**

Bei Nachweis einer sexuell übertragbaren Erkrankung sollte ein Screening hinsichtlich weiterer STI unter Berücksichtigung der jeweiligen Inkubationszeiten erfolgen. Ebenso sollten die Sexualpartner (ggf. der letzten 6 Monate) benachrichtigt und untersucht werden.

> Eine Partnertherapie ist bei Gonorrhö, Chlamydieninfektion und eingeschränkt aufgrund der Lieferengpässe von Benzathin-Penicillin bei Syphilis indiziert, auch bei asymptomatischen Partnern.

Kondome schützen zum Teil vor Infektionen mit sexuell übertragbaren Erregern, allerdings ist zum Teil auch über Schmierinfektionen (Hände, Sexspielzeug, Handtücher) eine Ansteckung möglich. Ungeschützter Oralverkehr ist ein zunehmend häufigerer Übertragungsweg von STI. Bei bestehenden STI steigt das Ansteckungsrisiko mit HIV. An Mehrfachinfektionen sollte gedacht werden. Je nach individuellem Risiko sind regelmäßige Screeninguntersuchungen sinnvoll. Die Beratung sollte Strategien zur Risikominimierung (z. B. Impfungen) umfassen (DSTIG 2014).

Literatur

Böhm I, Gröning A, Sommer GG et al (2009) A German Chlamydia trachomatis screening program employing semi-automated real time PCR: results and perspectives. J Clin Virol 46(Suppl. 3):27–32

Davies SC (2013) Unsupervised screening for Chlamydia and gonorrhoea in backpacker hostels in Manly, Sydney. Sex Health 20:185–187

Delpech V, Martin IM, Hughes G, Nichols T, James L, Ison CA, Gonococcal Resistance to Antimicrobials Surveillance Programme Steering Group (2009) Epidemiology and clinical presentation of gonorrhoea in England and Wales: findings from the Gonococcal Resistance to Antimicrobials Surveillance Programme 2001-2006. Sex Transm Infect 85(5):317–321

DSTIG (2014) Leitfaden STI-Therapie. www.dstig.de/images/DSTIG-Flyer/Leitfaden/sti %20leitfaden_2.auflage_2014.pdf

Field V, Gautret P, Schlagenhauf P, Burchard GD, Caumes E, Jensenius M, Castelli F, Gkrania-Klotsas E, Weld L, Lopez-Velez R, de Vries P, von Sonnenburg F, Loutan L, Parola P, EuroTravNet network (2010) Travel and migration associated infectious diseases morbidity in Europe, 2008. BMC Infect Dis 10:330

Gross G, Flaig B, Rode S (2013) Syphilis: Part 1: Introduction, pathology and clinical aspects. Hautarzt 64(10):771–790

Kapoor S (2008) Re-emergence of lymphogranuloma venereum. J Eur Acad Dermatol Venereol 22:409–416

Kirkcaldy RD, Weinstock HS, Moore PC et al (2014) The efficacy and safety of gentamicin plus azithromycin and gemifloxacin plus azithromycin as treatment of uncomplicated gonorrhea. Clin Infect Dis 59:1083–1091

Lewis DA (2003) Chancroid: clinical manifestations, diagnosis, and management. Sex Transm Infect 79:68–

RKI (2013) Syphilis in Deutschland 2012. Epidemiologisches Bulletin 44

RKI (2014) HIV-Infektionen und AIDS-Erkrankungen in Deutschland. Epidemiologisches Bulletin 26

Sonntag HG et al (2009) Haemophilus ducreyi. In: Darai G, Handemann M, Sonntag SG (Hrsg) Lexikon der Infektionskrankheiten des Menschen, 3. Aufl. Springer, Heidelberg

Vivancos R, Abubakar I, Hunter PR (2010) Foreign travel, casual sex, and sexually transmitted infections: systematic review and meta-analysis. Int J Infect Dis 14(10):e842–e851

Reiseempfehlungen und Prävention

Kapitel 59 Reiseimpfungen – 285
Kay Erkens

Kapitel 60 Repellentien – 293
Heidelore Hofmann

Kapitel 61 Sonnenschutz – 299
Peter Wolf

Kapitel 62 Reisen mit chronischen Dermatosen – 309
Michael Sticherling

Reiseimpfungen

Kay Erkens

59.1 Einleitung – 286

59.2 Spezielle Impfungen – 286
59.2.1 Frühsommermeningoenzephalitis (FSME) – 286
59.2.2 Hepatitis A – 287
59.2.3 Typhus abdominalis – 288
59.2.4 Poliomyelitis – 288
59.2.5 Gelbfieber – 289
59.2.6 Tollwut – 290
59.2.7 Meningokokkenmeningitis – 290
59.2.8 Japanische Enzephalitis – 291
59.2.9 Cholera – 291

Literatur – 292

E. von Stebut (Hrsg.), *Reisedermatosen*,
DOI 10.1007/978-3-662-44705-5_59, © Springer-Verlag Berlin Heidelberg 2015

59.1 Einleitung

Impfungen gelten als eine der wirksamsten Schutzmaßnahmen in der Medizin. Abhängig von Destination und Reisestil können Reisende, verglichen mit der Situation in Deutschland, zusätzlichen Infektionsrisiken bei gleichzeitig unzureichender medizinischer Versorgung im Reiseland ausgesetzt sein. Bei der Frage nach notwendigen Schutzimpfungen, besonders bei Reisen in das tropische Ausland, wird vordergründig an Impfungen wie Gelbfieber, Typhus oder Cholera gedacht. Der Reisende bedenkt dabei häufig nicht, dass ein ausreichender Impfschutz auch gegen Tetanus, Diphtherie, Pertussis, Mumps-Masern-Röteln und Hepatitis B (öffentlich empfohlene Regelimpfungen) mindestens so wichtig ist wie exotischere Reiseimpfungen.

Bei den öffentlich empfohlenen Schutzimpfungen handelt es sich um seitens der Ständigen Impfkommission am Robert-Koch-Institut (STIKO) empfohlene Impfungen, die jedem angeraten werden, auch wenn keine Auslandsreisen beabsichtigt sind. Zu diesen Impfungen gehören auch die ab dem 60. Lebensjahr empfohlene Impfungen gegen saisonale Influenza und gegen invasive Pneumokokkenerkrankungen. Für mitreisende Kinder sollte neben dem spezifischen Impfschutz des Reiselandes auch der altersentsprechende, gemäß „Impfkalender für Säuglinge, Kinder und Jugendliche" empfohlene Impfschutz vor Reiseantritt überprüft und ggf. vervollständigt werden.

Nicht selten sind die Regelimpfungen besonders bei Erwachsenen lückenhaft und bedürfen der Vervollständigung oder zumindest der Auffrischung. In der reisemedizinischen Sprechstunde ergibt sich damit eine überaus geeignete Gelegenheit, nicht nur spezielle Reiseimpfungen durchzuführen, sondern auch den für Deutschland empfohlenen Impfschutz zu überprüfen und bei Bedarf zu ergänzen. Die Kenntnis der aktuell gültigen Impfempfehlungen der STIKO ist daher nicht nur im Zusammenhang mit Reiseimpfungen, sondern auch hinsichtlich aller in Deutschland empfohlenen Regelimpfungen von besonderer Bedeutung in der reisemedizinischen Sprechstunde.

In seinen Veröffentlichungen bietet das Robert-Koch-Institut (RKI) einen aktuellen und umfassenden Überblick zu allen Fragen des Impfens. Die aktuellen Impfempfehlungen der STIKO erscheinen jährlich in einer der Sommerausgaben des Epidemiologischen Bulletins (STIKO 2013). Sie geben Aufschluss zu empfohlenen Impfungen in allen Altersgruppen. Zudem behandeln sie detailliert auch Reiseimpfungen im Sinne typischer indikationsbezogener Impfungen. Als zusätzliche solide Informationsquelle seien auch die Impfempfehlungen der Deutschen Gesellschaft für Tropenmedizin und Internationale Gesundheit (2014) genannt.

Die Empfehlung zu bestimmten Reiseimpfungen basiert auf dem voraussichtlichen Expositionsrisiko gegenüber einer impfpräventablen Erkrankung für eine gegebene Reiseroute, der Schwere des Krankheitsverlaufs und dem Impfrisiko für die Impfung selbst (◘ Tab. 59.1). Das Infektionsrisiko jeder impfpräventablen Erkrankung hängt von der Prävalenz dieser Erkrankung am konkreten Zielort im Reiseland ab sowie von Risikofaktoren, die durch den Reisenden selbst bedingt sind. Diese umfassen neben besonderen freizeit- bzw. berufsbedingten Aktivitäten auch den gewählten Reisestil, die Art der Unterkunft, die Reisedauer, das Ausmaß enger Kontakte mit der einheimischen Bevölkerung (einschließlich sexueller Kontakte) und die Jahreszeit, zu der die Reise angetreten wird (Keystone 2013).

59.2 Spezielle Impfungen

59.2.1 Frühsommermeningoenzephalitis (FSME)

Bei der FSME handelt es sich um eine durch Flaviviren des TBE-Komplexes (TBE = „tick borne encephalitis") verursachte Erkrankung, die saisonal von April bis Oktober durch Schildzecken (u. a. den „Holzbock") übertragen wird. Von dem Erreger sind 3 Subtypen bekannt. Der zentraleuropäische Subtyp kommt in weiten Teilen Europas vor mit Ausnahme der iberischen Halbinsel, der Benelux-Staaten und Großbritanniens. In den Regionen um den Ural und in Sibirien herrscht der sibirische Subtyp vor, während der fernöstliche Subtyp als Erreger der „russian spring summer encephalitis" (RSSE) im Osten Russlands besonders verbreitet ist, aber auch in Nordchina und Nordjapan isoliert wurde.

Die Mehrzahl der Infektionen verläuft asymptomatisch. Kommt es jedoch zur Erkrankung, äußert sich diese zunächst mit grippeähnlicher Initialsymptomatik. Im Sinne eines biphasischen Krankheitsverlaufs entwickeln etwa 10 % der Erkrankten eine Entzündung des Gehirns und der Hirnhäute. Die Schwere des Krankheitsverlaufs hängt dabei wesentlich vom Virussubtyp ab. Liegt die Letalität bei Erkrankungen mit dem zentraleuropäischen Subtyp bei 1–2 %, beträgt sie für den sibirischen Subtyp bereits 6–8 % sowie bei der fernöstlichen Variante 20–40 %. Eine Postexpositionsprophylaxe nach Zeckenstich existiert nicht (Robert-Koch-Institut 2005).

In Deutschland sind zwei wirksame und gut verträgliche FSME-Impfstoffe verfügbar, die auch gegenüber dem sibirischen und dem fernöstlichen Subtyp zu einem wirksamen Immunschutz führen. Personen mit beruflicher (z. B. Förster) oder freizeitbedingter Zeckenexposition in den bekannten Risikogebieten wird ein ausreichender Impfschutz empfohlen.

Tab. 59.1 Übersicht über die empfohlenen Impfungen

Erkrankung	Reiseland
FSME (Frühsommermeningoenzephalitis)	Deutschland, Österreich, Schweiz, Osteuropa, Russland, Ferner Osten
Hepatitis A	Afrika, Naher Osten, Zentral-/Südostasien, Zentral-/Mittelamerika
Typhus abdominalis	Afrika, Vorder-, Zentral- und Südostasien, Südamerika
Poliomyelitis	Afrika, Südostasien, Naher Osten (in Saudi-Arabien Pflicht)
Gelbfieber	Tropisches Afrika, Südamerika
Tollwut	Tollwutgebiete (Asien, Afrika, Nord-/Mittel-/Südamerika)
Meningokokken (tetravalent)	Länder des „Meningitisgürtels", Subsahara-Afrika, Saudi-Arabien; gem. STIKO für Jugendliche und Studenten bei Besuch von Gemeinschaftseinrichtungen in Ländern mit empfohlener Impfempfehlung
Japanische Enzephalitis	Südöstliches Pakistan, Indien, Nepal, Bangladesch, Myanmar, Laos, Thailand, Kambodscha, Vietnam, Indonesien, Malaysia, Osttimor, Papua-Neuguinea, China, Nord- und Südkorea, Japan, Südostsibirien, westliche Pazifikinseln, nördlicher Ausläufer von Queensland
Cholera	Südostasien, West- und Zentralafrika

> Impfmaßnahmen sollten rechtzeitig eingeleitet werden, sodass zu Beginn der saisonalen Übertragung bzw. der absehbaren Exposition zumindest ein vorläufiger Impfschutz sichergestellt ist.

In altersadaptierter Antigendosierung sind die in Deutschland verfügbaren Impfstoffe sowohl für Kinder als auch für Erwachsene geeignet. Die vollständige Grundimmunisierung besteht bei Verwendung des konventionellen Impfschemas aus 3 Teilimpfungen, wobei für beide Impfstoffe bereits 2 Wochen nach der zweiten Teilimpfung ein vorläufiger Impfschutz gegeben ist. Präparatabhängig kann bei nur kurzer Vorbereitungszeit ein beschleunigtes bzw. ein Kurzimpfschema zur Anwendung kommen. Frühestmöglicher Schutz lässt sich damit bereits 3 bzw. 4 Wochen nach Impfbeginn erzielen. Nach abgeschlossener Grundimmunisierung beläuft sich der Impfschutz auf 3 Jahre. Eine Auffrischung verlängert den Impfschutz bei Immungesunden bis zum 50. bzw. präparatabhängig bis zum 60. Lebensjahr um weitere 5 Jahre. Wenn erforderlich lässt sich eine begonnene Grundimmunisierung auch mit dem jeweils anderen der verfügbaren Impfstoffe fortsetzen (Austauschbarkeit der Impfstoffe). Auch Auffrischungsimpfungen brauchen nicht mit dem Impfstoff zu erfolgen, mit dem seinerzeit die Grundimmunisierung durchgeführt wurde (Broker und Schondorf 2006).

Im Fall irregulärer Impfschemata mit erheblicher Überschreitung herstellerseitig empfohlener Impfabstände waren bisher umständliche Empfehlungen zum weiteren Vorgehen zu beachten. Inzwischen gilt wie bei allen anderen Impfstoffe auch für FSME-Impfstoffe: Jede Impfung zählt! Unzulässig lange Impfabstände gibt es nicht!

59.2.2 Hepatitis A

Das Hepatitis-A-Virus ist der Auslöser der Hepatitis A (Reisehepatitis). Die Infektion erfolgt meist durch orale Aufnahme fäkal verunreinigten Trinkwassers, Badewassers oder kontaminierter Lebensmittel. Meeresfrüchte, fäkalgedüngtes Gemüse und Salate gelten als besonders risikobehaftete Vehikel des Erregers. Als Folge der Infektion entwickelt sich beim Nichtimmunen eine Hepatitis, die im Gegensatz zur Hepatitis B und C zwar keine chronischen Verläufe bedingt, im Einzelfall jedoch eine protrahiert verlaufende Erkrankung verursachen kann. Dauerausscheider sind bei der Hepatitis A unbekannt. Mit höherem Lebensalter steigt das Risiko für tödliche Verläufe auf bis zu 2% (Centers for Disease Control and Prevention 2009). In Ländern mit schlechter Abwasserentsorgung besteht ein Infektionsrisiko, da immer auch mit fäkalkontaminierten Lebensmitteln und Trinkwasser zu rechnen ist.

> Typische Risikogebiete sind Afrika, der Nahe Osten, Zentral- und Südostasien, Mittel- und Südamerika. Mit einem relevanten Infektionsrisiko muss jedoch auch schon südlich der Alpen sowie in Osteuropa gerechnet werden.

Wurde bis Anfang der 1990er-Jahre mit der Gabe von Immunglobulinen ein kurz wirkender Schutz ermöglicht, stehen seitdem Aktivimpfstoffe zur Verfügung, die einen langfristigen Impfschutz gegen Hepatitis A vermitteln. Die verwendeten Hepatitis-A-Impfstoffe bestehen aus inaktivierten, an Aluminiumhydroxid adsorbierten Hepatitis-A-Viren (Havrix 1440, VAQTA und deren Kinderformulierung). Daneben existiert mit HAVpur auch ein Impfstoff auf Basis einer liposomalen Formulierung. Für Reisen in Gebiete mit zusätzlichem Typhusrisiko ist im Rahmen der Erstimpfung auch die Verwendung eines Kombinationsimpfstoffs mit zusätzlicher Typhuskomponente (Viatim, Hepatyrix) möglich. Mit Twinrix wird eine kombinierte Immunisierung gegen Hepatitis A und B erreicht.

Abhängig vom verwendeten Impfstoff beträgt die Schutzdauer nach abgeschlossener Grundimmunisierung gemäß aktueller Datenlage mindestens 25–30 Jahre, ein lebenslanger Impfschutz wird bereits diskutiert. Vergleichbar mit der früheren Immunglobulingabe stellt auch die Aktivimpfung gegen Hepatitis A eine gleichwertige „Last-minute-Impfung" dar. Antikörper lassen sich zwar erst ca. 2 Wochen nach der Impfung nachweisen, trotzdem verhindert die Impfung eine Erkrankung selbst dann, wenn es bereits kurz nach Impfung zur Infektion mit dem Erreger kommt.

Nach mutmaßlicher Infektion kann die Hepatitis-A-Impfung, sofern sie rechtzeitig erfolgt, die Erkrankung vermeiden. Bei Impfung später als 72 h nach Kontakt sollte zusätzlich zur Aktivimpfung eine Immunglobulingabe mit deklariertem HAV-Antikörpergehalt erfolgen. Wenn die Vorbereitungszeit es zulässt, sollte bei vor 1950 geborenen Reisenden vor der Impfung ein HAV-Antikörpertest durchgeführt werden. Häufig besteht in dieser Altersgruppe bereits eine natürliche Immunität, die eine Impfung dann überflüssig macht.

Personen mit einer chronisch verlaufenden Lebererkrankung (z. B. Hepatitis B oder C) sind durch schwere Verläufe der Hepatitis A gefährdet und sollten unbedingt geimpft sein, sofern ein Infektionsrisiko nicht vollständig ausgeschlossen werden kann. Im Expositionsfall sollten Personen mit chronisch verlaufenden Lebererkrankungen zusätzlich zur ersten Aktivimpfung noch ein Immunglobulin mit deklariertem HAV-Antikörpergehalt erhalten (STIKO 2013).

59.2.3 Typhus abdominalis

Zahlreiche Länder Afrikas und Südostasiens bergen ein signifikantes Infektionsrisiko für Typhus abdominalis. Bei der durch *Salmonella enterica* subsp. *enterica* Serovar Typhi (*Salmonella typhi*) verursachten Infektion handelt es sich nicht um die bekanntere Salmonellenenteritis, sondern um eine schwere systemische Infektion, in deren Verlauf neben hohem Fieber eher eine Obstipation besteht. Durchfälle treten erst gegen Ende der Erkrankung auf. Neben septischen Krankheitsverläufen stellen Perforationen des Dünndarms mit Blutungen in Darm und Bauchhöhle die häufigsten Komplikationen dar, dann besteht das Risiko eines tödlichen Verlaufs. Die antibiotische Behandlung senkt die Sterblichkeitsrate zwar erheblich, schließt Komplikationen aber nicht völlig aus. Jährlich werden verhältnismäßig konstant zwischen 60 und 80 Typhusfälle nach Deutschland importiert, im Wesentlichen aus Indien, Pakistan und der Türkei, daneben auch aus Afrika.

Es stehen 2 parenterale Polysaccharidimpfstoffe mit Vi-Polysaccharid als Impfantigen (optional auch in Kombination mit Hepatitis-A-Impfstoff) zur Verfügung. Ein oral applizierbarer attenuierter Lebendimpfstoff (Impfstamm *Salmonella typhi* Ty21a) ist ebenfalls geeignet. Die parenteral gegebenen Impfstoffe führen 2 Wochen nach Impfung zu einer systemisch wirksamen Immunantwort gegenüber dem Virulenzantigen von *S. typhi*. Die Dauer des Impfschutzes beläuft sich bestenfalls auf etwa 3 Jahre und ist nicht vollständig. Gegenüber den parenteral applizierbaren Impfstoffen bewirkt der Schluckimpfstoff eine lokale Darmimmunität gegen Oberflächen- und Geißelantigene des Erregers. Etwa 10 Tage nach Schluckimpfung kann mit einer Schutzwirkung gerechnet werden, die etwa ein Jahr anhält, sofern es zum Beispiel bei kontinuierlichem Aufenthalt im Risikogebiet nicht zu intermittierenden Infektionen mit *S. typhi* und damit zur endogenen Boosterung mit einer Verlängerung des Schutzes auf ebenfalls etwa 3 Jahre kommt. Im Gegensatz zu den parenteral applizierbaren Polysaccharidimpfstoffen ist bei dem Schluckimpfstoff auch mit einer Schutzwirkung gegenüber Paratyphus A und B zu rechnen.

> **Beide Impfstoffe vermitteln mit einer Schutzrate zwischen 50 und 70 % keinen sicheren Impfschutz. Abhängig von der individuellen Konstitution und der Höhe der aufgenommenen Erregerdosis lassen sich Impfdurchbrüche bei keinem der Impfstoffe ausschließen.**

Bei Reisen nach Indien, Pakistan und in das tropische Afrika sollte ein Impfschutz immer vorliegen, ebenso dann, wenn sich während der Reise eine lückenlose Lebensmittel- und Trinkwasserhygiene nicht zweifelsfrei sicherstellen lässt. Für Reisende mit dem Ehrgeiz, alles an landestypischen Spezialitäten zu probieren, gleichgültig nach welchen Hygienemaßstäben sie hergestellt wurden, ist ein Impfschutz ebenfalls sinnvoll.

Auch nach Typhusimpfung sollte der Reisende in jedem Fall eine sorgfältige Lebensmittel- und Trinkwasserhygiene beachten, zumal Hygienemaßnahmen das Risiko anderer, erheblich wahrscheinlicherer gastrointestinaler Infektionen wie das der Reisediarrhö deutlich senken (Flieger 2011).

59.2.4 Poliomyelitis

Die Grundimmunisierung gegen Poliomyelitis (Kinderlähmung) sowie eine Auffrischung bis zum Ende des 17. Lebensjahrs gilt entsprechend dem Impfkalender für Säuglinge, Kinder, Jugendliche und Erwachsene als öffentlich empfohlene Impfung. Nach Eradikation der Poliomyelitis in Europa seit Ende der 1990er-Jahre werden regelmäßige Auffrischungsimpfungen für Erwachsene nicht mehr pauschal empfohlen (STIKO 2013). Im Zuge der angestrebten weltweiten Polioeradikation musste die Weltgesundheitsorganisation (WHO) in den vergangenen Jahren erhebliche Rückschläge hinnehmen, sodass das Poliowildvirus in einigen Ländern Afrikas, Südostasiens und des Nahen Ostens wieder vorkommt, in denen es zuvor bereits eliminiert war (Moturi et al. 2014). Ohne einen wirksamen Impfschutz erkranken auch Erwachsene an der „Kinderlähmung", weswegen bei Reisen in poliogefährdete Gebiete jedem ein aufgefrischter Impfschutz dringend empfohlen wird. Die Auffrischung kann mit inaktiviertem monovalentem Impfstoff erfolgen. Kombinationsimpfstoffe, die zusätzlich gegen Tetanus, Diphtherie und Pertussis wirksam sind, sollten verwendet werden, wenn weitere Auffrischungen notwendig sind.

Bei Einreise nach Saudi-Arabien müssen alle Personen unter 15 Jahren mit Herkunft aus Ländern, in denen das Poliowildvirus gemeldet ist, eine Polioimpfung vorweisen. Ein entsprechender Impfnachweis kann bereits beim Visumsantrag verlangt werden. Diese Bestimmung gilt auch für die Wiedereinreise von Personen der genannten Altersgruppe, die aus Ländern mit Vorkommen des Poliowildvirus nach Saudi-Arabien zurückkehren (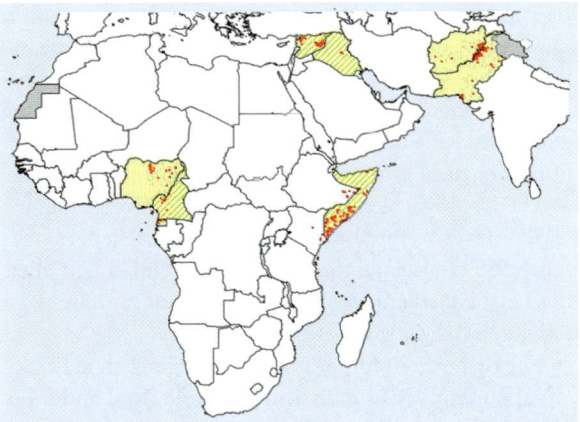 Abb. 59.1) (Centrum für Reisemedizin 2014).

59.2.5 Gelbfieber

Die Gelbfiebererkrankung ist Folge einer mückenübertragenen Infektion mit dem Gelbfiebervirus. Gelbfieber gehört zu den Erkrankungen aus dem Formenkreis der hämorrhagischen Fieber und führt zu einer schweren Hepatitis sowie zum Zusammenbruch des Blutgerinnungssystems. Die Patienten sterben meist an den Folgen des Leberversagens bzw. an Blutungskomplikationen. Nur ein Teil der Infizierten erkrankt zunächst mit einer unspezifischen Symptomatik. Auch hier lässt sich ein biphasischer Krankheitsverlauf beobachten. Die Sterblichkeit ist besonders in der zweiten Krankheitsphase hoch.

Die seit Jahrzehnten verwendete attenuierte Lebendvakzine (Gelbfieberimpfvirus 17D-204) erreicht einen annähernd 100 %igen Immunschutz. Die Gelbfieberimpfung ist bei Reisen in Gelbfieberzonen im tropischen Afrika und in Südamerika medizinisch indiziert. Im Sinne einer Pflichtimpfung fordern zahlreiche Länder von Reisenden mit Herkunft aus einem gelbfieberendemischen Land bei Einreise ein gültiges Gelbfieberimpfzertifikat. Daneben fordern einige Länder auch bei Einreise aus nicht endemischen Gebieten einen gültigen Impfnachweis (WHO 2011).

Zehn Tage nach der Gelbfieberimpfung besteht ein gültiger Impfschutz, der nach neuesten Veröffentlichungen der WHO lebenslang anhält (WHO 2013). Einige Länder mit Gelbfieberimpfpflicht folgen aufgrund ihrer eigenen Gesetzgebung jedoch nicht diesen Angaben der WHO bzw. den International Health Regulations (IHR). Daher muss im Einzelfall geprüft werden, ob das Reiseland auch Impfbescheinigungen älter als 10 Jahre akzeptiert. Gegenwärtig ist dies erst in wenigen Ländern der Fall. Für die übrigen Länder mit Impfpflicht ist – entsprechend der bisherigen Regelung – eine Nachimpfung aus formaler Indikation erforderlich.

Die Impfung wird überwiegend sehr gut vertragen. Gelegentlich treten einige Tage nach Impfung unspezifische grippeähnliche Symptome auf, die nur kurz anhalten und gut symptomatisch behandelbar sind. In sehr seltenen Einzelfällen ist es im Zusammenhang mit der Impfung zu teilweise tödlich verlaufenen neurotropen oder auch viszerotropen Erkrankungen gekommen, wobei man als Ursache hierfür wirtseigene Faktoren annimmt. Bei einem Teil der Fälle ließ sich eine eingeschränkte Immunfunktion (z. B. bei Dysfunktion bzw. Fehlen des Thymus) eruieren.

> Die Impfung ist kontraindiziert bei Schwangeren, Säuglingen unter 9 Monaten, Personen mit einer Allergie gegen Hühnereiweiß, bei Patienten mit akut behandlungsbedürftiger Erkrankung und bei Patienten mit Immunschwäche (z. B. symptomatische HIV-Infektion, Therapie mit Immunsuppressiva, Dysfunktion des Thymus inkl. Thymom oder Zustand nach Thymektomie).

Abb. 59.1 Auftreten von Polio-Wildvirus Typ 1 in endemischen und ehemals endemischen Ländern (gelb: kontinuierlich auftretend während der letzten 12 Monate, gelb-weiß: während der letzten 6 Monate, weiß: während der letzten 6–12 Monate (Daten des WHO-Headquater, Stand 15. Juli 2014). (© Global Polio Eradication Initiative)

Bei Personen ab 60 Jahren besteht ein höheres Risiko für schwere und möglicherweise letale Erkrankungen, die mit dem Gelbfieberimpfstoff assoziiert sind. Daher sollte bei diesen Personen die Impfindikation besonders sorgfältig gestellt werden. Für Personen, die aufgrund von Kontraindikationen nicht gegen Gelbfieber geimpft werden können, besteht die Möglichkeit, eine entsprechende Bescheinigung („yellow fever exemption certificate") auszustellen. Das betreffende Einreiseland muss ein solches Dokument allerdings nicht anerkennen, und ein „Recht auf Einreise" lässt sich durch das Zertifikat nicht ableiten.

Die Gelbfieberimpfung erfolgt ausschließlich in besonderen, durch die Gesundheitsministerien der Länder benannten Gelbfieberimpfstellen. Als Lebendimpfung kann die Gelbfieberimpfung zusammen mit anderen Lebendimpfungen (typischerweise Mumps-Masern-Röteln-Varizellen) simultan erfolgen. Anderenfalls muss ein Abstand von mindestens 28 Tagen eingehalten werden. Abstände zu Totimpfungen sind nicht erforderlich.

59.2.6 Tollwut

Tollwut ist eine durch Säugetiere übertragene Virusinfektion, die – abhängig vom Ort der Virusinokulation – eine variable Inkubationszeit aufweist: Im Allgemeinen sind es 4–21 Tage (Robert-Koch-Institut 2011), selten weniger als 9 Tage, in Einzelfällen bis zu mehreren Jahren. Sie führt letztlich zu einer Enzephalitis, die stets tödlich verläuft.

Dank umfangreicher Impfmaßnahmen bei Haus- und Wildtieren konnte die durch bodenbewohnende Säuger (z. B. Füchse, Hunde oder Katzen) übertragene Tollwut in Deutschland und allen westlich davon gelegenen Ländern Europas eliminiert werden. Mit Fledermäusen als potenziellen Tollwutüberträgern muss allerdings mit Ausnahme von Neuseeland weltweit gerechnet werden. In Nord-, Mittel- und Südamerika ist die Übertragung der Tollwut durch Fledermäuse eher die Regel als die Ausnahme.

Eine präexpositionelle Tollwutimpfung wird Reisenden in tollwutgefährdeten Gebieten dann empfohlen, wenn dort Langzeitaufenthalte beabsichtigt sind oder angesichts des individuellen Reisestils mit einem erhöhten Infektionsrisiko gerechnet werden muss. Vor Reisen unter einfachen Bedingungen (z. B. Trekking-Tourismus), bei berufsbedingt vorhersehbaren Tierkontakten (z. B. Veterinäre, Biologen mit Tierkontakten, v. a. Fledermausforscher) oder längeren Exkursionen in Risikogebieten mit intensiverer Exposition (z. B. Wanderungen zu Fuß, mit dem Fahrrad oder Motorrad) sollte eine Tollwutimpfung immer erwogen werden.

Nicht allein der spezielle Reisestil beeinflusst die Indikation einer präexpositionellen Impfung, sondern auch die lokale Verfügbarkeit moderner Tollwutimpfstoffe im Reiseland selbst. In den meisten Ländern Afrikas, Asiens, Mittel- und Südamerikas herrscht ein ausgesprochener Mangel an modernen, WHO-zertifizierten Tollwutaktivimpfstoffen und humanem Tollwutimmunglobulin, was eine zeitgerechte postexpositionelle Tollwutprophylaxe erheblich erschwert oder unmöglich macht. Lokal erhältliche Impfstoffe – sofern überhaupt verfügbar – sind nebenwirkungsträchtig und von unzuverlässiger Wirkung. Für Reisen in medizinisch unterversorgte Länder sollte die Indikation zur präexpositionellen Tollwutimpfung daher großzügiger gefasst werden. Die Impfung ist gut verträglich. Daneben trägt ein vollständiger Impfschutz angesichts der Implikationen einer fehlenden oder unvollständigen Grundimmunisierung im Fall tollwutverdächtiger Tierkontakte dem Sicherheitsbedürfnis des Reisenden erheblich Rechnung.

59.2.7 Meningokokkenmeningitis

Invasive Infektionen durch *Neisseria meningitidis* als Ursache eitriger Meningitiden kommen weltweit vor. Für Länder des sog. „Meningitisgürtels" in Subsahara-Afrika besteht ganzjährig, besonders aber zur Trockenzeit, ein hohes Infektions- und Erkrankungsrisiko. Regelmäßig kommt es in der Region zu Ausbrüchen von Meningokokkenmeningitis. Für die Nachbarländer des Meningitisgürtels (sog. erweiterter Meningitisgürtel) ist das Risiko geringer.

> Reisende in die betroffenen Gebiete sollten grundsätzlich über einen tetravalenten Impfschutz gegen die Serotypen A, C, W_{135} und Y verfügen, gleichgültig, zu welcher Jahreszeit die Reise erfolgt. Gleiches gilt für Reisen in Länder mit aktuellen epidemischen Ausbrüchen.

Zumindest Personen mit funktioneller oder anatomischer Asplenie, angeborenen Komplementdefekten, Hypogammaglobulinämie und chronischer Niereninsuffizienz sollten auch bei Reisen in Länder des erweiterten Meningitisgürtels geimpft sein. Bestimmten Risikogruppen mit erhöhtem Risiko einer Meningokokkenübertragung wie Katastrophenhelfern, Militär in Auslandseinsätzen und medizinischem Personal wird die Impfung ebenfalls empfohlen. Vor Langzeitaufenthalten in Ländern mit empfohlener allgemeiner Impfung für Jugendliche oder erhöhtem Übertragungsrisiko, insbesondere für Meningokokken der Serogruppe B, sollten Schüler und Studenten, zum Beispiel College-Studenten (USA) oder Austauschschüler (Neuseeland), zusätzlich gegen Meningokokken der Serogruppe B geimpft sein.

Bei Reisen nach Saudi-Arabien gelten zur Hajj bei der Einreise von Pilgern und Saisonarbeitern spezielle Impfvorschriften. In der Regel wird eine Meningokokkenimpfung mit einem tetravalenten Impfstoff verlangt (Centrum für Reisemedizin 2014). Unabhängig davon wird dieser Impf-

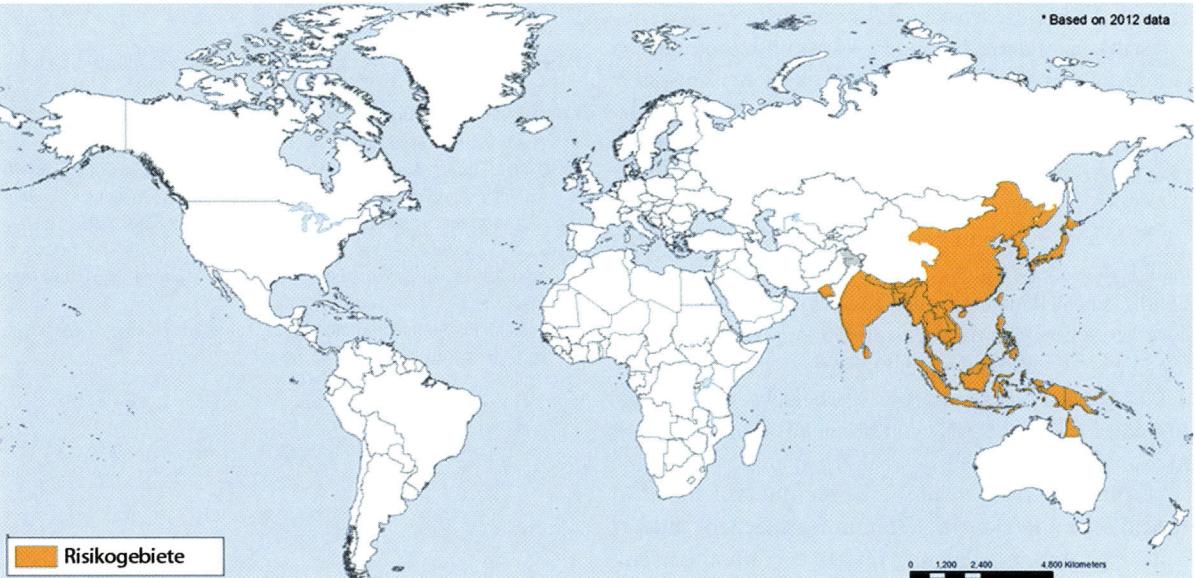

Abb. 59.2 Länder und Regionen mit einem Risiko für japanische Enzephalitis. (Aus WHO 2012)

schutz ganzjährig allen Reisenden nach Mekka (Umra) oder Medina empfohlen. Die verfügbaren tetravalenten Konjugatimpfstoffe (Menveo, Nimenrix) haben aufgrund ihrer deutlich besseren Immunogenität den tetravalenten Polysaccharidimpfstoff Mencevax inzwischen verdrängt. Herstellerseitig gibt es bisher noch keine Empfehlung, wann der Impfschutz aufgefrischt werden sollte. Es wird jedoch eine Schutzdauer von mindestens 4 Jahren vermutet.

59.2.8 Japanische Enzephalitis

Trotz ihres Namens spielt die japanische Enzephalitis (JE) dank breit angelegter öffentlicher Impfkampagnen in Japan selbst mittlerweile kaum mehr eine Rolle. Gegenwärtig sind als relevante Risikogebiete besonders Indien, Pakistan, Nepal, Burma, Thailand, China und Korea zu nennen. Außerdem ist das Vorkommen in Ostsibirien, im Nordosten Australiens und auf der Pazifikinsel Guam belegt. Ausbrüche betrafen in der jüngeren Vergangenheit besonders den indischen Subkontinent (◘ Abb. 59.2).

Das JE-Virus wird durch Stechmücken übertragen. Als Virusreservoir und Amplifikationswirte fungieren im Wesentlichen Wasservögel und Schweine, weswegen in ländlichen Regionen mit einem höheren Infektionsrisiko zu rechnen ist. Inzwischen wurden allerdings auch in Stadtgebieten Infektionen registriert. In den tropischen Klimazonen erfolgt die Übertragung des JE-Virus ganzjährig, in der nördlicher gelegenen subtropischen Klimazone saisonal in den Sommermonaten.

Die weltweite Inzidenz von JE ist unbekannt. Jüngste Schätzungen gehen von 67.900 Erkrankungen in 24 ende- mischen Ländern aus (jährliche Inzidenz: 1,8 pro 100.000), von denen nur 10 % der WHO gemeldet werden, demzufolge ist die Dunkelziffer sehr hoch (Campbell et al. 2011). Reisende erkranken nur äußerst selten daran. Schätzungen gehen von weniger als 2 Fällen pro 1 Million Reisenden in den Endemiegebieten aus.

Geimpft werden sollten Reisende mit beabsichtigten Langzeitaufenthalten in Gebieten mit JE-Vorkommen oder wiederholten kürzeren Aufenthalten (kumulatives Infektionsrisiko). Reisen unter einfachen Bedingungen und eingeschränkter Mückenschutz stellen ebenfalls einen Grund zur Impfung dar, besonders wenn Aufenthalte in ländlichen Gebieten mit Schweinezucht und Haltung von Wassergeflügel erwartet werden. Reisenden mit dem Wunsch nach größtmöglicher Sicherheit sollte die Impfung nicht verweigert werden.

Seit einigen Jahren steht mit Ixiaro ein auch in Deutschland zugelassener, gut verträglicher Totimpfstoff zur Verfügung. Die Grundimmunisierung besteht aus 2 Einzelgaben im Abstand von 4 Wochen. Bei fortbestehender Exposition sollte die erste Auffrischung 1 (–2) Jahr(e) nach Abschluss der Grundimmunisierung erfolgen. Ist in der Vergangenheit eine Grundimmunisierung mit dem früher verfügbaren, in Deutschland nicht zugelassenen Impfstoff JE-Vax erfolgt, lässt sich der Impfschutz durch einmalige Gabe von Ixiaro erfolgreich auffrischen (Burchard et al. 2009).

59.2.9 Cholera

Erreger der Cholera ist *Vibrio cholerae* der Serogruppe O1 (klassischer Biotyp und Biotyp El Tor) sowie der Serogruppe O139. Gegenwärtig sind neben Ländern des südostasiatischen Raums besonders West- und Zentralafrika betroffen. In Endemiegebieten mit mangelhafter Abwasserentsorgung, hygienisch unzureichender Trinkwasserversorgung und mit sekundär kontaminierten Lebensmitteln (v. a. Meeresfrüchte und Salate) ist immer mit lokalen Ausbrüchen zu rechnen.

Neben der Beachtung einer sorgfältigen Lebensmittel- und Trinkwasserhygiene hat die Choleraimpfung einen deutlichen Stellenwert in der Krankheitsprävention. Bei dem heute verfügbaren Impfstoff Dukoral handelt es sich um einen rekombinanten, inaktivierten Schluckimpfstoff, der nach 2 im Abstand von 1–6 Wochen gegebenen Impfstoffdosen eine Schutzrate von bis zu 85 % im ersten Jahr nach Impfung vermittelt.

Geimpft werden sollten Reisende mit Aufenthalt in endemischen Regionen, wenn mit einfachen Aufenthalts- bzw. Arbeitsbedingungen (z. B. bei Hilfseinsätzen), speziell in Ausbruchssituationen, gerechnet wird und die Versorgung mit hygienisch einwandfreien Lebensmitteln und Trinkwasser fraglich ist. Im Einzelfall vermittelt die Impfung auch eine partielle Schutzwirkung (deutlich unter derjenigen gegen Cholera selber) gegen das „cholera-like toxin" enterotoxischer *Escherichia coli* (ETEC). Die Impfung ist kein Ersatz für eine adäquate Lebensmittel- und Trinkwasserhygiene (Bischoff 2005).

Literatur

Bischoff M (2005) Oraler Impfstoff: Schützt vor Cholera und Reisedurchfall. Deutsches Ärzteblatt 102(30):A 2113

Broker M, Schondorf I (2006) Are tick-borne encephalitis vaccines interchangeable? Expert Rev Vaccines 5:461–466

Burchard GD, Caumes E, Connor BA, Freedman DO, Jelinek T, Jong EC, Von Sonnenburg F, Steffen R, Tsai TF, Wilder-Smith A, Zuckerman J (2009) Expert Opinion on Vaccination of Travellers against Japanese Encephalitis. J Travel Med 16(3):204–216

Campbell GL, Hills SL, Fischer M, Jacobson JA, Hoke CH, Hombach JM, Marfin AA, Solomon T, Tsai TF, Tsu VD, Ginsburg AS (2011) Estimated global incidence of Japanese Encephalitis: a systematic review. Bull World Health Organ 89(10):766–774

Centers for Disease Control and Prevention (2009) Epidemiology and Prevention of Vaccine-Preventable Disease, 11. Aufl. Public Health Foundation, Washington

Centrum für Reisemedizin (2014) Handbuch Reisemedizin. Thieme, Stuttgart, S 287

Deutsche Gesellschaft für Tropenmedizin und Internationale Gesundheit (DTG) (2014) Hinweise und Empfehlungen zu Reiseimpfungen. www.dtg.org/impfungen.html. Zugegriffen: Mai 2014

Flieger A (2011) RKI-Ratgeber für Ärzte: Typhus und Paratyphus. www.rki.de/DE/Content/Infekt/EpidBull/Merkblaetter/Ratgeber_Typhus_Paratyphus.html. Zugegriffen: 14. August 2014

Keystone et al (2013) Travel Medicine, 3. Aufl. Elsevier-Saunders, Philadelphia, USA (Chapter 12 - Special Adult Travel Vaccines)

Moturi EK, Porter KA, Wassilak SGF, Tangermann RH, Diop OM, Burns CC, Jafari H (2014) Morbidity and Mortality. Weekly Report. MMWR 63(21):468–472

Robert-Koch-Institut (2005) FSME: Risikogebiete in Deutschland. Epid Bull 16

Robert-Koch-Institut (2011) Steckbriefe seltener und importierter Infektionskrankheiten. www.rki.de

STIKO (2013) Empfehlungen der Ständigen Impfkommission am Robert Koch-Institut. Epid Bull 36

WHO (2011) International Travel and Health (ITH), Annex: Countries with risk of yellow fever transmission and countries requiring yellow fever vaccination. www.who.int/ith/ITH_Annex_I.pdf

WHO (2012) Japanese encephalitis, countries or areas at risk. http://gamapserver.who.int/mapLibrary/Files/Maps/Global_JE_ITHRiskMap.png?ua=1

WHO (2013) Relevé épidémiologique hebdomadaire. Weekly Epidemiological Record 20(88):208–210

Repellentien

Heidelore Hofmann

60.1 Einleitung – 294

60.2 Wirkungsweise – 294

60.3 Chemische Repellents – 294
60.3.1 DEET – 294
60.3.2 Icaridin – 294
60.3.3 IR 3535 (EBAAP) – 295

60.4 Pflanzliche Repellents – 295
60.4.1 Citridiol (PMD) – 295
60.4.2 Fettsäuren – 295

60.5 Imprägnierte Bettnetze und Kleidung – 295

60.6 Expositionsprophylaxe bei Kindern – 295

60.7 Zulassung – 295

Literatur – 297

60.1 Einleitung

Durch Insekten- und Zeckenstiche können Krankheitserreger übertragen werden, deshalb spielt bei nahezu allen Reisen in feuchtwarme Länder, insbesondere in tropische und subtropische Regionen die Prävention von Stichen eine große Rolle. In den letzten Jahren breiten sich – vermutlich durch die Klimaerwärmung – die asiatische Tigermücke *Aedes albopictus* und Sandmücken der Gattung *Phlebotomus* nicht nur in tropischen Ländern, sondern auch in Südeuropa bis nach Süddeutschland aus (Becker et al. 2013).

Neben den oft langanhaltenden allergischen Reaktionen auf Insektenstiche und Superinfektionen mit Staphylokokken und Streptokokken besteht die Gefahr der Übertragung von lebensbedrohlichen Krankheitserregern, zum Beispiel von Malariaplasmodien durch *Anopheles*, von Dengue- und Chikungunya-Viren durch *Stegomyia (Aedes) albopictus*, Gelbfiebervirus durch *Stegomyia (Aedes) ägyptii*, japanischer Enzephalitis und Westnil-Virus durch *Culex* spp. und Leishmanien und Toskana-Virus durch *Phlebotomus*. In der nördlichen Hemisphäre kommen die durch Zecken übertragenen bakteriellen Erkrankungen wie Rickettsiose, Ehrlichiose, Babesiose, Lyme-Borreliose und FSME-Virus hinzu.

> Neben der Anwendung von schützender Kleidung und Moskitonetzen bei Nacht haben chemische Repellents, die auf die Haut oder die Kleidung aufgetragen werden, die größte Bedeutung.

60.2 Wirkungsweise

Repellentien sind volatile chemische Substanzen, die durch die Verbreitung einer „Duftwolke" die Landung und den Stich von Arthropoden abwehren. Wird die Konzentration des Wirkstoffs in der Dufthülle nach einiger Zeit schwächer, wird der Mensch für Mücken wieder wahrnehmbar (durch CO_2, Milchsäure), und es kommt erneut zu Stichversuchen (Ditzen et al. 2008).

Repellents werden nach der Wirksamkeitsdauer sowie der potenziellen toxischen Wirkungen auf den Menschen beurteilt. Die Wirksamkeit ist auch abhängig von der Konzentration und der Formulation als Spray, Aerosol, Creme, Lotion oder Öl. Die Dauer der wirksamen Evaporation des Repellents ist außerdem abhängig von Temperatur, Luftfeuchtigkeit und Wind sowie von der Schweißproduktion der Haut.

60.3 Chemische Repellents

60.3.1 DEET

N,N-Diethyl-3-Methylbenzamid (DEET) wurde 1946 von der US-Armee patentiert und ist seit 1957 für den allgemeinen Gebrauch zugelassen. Seitdem ist es das Standardrepellent mit dem breitesten Wirkungsspektrum gegen Moskitos, Zecken, Stechfliegen, Kriebelmücken und Flöhe. In kommerziellen Repellentien wird DEET meist in einer Konzentration von 20–25 % eingesetzt. Abhängig von der Moskitoart hält der Schutz zwischen 4 und 13 h an. Gegen *Ixodes ricinus* besteht nur ein Schutz für 2–5 h. In niedrigeren Konzentrationen lässt die Wirksamkeitsdauer deutlich nach. Der Zusatz von 5 % Vanillin erhöht die Wirksamkeit um 2 h (CDC 2013; Lupi et al. 2013).

DEET kann die Haut reizen. Bei entsprechender Disposition sollte von großflächigem Auftragen (> 20 % der Körperoberfläche) abgeraten werden, besonders wenn Hautpflegemittel verwendet werden, welche die dermale Aufnahme begünstigen (z. B. harnstoff- oder salizylathaltige Mittel). Geruch und Klebrigkeit der meisten Präparate sind unangenehm.

In seltenen Fällen treten allergische oder toxische Reaktionen auf. Es wurde über neurologische und kardiovaskuläre Nebenwirkungen sowie vereinzelt über Enzephalopathie bei Kindern berichtet. Daher soll es nicht in der Schwangerschaft und Stillzeit sowie bei Kindern unter 3 Jahren angewendet werden (Koren 2003). Es kann Textilien schädigen und Plastik auflösen. Über eine zunehmende Resistenzentwicklung bei *Anopheles* wurde berichtet. Der Wirkungsmechanismus ist unbekannt. Es soll den Milchsäurerezeptor an den Antennen der Moskitos inhibieren.

60.3.2 Icaridin

Icaridin (1-[1-Methylpropylcarbonyl]-2-[2-hydroxyethyl]-piperidin oder Picaridin) wird in Australien und Europa seit 1995 eingesetzt und ist jetzt auch in den USA zugelassen. Wirkspektrum und -dauer sind ähnlich wie bei DEET, somit zählt Icaridin zu den „tropentauglichen" Wirkstoffen. Icaridin wird dermal in geringerem Ausmaß resorbiert als DEET und ist hautverträglicher als dieses. Auch greift es keine Kunststoffe an. Bei Kleinkindern unter 2 Jahren sollten icaridinhaltige Produkte nicht angewendet werden. Einschränkungen für Schwangere und Stillende bestehen hingegen nicht. Bisher sind keine toxischen Wirkungen auf Tiere oder Menschen bekannt (Antwi et al. 2008). Es hat den Vorteil, dass es geruchlos ist, nicht klebt und Plastik und Textilien nicht angreift.

60.3.3 IR 3535 (EBAAP)

Die Wirkdauer von IR 3535 (Ethylbutylacetylaminopropionat [EBAAP]) ist zwar um einiges kürzer als bei DEET und Icaridin, es ist aber auch gegen Wespen, Bienen und Sandmücken wirksam. Seine dermale und orale Toxizität ist geringer als bei DEET und Icaridin. Aufgrund der guten Verträglichkeit (bisher sind in 20 Jahren des Gebrauchs keinerlei Nebenwirkungen bekannt geworden) wird es besonders in den gemäßigten Breiten eingesetzt. Es wird in Konzentrationen zwischen 10 und 20 % angeboten und sollte bei Kindern erst nach dem ersten Lebensjahr angewendet werden.

In einer Studie über IR 3535 (20 %) im Vergleich mit DEET fand sich eine vergleichbare oder etwas bessere Wirksamkeit von 9,8 h gegen *Aedes* und 14,8 h gegen *Culex* spp. In Laborversuchen hatte IR 3535 eine 12-stündige Wirkung gegen *Ixodes scapularis*, aber nur eine 2-stündige gegen *Ixodes ricinus* (Naucke et al. 2007; Lupi et al. 2013).

60.4 Pflanzliche Repellents

Als natürliche Repellentien werden vor allem ätherische Öle von verschiedenen Vertretern der Lippenblütler (hauptsächlich Basilikum, Minzen, Lavendel, Salbei oder Thymian), der Myrtengewächse (Eukalyptus, Gewürznelken und Teebaum), der aromatischen Süßgräser (Citronella, Zitronengras und Palmarosa) sowie der Pelargonien und Zedern verwendet. Die abschreckende Wirkung von ätherischen Ölen ist allerdings nur kurz, vor allem wenn sie in Verdünnung eingesetzt werden. Pflanzenextrakte werden traditionell in den tropischen Ländern verwendet (Hill et al. 2007).

60.4.1 Citridiol (PMD)

Citridiol (p-Menthan-3,8-diol [PMD]) aus dem ätherischen Öl einer in China beheimateten Eukalyptusart (*Eucalyptus maculata citriodora*) ist zurzeit das beste pflanzliche Repellent. Es ist in seiner Wirkung und guten Verträglichkeit mit Icaridin vergleichbar. Es kann je nach Formulierung Schutzzeiten von mehreren Stunden gewährleisten. Die verfügbaren Produkte enthalten überwiegend synthetisches PMD, für das eine Zulassung als biozider Wirkstoff beantragt ist. PMD wird häufig mit anderen Wirkstoffen kombiniert. Leider gibt es bisher nur wenige toxikologische Studien, daher sollte PMD nicht bei Kindern unter 3 Jahren angewendet werden. In Kanada wird PMD als Alternative für Personen empfohlen, die gegen die konventionellen Wirksubstanzen allergisch sind.

60.4.2 Fettsäuren

Von einigen gesättigten Fettsäuren sind gute insekten- und zeckenabwehrende Wirkungen bekannt, zum Beispiel von Kokosfett-, Caprin- und Laurinsäure. Zwar ist die Wirkdauer kürzer als bei Produkten mit konventionellen Wirkstoffen, sie sind aber aufgrund ihrer guten Hautverträglichkeit auch für die Anwendung bei Kindern und Babys geeignet. Manche Fettsäuren, zum Beispiel Laurinsäure, verfügen über eine Wirkung gegen Zecken.

60.5 Imprägnierte Bettnetze und Kleidung

Die WHO empfiehlt, in den Tropen Bettnetze mit einem schwerflüchtigen Langzeitpyrethroid (Deltamethrin, α-Cypermethrin, λ-Cyhalothrin, Etofenprox, Permethrin) zu imprägnieren. Solche „long-lasting insecticidal mosquito nets" (LLIN) werden seit Langem in Afrika zur Malariaprophylaxe eingesetzt. Sie schützen auch vor anderen Insekten und sollten, je nach Größe der im Einsatzgebiet vorkommenden Arten, eine Maschenweite von 1–1,2 mm haben; zum Schutz gegen Sandmücken sollte die Maschenweite 0,6 mm betragen. Mücken, die hier zur Landung ansetzen wollen, bekommen dabei buchstäblich „heiße Füße". Dieser „hot feet effect" hält sie davon ab, auf behandelten Oberflächen zu landen. Derart präparierte Kleidung ist auch als Zeckenschutz erhältlich (CDC 2013).

60.6 Expositionsprophylaxe bei Kindern

Von besonderer Bedeutung sind Abwehrmaßnahmen für spezielle Risikogruppen wie kleine Kinder. Für den „Freizeitgebrauch" in Europa sollten zuallererst passive Schutzmöglichkeiten ausgeschöpft und Verhaltensregeln beachtet werden. Während eines Aufenthalts in einem Risikogebiet für Malaria oder Dengue-Fieber kann jedoch nicht auf chemische Repellents verzichtet werden (Koren et al. 2003).

> **Vorsicht bei der Anwendung von Repellents bei Kindern. DEET und PMD werden erst einem Alter ab 3 Jahren empfohlen.**

60.7 Zulassung

Für die zu den Bioziden zählenden Repellents ist die Zulassung durch die Bundesanstalt für Arbeitsmedizin und Arbeitsschutz erforderlich. Letztere prüft die Zulassungsvoraussetzungen bezüglich der Wirksamkeit und der Human- und Umweltverträglichkeit. Mit Inkrafttreten der

◘ Tab. 60.1 Empfehlungen einiger nationaler Gesellschaften zur Stichprophylaxe in Endemiegebieten bzw. den Tropen. (Adaptiert nach Rahlenbeck et al. 2013)

Land/Gesellschaft	Alter der Anwender	Empfehlung	Anmerkungen
Frankreich: Groupe de pédiatrie tropicale pour la protection individuelle contre les maladies graves transmises par les piqûres d'arthropodes (Sorge et al. 2009)	Alle 6 Monate bis 1 Jahr	20–30 % Citridiol oder 10–30 % DEET	Pro Tag 1 Anwendung
	1–2 Jahre	20–30 % Citridiol 10–30 % DEET oder 20 % IR 3535	Pro Tag bis zu 2 Anwendungen
	2–12 Jahre	20–50 % Citridiol oder 20–35 % DEET oder 20–35 % IR 3535 oder 20–30 % Icaridin	Pro Tag bis zu 2 Anwendungen
	>12 Jahre	20–50 % Citridiol oder 20–50 % DEET oder 20–35 % IR 3535 oder 20–30 % Icaridin	Pro Tag bis zu 3 Anwendungen
Kanada: Canadian Committee to Advise on Tropical Medicine and Travel (CATMAT 2012)	0–6 Monate	Mit Langzeitpyrethroiden imprägnierte Moskitonetze	In Risikogebieten, wenn kein passiver Schutz möglich: bis 10 % Icaridin oder DEET
	>6 Monate	10–20 % Icaridin	1. Wahl für Kinder bis 12 Jahre
	6–12 Monate	10 % DEET	2. Wahl: pro Tag 1 Anwendung
	2–12 Jahre	10 % DEET	2. Wahl: pro Tag bis zu 3 Anwendungen
	>12 Jahre	Bis 30 % DEET; in tropischen Gebieten bis 35 %	Pro Tag bis zu 3 Anwendungen
		20 % Icaridin	
		10 % (–30 %) Citridiol (PMD)	Alternative für Tropenreisende, Icaridin „second line", DEET nicht anwendbar (Allergiker)
USA: American Academy of Pediatrics (APA 2012)	≥2 Monate	Bis 30 % DEET	Für den Gebrauch in den USA
	Alle	Icaridin, PMD, 2 % Sojaöl	
England: Advisory Committee on Malaria Prevention for UK Travelers (ACMP 2007); nur Malariaprävention	Ohne Angaben	Stichprophylaxe durch Bekleidung, imprägnierte Bettnetze, Raumsprays, Verdampfer	
	>2 Monate	DEET bis 50 % (außer Allergiker)	
		PMD Icaridin 20 %	Als Alternative zu DEET
	Schwangere, Stillende	(20–)50 % DEET	

Verordnung über Biozidprodukte (BPR, EU Nr. 528/2012) ist seit September 2013 auch eine europaweite Zulassung durch die European Chemicals Agency in Helsinki möglich. Zurzeit werden die folgenden Wirkstoffe in topischen Abwehrmitteln eingesetzt: DEET, Icaridin, EPAAB und PMD sowie die Fettsäuren Caprin- und Laurinsäure. Richtig angewendet können Repellents das Stichrisiko um mehr als 75 % senken.

Eine Übersicht über die Empfehlungen einiger Länder findet sich in ◘ Tab. 60.1 (Rahlenbeck et al. 2013). Für Deutschland gibt es vom Robert-Koch-Institut und von der Deutschen Gesellschaft für Tropenmedizin allgemeine Empfehlungen zur Expositionsprophylaxe (RKI 2013; DTG 2014).

> DEET ist das am besten untersuchte und wirksamste Insektenrepellent gegen Moskitos, *Culex*, *Aedes* und *Anopheles*. Icaridin und IR 3535 sind gute Alternativen. Die Wirksamkeit gegen Zecken ist nicht sehr gut untersucht. Es gibt bisher keine standardisierte Studie zur Zeckenstichprävention. Den längsten Schutz gegen *Ixodes scapularis* zeigte IR 3535, während gegen *Ixodes ricinus* DEET, Icaridin und PMD die beste Wirksamkeit zeigten.

Literatur

Verwendete Literatur

American Academy of Pediatricians (AAP). Safety and Prevention: Insect Repellents: www.healthychildren.org/eng1ish/safetyprevention/at-play/pages/Insect-Repellents.aspx

Antwi F, Shama LM, Peterson R (2008) Risk assessments for the insect repellents DEET and picaridin. Reg Toxicol Pharmacol 51:31–36

Becker N, Geier M, Balczun C et al (2013) Repeated introduction of Aedes albopictus into Germany: July to October 2012. Parasitol Res 112(4):1787–1790

Centers for Disease Control and Prevention (2013) Protection against Mosquitoes, Ticks, & Other Insects & Arthropods. www.cdc.gov

Chiodini P, Hill D, Lalloo D, Lea G, Walker E, Whitty C, Bannister B (2008) Guidelines for malaria prevention in travellers from the United Kingdom 2007

Committee to Advise on Tropical Medicine and Travel of Canada (2012) Statement on personal Protective Measures used to Prevent Arthropod Bites. Canada Communicable Disease Report 38

Ditzen M, Pellegrino M, Vosshall LB (2008) Insect odorant receptors are molecular targets of the insect repellent DEET. Science 319:1838–4

DTG (2014) Vermeidung von Insektenstichen (Expositionsprophylaxe). http://www.dtg.org/238.html

Hill N, Lenglet A, Arnéz AM, Carneiro I (2007) Plant based insect repellent and insecticide treated bed nets to protect against malaria in areas of early evening biting vectors: double blind randomised placebo controlled clinical trial in the Bolivian Amazon. BMJ 335:1023

Koren G, Matsui D, Bailey B (2003) DEET-based insect repellents: safety implications for children and pregnant and lactating women. CMAJ 169:209–212

Lupi E, Hatz C, Schlangenhauf P (2013) The efficacy of repellents against Aedes, Anopheles, Culex and Ixodes spp. – a literature review. Travel Med Infect Dis 11:374–411

Naucke TJ et al (2007) Field evaluation of the efficacy of proprietary repellent formulations with IR3535 and picaridin against Aedes aegypti. Parasitol Res 101:169–

Rahlenbeck S, Müller-Stöver I, Doggett S (2013) Insektenschutz: Wie man das Stichrisiko senkt. Dtsch Arztebl 110(29-30): (A-1432/B-1256/C-1239)

Robert Koch Institut (2013) RKI Ratgeber für Ärzte: Malaria, 2013. www.rki.de/DE/Content/Infekt/EpidBull/Merkblaetter/Ratgeber_Malaria.html

Sorge F, Imbert P, Moulin F, Laurent C, Banerjee A, Guerin N, Gendrel D, Groupe de Pédiatrie Tropicale (2009) Moskito bite protection in children. Recommendations of the "Groupe de Pédiatrie Tropicale". Arch Pediatr 16(6):771–773

Weiterführende Literatur

Fradin MS, Day JF (2002) Comparative efficacy of insect repellents against mosquito bites. NEJM 347:13–8

Robert Koch Institut (2013) RKI Ratgeber für Ärzte: Malaria. www.rki.de/DE/Content/Infekt/EpidBull/Merkblaetter/Ratgeber_Malaria.html

Sonnenschutz

Peter Wolf

61.1 Einleitung – 300

61.2 UV-Filter – 300
61.2.1 Chemische UV-Filter – 300
61.2.2 Physikalische UV-Filter – 300

61.3 Formulierung eines Lichtschutzmittels – 303

61.4 Lichtschutzfaktor – 303
61.4.1 Allgemeiner LSF – 303
61.4.2 UV-A-Lichtschutzfaktor – 304

61.5 Wasserfestigkeit von Lichtschutzmitteln – 304

61.6 Lichtschutz mit Textilstoffen – 304

61.7 Andere Lichtschutzstrategien – 305

61.8 Wirkung von Lichtschutzmitteln gegen Hautalterung und Hautkrebs – 306

61.9 Allgemeine Empfehlungen zum Lichtschutz – 306

61.10 Praxistipps – 307

Literatur – 307

61.1 Einleitung

Die Wirksamkeit von Lichtschutzmitteln beruht auf den inkorporierten chemischen und/oder physikalischen Filtern für ultraviolette (UV) Strahlung. Chemische UV-Filter schützen vorwiegend durch die Absorption der UV-Strahlung (Wolf 2009). Physikalische UV-Filter (Pigmente) schwächen abhängig von der Partikelgröße die UV-Strahlung durch Reflexion, Streuung und/oder Absorption ab. Die Wirksamkeit eines Lichtschutzmittels wird mit dessem Lichtschutzfaktor (LSF; Englisch „sun protection factor" [SPF]) angegeben. Dieser wird anhand einer definierten Testmethode in vivo bei freiwilligen Probanden ermittelt (◘ Tab. 61.1). Dabei erfolgt die artifizielle UV-Bestrahlung kleiner Testfelder mit oder ohne Lichtschutzmittel, und die hervorgerufene Sonnenbrandreaktion wird beurteilt.

In den Ländern der EU unterliegen Lichtschutzmittel der Richtlinie 76/768/EWG (Kosmetik-Richtlinie). Die wichtigsten Anforderungen dieser Richtlinie sind, dass Lichtschutzmittel in ihrer Verwendung für den Verbraucher Sicherheit gewähren und die angegebene Wirkung, d. h. Schutz vor Sonnenbrand, erfüllen. Die Höhe des LSF eines Lichtschutzmittels bezieht sich ausschließlich auf den Schutz vor Sonnenbrand und hat keine (sichere) Aussagekraft für den Schutz vor anderen Auswirkungen der UV-Strahlung, einschließlich Hautalterung, Immunsuppression und Hautkrebs.

61.2 UV-Filter

61.2.1 Chemische UV-Filter

Die Wirksamkeit chemischer UV-Filter beruht auf der Absorption von UV-Strahlung im Bereich konjugationsfähiger Doppelbindungen. Die strahlungsbedingte Anregung führt den UV-Filter aus dem energetischen Grundzustand in einen angeregten Zustand. Bei der Rückwandlung in den Grundzustand wird die absorbierte Energie größtenteils in Form von Wärme, aber auch als Fluoreszenz- und Phosphoreszenzstrahlung an das umgebende Gewebe abgegeben. Die in den Ländern der EU zugelassenen UV-Filter sind in ◘ Tab. 61.2 aufgelistet. Diese Tabelle beinhaltet auch die INCI-Bezeichnungen (International Nomenclature of Cosmetic Ingredients), einige ausgewählte Handelsnamen, Absorptionseigenschaften (UV B und/oder UV A) sowie die zugelassenen Höchstkonzentrationen der Filter.

61.2.2 Physikalische UV-Filter

Physikalische UV-Filter sind mineralische Pigmente, die UV-Strahlung und – unter bestimmten Voraussetzungen – auch sichtbares Licht durch Reflexion, Streuung und/oder Absorption abschwächen. Bei Wellenlängen über 400 nm (d. h. im sichtbaren Bereich) überwiegen reflektierende und streuende Effekte, bei Wellenlängen unter 400 nm weisen physikalische UV-Filter auch absorbierende Eigenschaften

◘ Tab. 61.1 Europäische COLIPA-Norm der Lichtschutzfaktorbestimmung. (Adaptiert nach COLIPA 1994)

Anzahl der Probanden	10–20
Hauttyp nach Fitzpatrick	I, II, III und Probanden mit kolorimetrischen ITA-Werten > 28°
Lokalisation und Fläche des Testfeldes	30 cm² (Rücken)
Flächenmenge des Produktes	2,0 ± 0,4 mg/cm²
Eintrocknungszeit	15 min
LSF der Kontrollstandards	Probe 1: niedriger LSF-Standard 4,0–4,4 Probe 2: mittlerer LSF-Standard 11,5–13,9 Probe 3: hoher LSF-Standard 14,0–17,0
UV-Quelle und Spektrum	Künstliche Lichtquelle; Emissionsspektrum definiert bei erythematogener Effektivität zwischen 290 und 400 nm, beruhend auf Standardsonne bei 40° nördl. Breite; relative erythematogene Effektivität unter 290 nm < 1 %
Lichtquellenfilter	WG 320/1 mm plus UG 11/1 mm Glasfilter
Verabreichung der Lichtdosen	5 Bestrahlungsfelder mit 1,0 cm im Durchmesser und 1,25-fache Steigerungsstufen
Zeitintervall von der UV-Bestrahlung bis zum Ablesen der MED	20 ± 4 h
Berechnung des LSF	Arithmetischer Mittelwert der individuellen LSF

COLIPA Comité de Liaison des Assiociations Européennes de l'Industrie de la Parfumerie, des Produits Cosmetiques et de Toilette, *ITA* „individual topology angle", *MED* minimale Erythemdosis

61.2 · UV-Filter

Tab. 61.2 Liste der in der Europäischen Union zugelassenen UV-Filter gemäß Richtlinie 76/786 EWG

EU-Nr.[a]	Stoff	INCI[b]	Synonyme, Abkürzungen und Handelsnamen	Absorptions-bereich[c]	Maximal erlaubte Konzentration[d] [g/100 g]
1	4-Aminobenzoesäure	PABA		UV B	5
2	N,N,N-Trimethyl-4-(2-oxoborn-3-yliden-methyl)-anilinium-methylsulfat	Camphor benzalkonium methosulfate	Mexorly SO	UV B	6
3	3,3,5-Trimethyl-cyclohexyl-2-salicylsäureester	Homosalate	Heliopan	UV B	10[e]
4	Oxybenzon, 2-Hydroxy-4-methoxy-benzophenon	Benzophenone-3	Eusolex 4360, Escalol 567 Uvinul M40, Neo-Heliopan BB	UV B + UV A	10[f]
6	2-Phenylbenzimidazol-5-sulfonsäure und ihre Kalium-, Natrium- und Triethanolaminsalze	Phenylbenzimidazole sulfonic acid	Eusolex 232, Novantisol, Neo-Heliopan-Hydro	UV B	8
7	3,3'-(1,4-Phenylendimethylen)bis-(7,7-dimethyl-2-oxo-bicyclo-[2,2,1]-heptan-1-methansulfonsäure) und ihre Salze	Terephthalylidene dicamphor sulfonic acid	Mexoryl SX	UV A	10
8	1-(4-tert-Butylphenyl)-3-(4-methoxyphenyl)propan-1,3-dion	Butyl methoxy dibenzoyl methane	Avobenzone, Parsol 1789, Eusolex 920	UV A	5
9	α-(2-oxoborn-3-yliden)-toluen-4-sulfonsäure und ihre Salze	Benzylidene camphor sulfonic acid	Mexoryl SL	UV B	6
10	2-Cyano-3,3-diphenyl-2-acrylsäure-2-Ethylhexylester	Octocrylene	Uvinul N539	UV B + UV A	10
11	N-{(2 und 4)-[(2 Oxoborn-3yliden)-methyl]benzyl}acrylamid-Polymer	Polyacrylamidomethyl benzylidene camphor	Mexoryl SW	UV B	6
12	Ethylhexyl-4-methoxy-cinnamat (4-Methoxyzimtsäure-2-ethylhexylester)	Octyl methoxycinnamate	Parsol MCX, Neo Heliopan AV	UV B	10
13	Ethoxilierter 4-Aminobenzosäureethylester	Octyl Dimethyl PABA		UV B	
14	4-Methoxyzimtsäure-isoamylester (Mischung von Isomeren)	Isoamyl methoxy-cinnamate	Neo Heliopan E 1000	UV B	10
15	2,4,6-Trianilin-p-(carbo-2'-ethyl-hexyl-1'-oxi)-1,3,5-triazin	Octyl triazone	Uvinul T150	UV B	5
16	2-(2H-Benzotriazol-2yl)-4-methyl-6(2-methyl-3[1,3,3,3-tetramethyl-1-[(trimethylsilyl)oxy]-disiloxanyl]propylphenol	Drometrizole trisiloxane	Mexoryl XL, Silatrizole, Ecamsule	UV B + UV A	15

[a] EU-Nummer des UV-Filters gemäß Richtlinie 76/768/EWG, Anhang VII
[b] INCI = International Nomenclature of Cosmetic Ingredients
[c] UV A = Wirkungsmaximum im UV-A-Bereich (320–400 nm); UV B = Wirkungsmaximum im UV-B-Bereich (280–320 nm)
[d] Gemäß EG-Richtlinie gesetzlich zugelassene Höchstkonzentration des UV-Filters
[e] Die Verpackung eines Präparats mit Salicylsäure muss folgenden Warnhinweis tragen: Nicht für Kinder unter 3 Jahren verwenden.
[f] Warnhinweis „Enthält Oxybenzon" verpflichtend (ausgenommen, wenn < 0,5 % verwendet wurde und die Substanz nur zur Produktsicherung dient)

◻ Tab. 61.2 (*Fortsetzung*) Liste der in der Europäischen Union zugelassenen UV-Filter gemäß Richtlinie 76/786 EWG

EU-Nr.[a]	Stoff	INCI[b]	Synonyme, Abkürzungen und Handelsnamen	Absorptions-bereich[c]	Maximal erlaubte Konzentration[d] [g/100 g]
17	4,4-[(6-[4-((1,1-Dimethylethyl)-aminocarbonyl)phenylamino]-1,3,5-triazin-2,4-diyl)-diamino]-bis-(2-ethyl-hexyl)-benzosäureester	Diethylhexyl butamido triazone	Uvasorb HEB	UV B	10
18	3-(4'-Methyl)benzyliden-bornan-2-on(3-[4'-methyl-benzyliden]-D,L-campher)	4-Methylbenzylidene camphor	Eusolex 6300	UV B	4
19	3-Benzyliden-bornan-2-on (3-Benzyliden-D,L-campher)	3-Benzylidene camphor	Ultren 9 K, Mexoryl SD	UV B	2
20	Salicylsäure-2-ethylhexylester[e]	Octyl salicylate	Escalol 587, Neo-Heliopan OS, Uvinul 0-18, Eusolex OS	UV B	5
21	2-Ethylhexyl-4-dimethylaminobenzoat (4-Dimethylaminobenzoesäure-2-ethylhexylester)	Octyl dimethyl PABA	Escalol 507, Eusolex 6007, Padimate O	UV B	8
22	2-Hydroxy-4-methoxy-benzophenon-5-sulfonsäure und ihre Natriumsalz (Sulizobenzon)	Benzophenone-4, Benzophenone-5	Sulizobenzone	UV B	5
23	2,2'-Methylen-bis[6-(2H-benzotriazol-2-yl)-4-(1,1,1,3-,tetramethylbutyl)phenol]	Bisoctrizole	Tinosorb M	UV B + UV A	10
24	2-2'-(1,4-Phenylen)-bis-(1H-benzimidazol-4,6-disulfonsäure, Natriumsalz)	Disodium phenyl dibenzimidazole tetrasulfonate	Bisimidazylate, Neoheliopan AP	UV A	10
25	2,4-Bis(4-(2-ethylhexyloxy)-2-hydroxy-phenyl)-6-(4-metoxyphenyl)-1,3,5-triazin	Bemotrizinol	Tinosorb S	UV B + UV A	10
26	Dimethicodiethylbenzalmalonat	Polysilicone-15	Parsol SLX	UV A	10
27	Titaniumdioxid	Titanium dioxide		UV B + UV A	25
28	2-(-4-[Diethylamino]-2-hydroxybenzoyl)benzoesäurehexylester	Diethylamino hydroxybenzoyl hexyl benzoate	Uvinul A Plus	UV A	10

[a] EU-Nummer des UV-Filters gemäß Richtlinie 76/768/EWG, Anhang VII
[b] INCI = International Nomenclature of Cosmetic Ingredients
c UV A = Wirkungsmaximum im UV-A-Bereich (320–400 nm); UV B = Wirkungsmaximum im UV-B-Bereich (280–320 nm)
[d] Gemäß EG-Richtlinie gesetzlich zugelassene Höchstkonzentration des UV-Filters
[e] Die Verpackung eines Präparats mit Salicylsäure muss folgenden Warnhinweis tragen: Nicht für Kinder unter 3 Jahren verwenden.
[f] Warnhinweis „Enthält Oxybenzon" verpflichtend (ausgenommen, wenn < 0,5 % verwendet wurde und die Substanz nur zur Produktsicherung dient)

auf. Die Makropigmente Titandioxid, Zinkoxid, Eisenoxide, Kalziumkarbonat, Mika, Kaolin und Talkum werden seit langer Zeit in medizinisch wirksamen Zusammensetzungen und Kosmetika verwendet. Bei hoher Konzentration von Pigmenten in einem Präparat (z. B. 20 % Zinkoxid oder 20 % Titandioxid sowie einer geringen Konzentration an Eisenoxid) ist ein relativ homogener, breiter „Totalschutz" über weite Wellenlängenbereiche erzielbar. Solche Präparate (Lichtschutzpasten oder Sunblocker) blocken relativ gleichmäßig UV-Strahlung und sichtbares Licht. Diese

Sunblocker sind wegen ihrer Eigenfarbe jedoch kosmetisch meist nicht akzeptabel und bei großflächiger Anwendung auch schwer zu verstreichen. In der Praxis akzeptieren Patienten mit einer Photodermatose solche Präparate aber doch oft zum Abdecken extrem sonnenempfindlicher Haut an begrenzten, exponierten Körperstellen.

Moderne Technologie ermöglicht es, Titandioxid bzw. Zinkoxid auf Teilchen mit einem Durchmesser von 1–100 nm zu verkleinern. Durch die Verringerung der Teilchengröße in den Nanometerbereich wird das Reflexions- und Streuvermögen im sichtbaren Bereich aufgehoben bzw. es verschiebt sich in den UV-Bereich. Durch die Verwendung von Mikropigmenten in Lichtschutzmitteln wird der kosmetisch störende „Weißeleffekt" von Makropigmenten in Suspension vermieden. Ultrafeines Titandioxid schützt vor allem im UV-B-Bereich und ultrafeines Zinkoxid im UV-A-Bereich, während beide Pigmente in Mikroform aufgrund der durch ihre Teilchengröße bedingten Eigenschaften im sichtbaren und infraroten Bereich kaum Schutz bieten. Nanoteilchen sind jedoch jüngst aufgrund von Sicherheitsbedenken in das Kreuzfeuer der Kritik geraten.

61.3 Formulierung eines Lichtschutzmittels

Das Gesamtabsorptionsspektrum eines Lichtschutzmittels ergibt sich aus dem Zusammenwirken der Absorptionsspektra der inkorporierten unterschiedlichen UV-Filter (Wolf 2009). Ein zeitgemäßes Lichtschutzmittel enthält meist mehrere chemische UV-B- und UV-A-Filter sowie zusätzlich einen physikalischen UV-Filter wie Titandioxid. Aus den Absorptionscharakteristika der einzelnen UV-Filter resultiert die für die zurzeit im Handel erhältlichen Lichtschutzmittel typische Stärke im UV-B-Bereich und die mehr oder minder stark ausgeprägte Schwäche im langwelligen UV-A-Bereich mit abfallender Absorption ab 360 nm bis zum völligen Verlust zum sichtbaren Bereich hin bei 400 nm und bei Wellenlängen darüber hinaus.

Zahlreiche kosmetische Anwendungsformen existieren bei der Formulierung von Lichtschutzmitteln: Wasser-in-Öl- und Öl-in-Wasser-Emulsionen, Öle, Hydrogele, Lipogele, Hydrodispersionsgele, alkoholische und wässrige Lösungen, Pasten und Sprays. Die Inhaltsstoffe der Grundlage sind von entscheidender Bedeutung für die Adhäsionsfähigkeit eines Lichtschutzmittels an die Hornschicht. Insbesondere der Einsatz von Polyacrylamid in der Grundlage erhöht die Adhäsionsfähigkeit und folglich auch die Wasserfestigkeit eines Lichtschutzmittels. Seit Kurzem werden häufig auch liposomale Suspensionen als Grundlage für Lichtschutzmittel verwendet. Liposomen sind kugelförmige Vesikel mit einem Durchmesser von 100–300 nm und mit einer, zwei oder mehreren geschlossenen Doppelmembranschichten, die aus Phospholipiden aufgebaut sind. Liposomen haben eine hohe Affinität zur Hornschicht. Die liposomalen Vesikel können im Inneren mit hydrophilen Stoffen und an der Doppellipidschicht mit lipophilen Stoffen beladen werden. Liposomen sind in der Lage, Lichtschutzstoffe in die Hornschicht zu transportieren, und ermöglichen daher Präparate mit guter Wasserfestigkeit.

61.4 Lichtschutzfaktor

Die Schutzwirkung eines Lichtschutzmittels wird durch den LSF angegeben.

61.4.1 Allgemeiner LSF

Der LSF ergibt sich aus dem Quotienten zwischen minimaler Erythemdosis (MED) mit Lichtschutzmittel und MED ohne Lichtschutzmittel:

$$LSF = \frac{\text{MED mit Lichtschutzmittel}}{\text{MED ohne Lichtschutzmittel}}$$

Der LSF eines Produktes beschreibt daher, wie viele Male länger die Haut nach Auftragen eines Lichtschutzmittels der Sonne ausgesetzt werden kann, bis ein Erythem entsteht, im Vergleich zur ungeschützten Haut.

Die Behörden bzw. die zuständigen Organisationen haben in den letzten Jahren die Bestimmungsmethoden der nordamerikanischen FDA-Norm, des Standards in Australien und Neuseeland sowie der EU-Norm harmonisiert. Insbesondere der Dachverband der Europäischen Kosmetikindustrie COLIPA (Comité de Liaison des Associations Européennes de l'Industrie de la Parfumerie, des Produits Cosmetiques et de Toilette) hat die Entwicklung einer einheitlichen EU-Lichtschutzmittelnorm vorangetrieben. Bei allen Normen wird heute einheitlich die relativ hohe Lichtschutzmittelkonzentration von 2 mg/cm2 und ein definiertes sonnenähnliches UV-Spektrum bei der Testbestrahlung zur Bestimmung des LSF verwendet.

Der im Lichtschutzmitteltest ermittelte LSF wird nach Vorgabe der europäischen Richtlinie gemäß ◘ Tab. 61.3 abgerundet. Dies gewährleistet, dass der auf einem Produkt angegebene LSF keinesfalls niedriger als der tatsächliche LSF ist, in der Regel sogar eher höher. Der theoretische Zusammenhang zwischen LSF und Absorptionsfähigkeit eines Lichtschutzmittels ist ebenfalls in ◘ Tab. 61.3 dargestellt. Die Tabelle beschreibt auch die relative Anzahl der durch ein Lichtschutzmittel penetrierenden Photonen.

Tab. 61.3 Lichtschutzfaktoren: Transmission, Absorption und Photonenpenetration

Produktkategorie	LSF[a]	Transmission	Absorption[b] [%]	Relative Anzahl penetrierender Photonen
Kein Lichtschutz		1	0	100
Basis	6	0,167	83,3	16
	10	0,100	90,0	10
Mittel	15	0,067	93,3	6
	20	0,050	95,0	5
	25	0,040	96,0	4
Hoch	30	0,033	96,7	3
	50	0,020	98,0	2
Sehr hoch	50 plus[c]	0,017	98,3	<2

[a] Lichtschutzfaktor: 1/Transmission
[b] Absorption: $(1-T) \times 100$
[c] Entspricht mindestens LSF 60, gemäß LSF-Klassifikation der Empfehlungen der Europäischen Kommission

61.4.2 UV-A-Lichtschutzfaktor

Das durch die UV-A-Strahlung hervorgerufene Erythem ist nicht zur Bestimmung eines UV-A-LSF geeignet, da erstens nur der kurzwellige Anteil der UV-A-Strahlung erythematogen ist (und somit mit einem „Erythem-UV-A-LSF" auch gar nicht die gesamte Breite des UV-A-Wellenlängenbereiches erfasst wäre) und zweitens das Auslösen einer UV-A-MED eine sehr hohe UV-A-Dosis benötigt, die unter der Anwendung eines Lichtschutzmittels mit den zurzeit zur Verfügung stehenden UV-A-Bestrahlungssystemen nur nach sehr langen, für Probanden kaum zumutbaren Bestrahlungszeiten zu erreichen ist.

Die Sofortbräunung („immediate pigment darkening Reaktion" [IPD]), welche 10 min nach Beendigung der UV-A-Testbestrahlung abgelesen wird, oder die persistierende Hautbräunung („persistent pigment darkening" [PPD]), welche 2 h nach dem Einwirken der Strahlung abgelesen wird, sind hingegen zur Bestimmung eines UV-A-LSF in vivo geeignet. Der UV-A-LSF ergibt sich bei Anwendung einer In-vivo-Methode wie der In-vivo-PPD-Methode analog zur Berechnung des allgemeinen LSF aus dem Quotienten der minimalen UV-A-PPD-Dosis mit Lichtschutzmittel und der minimalen UV-A-PPD-Dosis ohne Lichtschutzmittel. Des Weiteren kommen in den Staaten der EU und anderen Ländern bzw. Kontinenten unterschiedliche In-vitro-Testmethoden zur Bestimmung des UV-A-LSF zur Anwendung (Tab. 61.4). Die Verwendung dieser sehr unterschiedlichen Testmethoden zur Bestimmung der UV-A-Schutzkapazität bedingt die kaum vergleichbare Auslobung des UV-A-Schutzes handelsüblicher Lichtschutzprodukte aus USA, Australien, Großbritannien und den kontinentalen Ländern der EU (Abb. 61.1).

61.5 Wasserfestigkeit von Lichtschutzmitteln

Zur Bestimmung der Wasserfestigkeit eines Lichtschutzmittels wird gemäß COLIPA die Spa-Pool-Methode empfohlen (COLIPA 2005; FDA Finale Rule 2011; AS/NZS 2604 2012). Ein Lichtschutzmittel kann die Bezeichnung wasserfest führen, wenn der LSF im standardisierten Testverfahren nach einer definierten Zeit der Wasserexposition unter Indoor-Bedingungen im Whirlpool noch im selben Bereich wie vor der Exposition liegt.

61.6 Lichtschutz mit Textilstoffen

Textilstoffe weisen abhängig von Material, Webeart und Farbe große Unterschiede in ihren UV-Licht blockierenden Eigenschaften auf. Synthetische Materialien wie Polyester, Nylon oder Dacron gewähren in der Regel besseren Schutz vor UV-A- und UV-B-Strahlung als Naturprodukte wie Tierwolle und Baumwolle. Engmaschige, dunkle Textilien weisen bessere photoprotektive Eigenschaften auf als weitmaschige, helle. In Analogie zum LSF wird für Textilien der UV-Schutzfaktor (USF; „ultraviolet protection factor" [UPF]) berechnet. Der Europäische Standard (EN 13758-1999) ist ab USF 40 erfüllt. Die meisten Textilien erreichen

61.7 · Andere Lichtschutzstrategien

Tab. 61.4 In-vitro-Testmethoden zur Bestimmung des UV-A-LSF

Land/Region	Methode	Messung	Ratio	Bewertung
USA	Vorschlag der FDA (August 2007)	Quotient aus mittlerer UV-A-1-Absorption und gesamter UV-Absorption	≥ 0,2	*
			≥ 0,4	**
			≥ 0,7	***
			> 0,95	****
EU	Empfehlung der Europäischen Kommission (September 2006)	COLIPA In-vitro-Methode	UV-A-LSF/LSF > 1/3 als Voraussetzung für zufriedenstellenden UV-A-Schutz (PPD-Methode)	
		Kritische Wellenlänge (KW)	KW > 370 als Definition für Breitbandschutz	
UK	Boots Star System	Verhältnis von UV-A-Absorption zu mittlerer UV-B-Absorption	UV A/UV B	
			Vor/nach Bestrahlung	Bewertung
			0,0–0,56	Keine
			0,57–0,75	3 Sterne
			0,76–0,85	4 Sterne
			> 0,86	5 Sterne
Australien/Neuseeland	Australian New Zealand Standard (AS/NZS 2604:1998)		Abschwächung der Transmission im Bereich 320–360 nm	
		Filmmethode (8 mm Schichtdicke)	> 90 %	Breitbandschutz/UV-A-Standard
		Plättchenmethode (20 mm) Schichtdicke)	> 99 %	

Bewertung: *1 Stern* niedrig, *2 Sterne* mittel, *3 Sterne* hoch, *4 Sterne* am höchsten

einen USF von 40 oder liegen weit darüber (z. B. bis zu 1000 für einen dicht gewebten Jeansstoff). Durchnässung kann die photoprotektiven Eigenschaften von Textilien deutlich vermindern. Beispielsweise sinkt der USF eines dünnen Baumwoll-T-Shirts von einem Wert von 15–25 im trockenen auf 5–8 im nassen Zustand.

61.7 Andere Lichtschutzstrategien

Bestimmte antioxidativ wirkende Substanzen (Tab. 61.5) scheinen zumindest bei der Prophylaxe der polymorphen Lichtdermatose („Sonnenallergie"), der häufigsten Form einer Photodermatose, eine gewisse Wirkung aufzuweisen (Gruber-Wackernagel et al. 2014). Oral verabreichtes β-Carotin hingegen hat sich gemäß klinischer Studien zumindest in der Prävention von Hautkrebs als wirkungslos erwiesen (Darlington et al. 2003).

Die topische Anwendung von DNS-Reparaturenzymen, die von UV-resistenten Mikroorganismen wie dem Bakteriophagen T4, *Micrococcus luteus* oder *Anacystis nidulans* stammen, stellt eine neuartige photoprotektive Strategie dar. Liposomal verkapselt vermögen Enzyme, wie beispielsweise Endonuklease T4, (UV)-Endonuklea-

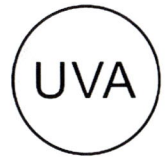

Abb. 61.1 Kennzeichnung für UV-A-Schutz (EU-Logo)

sen von *Micrococcus luteus* oder Photolyase von *Anacystis nidulans*, in die menschliche Haut einzudringen und die Reparatur UV-induzierter Photoprodukte (Dimere) an den Schwachstellen der körpereigenen DNS-Reparaturkette zu unterstützen (Wolf et al. 2000). Klinische Studien bestätigten deren Wirksamkeit in der Prävention von Hautkrebs und seinen Vorstufen bei Patienten mit dem Hautkrebssyndrom Xeroderma pigmentosum sowie auch bei Patienten anderer Risikogruppen (DeBoyes et al. 2010; Yarosh et al. 2001). Des Weiteren unterstrichen klinische Studien die immunprotektive Wirkung dieser Strategie und die mögliche prophylaktische Wirksamkeit bei polymorpher Lichtdermatose (Hofer et al. 2011). After-Sun-Lotionen und Lichtschutzmittel, welche diese Enzyme enthalten, sind im Handel erhältlich. Sie enthalten *Micrococcus-luteus*-Extrakt (steht für dessen Endonukleasegemisch) oder Plancton (für Photolyase), die in der Inhaltsstoffliste gemäß INCI aufgelistet sind.

Tab. 61.5 Vorbeugende Schutzmethoden bei Photodermatosen und deren Schutzmechanismus

Methode	Schutzmechanismus
Lichtschutzmittel	UV-A- und UV-B-Absorption
Medizinisches „photohardening" (standardisierte Vorbestrahlung der Haut im Frühling mit niedrigen Dosen an UV B 2- bis 3-mal pro Woche für 4–6 Wochen)	Bräunung der Haut, Immunmodulation, Induktion von Vitamin D3
Orale Steroide	Immunsuppression und Entzündungshemmung
Chloroquin	Immunmodulation
Polypodium-leucotomos-Extrakt (per oral)	Antioxidative und antientzündliche Wirkung
Lycopene, β-Carotin und *Lactobacillus johnsonii* als Nahrungsergänzungsmittel	Antioxidative Wirkung
After-Sun-Lotionen (u. a. mit topischen DNS-Reparaturenzymen)	Mögliche Eliminierung des auslösenden Triggers der Photodermatose (Photoantigen)
Details siehe Übersichtsarbeit von Gruber-Wackernagel et al. (2014)	

Andere photoprotektive Maßnahmen, die insbesondere vorbeugend bei Photodermatosen wie der polymorphen Lichtdermatose zur Anwendung kommen, sind in ◘ Tab. 61.5 dargestellt. Diese Erkrankung wird vorwiegend durch Wellenlängen aus dem UV-A-Bereich hervorgerufen, daher ist ein breiter Lichtschutz im UV-A-Bereich angezeigt. Gewöhnlich bieten nur Präparate mit LSF 50 plus ausreichend UV-A-Schutz, um bei dieser Erkrankung vorbeugend zu wirken.

61.8 Wirkung von Lichtschutzmitteln gegen Hautalterung und Hautkrebs

War es lange Zeit nicht sicher geklärt, ob und, falls ja, wie gut Lichtschutzmittel vor Immunsuppression (Fourtanier et al. 2005), Hautalterung und Hautkrebs schützen (Wolf 2003), so ergaben die über Jahre aufeinander folgenden Analysen und entsprechenden Veröffentlichungen einer prospektiven kontrollierten klinischen Studie mit einer sehr langen Nachbeobachtungszeit (von mehr als 20 Jahren), dass topischer Lichtschutz die Hautalterung hemmen (Hughes et al. 2013), die Anzahl aktinischer Keratosen und Plattenepithelkarzinome vermindern (Darlington et al. 2003; Green et al. 1999), das Auftreten von Basalzellkarzinomen verzögern (Pandeya et al. 2005) und auch die Häufigkeit von Melanomen herabsetzen kann (Green et al. 2011). Offen bleibt allerdings die Frage, ob der Schutzfaktor vor diesen UV-Auswirkungen dem des allgemeinen LSF entspricht. Dies ist von entscheidender Bedeutung, da ein Verhaltensmuster mit intensiver Sonnenexposition ansonsten trotz des theoretischen Vorhandenseins eines Hautkrebsschutzfaktors das Hautkrebsrisiko erhöhen könnte, unter der Annahme, dass die kanzeroprotektive Wirkung eines Lichtschutzmittels nicht der entspricht, die aufgrund des allgemeinen LSF vom Lichtschutzmittel erwartet wird.

61.9 Allgemeine Empfehlungen zum Lichtschutz

Gemäß Empfehlungen der Europäischen Kommission sind folgende Aussagen und entsprechende Anwendungs- bzw. Warnhinweise zum Lichtschutz sinnvoll und sollen in dieser oder ähnlicher Form auf allen Sonnenschutzmittelpackungen erscheinen:

- Intensive Mittagssonne vermeiden.
- Lichtschutzmittel vor dem Sonnen auftragen.
- Lichtschutzmittel mehrfach auftragen, um den Lichtschutz aufrechtzuerhalten, insbesondere nach dem Aufenthalt im Wasser.
- Lichtschutzmittel großzügig auftragen. Geringe Auftragsmengen reduzieren die Schutzleistung.
- Babys und Kleinkinder vor direkter Sonneneinstrahlung schützen.
- Für Babys und Kleinkinder schützende Kleidung sowie Sonnenschutzmittel mit hohem LSF verwenden.
- Auch Lichtschutzmittel mit hohen Lichtschutzfaktoren bieten keinen vollständigen Schutz vor UV-Strahlen.

Aus der Sicht des Verfassers sind die in der ◘ Tab. 61.6 aufgelisteten Lichtschutzfaktoren zu empfehlen. Des Weiteren ist unbedingt darauf hinzuweisen, dass ein umfassender Sonnenschutz neben Lichtschutzmitteln folgende Maßnahmen beinhaltet:

Tab. 61.6 Empfohlene Lichtschutzfaktoren (bei nicht vorgebräunter Haut)

Hauttyp[a]		Mittel- und Nordeuropa	Südeuropa, Subtropen und Tropen
I/II	Sonnenempfindlicher, keltischer Hauttyp: helle Hautfarbe, Sommersprossen, rote Haare	LSF 50	LSF 50 plus
III/IV	Wenig sonnenempfindlicher Hauttyp: mittlere Hautfarbe, blonde oder dunkle Haare	LSF 30	LSF 50

[a] Hauttyp nach Fitzpatrick-Klassifikation

- Vermindern der Sonnenexposition zwischen 11 und 16 Uhr (Sommerzeit; ermöglicht die Reduktion der zu erwartenden Tageshöchstdosis um bis zu 80 %)
- Tragen von Textilien und Kopfbedeckung
- Aufenthalt im Schatten

61.10 Praxistipps

Höhe des Lichtschutzfaktors Bei empfindlichem Hauttyp insbesondere bei Reisen in den Süden und/oder in ein hochalpines Gebiet zu Lichtschutzfaktor 50 plus greifen.

UV-A-Schutz Bei Kauf eines Lichtschutzmittels auf guten UV-A-Schutz achten. Ein guter UV-A-Schutz ist insbesondere bei Photoallergien und Photodermatosen von entscheidender Bedeutung. Augenmerk auf die Verpackungsangaben (Schutzfaktor und/oder UV-A-Logo) legen.

Menge des zu verwendenden Lichtschutzmittels Konsumenten verwenden in der Praxis gewöhnlich nur ein Drittel bis die Hälfte der empfohlenen und im LSF-Test Lichtschutzmittelmenge von 2 mg/cm^2 verwenden. Das führt zu einer erheblichen Reduktion des Lichtschutzfaktors. Das Lichtschutzmittel sollte daher ausreichend aufgetragen werden (gemäß Testvorgaben im Durchschnitt ca. 25–30 ml für die gesamte unbehaarte bzw. unbedeckte Körperoberfläche eines Erwachsenen)!

Sonnenschutz bei Wassersportaktivitäten Durch Reflexion der UV-Strahlung an der Wasseroberfläche wirken bei Wassersportaktivitäten außergewöhnlich hohe UV-Intensitäten auf die Haut ein. Zudem durchdringt UV-Strahlung Wasser. Abhängig von Einfallswinkel, Beschaffenheit der Wasseroberfläche (ruhige Oberfläche vs. Wellengang) und Reinheit des Wassers liegen knapp unter der Wasseroberfläche sehr hohe UV-Intensitäten mit bis zu 80 % der Oberflächenintensität in einer Wassertiefe von 1 m vor. Daher kann es beispielsweise beim Schnorcheln oder Tauchen im oberflächlichen Wasser (ohne Sonnenschutz) schnell zum Sonnenbrand kommen.

Wasserfestigkeit Auch bei einem wasserfesten Lichtschutzmittel gehen durch das Abtrocknen bzw. Frottieren mit einem Handtuch nach dem Baden, Schwimmen oder Duschen 80 % und mehr des Lichtschutzmittels durch mechanische Friktion verloren. Daher danach unbedingt das Lichtschutzmittel wieder auftragen.

Form des Lichtschutzmittels Die Grundlage (Vehikel) eines Lichtschutzmittels ist abhängig von Hauttyp, Jahreszeit und Reisedestination sowie den zu erwartenden Temperaturen zu wählen: Lotion, Gel oder Spray für den „fetten" Hauttyp und im Sommer, Creme für den normalen oder „trockenen" Hauttyp, insbesondere auch bei kühleren Temperaturen.

After-Sun-Lotionen Kühlende After-Sun-Lotionen können helfen, eine Sonnenbrandreaktion zu lindern. Daran denken und neben einem Lichtschutzprodukt mit hohem LSF (50 plus) eine After-Sun-Lotion in die Reiseapotheke aufnehmen.

Hautalterung Schutz vor Sonnenbrand bedeutet nicht notwendigerweise gleichermaßen Schutz vor Hautalterung und Hautkrebs. Daher die Sonnenbrandschutzwirkung eines Lichtschutzmittels nicht „missbrauchen", um stundenlang in der Sonne „schmoren" zu können.

Literatur

COLIPA (1994) COLIPA Sun Protection Factor Test Method. European Cosmetic, Toiletry and Perfumery Association (COLIPA), Brüssel

Darlington S, Williams G, Neale R, Frost C, Green A (2003) A randomized controlled trial to assess sunscreen application and beta carotene supplementation in the prevention of solar keratoses. Arch Dermatol 139:451–455

DeBoyes T, Kouba D, Ozog D, Fincher E, Moy L, Iwata K et al (2010) Reduced number of actinic keratoses with topical application of DNA repair enzyme creams. J Drugs Dermatol 9:1519–1521

Fourtanier A, Moyal D, Maccario J, Compan D, Wolf P, Quehenberger F et al (2005) Measurement of sunscreen immune protection factors in humans: a consensus paper. J Invest Dermatol 125:403–409

Green A, Williams G, Neale R, Hart V, Leslie D, Parsons P et al (1999) Daily sunscreen application and betacarotene supplementation in prevention of basal-cell and squamous-cell carcinomas of the skin: a randomised controlled trial. Lancet 354:723–729

Green AC, Williams GM, Logan V, Strutton GM (2011) Reduced melanoma after regular sunscreen use: randomized trial follow-up. J Clin Oncol 29:257–263

Gruber-Wackernagel A, Byrne SN, Wolf P (2014) Polymorphous light eruption: clinic aspects and pathogenesis. Dermatol Clin 32:315–334

Hofer A, Legat FJ, Gruber-Wackernagel A, Quehenberger F, Wolf P (2011) Topical liposomal DNA-repair enzymes in polymorphic light eruption. Photochem Photobiol Sci 10:1118–1128

Hughes MC, Williams GM, Baker P, Green AC (2013) Sunscreen and prevention of skin aging: a randomized trial. Ann Intern Med 158:781–790

Pandeya N, Purdie DM, Green A, Williams G (2005) Repeated occurrence of basal cell carcinoma of the skin and multifailure survival analysis: follow-up data from the Nambour Skin Cancer Prevention Trial. Am J Epidemiol 161:748–754

Wolf P (2003) Lichtschutzmittel: Wirkung gegen Hautkrebs und Lichtalterung [Sunscreens. Protection against skin cancers and photoaging]. Hautarzt 54:839–844

Wolf P (2009) UV Filters. State of the art. Hautarzt 60:285–293

Wolf P, Maier H, Mullegger RR, Chadwick CA, Hofmann-Wellenhof R, Soyer HP et al (2000) Topical treatment with liposomes containing T4 endonuclease V protects human skin in vivo from ultraviolet-induced upregulation of interleukin-10 and tumor necrosis factor-alpha. J Invest Dermatol 114:149–156

Yarosh D, Klein J, O'Connor A, Hawk J, Rafal E, Wolf P (2001) Effect of topically applied T4 endonuclease V in liposomes on skin cancer in xeroderma pigmentosum: a randomised study. Xeroderma Pigmentosum Study Group. Lancet 357:926–929

Reisen mit chronischen Dermatosen

Michael Sticherling

62.1 Einleitung – 310

62.2 Spezifische Hautkrankheiten – 310
62.2.1 Fazit – 312

62.3 Besonderheiten der Medikation auf Reisen – 313
62.3.1 Systemische Therapie, topische Therapie und Hautpflege – 313
62.3.2 Impfungen bei bestehenden Hautkrankheiten – 314

Weiterführende Literatur – 314

E. von Stebut (Hrsg.), *Reisedermatosen*,
DOI 10.1007/978-3-662-44705 5_62, © Springer-Verlag Berlin Heidelberg 2015

62.1 Einleitung

Hautkrankheiten können in unterschiedlichem Ausmaß die Reisefähigkeit beeinträchtigen, d. h. von vornherein einen Reiseantritt verbieten, einen vorzeitigen Reiseabbruch verursachen oder das Reisevergnügen maßgeblich beeinträchtigen. Das Risiko ist dabei abhängig von den Aktivitäten vor Ort – eine Dienstreise wird weniger gefährdend sein als eine Urlaubsreise und diese wiederum unterschiedlich beeinträchtigen, je nachdem, ob ein Badeurlaub, Aktivurlaub oder eine Individualreise mit entsprechender Exposition geplant ist.

Neben akuten spielen dabei chronische Hautkrankheiten, wie das atopische Ekzem und die Psoriasis, aber auch Hautmanifestationen der Kollagenosen eine wichtige Rolle. Durch entsprechende vorbereitende Maßnahmen lassen sich jedoch Exazerbationen vermeiden oder in ihrem Schweregrad vermindern. Wesentlichen Einfluss auf Hautkrankheiten im Rahmen von Reisen nehmen dabei die Zeitverschiebung zwischen Wohn- und Urlaubsort, der Klimawechsel mit ungewohnten Klimaten hinsichtlich Temperatur, Luftfeuchtigkeit, UV-Einstrahlung (◘ Tab. 62.1), eine ungewohnte, möglicherweise landestypische Ernährung, eine vermehrte Beanspruchung der Haut durch Schwitzen, aber auch Baden und Schwimmen, die Anwendung von prophylaktischen Medikamenten einschließlich Impfungen und die Nutzung von UV-Schutzcremes und Repellentien. Diese Faktoren können bei den unterschiedlichen Reiseklimaten quantitativ und qualitativ unterschiedlich bedeutsam sein, beispielsweise an unseren heimischen Meeresküsten gegenüber den Mittelmeerküsten, in den Tropen und Subtropen, im Mittelgebirge oder Hochgebirge, Sommer oder Winter.

Neben diesen Aspekten muss auch das Alter des Reisenden mit einbezogen werden, da insbesondere Kinder und alte Menschen spezifische dermatologische Ansprüche und Risiken haben können, die exogene Irritation, Empfindlichkeit auf Temperaturen und Luftfeuchtigkeit, UV-Schutz und Infektionen betreffen.

Unter diesen Gesichtspunkten ist der rechtzeitige Abschluss geeigneter Reiseversicherungen sinnvoll, wie eine Reiserücktritt- und Reiseabbruchversicherung sowie eine entsprechende Reisekrankenversicherung, die die ärztliche Behandlung vor Ort und ggf. einen Rücktransport ermöglichen.

Reisebedingte Einflussfaktoren für Hautkrankheiten
- Zeitumstellung
- Klimawechsel
- Sonneneinstrahlung
- Ernährung
- Schwitzen
- Baden/Schwimmen
- Impfungen
- Medikamente/Repellentien

62.2 Spezifische Hautkrankheiten

Verschiedene Hautkrankheiten können in sehr unterschiedlichem Ausmaß durch reisebedingte Umstände beeinflusst werden. Hierzu gehören vor allem:
- UV-provozierbare Erkrankungen (Photodermatosen)
- durch äußere Reize irritierbare Hauterkrankungen (atopisches Ekzem)
- Erkrankungen, für die urlaubsort- oder aktivitätsbedingt eine erhöhte Infektionsgefahr bedeutsam ist (atopisches Ekzem, entzündliche Hauterkrankungen unter therapeutischer Immunsuppression)

Im Folgenden werden daher diese unter Reiseaspekten bedeutsamen Erkrankungen und deren Charakteristika besprochen, ohne einen umfassenden Abriss ihrer Pathogenese, klinischen Bilder und der Differenzialtherapie geben zu können.

Angesichts der heute geänderten Reisegewohnheiten mit Sonnenurlauben auch im europäischen Winter stellt ultraviolettes Licht (UV) im klinischen Alltag ein besonderes und ganzjähriges Risiko dar, das sowohl bei Bade- wie Wanderurlauben, aber auch winterlich bei Skiurlauben bedeutsam sein kann. Dabei ist sowohl eine **Erstmanifestation und Provokation** möglich wie bei der polymorphen Lichtdermatose, dem kutanen und systemischen Lupus erythematodes sowie den phototoxischen und photoallergischen Reaktionen als auch eine **Verschlechterung** vorbestehender Erkrankungen wie der Rosacea und dem Pemphigus foliaceus. Andere Erkrankungen wie die Psoriasis und das atopische Ekzem können sich bei Reisen hingegen insbesondere unter UV-Einfluss und Salzbädern verbessern (◘ Tab. 62.2).

Die **polymorphe Lichtdermatose** wird in ▶ Kap. 55, photoallergische und phototoxische Reaktionen werden in ▶ Kap. 57 eingehend besprochen. Unter dem Gesichtspunkt der UV-Empfindlichkeit sind aus der Gruppe der dermatologisch relevanten Autoimmunerkrankungen die **Kollagenosen**, allen voran die verschiedenen Formen des Lupus erythematodes und die Dermatomyositis sowie aus der Gruppe der autoimmunbullösen Dermatosen der Pemphigus foliaceus zu nennen.

Alle Erkrankungen der **Lupus erythematodes-(LE-) Gruppe** zeichnen sich durch eine erhöhte UV-Empfind-

Tab. 62.1 Besonderheiten verschiedener Klimabereiche

	Umgebungstemperatur	UV-Einstrahlung	Luftfeuchte
Nordsee	Kühl	Mittel bis stark	Hoch (wechselnd)
Mittelmeer	Hoch	Hoch	Niedrig
Mittelgebirge	Mittel	Moderat	Mittel (konstant)
Hochgebirge	Kühl	Hoch	Niedrig
(Sub-)Tropen	Hoch	Sehr hoch	Hoch

Tab. 62.2 Dermatosen und Reaktion auf UV-Licht

Provokation	Polymorphe Lichtdermatose Phototoxische Reaktionen Photoallergische Reaktionen Porphyrien Lupus erythematodes (systemisch, kutan) Dermatomyositis
Verschlechterung	Rosacea Pemphigus foliaceus
Besserung	Psoriasis Neurodermitis

lichkeit aus, die individuell allerdings unterschiedlich bedeutsam sein kann. UV-Licht spielt in der Pathogenese des LE eine wesentliche Rolle, indem inflammatorische und apoptotische Prozesse beeinflusst werden und systemische (systemischer LE [SLE]) und/oder dermatologische Manifestationen (kutaner LE [CLE]) auftreten können. Deren Zusammenhang und Übergang sind jedoch bis heute nicht sicher geklärt. Im Laufe ihrer Krankheitsgeschichte zeigen 50–70 % aller SLE-Patienten Hautveränderungen, die sowohl unspezifisch als auch spezifisch sein können und dann als akut kutaner Lupus erythematodes (ACLE), subakut kutaner (SCLE), chronisch kutaner (CCLE) oder intermittierender kutaner LE (ICLE) auftreten können. Umgekehrt sind diese kutanen Formen in unterschiedlichem Ausmaß mit einem SLE verbunden, entweder zum Zeitpunkt der Erstdiagnose oder im weiteren Verlauf.

Der ACLE ist eine obligate kutane Manifestation des SLE und zeigt sich mit exanthematösen Hautveränderungen, im Gesicht als typisches Schmetterlingserythem. Demgegenüber geht der SCLE bei 50 % der Fälle im weiteren Verlauf in einen SLE über und kann bereits zum Zeitpunkt der Erstdiagnose bis zu 4 der vom American College of Rheumatology (ACR) definierten Kriterien eines SLE erfüllen. Zu den 3 klinischen Definitionskriterien eines SCLE gehören neben typischen Hautveränderungen und Anti-SSA-Antikörpern eine Licht- bzw. UV-Empfindlichkeit, wobei das Bestehen zweier Kriterien die Diagnose eines SCLE rechtfertigt. Auch für die Unterformen des chronischen kutanen LE (CCLE), einschließlich des diskoiden LE (DLE) als häufigste Entität dieser Gruppe, ist eine Lichtempfindlichkeit in 50–70 % gegeben. Da klinische Reaktionen häufig erst nach mehreren Wochen manifest werden, ist der Zusammenhang zu einer Sonnenexposition vonseiten des Patienten vielfach nicht offensichtlich und wird erst bei aktiver Nachfrage angegeben.

> **Tip**
>
> In unklaren Fällen sind zur Feststellung des individuell relevanten UV-Bereiches die Durchführung einer UV-Treppe zur Bestimmung der minimalen Erythemdosis und eine anschließende UV-Provokation sinnvoll, die zusätzlich dem Patienten die Notwendigkeit eines konsequenten UV-Schutzes plausibel machen.

Die Therapie der SLE und CLE ist individuell abhängig von Ausmaß und Akuität der Erkrankung, insbesondere auch von einer begleitenden Organbeteiligung. Sie umfasst beim CLE mit vereinzelten und umschriebenen Hautveränderungen eine topische Therapie mit Kortikosteroiden, häufig jedoch angesichts des ausgesprochen chronischen Verlaufes und der (irreversiblen) Vernarbungen Antimalariamittel, ggf. systemische Kortikosteroide oder andere Immunsuppressiva wie Azathioprin, Methotrexat oder Ciclosporin.

Auch die **Dermatomyositis**, die mit einer Inzidenz von 1:100.000 pro Jahr deutlich seltener als der LE ist, zeichnet sich durch eine hohe UV-Empfindlichkeit aus und zeigt ihre Hautmanifestation mit den typischen bläulich-lividen („fliederfarbenen"), infiltrierten diffusen Erythemen im Gesicht zentrofazial, am Dekolleté und an den Unterarmen sowie Handrücken (Gottron-Papeln). Die amyopathische Dermatomyositis oder Dermatomyositis sine Myositis ist eine häufig nicht erkannte Erkrankung, da hier die namensgebende Myositis fehlt. Die Prognose der Erkrankung hinsichtlich einer Organbeteiligung, insbesondere einer Lungenbeteiligung, ist mit der klassischen Dermatomyositis vergleichbar. Therapie der Wahl sind systemische

Kortikosteroide in Kombination mit Immunsuppressiva wie Azathioprin oder Ciclosporin.

Der **Pemphigus foliaceus** gehört mit dem Pemphigus vulgaris in die Gruppe der autoimmunbullösen Erkrankungen und zeichnet sich durch Autoantikörper gegen Desmoglein 1 aus, das ein wichtiges Strukturprotein der epidermalen Desmosomen ist. Die Antikörperbindung führt direkt oder indirekt zu einem Adhäsionsverlust der Keratinozyten und klinisch zu oberflächlichen, schlaffen Blasen, im Fall des Pemphigus foliaceus eher zu gelblich-krustig belegten („foliaceus") flächigen Erosionen. Die Schleimhaut ist im Gegensatz zum Pemphigus vulgaris nicht betroffen. Prädilektionsstellen des Pemphigus foliaceus sind das V-Dreieck an Thorax und Rücken sowie Gesicht und Kopfhaut, bei ausgedehnten Formen kann disseminiert das gesamte Integument betroffen sein bis hin zur Erythrodermie. Eine sommerliche Betonung der Beschwerden und Exazerbation durch UV-Exposition während entsprechenden Reisen ist gut bekannt. Therapie der Wahl dieser Erkrankung sind systemische Kortikosteroide, meist in adjuvanter (kortikosteroidsparender) Kombination mit Immunsuppressiva wie Azathioprin oder Methotrexat, ggf. Diaminodisulfon/Dapson. Bei ausgedehnten Erosionen ist eine Superinfektion möglich, die topisch, in schwereren Fällen auch systemisch mit Antibiotika behandelt werden muss.

Das **atopische Ekzem** ist unter Reise- und Urlaubsaspekten differenziert zu sehen. Als Ausdruck einer genetisch fixierten Barrierestörung mit assoziierter Allergieneigung sind chronische und rezidivierende, individuell sehr unterschiedliche Verläufe charakteristisch. Neben infektassoziierten oder allergologischen Auslösern sind exogene Irritationen bzw. unzureichende Hautpflege, aber auch psychische Faktoren (Stress) bedeutsam. Daher können vorübergehende Ortswechsel durch entsprechend geplante Reisen und Urlaube vorteilhaft sein. Neben einer allergenarmen Umgebung (See-, Hochgebirgsklima) sind das Baden in Salzwasser und eine gemäßigte Sonnenexposition, aber auch Entspannung und Stressdistanzierung bedeutsam – Aspekte, die in der heimatlichen dermatologischen UV-Therapie nur bedingt nachgestellt werden können. Ausgedehnte Bäder in der Sonne oder im Wasser sollten trotzdem vermieden bzw. unerwünschte Folgen durch angepasste Hautpflege abgemildert werden. Bewährte und verträgliche Reinigungs- und Pflegemittel sollten in ausreichender Menge mitgeführt werden, um eine Verschlechterung des Hautbilds durch weniger geeignete Produkte aus dem Urlaubsland zu verhindern.

> In Einzelfällen berichten Betroffene von einer sommerlichen, offensichtlich sonnen- (UV-) und weniger allergenassoziierten Verschlechterung ihrer Erkrankung. Hier ist eine entsprechende Expositionen zu vermeiden.

Ein weiterer Belastungsfaktor für die atopisch veranlagte Haut kann die mechanische Reibung von Sand bei Strandurlauben sein, aber auch extreme Klimabedingungen können das Hautbild verschlechtern. Niedrige Luftfeuchtigkeit maximiert den Wasserverlust und kann besonders in kalter Umgebung zu einer Exazerbation an der unbedeckten Haut führen. Ähnliche Effekte bewirken eine Mazeration der Haut durch hohe Luftfeuchtigkeit in Kombination mit Okklusion durch Kleidung sowie verstärktes Schwitzen und nachfolgender Juckreiz. Besonders vesikuläre atopische Hand- und Fußekzeme (dyshidrotische Ekzeme) können durch feuchtwarmen Klimabedingungen provoziert und fälschlicherweise als Ausdruck einer Kontaktallergie interpretiert werden. Häufig kommt es daher am Anfang des Urlaubs vor einer Adaptation an die geänderten Bedingungen zu einer Verschlechterung der Erkrankung, bis im weiteren Verlauf die positiven Effekte der Reise greifen können.

Patienten mit **Psoriasis vulgaris** oder **Lichen ruber** können durch Reisen profitieren, wenn die entsprechenden Bedingungen angepasst werden. Bäder in Salzwasser und Sonnenexposition sind eher vorteilhaft, können aber im Einzelfall zu einer Verschlechterung führen, insbesondere auch Sonnenbrände im Sinne eines Köbner-Phänomens (isomorpher Reizeffekt), desgleichen eng anliegende oder reibende Reisekleidung, zum Beispiel Rucksackgurte, eine Vernachlässigung der konsequenten Hautpflege, schlechte hygienische Verhältnisse oder reisebedingter Stress.

62.2.1 Fazit

Von Urlauben und Reisen mit zu erwartender UV-Exposition muss bei den genannten Erkrankungen nicht strikt abgeraten werden, jedoch sollten Jahreszeiten (regionaler Sommer) und Tageszeiten (11–15 Uhr) mit höchster UV-Intensität sowie direkte und längere Sonnenexpositionen vermieden werden. Zusätzlich kann durch textilen und chemischen/physikalischen UV-Schutz das Risiko vermindert werden. Auch wenn therapeutisch eingesetzte Antimalariamittel (Hydroxychloroquin, Chloroquin) offensichtlich einen gewissen UV-Schutz (LSF 2–3) zeigen bzw. UV-induzierte Reaktionen abmildern, ist unter deren Einnahme ein konsequenter Lichtschutz zu empfehlen. Vor Antritt einer Reise mit zu erwartender UV-Exposition sollte daher auch bei Erscheinungsfreiheit der Hautkrankheit die Therapie mit Antimalariamitteln nicht abgesetzt werden. Bei aktiver Erkrankung mit ausgedehnten Hautveränderungen oder Organmanifestationen sowie in der Induktionsphase einer immunsuppressiven Systemtherapie sollte von Urlauben oder Reisen mit entsprechendem Risiko eher abgesehen bzw. eine solche Therapie nicht eingeleitet werden. Gegebenenfalls kann bei unerwarteter stärkerer Verschlechterung der Haut während der Reise die

Kortikosteroiddosis erhöht werden, was mit dem Betroffenen vorbereitend detailliert besprochen werden sollte.

> **Reisen mit Hauterkrankungen**
> - Hautkranke Patienten können verreisen!
> - Wahl des geeigneten Reiseziels
> - Wahl der geeigneten Jahreszeit
> - Wahl der geeigneten Reiseaktivitäten
> - Vorbereitung/Anpassung der externen und internen Therapie

62.3 Besonderheiten der Medikation auf Reisen

62.3.1 Systemische Therapie, topische Therapie und Hautpflege

Das Reisen mit oder trotz Hautkrankheiten muss differenziert und individuell geplant werden. Einerseits kann eine topische oder systemische Therapie den Patienten erst in die Lage versetzen, ein normales tägliches Leben zu führen und reisen zu können. Auch mit chronischen Hauterkrankungen ist daher im stabilen, erscheinungsarmen oder -freien Zustand das Reisen zu entsprechend ausgewählten Zielen möglich. Andererseits können Medikamente ein erhöhtes gesundheitliches Risiko bedingen. Daher sollten Reisen nicht bei akuten Hautveränderungen oder in der Induktionsphase einer Therapie erfolgen.

Vor Reiseantritt sollten keine neuen Externa mit potenziellen Unverträglichkeitsreaktionen eingesetzt werden. Gegebenenfalls kann rechtzeitig vorher deren Verträglichkeit durch einen repetitiven offenen Applikationstest (ROAT) in der Ellenbeuge überprüft werden. Die bestehende Medikation, auch die Komedikation aus nicht dermatologischen Gründen, sollte auf UV-sensibilisierende Medikamente überprüft werden (z. B. Antihypertonika, Antidepressiva).

Immunsuppressive Medikamente einschließlich Kortikosteroide führen dosisanhängig zu einer verminderten Infektabwehr. Hier sollten ggf. auch prophylaktisch Antibiotika verschrieben und mitgenommen werden. Deren Einnahme (Indikation, Dosis, Einnahmezeitpunkt) sollte jedoch abhängig von der individuellen Einsichtsfähigkeit vorher genau besprochen werden. Gleichzeitig führen diese Medikamente bei längerer, über die Dauer einer üblichen Reise hinausgehender, aber auch bei wiederkehrender UV-Exposition (wiederholte Reisen in UV-intensive Regionen) zu einem erhöhten Risiko maligner epithelialer und melanozytärer Hauttumoren. Insbesondere bei einer systemischen Therapie mit Ciclosporin oder einer topischen Therapie mit Calcineurininhibitoren (Pimecrolimus, Tacrolimus) sollte die UV-Exposition vermindert werden. Methotrexat und Retinoide erhöhen dosisabhängig die UV-Empfindlichkeit und damit die Sonnenbrandgefahr.

Bei Anwendung von Biologika, etwa die für die Psoriasis zugelassenen Wirkstoffe, muss auf die erhöhte Infektgefährdung hingewiesen werden. Auch hier sollte keine Therapie unmittelbar vor Reiseantritt begonnen werden, da die Verträglichkeit nicht sicher vorhersehbar ist und regelmäßige, initial kurzfristige klinische Kontrollen nicht erfolgen können. Injektionsintervalle sollten frühzeitig so angepasst werden, dass idealerweise kein Medikament mitgenommen werden muss (Cave: Kühlware, Zollbestimmungen). Ähnliche Überlegungen gelten für die Einleitung bzw. Fortsetzung einer spezifischen Immuntherapie oder Hyposensibilisierung bei inhalativen Typ-I-Sensibilisierungen.

Ausreichende Mengen von Topika und Medikamenten sollten rezeptiert und mitgenommen werden. Dabei sind deren spezielle Transport- oder Lagerungsbedingungen zu beachten (Kühlware, längeres Überschreiten einer Raumtemperatur von 25 °C). Medikamente, insbesondere des kurzfristigen Bedarfs, sollten im Flugzeughandgepäck transportiert werden, um bei Verlust oder Verzögerung des Koffers jederzeit zur Hand zu sein. Medikamente sollten jedoch nicht im (überhitzten) Auto gelassen, bei längeren Reisen ggf. in Kühltaschen oder bei Bahnfahrten ggf. in Kühlfächern gelagert transportiert werden.

Bei bestimmten Medikamenten muss auf (landesspezifische) Zoll- und Einfuhrbestimmungen geachtet werden, dies betrifft insbesondere bestimmte Schmerz- und Betäubungsmittel sowie Injektionspräparate (Biologika). Hier sollten entsprechende ärztliche Atteste, idealerweise in englischer und ggf. auch der Landessprache ausgestellt werden. Entsprechende Vorlagen für Betäubungsmittel sind beim Bundesinstitut für Arzneimittel und Medizinprodukte (BfArM) (► http://www.bfarm.de/DE/Bundesopiumstelle/BtM/reisen/reisen-inhalt.html?nn=1013290) zu erhalten.

> **Ärztliches Attest bei Import „kritischer" Medikamente**
> - Name und Adresse des verschreibenden Arztes
> - Name und Adresse des Patienten
> - Geburtsdatum und Staatsangehörigkeit des Patienten
> - verschreibungspflichtige(n) Medikament(e):
>   – Handelsname
>   – Hersteller
>   – Wirkstoff (internationale Bezeichnung)
>   – Wirkstoffkonzentration
>   – Darreichungsform (flüssig, Tabletten, etc.)
>   – täglich benötigte Dosis
> - Stempel der Arztpraxis/Unterschrift des Arztes

62.3.2 Impfungen bei bestehenden Hautkrankheiten

Bei Reisen sind je nach Ziel und geplanten Aktivitäten vor Ort verschiedene Impfungen sinnvoll und zu empfehlen, zum Teil sind sie sogar zur Einreise gefordert. Dies kann in einzelnen Fällen zu Verzögerungen des Reiseantritts oder zur Absage, ggf. auch zum Abbruch einer Reise führen. Generell sollten die auch unter täglichen Bedingungen in Deutschland sinnvollen Impfungen gegen Tetanus, Diphtherie und Poliomyelitis, ggf. auch gegen Hepatitis B und Meningokokken, vorhanden sein bzw. aufgefrischt werden. Bis heute konnte kein sicherer Hinweis auf einen Zusammenhang zwischen Allergieneigung und Impfungen sowie zwischen atopischem Ekzem und Impfungen nachgewiesen werden.

Die zunehmende Impfmüdigkeit stellt hier ein großes Problem dar, ebenso der Widerstand mancher Reisender gegen entstehende Impfkosten, die meist aber in keiner Relation zu den Kosten der Gesamtreise stehen. Insbesondere bei Reisen in tropische und subtropische Regionen sollte unabhängig von vorbestehenden Hautkrankheiten auf einen ausreichenden Impfschutz geachtet werden. Bei Reiseimpfungen werden meist Totimpfstoffe eingesetzt, Lebendimpfungen gegen die häufigsten viralen Infektionserkrankungen betreffen eher das Kindesalter. Problematisch ist jedoch die Gelbfieberimpfung, die bei Einreise in bestimmte afrikanische und südamerikanische Länder gefordert wird und insbesondere bei grenzüberschreitenden Reisen in diesen Regionen zu beachten ist.

Lebendimpfungen sind einerseits in der Lage, eine medikamentös stabil eingestellte oder therapiefreie erscheinungslose Erkrankung zu exazerbieren, was auf das atopische Ekzem, die Psoriasis, die Kollagenosen, andere Autoimmun- sowie auf chronisch-entzündliche Erkrankungen zutrifft. Andererseits kann unter Immunsuppression das lebende, attenuierte Impfvirus zu einer verstärkten Erkrankung führen, ähnlich der durch das Wildvirus induzierten.

Totimpfstoffe können in der Regel auch bei Hautkrankheiten und auch unter einer immunsuppressiven Therapie verabreicht werden. Die Verträglichkeit ist in der Regel gut, allenfalls kann der zu erzielende Impfschutz vermindert sein und muss ggf. durch eine serologische Titerbestimmung überprüft werden. Eine Exazerbation der Grunderkrankung ist eher nicht zu erwarten. Eine Induktion und Erstmanifestation von Hauterkrankungen ist nur bei entsprechender Prädisposition wahrscheinlich und angesichts der breiten Anwendung von Impfungen und eher seltenen diesbezüglichen Unverträglichkeitsreaktionen nicht zu erwarten.

Impfungen sollten jedoch generell nicht im akuten Stadium einer Hauterkrankung erfolgen, unter immunsuppressiver oder -modulierender Systemtherapie bleibt dies eine individuelle Entscheidung. Bei vitaler Indikation (z. B. Tollwut) aber ist eine Impfung jederzeit indiziert. Gegebenenfalls sollte mit einer vorherigen Titerbestimmung der Impfschutz und die Notwendigkeit einer Impfung überprüft werden.

Im Idealfall sollten erforderliche Impfungen vor Einleitung einer immunsuppressiven Therapie erfolgen, was für Reiseimpfungen aber meist nicht umsetzbar ist. Hier gilt das oben Gesagte zu Totimpfstoffen, die in der Regel problemlos appliziert werden können, die saisonale Grippeimpfung wird sogar bei Immunsupprimierten empfohlen. Lebendimpfstoffe sollten nur nach Pausieren der Immunsuppressiva (inkl. Biologika) eingesetzt werden, nicht unter laufender Therapie.

Wenn erforderlich, sollten Biologika 4 Wochen vor Impfung abgesetzt und frühestens 2, besser 4 Wochen danach wieder eingesetzt werden. Daher ist eine frühzeitige Planung erforderlich, um den geeigneten Zeitpunkt, idealerweise mit Erscheinungsfreiheit der Hauterkrankung, zu finden. Die Abwägung zwischen Notwendigkeit der Impfung, dem Zeitpunkt des Absetzens der Systemtherapie und dem Risiko einer Exazerbation der Hauterkrankung durch eine Therapiepause sind im Individualfall sorgfältig zu prüfen.

> **Kortikosteroidtherapie und Impfungen**
> Für Kortikosteroide können folgende Empfehlungen bei der Durchführung von Impfungen gemacht werden:
> - Topische, auch intramuskuläre Therapien sind unbedenklich.
> - Bei systemischer Therapie sind Totimpfstoffe unbedenklich.
> - Lebendimpfstoffe können bei systemischer Therapie mit einer Dosis von < 20 mg/Tag bei Erwachsenen und < 2 mg/kg KG bei Kindern appliziert werden.
> - Impfungen mit Lebendimpfstoffen sollten bei Kortikosteroiddosis von > 20 mg/Tag (Erwachsene) erst 4 Wochen nach Absetzen erfolgen.

Weiterführende Literatur

Darsow U, Wollenberg A, Simon D, Taïeb A, Werfel T, Oranje A, Gelmetti C, Svensson A, Deleuran M, Calza AM, Giusti F, Lübbe J, Seidenari S, Ring J, European Task Force on Atopic Dermatitis/EADV Eczema Task Force (2010) ETFAD/EADV eczema task force 2009 position paper on diagnosis and treatment of atopic dermatitis. J Eur Acad Dermatol Venereol 24:317–328

Weiterführende Literatur

Fischer PR (1998) Travel with infants and children. Infect Dis Clin North Am 12:355–368

Gühring H (1992aa) Komplexe Behandlungskonzepte für Psoriasis vulgaris in der Kindheit mit integrierter Höhenklima-Therapie. Kinderarztl Prax 60:181–185

Gühring H (1992bb) Komplexe Höhenklima-Therapie für Kinder und Jugendlichen mit Neurodermitis constitutionalis atopica. Kinderarztl Prax 60:150–155

Lazarou IN, Guerne PA (2013) Classification, diagnosis, and management of idiopathic inflammatory myopathies. J Rheumatol 40:550–564

Menger W (1989) Indikationen und Erfolg der Klimatherapie bei Kindern. Offentl Gesundheitswes 51:470–476

Minden K, Niewerth M, Borte M, Singendonk W, Haas JP (2007) Impfungen bei Kindern und Jugendlichen mit rheumatischen Erkrankungen. Z Rheumatol 66:111–2 (114-8, 120)

Schneeweiss B, Pfleiderer M, Keller-Stanislawski B (2008) Vaccination safety update. Dtsch Arztebl Int 105:590–595

Walling HW, Sontheimer RD (2009) Cutaneous lupus erythematosus: issues in diagnosis and treatment. Am J Clin Dermatol 10:365–381

Serviceteil

Stichwortverzeichnis – 318

E. von Stebut (Hrsg.), *Reisedermatosen*,
DOI 10.1007/978-3-662-44705-5, © Springer-Verlag Berlin Heidelberg 2015

Stichwortverzeichnis

A

Abszess 19, 42, 80, 82, 279
– kalter 19
– tuberkulöser 42
Acanthamöben 138
Acanthamöbenkeratitis 138
Acrodermatitis chronica atrophicans 71
Actinomyces 80, 124
Adenolymphangitis 209
Aedes 91, 98
Affenpocken 106
Akrozyanose 258
Aktinomyzeten 80
Aktinomyzetom 124
Amöbenenzephalitis 138
Analekzem 190
Anaplasma 64
Ancylostoma 182
Anhidrosis 55
Arbovirose 16, 91, 102
Austrobilharzia 176
Azofarbstoffe 270

B

Bacillus anthracis 76
Balamuthia 138
barrier nursing 96
Benzylbenzoat 155
Bilharziella 176
Blasenbildung 32, 194, 200, 230, 236, 256, 264, 265
Blastomykose 19, 120
Blutungsstigmata 90, 95
Borrelien 68
Borrelienlymphozytom 70
Botryomykose 125
break-bone fever 6
Bremse 15
Brill-Zinsser-Erkrankung 59
Brugia 208
Buruli-Ulkus 19, 48

C

Cantharidin 236
Chikungunya-Virus 6, 102
Chlamydien 278
Choleraimpfung 291
Chromoblastomykose 116
Chrom-VI-Salze 270
Cidofovir 107
Citridiol 295
Clofazimin 56
Congelatio 256

D

Dapson 56
Darmmilzbrand 77
Dasselfliege 160
DEET 294, 296
Dengue-Fieber 5, 91
Dengue-Schocksyndrom 91
Dermatomyositis 311
Dermographismus, negativer 92
dot in circle 124
Dracunculus medinensis 194
Druck 24
Druckbelastung 262

E

Ebola-Virus 96
Ehrlichia 64
Ekzem 28, 38, 270, 310, 312
– atopisches 310, 312
– Differenzialdiagnose 28
– dyshidrotisches 312
Elephantiasis 210
Enterobiasis vermicularis 190
Enzephalitis, japanische 291
Epidermophyton 112
Erdbeerzervix 142
Erfrierung 256
Erysipel 33, 38
Erythema 55, 68, 264
– migrans 68
– nodosum leprosum 55
– solaris 264
Erythemdosis, minimale (MED) 303
Eschar 4, 5, 60
– Differenzialdiagnose 4
– Zeckenbissfieber 60
Eumyzetom 124
Exanthem 4, 6, 7, 8, 43, 58, 59, 60, 61, 65, 84, 90, 92, 94, 97, 102, 146, 170, 176, 194, 279
– Chikungunya 102
– Dengue-Fieber 92
– Differenzialdiagnose 4, 6, 7
– Drakunkulose 194
– Ebola- und Marburg-Virus 97
– Ehrlichiose 65
– Krim-Kongo-Virus 94
– Rickettsiose 58, 59, 61
– Schlafkrankheit 146
– sexuell übertragbare Krankheiten 279
– Taeniasis 170
– Tuberkulose 43
– Typhus 84
– Zeckenbissfieber 60
– Zerkariendermatitis 176

F

Fasziitis, nekrotisierende 38, 77
filarial dance sign 214
Filarie 198, 208
Filarienfieber 208, 209
Fistelgang 80, 124
Fistelung 80
Fleckfieber 4, 58, 61
Fliege 15, 160
Fliegenlarvenkrankheit 160
Flussblindheit 198
Fonsecaea 116, 117
Frostbeule 256
Frühlingseruption 264
FSME-Impfung 286
Fumarate 270

G

Gelbfieber 98
Gelbfieberimpfung 289
Gigantobilharzia 176
Gnitze 15
Gonorrhö 278
Gottron-Papeln 311
Granulom 116, 122, 138
Granuloma inguinale 278
Griseofulvin 114
Guineawurm 194
Gumma, tuberkulöse 44

H

Haemophilus ducreyi 278
Hakenwurm 182
Hautmilzbrand 76
Hautringe 112
Hepatitis-A-Impfung 287
Histoplasma capsulatum 122
Hitzepickel 258
HIV 7, 278
Hyalomma 94
Hydrozele 208, 210
Hypästhesie 55
Hyperkeratose 154

I

Icaridin 294
Injektionsmilzbrand 77
Inokulationstuberkulose 44
IR 3535 295
Isoniazid 45
Ivermectin 156, 157, 183, 187, 204
Ixodes 14, 64, 68, 295
– Repellent 295

K

Käfer 230, 236
Kala-Azar 132
Kälte 24
Kältepannikulitis 257
Kältepurpura 257
Kälteurtikaria 257
Keratitis 199, 202
Klapperschlange 221, 222
Kokzidioidomykose 20, 120
Kontaktallergene 28
Korneaulzerationen 138
Kreuzotter 221
Kriebelmücke 15, 198
Krim-Kongo-Virus 94
Kryoglobulinämie 257

L

Lähmung 241, 248
Lassa-Fieber 99
Leishmania 130
Leopardenhaut 202
Lepidopterismus 226
Lichen ruber 312
Lichtschutzfaktor 300, 303
Lungenmilzbrand 77
Lupus erythematodes 310
Lupus vulgaris 43
Lyme-Arthritis 68, 71
Lymphadenitis 4, 38, 208, 209
Lymphödem 33, 208, 210, 215
Lytta vesicatoria 236

M

Madenwurm 190
Maduramykose 11
Mallorca-Akne 264
Marburg-Virus 96
Maridi-Virus 97
Masern 7
MDR-Tuberkulose 43, 45
Meningokokkenmeningitis 290
Methyldibromoglutaronitril 271
Metronidazol 143
Microsporum 112
Mikrofilarie 198, 202, 208, 213
– Nachweis 202, 213
Milbe 58, 152
Milbengang 153, 155
Milbenhügel 152, 155
Miliaria 258
Miliartuberkulose 44
Milzbrand 76
Morbus Hansen 54
Morula 65
Moxidectin 157
Mücke 91, 208
Mupirocin 34
Mycobacterium leprae 54

Mykobakterien 42, 48, 49
– schnell wachsende 49

N

Naegleria 138
Neoehrlichia 64
Neorickettsia 64
Nesseltiere 244, 248
Neuroborreliose 68
Neurozystizerkose 170
Nitroimidazol 143
Nocardia 80, 82, 124
non-amplified molecular tests 142

O

Onchocerca volvulus 198
Onchodermatitis 200
Orientia 58, 61
Ornithobilharzia 176
Oxyuris vermicularis 190

P

Paederus 230
Papel 18, 43, 48, 61, 76, 107, 116, 132, 152, 164, 182, 200, 278, 279
– Anthrax 76
– Buruli-Ulkus 48
– Chlamydien 278
– Chromomykose 116
– Differenzialdiagnose 18
– Granuloma inguinale 279
– Larva migrans 182
– Leishmaniasis 132
– Onchozerkose 200
– Rickettsiose 61
– Schwimmbadgranulom 48
– Skabies 152
– Tierpocken 107
– Tuberkulose 43
– Tungiasis 164
– Ulcus molle 279
Papulovesikel 152
Paracoccidioides brasiliensis 120
Pemphigus foliaceus 312
Pentatrichomonas 142
Permethrin 155
Perniones 256
Petechie 103
Pflanzenallergene 270
Phäohypomykose 116
Plaque 186
Pockenviren 106
Poliomyelitisimpfung 288
p-Phenylendiamin 270
Pruritus analis 190
Psoriasis vulgaris 312

R

Retapamulin 34
Ribavirin 96
Rickettsien 4, 58
Rifampicin 45, 48, 56
Rinderbandwurm 170
Rocky-Mountain-Fieber 60
Roseola typhilitica 84
Rupia syphilitica 11

S

Salmonella typhi 84
Sandflohkrankheit 164
Sandmücke 15, 130
Sandrasselotter 221
Sappinia 138
Sarcoptes 152
Scabies crustosa 152, 154, 156
Schleimhautblutung 93
Schmutztätowierung 240
Schutzimpfung 286, 314
– bei Hautkrankheiten 314
– bei Kortikosteroidtherapie 314
Schwärzepilze 116
Schweinebandwurm 170
Schwimmbadgranulom 19, 48
sexually transmitted infection (STI) 278
skin scraping 134
Skrofuloderm 44
slit skin smears 134
Solenopsis invicta 234
Sonnenallergie 264, 305
Sonnenbrand 264
Sowda 202
Sporotrichose 10, 19
spotted fever group 4, 58
Staphylococcus aureus 32, 38
Staphylodermia ecthymatosa 10
Stechmücke 6, 14, 102
Stegomyia 91, 98
Streptokokken 32, 34
– hämolysierende 34
Strongyloides stercoralis 186
Sunblocker 302
Syphilis 7, 278
Systemmykose 120, 122

T

Taenia solium 170
Tanapocken 106
Thaumetopoea processionea 226
Tigermücke 102
Tinea 112, 116
– imbricata 112
– nigra palmaris 116
– pedis 116
Tinidazol 143
Tollwutimpfung 290
Trichobilharzia 176

Trichomonas 142
Trichophyton 112
Trypanosoma 146
Trypanosomenschanker 146
Trypanosomiasis 146
Tsetsefliege 14, 15, 146
Tsutsugamushi-Fieber 59, 61
Tuberculosis 19, 44
– cutis colliquativa 44
– verrucosa cutis 19, 44
Tumbufliege 160
Tunga penetrans 164
Typhus 7
typhus group 4
Typhusimpfung 85, 86, 287, 288
– orale 85

U

Ulcus 11, 278, 279
– durum 11, 279
– molle 11, 278
Ulkus 10, 18, 19, 33, 44, 61, 62, 82, 132, 138, 194, 195, 279
– chronischer 138
– Differenzialdiagnose 10
– Drakunkulose 194, 195
– Ekthym 33
– Hauttuberkulose 19
– Leishmaniasis 18, 132
– Nokardiose 82
– Rickettsiose 61, 62
– Syphilis 279
– Tuberkulose 44
Uncinaria 182
Urtikaria 22, 24, 147, 241, 244, 249
Urushiole 270
UV-Filter 300
– chemische 300
– physikalische 300
UV-Strahlung 24

V

vulcano sign 132

W

Wanderröte 68
Wärme 24
Weichgewebeinfektion 38
Wuchereria 208
Wundmyiasis 160, 161

Z

Zanzarin 165
Zecke 14, 58, 64, 68, 94
Zeckenbissfieber 4, 58, 59
Zwergfadenwurm 186